21 世纪全国高校创新型人才培养规划教材

医院感染防控与管理

（第 2 版）

倪语星　张祎博　糜琛蓉　主编

科学出版社

北京

内 容 简 介

本书共 2 篇 22 章。第一篇为总论，主要阐述医院感染管理的基本问题，包括医院感染管理发展简史、医院感染概述、医院感染的流行病学、医院感染的病原学特点与临床微生物学的作用、医院感染对医疗质量的影响与经济学损失、医院感染管理中的法律法规与道德、突发公共卫生事件的管控。第二篇为医院感染监测与预防，详细地介绍了医院感染监测、医院感染监控中的信息化建设、常见医院感染及其预防与控制、常见感染临床标本收集方法与注意事项、隔离预防技术与感染控制、疫苗在医院感染预防中的应用、医院感染管理组织机构与职责、重点部门医院感染管理、医院感染与消毒灭菌、医院环境与医院感染、医疗废物管理、医院感染管理专业知识的培训与评价、细菌耐药性与抗菌药物合理使用、医院感染监控中的质量控制和医院感染PBL-情境-模拟综合案例分析。本书将医院感染知识融合于各章节中，具有内容实用、可操作性强的特点。

本书为现有学历教育课程规划教材，是一本结合医院感染管理理论及实际工作组织编写的系统介绍医院感染知识的教科书，适合各高等院校医院感染课程授课使用。

图书在版编目（CIP）数据

医院感染防控与管理 / 倪语星，张祎博，糜琛蓉主编. —2 版. —北京：科学出版社，2016.6
ISBN 978-7-03-048443-7

Ⅰ. 医… Ⅱ. ①倪… ②张… ③糜… Ⅲ. ①医院–感染–控制 ②医院–感染–卫生管理 Ⅳ. R197.323

中国版本图书馆 CIP 数据核字 (2016) 第 119705 号

责任编辑：杨小玲 盛 立 马晓伟 / 责任校对：刘亚琦
责任印制：赵 博 / 封面设计：陈 敬

科学出版社 出版
北京东黄城根北街 16 号
邮政编码：100717
http://www.sciencep.com

北京华宇信诺印刷有限公司印刷
科学出版社发行 各地新华书店经销

*

2008 年 1 月第 一 版　开本：787×1092　1/16
2016 年 6 月第 二 版　印张：23 3/4
2024 年 1 月第九次印刷　字数：560 000

定价：68.00 元
（如有印装质量问题，我社负责调换）

《医院感染防控与管理》（第 2 版）编写人员

主　编　倪语星　张祎博　糜琛蓉

主　审　陈尔真　钱培芬　陶祥龄

编　委　（以姓氏笔画为序）

马小军（北京协和医院　感染内科）

王　群（上海交通大学医学院附属瑞金医院　医院感染管理科）

方丽莉（上海交通大学医学院附属瑞金医院　医院感染管理科）

石大可（上海交通大学医学院附属瑞金医院　医院感染管理科）

任　南（中南大学湘雅医院　医院感染控制中心）

刘运喜（中国人民解放军总医院　感染管理与疾病控制科）

李六亿（北京大学第一医院　感染管理–疾病预防控制处）

李文慧（上海交通大学医学院附属瑞金医院　医院感染管理科）

杨　莉（上海交通大学医学院附属瑞金医院　医院感染管理科）

吴文娟（同济大学附属东方医院南院　医学检验科）

吴安华（中南大学湘雅医院　医院感染控制中心）

张祎博（上海交通大学医学院附属瑞金医院　医院感染管理科）

武迎宏（北京大学人民医院　医院感染管理办公室）

胡必杰（复旦大学附属中山医院　感染病科）

索继江（中国人民解放军总医院　感染管理与疾病控制科）

钱蒨健（上海交通大学医学院附属瑞金医院　手术室）

钱黎明（上海交通大学医学院附属瑞金医院　消毒供应中心）

倪语星（上海交通大学医学院附属瑞金医院　医院感染管理科　临床微生物科）

徐桂婷（上海交通大学医学院附属瑞金医院　医院感染管理科）

韩立中（上海交通大学医学院附属瑞金医院　临床微生物科）

景　峰（上海交通大学医学院附属瑞金医院　急诊重症监护室）

糜琛蓉（上海交通大学医学院附属瑞金医院　医院感染管理科）

瞿洪平（上海交通大学医学院附属瑞金医院　重症医学科）

编　者（以姓氏笔画为序）

王建荣（中国人民解放军总医院　感染管理与疾病控制科）

方　洁（上海交通大学医学院附属瑞金医院　药剂科）

邢玉斌（中国人民解放军总医院　感染管理与疾病控制科）

朱德栋（上海交通大学医学院附属瑞金医院　临床微生物科）

孙惠华（上海交通大学医学院附属瑞金医院　手术室）

吴霞珺（上海交通大学医学院附属瑞金医院　血液净化中心）

张心平（上海交通大学医学院附属瑞金医院）

张丽君（上海交通大学医学院附属瑞金医院　医院感染管理科）

陈　瑜（上海交通大学医学院附属瑞金医院　血液净化中心）

陈　燕（上海交通大学医学院附属瑞金医院　护理部）

陈美恋（北京大学第一医院　感染管理-疾病预防控制处）

钱珠萍（上海交通大学医学院附属瑞金医院　感染科）

倪　颖（上海交通大学医学院附属瑞金医院　妇产科）

徐贝黎（上海交通大学医学院附属瑞金医院　消化内镜中心）

唐　蕾（上海交通大学医学院附属瑞金医院　静脉药物调配中心）

陶黎纳（上海市疾病预防控制中心　免疫规划科）

裴桂芹（上海交通大学医学院附属瑞金医院　临床医学院）

序

医院感染已经成为一个严重的公共卫生问题，也是当代临床医学、预防医学、医院管理学面临的一个重要课题。近年来，新出现的传染病如 SARS、埃博拉出血热、MERS 等，传染性强、病死率高，已引起人类的恐慌。医院担负着防病治病的职责，但由于新的诊疗技术和基础疾病造成住院患者免疫力缺损，抗菌药物的广泛使用造成细菌耐药性增加，使医院感染问题越来越突出，防控医院感染的难度不断增加，对医院感染防控的管理和专业人员的要求也越来越高，国家对医院感染的重视程度也与日俱增。

医院是患者的集散地，不仅收治化疗、免疫抑制剂使用后免疫力低下的患者，也收治存在感染的患者，容易引起交叉感染。医院感染的发生，将会增加患者住院天数、病死率和医疗费用。因此，医院既是诊疗疾病和促进健康的场所，也是感染源、传播途径和易感宿主集中的场所。医院感染预防控制与管理工作直接关系到医疗高新技术的发展，是确保医疗安全、防范医疗事故和保障广大患者及医务人员健康的一项重要工作。

医院感染是一门新兴学科，所涉及的学科多、范围广，需要多学科相互渗透和合作，需要卫生行政管理部门、广大医务人员乃至患者和家属的共同努力。医院感染防控与管理过程中，不仅需要医疗、护理、消毒、预防、公共卫生、微生物、药学等相关专业知识，还需要管理、沟通、协调、信息等综合应用技能。国家卫生主管部门已将医院感染监控与管理列为考核医疗质量及评审医院等级的重要指标。各医学高等院校也已逐渐将医院感染防控与管理知识列为医学生必修科目之一。

本着防控是基础、管理是手段、预防与控制是目的的理念，倪语星率领的编写团队结合医院感染管理理论及实际工作组织修订了已有的教材。本版教材在修订上版教材的基础上，补充了最新法律法规中的内容与学科发展动态；结合以往教学经验，调整了部分章节内容的分布。

愿该书为降低医院感染率、提高医疗质量和保障医疗安全做出贡献。

2016 年 3 月

前　言

　　本书为现有学历教育课程规划教材，本着监测是基础、管理是手段、预防与控制是目的的理念，我们结合医院感染管理理论及实际工作组织编写了系统介绍医院感染知识的教科书。在国家文件修订的基础上，结合以往教学需要，我们对第一版进行了修订。

　　本次修订将第一版的书名《医院感染监控与管理》更改为《医院感染防控与管理》，以期更重视预防工作。在修订过程中，中国人民解放军总医院、中南大学湘雅医院、北京大学第一医院、北京协和医院、北京大学人民医院、上海交通大学医学院附属瑞金医院等多年从事医院感染防控或临床工作的专职人员，结合一线工作的经验积极参与。本书共2篇22章，第一篇为总论，主要阐述医院感染管理的基本问题，包括医院感染管理发展简史、医院感染概述、医院感染的流行病学、医院感染的病原学特点与临床微生物学的作用、医院感染对医疗质量的影响与经济学损失、医院感染管理中的法律法规与道德、*突发公共卫生事件的管控*。第二篇为医院感染监测与预防，详细地介绍了医院感染监测、*医院感染监控中的信息化建设*、常见医院感染及其预防与控制、*常见感染临床标本收集方法与注意事项*、隔离预防技术与感染控制、*疫苗在医院感染预防中的应用*、医院感染管理组织机构与职责、重点部门医院感染管理、医院感染与消毒灭菌、医院环境与医院感染、医疗废物管理、医院感染管理专业知识的培训与评价、细菌耐药性与抗菌药物合理使用、*医院感染监控中的质量控制*和*医院感染PBL-情境-模拟综合案例分析*。上述内容斜体为新增章节。本书将医院感染知识融合于各章节中，具有内容实用、可操作性强的特点。

　　由于时间仓促，尽管我们做了最大的努力，书中仍可能存在不足之处，恳请广大师生和读者批评指正。

编　者

2016年2月

目　　录

第一篇

总　论

医院感染管理伴随医院感染的产生而产生，伴随医院感染的发展而发展。我国《医院感染管理办法》对医院感染管理的定义是：各级卫生行政部门、医疗机构及医务人员针对诊疗活动中存在的医院感染、医源性感染及相关的危险因素进行的预防、诊断和控制活动。医院感染危害极大，不仅增加感染患者的痛苦，增加医疗费用，影响患者康复，甚至导致患者死亡，而且增加医务人员工作量，或造成医务人员感染，影响医疗质量和医疗安全，阻碍医疗新技术的发展，已日益受到重视与关注。

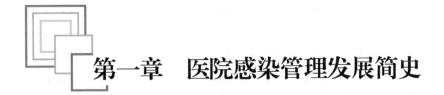

第一章　医院感染管理发展简史

医院感染管理发展简史就是人类与医院感染斗争的历史，就是人们认识医院感染，了解医院感染，预防和控制医院感染的历史。了解医院感染管理的发展简史，对于认识医院感染和控制医院感染具有重要意义，可以温故而知新。

第一节　国外医院感染管理简介

医院感染是随着医院的发展而产生和发展的。在 18 世纪之前，虽然有医院感染的问题，但对其缺乏认识和记载，因为那时医院常被用来收容传染病患者，或为社会经济水平较低的人提供医疗服务。欧洲在 16～17 世纪出现的近代和现代医院，当时的医院感染问题已经初显，如在 18 世纪末期，巴黎有一家拥有 1000 张病床的医院（Dieu 医院），在进行伤口换药时，用 1 块纱布连续地为很多患者清洗伤口，结果造成所有患者的伤口都发生感染，该院截肢后的死亡率达 60%，产褥热更常见，在 *Diderot* 百科全书中，关于 Dieu 医院的记述是："那是一个最大的医院，同时也是一个最富有和最可怕的医院。"1771 年，英国 Manchester 医院规定每位患者在住院时要有一条干净的床单，至少 3 周清洗 1 次，2 个患者不能共用一张病床，这对感染控制起到很大作用。19 世纪早期，英国建立传染病医院，对传染病实行隔离治疗，与综合医院相比，传染病的发生率与病死率明显下降。

医院感染造成的损失最大、问题最严重和研究最多的是产褥热。18 世纪末开始建立产院，产院的病死率（主要由于产褥热）极高。当时 Thomas Lightfoot 在伦敦医学泰晤士报写道"产院是引导产妇走向死亡之门"。一些中产阶级以上的人，宁愿在家分娩也不肯去医院冒险。

Oliver Wendell Homes 最早记载了产褥热是一种传染病。他采取了一些预防措施降低了感染，但并没有引起当时医务界的注意。

对产褥热研究贡献最大的是 IF Semmelweiss。他是匈牙利人，1844 年毕业于维也纳大学医学院,2 年后被任命为维也纳 Allegemeines 医院产科主任,这是欧洲当时最大的产科。当时有些经济条件不佳的人来这里就医,在入院时要填一张免交医疗费用的表,但必须同意做医学生和助产士的实习对象。

临产病房分为相邻的两部,Ⅰ部为医学生实习用;Ⅱ部为助产士实习用。住院产妇轮流收入Ⅰ部或Ⅱ部。Semmelweiss 首先注意到Ⅰ部有 10%产妇死亡,而Ⅱ部只有 3%产妇死亡。他分析了产生这一差别的原因。首先他批驳了产褥热感染的瘴气学说,因为相邻两部没有差别。进而又否定了病人拥挤说,因为产妇密度与死亡率无关,而且当时Ⅱ部更为拥挤,因为很多人知道Ⅰ部死亡率高,要求进入Ⅱ部。他对产妇的社会经济条件、食物、水、被服及通风等因素都做了分析,结果Ⅰ、Ⅱ部极其相似。Ⅰ部和Ⅱ部在分娩姿势上有所不同,Ⅰ部惯取仰卧位,Ⅱ部则惯取侧卧位。Semmelweiss 将Ⅰ部改成侧卧位接产,结果死亡率并不下降,因而否定了这个因素。

对 Semmelweiss 建立产褥热假说有重要意义的是他的朋友——法医病理专家 J Kolletschka 教授,他在进行尸检时被一个学生的刀子刺破了手,发生急性感染而死亡。Semmelweiss 发现 Kolletschka 的尸体剖检结果与产褥热死亡患者相同。于是他指出"引起死亡的原因并非伤口本身,而是伤口被尸体材料感染"。Semmelweiss 根据这一假说分析了他观察的全部资料,Ⅰ部死亡率之所以高,是因为Ⅰ部实习医生做尸检,而Ⅱ部助产士不做尸检。

Semmelweiss 还观察到一个医学生检查了一位子宫癌患者,然后又为 12 位产妇接生,结果其中 11 名发生产褥热。Semmelweiss 又提出,"产褥热不但经尸体材料传播,也可以经活着的病人的坏死材料传播"。后来他又发现产褥热的暴发与再次使用污染的被服有关。最后他在实验室中将产褥热材料放到刚产仔的家兔阴道和子宫中,引起了家兔死亡。他在回顾调查过去产褥热的发病情况时,发现在维也纳解剖学院成立之前产褥热很少,而在强调了尸体解剖在医学上的重要意义以后的时期中,产褥热发病率急剧上升。

Semmelweiss 根据他的假说,于 1847 年 5 月 15 日提出了一项规定:所有做完尸检的医生或医学生,要在漂白粉(含氯石灰)溶液中刷洗手至手上的尸体味消失为止。这项措施收到了显著效果。Semmelweiss 这项重要研究成果于 13 年后发表,题为"产褥热的病原学、观点和预防"。

英国的 F Nightingale 在医院感染的防治研究上做出很大贡献。她强调医院的卫生条件在减少病人死亡中的作用。她在 19 世纪 60 年代提出医院卫生条件与术后合并症,如坏疽、丹毒、脓毒症之间的关系。她建议病房护士应负责记录医院死亡病例和进行上报的制度。这可能是护士负责医院感染监测工作的最初文献记载。

Simpson 的截肢感染调查也是一个极有价值的工作。Simpson 发现大医院的截肢患者的死亡率大于小医院的截肢患者的死亡率。他从 394 所私人开业的医院收集 2098 例截肢病例,其中 226 例死亡(10.87%);从 11 所城市大医院收集到 2089 例截肢病例,其中 885 例死亡(42.36%),大医院截肢患者死亡率较私人开业医院截肢患者死亡率高出 4 倍。对不同规模医院的截肢患者死亡率做了进一步分析,结果拥有 300~600 张病床的医院有 1/2 截肢患者感染死亡;拥有 100~300 张病床的为 1/4;拥有 25~100 张病床的为 1/5;<25 张病床的为 1/7,未住院的病人为 1/9。这些资料充分说明医院规模越大,发生医院感染的机会越多。

对医院感染研究做出卓越贡献的另一位学者是 Lister。外科术后感染一直是一个严重的医院感染问题，当时一位挪威外科医生很低沉地写道："我勉强地，几乎是发抖地在医院进行外科手术……在我的心里有这样一个结论，即脓毒症，如果发现不到它的出生地，却可发现医院是它的天然家庭和住所；医院虽然不是脓毒症的母亲，但却可以是它的奶妈。"可见术后脓毒症是多么普遍。

Lister 是在伦敦接受医学教育的。他对巴斯德的研究非常感兴趣。巴斯德已证明空气中含有大量微生物，发酵和腐败都是微生物生长繁殖的结果。Lister 受到启发，指出伤口的化脓也是微生物感染的结果，因此，将微生物杀死，感染可以预防。他成功地使用了苯酚来消毒伤口和医生的手，同时还使用苯酚喷雾来杀灭空气中的微生物。Lister 于 1867 年发表了著名的关于外科无菌操作的论文。

根据 Lister 的无菌原则，在外科手术中凡与伤口接触的器具和物品都必须是经过灭菌的。手术者的手很难做到无菌。因此外科手套的使用是一个很大的进步。1889 年，Halstead 在 John Hopkins 医院工作。他的未婚妻是手术室中协助刷手的护士，她对升汞洗手液过敏。因此他要求 Goodyear 橡胶公司给他制作两副橡胶手套。橡胶手套此后就成为预防感染的必不可缺的工具。

之后许多年，控制医院感染的主要注意力放在术后感染上，对大量其他的感染较为忽视。唯有与插管有关的尿道感染受到注意。1929 年 Cuthbert Dukes 注意到了直肠手术患者都放有留置导尿管，结果无一例外地遭到感染。他对无症状菌尿症做了详细观察，提出了根据尿中白细胞数来判定泌尿道感染的方法。每毫升尿含有少于 10 个白细胞属正常尿；而多于 100 个白细胞是感染的表现。

现代医院是从第二次世界大战结束后首先在欧美等工业、科技先进的国家发展起来的。现代医院为患者提供较高水平的医疗服务。这些医院具有现代医学技术水平、现代设备水平、现代管理水平和较高的医学职业道德水平。

医院感染随着医院现代化的发展，不断改变着特点，也不断增加威胁。如在 20 世纪 40 年代前后，先后发现了磺胺和青霉素等抗菌药物，为治疗各种感染症提供了有效武器，使医院感染问题一度缓解。但在大量使用抗菌药物过程中，不断产生耐药菌株，使医院感染具有由耐药菌株引起的特点。再如器官移植技术，虽然在 20 世纪中叶就已问世，但到 20 世纪 70 年代后期由于有效的免疫抑制剂的出现，才使器官移植有一个新的飞跃，但是它也给医院感染带来了新的特点，这就是由于机体免疫机制受到严重抑制，条件致病菌成为最棘手的医院感染病原菌。再如为诊断和治疗目的而采用的各种侵入性操作（如各种插管和内镜等），程度不等地损伤了机体防御系统，为病原体侵入提供了门户，大大增加了医院感染的危险因素。因此，先进国家的医院进入现代化阶段，医院感染也以不同于过去的特点严重地影响着医疗实践，这使得人们不得不着手解决。

青霉素应用于临床之后，很短的时间内即出现了耐青霉素的金黄色葡萄球菌，主要是由于金黄色葡萄球菌产生青霉素酶，青霉素酶能够灭活青霉素，从而对青霉素类药物耐药。在 20 世纪 50 年代这种耐青霉素的金黄色葡萄球菌在美欧医院中在医院内引起医院感染暴发。由于缺乏有效的治疗药物，只能依靠感染控制预防感染，主要依靠如执行严格的消毒隔离制度；对外环境的微生物学监测；发现和治疗医护人员中葡萄球菌的带菌者；强调无菌操作制度，并要求将葡萄球菌医院感染向医院感染控制委员会报告等措施来预防耐药金黄色葡萄球菌感染。采取这些措施后使耐青霉素金黄色葡萄球菌感染得到部分控制，从而建立了现代医院感染管理的雏形，并从此揭开了现代医院感染研究的序幕。20世纪60年代初期，随着耐青霉素酶的甲氧西林与苯唑西林的应用，临床又出现了耐甲氧西林金黄色葡萄球菌（MRSA）感染，并在医院内流行或暴发，感染控制显得更加重要。随之而来的是由于免疫低下患者增多等因素，"条件致病菌"（如革兰氏阴性杆菌、真菌等）医院感染增加，使医院感染控制面临更多的挑战。于是美国1963年又召开了医院感染学术会议。会议上提出了控制办法，建议应用流行病学方法建立医院感染监测系统，并强调了对医护人员进行感染控制教育的重要性。

20世纪60年代末期，美国疾病控制预防中心（CDC）组织了8所医院参加的医院感染监测试点活动。为了贯彻这项计划，采用了英国早已提出的"医院感染控制护士"的做法雇佣了专职的"医院感染控制护士"。CDC在取得基本经验之后，于1970年召开了第一次医院感染国际会议。这次会议的焦点是探讨医院感染监测的重要性。反对者认为这是不现实的，没有必要并且太耗资，但CDC却非常支持这种做法，同时也得到美国医院联合会的支持，从此建立了世界上第一个约有80所医院参加的全国医院感染监测系统。这个监测系统一直坚持到今天并且不断扩大和改善监测方法，它之所以如此具有生命力，是因为它不仅积累了大量资料用作各种分析研究，而且作为一种动力源泉，保持和推动着美国医院感染控制工作，引领世界感染控制。

为了评定各医院和美国医院感染监测工作的效果，CDC从1974年开展了一项"医院感染控制效果的研究"（SENIC）。经过10年的研究，证明医院感染监控是一个非常有效的办法。

到目前为止，医院感染已成为全世界医学界的研究课题。很多国家成立了相应学会，如英国医院感染学会、美国医院感染工作者协会、美国医院流行病学会、日本医院感染学会及我国先后成立的医院感染控制学会和医院感染管理学会等。国际上还有国际医院感染联合会。有些国家出版了医院感染专业刊物，如英国《医院感染杂志》、美国《感染控制与医院流行病学杂志》和《美国感染控制杂志》，我国先后出版了《中国感染控制杂志》和《中国医院感染学杂志》。这些学会和刊物的出现极大地推动了医院感染控制的科学研究与学术交流。

现在，作为现代医学实践与发展一大障碍的医院感染，已经成为一个重要研究领域并在世界各地广泛受到重视。

第二节　我国医院感染管理简史与面临的挑战

一、我国医院感染管理简史

1958年，国内一名著名的医院管理专家在任职的一家大医院的医院管理工作总结中写道："院内交叉感染较为严重。1956年与1957年全院共收急性传染病15种，其中误收入小儿科普通病室的如麻疹、水痘等急性传染病就有 81 例之多。两年内全院发生交叉感染共 417 例，呼吸系统占 95.48%；其中流行性感冒占 88.48%；其次为胃肠道传染病，以细菌性痢疾为主，共 18 例，另外传染性肝炎 4 例。1957 年虽较 1956 年大为减少，但院内交叉感染仍不断发生。"说明在新中国成立初期已经有医院管理者开始认识医院感染，尽管当时主要是医院内交叉感染。

我国有组织的医院感染管理起步较晚，虽发展较快，但发展不平衡。1978～1986 年为萌芽阶段，其特点是医院感染管理工作是自发、零散、初浅的，而且集中在发达城市有归国医务人员的大医院，多数停留在医院感染发病率及危险因素等的调查水平。

1986～1994 年为起步阶段，在此阶段主要做了以下工作：

（1）卫生行政部门积极参与和领导全国的感染管理工作，成立了卫生部医政司医院感染管理协调小组、建立全国医院感染监测网、颁布有关医院感染的相关法律法规（1988 年发布《消毒供应室验收标准》、推广使用一次性无菌医疗用品的文件、在等级医院评审中对医院感染管理提出具体要求、医院感染管理规范（试行）1994 年版的颁布等，开展医院感染管理的现场监督、检查与调研等。

（2）医疗机构逐步建立医院感染管理组织（三级组织），成立医院感染管理委员会，医院感染管理科（办公室），临床科室医院感染管理小组。

（3）开展医院感染预防与控制、管理专业知识的培训，医院感染管理专业队伍逐渐形成。如 1989 年建立全国医院感染监控管理培训基地（设在湖南湘雅医院）的培训，全国与地方学会的培训，部分大区（中南、华东）、省市（湖南、广东、四川、浙江等）的培训等。培训一批医院感染管理专职人员，同时部分医疗机构开展内部培训，提高医务人员的感染控制意识。1994 年全国 128 所医院的调查：91%的医院开展了宣传教育与初级培训，58%的医院开展了全员教育，有些医院将医院感染知识作为岗前培训的常规内容。

（4）建立全国医院感染监控网，先后由中国预防医学科学院和中南大学湘雅医院负责业务工作，开展医院感染监测工作，了解医院感染的发病率、患病率、危险因素及其基本特性，通过及时反馈促进了医院感染知识的宣传与培训、促进了医院感染的控制与管理、为宏观管理提供了科学依据；监控网参加医院对内为样板，起到了重要的带头作用，对外为窗口。于 1989 年成立中华预防医学会医院感染控制学组，1991 年成立医院感染控制分会，中国医院协会于 1994 年成立医院感染管理专业委员会，这些学会的成立极大地推动了全国感染控制与管理的学术交流。在此阶段学科得到较快发展，医院感染管理学逐步形成，出版了《医院感染学》、《医院感染预防与控制规范》等专著，加强了与国际的交流，中国成为国际感染控制联盟的成员国。

1995～2002 年为发展阶段，卫生行政部门加大对医院感染的管理力度（1995 年、1999 年、2001 年的医院感染管理规范执行情况督查调研与表彰、对多起影响较大的医院感染暴发事件进行多次通报），1994 年卫生部发布《医院感染管理规范》，2000 年对规范做了修订再次发布。组织机构不断健全、专业队伍的结构发生变化、素质不断提高。医院感染监测逐步规范、资料的利用更加有效。医院感染的控制措施更加具体和有针对性，效果更加显著。

从 2003 年起我国医院感染管理进入快速提高阶段，经过 SARS 的痛苦洗礼，再一次暴露我国感染控制方面存在的一些问题，包括感染性职业暴露和医务人员防护方面存在的问题，同时也加快了医院感染法规的建设和医院感染管理的力度。卫生行政部门、医疗机构和医务人员进一步重视医院感染控制，包括抗菌药物合理应用的管理。2006 年卫生部以部长令形式颁布了《医院感染管理办法》，在卫生部标准委员会下成立了医院感染控制标准委员会，开始制定医院感染控制标准，2009 年发布医院感染监测规范、医务人员手卫生规范、医院隔离技术规范、医院消毒供应中心管理规范、清洗消毒及灭菌技术操作规范，2013 年发布医疗机构消毒技术规范、医院空气净化管理规范，基本建立我国医院感染控制的标准体系，加强了国际的交流与合作，深化和加强了医院感染的科学研究。2012 年卫生部印发《预防与控制医院感染行动计划（2012—2015 年）》，2013 年卫生部医院管理研究所成立了国家医院感染管理质控中心。

二、我国医院感染管理工作已经取得的成绩

（1）医院感染管理法规体系不断完善，从法律、法规、标准、文件、操作规范等不同层面对医院感染管理、医院感染预防与控制提出具体要求。

（2）组织机构不断健全，二级医院（300 张床位以上的医院）已基本设立医院感染管理部门。

（3）形成了一支素质较好的医院感染管理专业队伍，尤其是自 2010 年以来，有更多的临床医师，临床、公共卫生、护理研究生毕业后加入感染预防与控制队伍，医院感染管理专职人员中年轻人增加，高学历人员、高职称人员增加。

（4）通过医院感染监测、预防与控制工作，对我国医院感染的特点有了基本的了解。明确了医院感染的重点发病科室及主要感染部位，呼吸道、泌尿道、手术部位和胃肠道感染占了 80% 以上。医院感染的发生随基础疾病的不同而异，医院感染的主要危险因素是机体免疫功能低下、高龄患者和婴幼儿、基础疾病、器官移植、介入性诊疗操作、抗菌药物的不合理应用；医务人员手和环境表面被污染所致的交叉感染；血及血制品、药品污染及医用器材质量不佳或被污染等。知晓引起医院感染的主要病原体为金黄色葡萄球菌、凝固酶阴性葡萄球菌、粪肠球菌、铜绿假单胞菌、鲍曼不动杆菌、大肠埃希菌、肺炎克雷伯菌、白色念珠菌等，占到整个感染病原体的 80% 以上。认识到感染性职业暴露对医务人员的危害，如 SARS、乙肝和丙肝等血源性病原体。了解了我国抗菌药物的使用特点。阐明了我国医院感染病原体的耐药特点，耐药细菌感染的比例呈上升趋势。多重耐药菌如耐甲氧西林金黄色葡萄球菌、铜绿假单胞菌、鲍曼不动杆菌、产超广谱 β-内酰胺酶的革兰氏阴性杆菌增加，部分医院出现了耐碳青霉烯类大肠埃希菌和肺炎克雷伯菌感染，对新抗菌药物的耐药性加快，耐万古霉素的肠球菌比例增高。学科定位逐渐明了，医院感染管理成为兼具管理职能的业务科室。学术交流活跃，进一步加强与国际的交流与合作，与国际组织，如 WHO、国际医院感染联合会；与发达国家与地区，如美国、英国、中国香港等。采取的形式：互访、论坛、学术会、科学研究等。通过进一步加强与国际的交流与合作，利用现代高新技术和信息网，达到资源共享，尽快赶上发达国家的水平。

三、医院感染管理面临的挑战

（1）新病原体与新传染病的出现及其感染控制，如引起艾滋病的人免疫缺陷病毒、传染性非典型肺炎、人感染高致病性禽流感病毒、猴痘病毒、诺如病毒、艰难梭菌等感染。尤其是 2014 年在西非塞拉利昂等国家引起暴发的埃博拉病毒病，疫情波及范围较广，发病人数超过之前历次暴发之和，医务人员感染量大，病死率高，在美国和西班牙等国的输入性病例造成医务人员感染。2013 年起在中东阿拉伯国家暴发的中东呼吸综合征相关冠状病毒引起的中东呼吸综合征，同样波及范围广、医务人员感染多、病死率高。随着人民生产生活方式的变化，全球气候变暖，免疫功能低下人群的增加等因素的影响，新的病原体不断被发现和出现，一些原本不致病的病原体在免疫功能低下人群中也造成感染。如何发现和控制新病原体的医院感染需要引起我们足够的重视，因为对新病原体的医院感染及其传播途径缺乏认识。

（2）多重耐药微生物的冲击，多重耐药菌感染的治疗及传播的阻断，包括耐药病毒如人免疫缺陷病毒、乙型肝炎病毒、流感病毒，耐药细菌如 MRSA 及其他革兰氏阳性球菌、耐药伤寒杆菌、耐药不动杆菌及其他革兰氏阴性杆菌，耐药真菌如氟康唑耐药白色念珠菌等。除多重耐药菌外，近年甚至出现泛耐药革兰氏阴性杆菌，如泛耐鲍曼不动杆菌。耐药细菌感染不仅增加医院感染控制的难度，甚至可以造成流行或暴发，增加被感染者的病死率和医疗费用，带来沉重的社会经济负担。治疗耐药微生物感染主要依靠抗菌药物的发展，但这永远不够，更重要的是合理使用抗菌药物，减轻抗菌药物对微生物的压力，减缓微生物耐药性的产生和发展。如何阻止耐药细菌在医院内和社区的传播在减少耐药菌感染病例方面具有非常重要的地位，主要手段包括环境消毒、患者隔离和手卫生等措施。

（3）医务人员也受到医院感染的威胁与医务人员防护问题，包括锐器伤传播经血液体液传播疾病，如人免疫缺陷病毒、乙型肝炎病毒和丙型肝炎病毒；医务人员感染呼吸道传播疾病，如传染性非典型肺炎、结核病、流感、埃博拉病毒病、中东呼吸综合征等，其他传染病和耐药细菌感染都可以感染医务人员，对医务人员身心健康带来莫大影响，同时又可以通过医务人员感染其他患者和医务人员家属等。

（4）医疗新技术的发展与感染控制中的新问题，如器官移植，微创外科技术，侵入性诊疗操作增加等都赋予医院感染新的特点，如何做好这些病人的医院感染管理，值得我们重视。

（5）人口老龄化和免疫功能低下人群增加导致医院感染病例增加，由于生活条件改善与医疗水平的提高，人们的预期寿命普遍延长，随着人的寿命的延长，机体免疫功能开始降低是一个不争的事实；由于一些疾病治疗手段的发展，如抗肿瘤化学治疗、糖皮质激素的使用、放射治疗等手段，均降低机体抵抗力。由于上述原因，这些人群对医院感染的易感性明显增加，会导致医院感染病例的增加。对于上述患者的感染控制问题需要开展积极研究，包括如何增加患者抵抗力。

（6）生物恐怖的潜在性威胁，医院是一个人员特别是患者相对集中的公共区域，对于无孔不入的恐怖分子，难以避免成为其攻击的目标，如何应对恐怖袭击、防止生物恐怖病原体医院感染的暴发，值得我们深思。

（7）卫生资源的相对不足与感染控制需要投入的矛盾，人们对医疗保健的要求越来越高，新的医学技术也不断发展，医疗卫生的成本日渐增加。虽然医院感染控制可以通过降低医院感染病例的发生降低医疗成本，但感染控制是需要不断投入的，而现在付费者都只愿意针对某一具体疾病的诊断治疗付费，而对于能够减少住院患者的医院感染的医院预防与控制并不付费，甚至认为这是多余的，这些费用全部靠医疗保健提供者支付，也就难以保证感染控制的费用支付。如果感染控制费用难以保证，感染控制措施的落实也就成为问题，感染控制措施难以落实使减少医院感染成为空话时，发生医院感染又增加医疗成本，使卫生资源更显不足。因此在感染控制的成本方面，国家要投入，医疗提供者也要投入，医疗付费者（医疗保险）更要投入，当适当的投入与感染控制良性循环时，相对不足的卫生资源将会得到更好的利用。

第三节　医院感染发展的展望

医院感染防控管理关系到患者安危与医务人员安全，关系到医疗质量与医疗安全，虽然现在面临多方面的挑战，但同时也充满机遇。现代医学的发展需要医院感染防控管理，医院感染防控管理的发展也离不开现代医学的发展，社会经济的进步将促进医院感染管理的发展。这些发展与进步将主要体现在以下方面。

人们的感染防控意识将逐步提高。这不仅是医务人员，也包括患者及家属、社会各界人士，都将意识到无论是社区获得性感染还是医院获得性感染，都会带来严重的后果。医务人员和患者等都会采取积极的态度，自觉做好感染预防与控制，并积极支持医疗机构和卫生行政部门组织的感染防控管理工作，卫生行政部门也会依法依规加强对医院感染防控管理的监督指导。

随着社会经济的发展，医疗保健机构将加大或满足医院感染防控管理的经费投入，医疗保险也可能会适当考虑预防医院感染防控费用的正当支出，当然也可能同时考虑对某些医院感染采取不付诊疗费用的措施，倒逼医疗机构加强医院感染防控。

随着社会经济的发展，医疗机构的建筑布局也将越来越符合感染控制的需求，在医疗建构新建、改建、扩建中，充分考虑感染预防的需要。同时医疗机构医院感染预防与控制需要的设施设备也会尽量满足医院感染防控的需要。

逐步建立医院感染学科，加强专业人才培养，建立健全医院感染管理组织。良好的学科建设与人才培养是医院感染防控管理工作持续发展的前提与基础，没有学科建设与人才培养只能奢谈医院感染管理，希望在医学院能够开始医院感染课程，毕业后专职人员与兼职人员有继续教育，并建立感染防控人员职称系列。所有医疗机构建立完善的医院感染管理组织或小组，充分履行感染防控职责，配备符合规范要求的以感控医师、感控护士为主力军的专职人员，建立良好的多学科协调机制，切实落实感控措施并评价其效果。

医院感染防控措施得到切实落实，如手卫生，清洗消毒与灭菌，隔离，谨慎使用抗菌药物，规范使用一次性医疗用品，医院感染监测、培训教育等措施。随着感控意识的增强、社会经济的发展、感控队伍的加强，有效预防可预防的外源性医院感染，尽量减少不可预防的医院感染即内源性感染，最大程度地降低危险因素。规范监测医院感染发病率、现患率，以及环境卫生清洗消毒合格率，充分利用信息系统与评价机制，观察医院感染发病率变化，观察医院感染危险因素的变化，指导防控措施的制定与实施，及时评价工作成效，开展防控质量持续改进活动。

医院感染发病率、患病率明显降低。这是评价医院感染防控管理成效的最关键指标，需要可靠的监测系统和落实有效的防控措施，随着医院感染发病率、患病率降低，因医院感染带来的对患者痛苦与预后的影响、增加的医疗费用与病死率等，都会明显降低，医疗质量进一步提高，医疗安全进一步加强，感控的医疗更安全。当然即使做得再好，由于内源性感染的存在与免疫功能低下人群的存在，要消灭医院感染也是十分困难的。

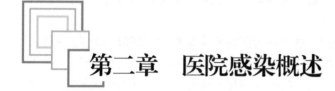

第二章 医院感染概述

第一节 医院感染的定义与分类

一、医院感染的定义

医院感染（healthcare associated infection）是指住院患者在医院内获得的感染，包括在住院期间发生的感染和在医院内获得感染而在出院后出现临床表现的感染；但不包括入院前已存在的感染或入院时已处于潜伏期的感染。医院工作人员在医院内获得的感染也属医院感染。最近也有人将医院感染称为医疗保健相关性感染。

二、医院感染的分类

医院感染分类方法很多，如根据病原体来源不同将医院感染分为内源性感染和外源性感染；根据发生医院感染对象不同分为医务人员医院感染和住院患者医院感染；根据医院感染发生部位不同分为不同部位医院感染，如呼吸道感染、泌尿道感染、手术部位感染、血流系统感染，不同部位医院感染还可以进一步细分。

三、内源性医院感染

病原体来自感染患者自身，如来自肠道、泌尿道、生殖道等。患者自身的常居菌或暂居菌菌群中的细菌能引起自身感染，是因为它们能移位到正常寄居部位之外，如正常肠道细菌移位到泌尿道或血液，正常皮肤细菌移位到受损的组织（伤口）或血液；或使用抗菌药物治疗导致非优势菌过度生长（如艰难梭菌、酵母菌）。如消化道内的革兰氏阴性细菌，常引起腹部手术后的手术部位感染或留置导尿管患者的泌尿道感染。患者自身的常居菌或暂居菌引起感染一般有下列5种情况。①寄居部位的改变：如大肠埃希菌由肠道进入泌尿道，或手术时通过切口进入腹腔、血流等。②宿主的局部或全身免疫功能下降：局部者如行扁桃体摘除术时，寄居在口咽部的甲型链球菌可经血流使原有心瓣膜病者引起亚急性细菌性心内膜炎。应用大量肾上腺糖皮质激素、抗肿瘤药物、放射治疗等，可造成机体免疫功能降低，一些正常菌群可引起自身感染，有的甚至导致败血症而死亡。③菌群失调：是机体某个部位正常菌群中各菌群间的比例发生较大幅度变化并超出正常范围的现象，由此导致的一系列临床表现，称为菌群失调症。④二重感染：即在抗感染治疗过程中出现的新的感染。在进行抗菌治疗时，由于敏感细菌被抑制或杀灭，未被抑制的细菌或耐药菌趁机大量繁殖而致病。引起二重感染的细菌以金黄色葡萄球菌、革兰氏阴性杆菌和白色念珠菌等为多见。临床表现为消化道感染（鹅口疮、肠炎等）、肺炎、泌尿道感染或败血症等。若发生二重感染，除停用原来抗生素外，对检材培养过程中优势菌须进行药敏试验，以选用合适药物。同时要采取扶植正常菌群措施。⑤潜在感染再活化：如应用大量肾上腺糖皮质激素时疱疹病毒感染、结核感染的激活等。

四、外源性医院感染

外源性医院感染的病原体来自感染对象以外，如其他患者、医院环境、医务人员手、探视者、陪护者等。

1. 病原体来源于其他患者或工作人员　如细菌在患者间传播：①通过患者中的直接接触（手、唾沫或其他体液）；②空气（被患者细菌污染的飞沫或灰尘）；③护理患者过程中工作人员受到污染（手、服装、鼻、喉），他们成为暂时或永久的携带者，随后在护理其他患者过程中通过直接接触将细菌传播给其他患者；④通过患者污染物品（包括器械）、工作人员的手、探视者或其他环境因素（如水、其他液体、食物）间接接触传播。病毒、真菌、寄生虫等也可以在患者中传播。

2. 病原体来源于医疗机构环境中的菌群（地方性或流行性的外源环境污染）　部分微生物在医院环境中很易存活：在水中、潮湿的地方、偶尔在无菌物品或消毒剂中可有假单胞菌、不动杆菌、分枝杆菌；物品如被服、护理过程中使用的器材和物品；食物，如食品被金黄色葡萄球菌或李斯特菌污染；细小的尘埃和咳嗽或说话产生的飞沫（直径小于 5μm 的飞沫细菌能在空气中存活几个小时，它能像细小的尘埃一样被吸入）。但合理的清洁能减少细菌的数量，因为大多数微生物需要潮湿的条件和营养才能生存。

五、医院感染诊断

医院感染的诊断主要依据患者的临床表现、实验室检查资料，医院感染的流行病学资料可以作为参考。流行病学资料在医院感染流行或暴发时意义更大，特别是发生传染病医院感染（如 SARS、埃博拉病毒病等）时。根据我国卫生部《医院感染诊断标准（试行）》和美国疾病控制预防中心（CDC）医院感染的诊断标准，下述情况属于医院感染：

（1）无明显潜伏期的感染为入院 48 小时后发生者属医院感染；有明确潜伏期的感染为入院至发病时间超过该感染平均潜伏期者为医院感染。

（2）本次感染与上次住院密切相关。

（3）在原有感染的基础上出现其他部位新的感染（除外脓毒症迁延病灶），或在原有感染基础上又分离出新的病原体（除外污染和原来的混合感染）的感染。

（4）新生儿在分娩过程中或产后获得的感染。

（5）医务人员在医院工作期间获得的感染。

下列情况不属于医院感染：

（1）皮肤黏膜开放性伤口只有细菌定植而无炎症表现。

（2）新生儿经胎盘获得的感染（多为出生 48 小时内发病），如单纯疱疹病毒感染、弓形体病、水痘等。

（3）由于物理化学因素刺激而产生的炎症反应。

（4）患者原有的慢性感染在医院内急性发作。

（5）感染病灶自然扩散。

我国卫生部 2001 年颁布的《医院感染诊断标准（试行）》要求医院感染按临床诊断报告，力求做出病原学诊断。

第二节　医院感染管理学的研究内容与学科体系

医院感染管理学是研究医院感染管理及其规律的一门科学，是一门新兴的边缘交叉学科，同时也是一门应用性非常强的学科，是医院管理学的一个重要分支。医院感染管理学涉及的学科有临床微生物学、临床流行病学、临床药物学（主要为抗感染药物学和消毒灭菌药物学）、临床医学（主要为感染疾病学和传染病学）、护理学、医院管理学等。

医院感染管理是卫生行政部门、医疗机构和医务人员，针对医院感染、医源性感染及其危险因素进行的预防、诊断和控制活动。其主要是针对在医疗、护理、检验等活动过程中不断出现的感染情况，运用有关的理论和方法，总结医院感染发生规律，并为减少医院感染而进行的有组织、有计划的预防控制活动。医院感染管理是医院管理中的重要组成部分。

医院感染管理内容有：

（1）各级卫生行政部门和各级医院应有医院感染管理组织、专职人员，并制订其相应的管理职责。

（2）医院感染的知识培训，内容包括管理知识和专业知识。

（3）医院感染的监测，包括医院感染病例监测、消毒灭菌效果监测、环境卫生学监测。

（4）医院感染的控制，各级医院应制定：①医院感染散发的报告与控制制度和医院感染流行暴发的报告与控制制度；②消毒灭菌与隔离的制度；③消毒药械管理制度；④一次性使用无菌医疗用品的管理制度；⑤抗感染药物应用的管理制度。

（5）重点部门的医院感染管理，包括门急诊、病房、治疗室、注射室、换药室、处置室、产房、母婴室、新生儿病房等均应有医院感染管理制度，并有专人落实制度和进行监测。

（6）医院感染高危区的管理，包括 ICU、血液净化室、消毒供应室、内镜室、导管室，以及口腔科、输血科和检验科均应有针对性的管理措施和监测制度。

（7）医院建筑布局管理与传染病的医院感染管理。

（8）其他，如供应室、洗衣房的医院感染管理；医院污物的管理。经过有效的医院感染管理后，医院感染危险因素减少，医院感染病例数减少，可以减轻或避免患者的痛苦；缩短患者住院时间，减少个人和国家的疾病经济负担；同时也保障医务人员的安全。

医院感染管理学研究的内容主要包括以下几方面：

（1）研究医院感染管理的规律及如何降低医院感染发病率。

（2）研究医院感染的流行病学与临床特点。

（3）研究医院感染的病原学及其发病机制。

（4）研究医院感染的防控措施及效果评价。

医院感染管理学的学科体系主要包括两方面：一是医院感染管理的基本知识、基础理论和基本技能，如医院感染流行病学、发病机制等基本理论，病原学、临床特点、消毒灭菌、隔离技术等基本知识，以及手卫生、医院感染监测、环境清洁与消毒、个人防护等基本技能。二是医院感染管理的应用实践，即如何将医院感染管理基本理论、基本知识、基本技能应用到临床实践，如血管导管相关感染的预防与控制、导尿管相关尿路感染的预防与控制、呼吸机相关肺炎的预防与控制、手术部位感染的预防与控制、多重耐药菌感染的预防与控制等，以及如何创新医院感染管理的理论知识和技能，切实降低医院感染发病率，保障患者和医务人员的安全。

第三节　预防医院感染的基本原则

预防与控制医院感染的基本原则包括以下十个方面。

（1）严格执行《医院感染管理办法》等有关医院感染管理的规章制度和技术规范，建立健全医院感染管理组织，落实医院感染管理责任制。

（2）按照《消毒管理办法》，严格执行医疗器械、器具的清洗消毒与灭菌，并达到以下要求：

1）进入人体组织、无菌器官的医疗器械、器具和物品必须达到灭菌水平。

2）接触皮肤、黏膜的医疗器械、器具和物品必须达到消毒水平。

3）各种用于注射、穿刺、采血等有创操作的医疗器具必须一人一用一灭菌。

4）医疗机构使用的消毒药械、一次性医疗器械和器具应当符合国家有关规定。一次性使用的医疗器械、器具不得重复使用。

（3）制定具体措施，保证医务人员的手卫生、诊疗环境条件、无菌操作技术和职业卫生防护工作符合规定要求，对医院感染的危险因素进行控制。阻止耐药细菌传播。

（4）严格执行隔离技术规范，根据病原体传播途径，采取相应的隔离措施。

（5）制定医务人员职业卫生防护工作的具体措施，提供必要的防护物品，保障医务人员的职业健康。

（6）严格按照《抗菌药物临床应用管理办法》和《抗菌药物临床应用指导原则》要求，强化合理使用抗菌药物、加强抗菌药物临床使用和耐药菌监测管理，延缓细菌耐药性的产生。

（7）按照医院感染诊断标准及时诊断医院感染病例，建立有效的医院感染监测制度，分析医院感染的危险因素，并针对导致医院感染的危险因素，实施预防与控制措施。及时发现医院感染病例和医院感染的暴发，分析感染源、感染途径，采取有效的处理和控制措施，积极救治患者。

（8）医疗机构经调查证实发生以下情形时，应当于 12 小时内向所在地的县级地方人民政府卫生行政部门报告，并同时向所在地疾病预防控制机构报告：①5 例以上医院感染暴发；②由于医院感染暴发直接导致患者死亡；③由于医院感染暴发导致 3 人以上人身损害后果（所在地的县级地方人民政府卫生行政部门确认后，应当于 24 小时内逐级上报至省级人民政府卫生行政部门。省级人民政府卫生行政部门审核后，应当在 24 小时内上报至卫生部）。

（9）医疗机构发生以下情形时，应当按照《国家突发公共卫生事件相关信息报告管理工作规范（试行）》的要求进行报告：①10 例以上的医院感染暴发事件；②发生特殊病原体或者新发病原体的医院感染；③可能造成重大公共影响或者严重后果的医院感染。

（10）医疗机构发生的医院感染属于法定传染病的，应当按照《中华人民共和国传染病防治法》和《国家突发公共卫生事件应急预案》的规定进行报告和处理。

第三章 医院感染的流行病学

一、我国全国医院感染监测网的监测结果

2001～2012 年卫生部全国医院感染监控管理培训基地（中南大学湘雅医院），六次组织以卫生部全国医院感染监控网医院为主体的全国医院感染现患率调查，结果显示我国住院患者平均医院感染现患率为 4%～6%（表 3-1，表 3-2），感染部位以下呼吸道、泌尿道、手术部位、胃肠道为主。

2012 年重症监护病房医院感染现患率监测结果显示，在1313 所医院中，621 所（47.30%）有综合 ICU；共监测患者 5887 例，发生医院感染 1634 例、1962 例次，医院感染现患率及例次现患率分别为 27.76%、33.33%。医院感染部位以下呼吸道（70.39%）为主，其次为泌尿道（12.79%）、血液（2.86%）。泌尿道插管、动静脉置管及呼吸机使用率分别达 53.52%（3151 例）、37.05%（2181 例）、35.62%（2097 例），其相关泌尿道感染、肺炎、血流感染现患率分别为 4.67%、20.41%、0.60%，分别占泌尿道、肺炎、血流现患医院感染的 58.57%、30.99%、23.21%，三者合计占医院感染现患率 29.97%（588/1962）。检出医院感染病原体1795 株，居前三位的分别是铜绿假单胞菌（20.78%）、鲍曼不动杆菌（17.99%）和肺炎克雷伯菌（11.64%）。抗菌药物使用率为 71.58%（4214 例），病原学送检率达 75.27%（2553/3392）。

2012 年不同规模医院住院患者医院感染现患率、社区感染现患率、抗菌药物使用率及治疗性使用抗菌药物患者细菌培养送检率的调查结果见图 3-1。

表 3-1　2001～2014 年全国医院感染横断面实查率及医院感染现患率

监测年份	医院数	实查人数	实查率（%）	感染人数	医院感染现患率（%）	感染例次数	医院感染例次现患率（%）
2001 年	240	107 466	97.65	5 614	5.22	6 001	5.58
2003 年	159	89 539	97.51	4 309	4.81	4 582	5.12
2005 年	163	115 143	98.28	5 492	4.77	6 206	5.00
2008 年	269	167 740	98.74	6 779	4.04	7 196	4.29
2010 年	740	407 208	99.17	14 674	3.60	15 701	3.86
2012 年	1 313	786 028	99.27	25 273	3.22	27 034	3.44
2014 年	1 766	1 008 585	99.52	26 972	2.67	28 592	2.83

表 3-2　2001～2014 年全国大型医院（床位数≥900 张）医院感染现患率

监测年份	医院数	实查人数	感染人数	患病率（%）	感染例次	例次患病率（%）
2001 年	26	28 178	1 668	5.92	1 800	6.39
2005 年	50	64 698	3 292	5.09	3 531	5.46
2008 年	72	97 728	4 339	4.44		
2010 年	127	177 942	7 545	4.24		
2012 年	192	288 802	11 282	3.91		
2014 年	226	363 761	12 208	3.36		

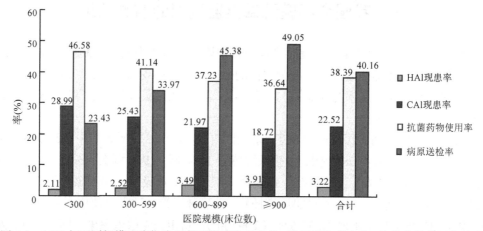

图 3-1　2012 年不同规模医院住院患者医院感染现患率、社区感染现患率、抗菌药物使用率及治疗性使用抗菌药物患者细菌培养送检率的调查结果

二、医院感染的流行病学

医院感染的流行与传染病的流行一样，要求具备三个环节，即感染源、传播途径、易感者。医院感染流行同样受两个因素影响，即医院的自然因素和医院管理素质的影响。

1. 感染（传染）源　是指感染病原体的来源。

（1）包括医院感染患者及病原携带者，是医院感染的主要传染源，如金黄色葡萄球菌或 MRSA 携带患者或感染患者，是金黄色葡萄球菌或 MRSA 医院感染的主要传染源；住院鼠伤寒沙门菌感染的儿童是儿科病房鼠伤寒沙门菌医院感染的传染源；多重耐药不动杆菌感染患者或携带者是重症监护病房等病房不动杆菌感染的感染源。医院工作人员携带病原菌或条件致病菌同样可以作为医院感染的感染源，如医务人员患流感时，可以传播给患者。由于患者和工作人员在医院内的流动，病原菌的播散不一定只局限在某一区域，不仅可以在医院内传播，甚至可以由于转院在医院之间传播，如 MRSA 等多重耐药菌。传染病患者或病原携带者住院时可以造成传染病的医院感染，成为传染病的传染源，如麻疹、腮腺炎、埃博拉病毒病等，如 2014 年西非埃博拉病毒病暴发时出现医务人员被感染的现象。

（2）医院环境，主要是物体表面、水等，如空调冷却水传播军团菌，医院水中含有军团菌，也可以传播军团病。医院环境如水龙头、水池、肥皂盒、拖把等可以有革兰氏阴性细菌污染，医院灰尘中可以含有细菌等，医疗区域物体表面被病原体污染时也可以造成病原体扩散。

（3）内源性细菌等，正常情况下，人体肠道、皮肤、口腔鼻咽部、泌尿生殖道都有大量细菌定植，尤其是肠道，在这些部位的细菌发生移位时可以发生医院感染。

2. 传播途径 指感染病原体从感染源到易感者的路径。

（1）呼吸道传播：带有病原体的飞沫可以近距离感染患者或医务人员，如带有 SARS 相关冠状病毒的病毒可以感染患者，也可以感染医务人员，还有其他呼吸道病毒、A 组溶血性链球菌、结核杆菌。在医院内还可以通过雾化吸入治疗、污染的氧气湿化瓶、实验室污染造成呼吸道感染的传播。

（2）消化道传播：如鼠伤寒沙门菌、李斯特菌、痢疾杆菌、甲型肝炎和戊型肝炎病毒等都可以通过消化道传播。

（3）接触传播：分为直接接触如医务人员或患者直接与感染者接触；间接接触如通过医务人员手、被褥、医疗器械等。接触传播是多重耐药菌的主要传播途径。侵入性操作为医院内特有的传播途径，既可以造成外源性感染，也可以造成内源性感染。

（4）血液体液传播：主要通过含有病原体（如 HBV、HCV、HIV、疟原虫）的血液或血液制品，造成输血后肝炎、疟疾甚至艾滋病。

（5）母婴传播：通过胎盘、产道、哺乳三种方式传染。

感染性疾病可以通过一种途径传播，也可以通过几种途径传播，如 SARS 可以通过飞沫传播，也可以通过空气或接触传播。

在医院感染传播中，人起关键作用，不仅是微生物的主要贮源和感染来源，同时也是主要的传播者，患者在医院接受诊疗期间，既可以是病原微生物的接受者，同时也可以成为新的感染源。

3. 易感者 对病原体缺乏免疫力或免疫力低下的患者和医务人员都是易感者。

在医院感染病原体为条件致病菌时住院患者是主要易感人群，医务人员感染较少，若为传染病的医院内感染流行或暴发，针对该传染病无免疫力的人群均为易感者，包括医务人员。

三、医院感染危险因素及控制

总体上医院感染的危险因素包括以下几个方面，但不同的医院感染其危险因素是有差异的。

（1）来自患者基础疾病的危险因素，如基础疾病降低机体免疫力，如糖尿病患者、肝硬化患者、血液透析或腹膜透析患者、肾病综合征患者、恶性肿瘤患者等。

（2）接受免疫抑制治疗，如抗肿瘤化疗、放射治疗、肾上腺糖皮质激素治疗，均可降低机体抵抗力。

（3）各种侵入性操作或损伤破坏皮肤黏膜屏障，如大面积烧伤、各种手术、留置血管导管、导尿管、气管插管、使用呼吸机等，导致烧伤感染、手术部位感染、导管相关感染、呼吸机相关肺炎等。

（4）接受抗菌药物治疗，导致机体微生态失衡，如抗生素相关性腹泻，难辨梭状芽孢杆菌所致的假膜性肠炎等。抗菌药物管理不善会加重这种情况。

（5）住院时间长。已有研究显示，住院时间长会增加医院感染的发病率，包括各种器械相关感染，多重耐药菌感染等。多次住院会进一步增加医院感染的机会。

（6）住院条件拥挤，不利于隔离，利于传染病病原体与多重耐药菌传播，会增加医院感染的发病率。

（7）医院感染控制措施落实不到位，如缺少医院感染防控设施设备（如手卫生设施、医疗器械清洗消毒设施），医务人员配备不够，诊疗环境清洁消毒达不到要求。手卫生依从性低，隔离依从性低，无菌操作不符合要求，不遵守医院感染防控标准、规范和指南等。

（8）医院环境不符合感染防控要求，布局流程不合理，如呼吸道传染病时气流方向不符合要求，洁污不分等。

（9）医院感染防控意识淡薄，医务人员缺乏医院感染防控意识，医院感染管理人员不足，对防控措施落实情况督促检查少，医院领导不重视，医院感染管理责任制不健全不落实等。

（10）新发与再发传染病流行或暴发时，住院患者和医务人员都可能发生相应的医院感染，如 SARS、中东呼吸综合征、埃博拉病毒病、麻疹等。

针对患者方面的危险因素，可采取下列措施预防医院感染的发生：①保护机体皮肤和黏膜的完整性，尽量减少侵入性操作，防止细菌等病原体侵入机体。②避免扰乱宿主正常菌群：正常菌群相互之间存在拮抗作用，正常菌群可以防止病原菌在皮肤黏膜上的定植和感染，如鼻腔鼻黏膜的正常菌群可抑制金黄色葡萄球菌的定植，口腔菌群通常抵抗链球菌定植，肠道菌群能抵抗肠道致病菌的定植。抗菌药物可扰乱正常菌群组成，尤其是长期、大量应用广谱抗菌药物，可导致人体正常微生态平衡的失调。采用脱污染措施减少内源性感染时，宜采用选择性脱污染，如对肠道进行选择性脱污染只消除或抑制肠道内需氧菌和真菌，尽量减少对厌氧菌的影响。③积极治疗局部病灶和潜在性感染，凡接受细胞毒药物治疗或可能发生粒细胞减少症的患者均应全面检查有无显性的或潜在的感染病灶，如龋齿、鼻窦炎、泌尿道感染、反复发作的皮肤感染、肛裂等。检查金黄色葡萄球菌、沙门菌、肺炎链球菌、粪类圆线虫、溶组织阿米巴等病原体的带菌状态，有无巨细胞病毒、疱疹病毒、弓形体等潜在性感染。有以上情况者，在降低机体免疫功能前，如造血干细胞移植、肝脏移植、肾移植前，进行有效治疗。④采取保护性隔离措施，切断传播途径。患者可隔离在单独的病室或层流洁净病室中。不仅要控制空气源感染，还必须注意接触隔离和食源性感染。⑤采用选择性脱污染措施，减少内源性感染。常采用选择性脱污染，如对肠道进行选择性脱污染只消除或抑制肠道内需氧菌和真菌，尽量减少对病原体定植有抑制作用的厌氧菌的影响。在选择脱污染的药物时，应考虑其抗菌谱及对厌氧菌的作用，脱污染效果、适应证、药动学特性、耐药性、不良反应。

针对其他危险因素，通过加强以下措施进行防控：①落实医院感染管理办法，加强医院感染管理，尤其是提高医院管理层与全体医务人员的感染防控意识，规范配备专兼职人员。②在建筑布局与流程设置方面充分考虑和符合医院感染防控的要求，如医院总体布局，儿科门急诊与普通门急诊分开，发热门诊相对独立，消毒供应中心、手术室、重症监护病房布局符合要求等。③提高感染防控措施的依从性，如手卫生、隔离、重复使用医疗器械清洁与消毒灭菌、环境清洁与消毒、合理使用抗菌药物等。④认真开展医院感染监测，及时发现和报告医院感染病例，尽早发现感染暴发迹象，及时采取措施。同时通过监测数据评价感控措施的依从性与有效性。⑤开展预防与控制医院感染知识技能的培训。⑥坚持持续改进质量。

影响医院感染流行和暴发的两个因素即自然因素和社会因素。自然因素主要包括医院的建筑布局、医院条件是否拥挤、医院水的供应与通风条件、医院感染控制的基本设施等；社会因素主要指医院感染管理组织是否健全、医院改造人员医院感染意识是否强、医院感染控制制度是否完善并落到实处、住院患者是否有简单的预防医院感染的意识、社区感染尤其是传染病暴发或流行对医院的影响等。

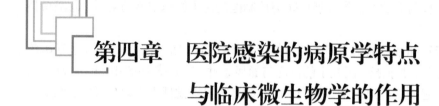

第四章 医院感染的病原学特点 与临床微生物学的作用

第一节 医院感染的病原体来源与特点

与社区感染相比，医院感染的病原体具有以下特点：

（1）90%为条件致病微生物，如铜绿假单胞菌、不动杆菌、凝固酶阴性葡萄球菌等，少数为致病微生物，如金黄色葡萄球菌、鼠伤寒沙门菌等。但一些新发传染病的病原体，如埃博拉病毒病病毒、中东呼吸综合征相关冠状病毒等，虽然主要引起社区感染在医院内也可以发生医院感染甚至传播，如 2014 年在西非暴发的埃博拉病毒病就造成数百例医务人员被感染，中东呼吸综合征也造成一些医院人员感染。

（2）多数病原菌对抗菌药物具有耐药性或多重耐药，如 MRSA、产超广谱 β-内酰胺酶细菌、耐万古霉素肠球菌（VRE）等。甚至已经出现了对万古霉素耐药的金黄色葡萄球菌（VRSA）。最近已经出现对碳青霉烯类耐药的肠杆菌科细菌，大肠埃希菌、肺炎克雷伯菌以前对碳青霉烯类药物全部敏感，近年在部分医院也出现了耐药菌株，并且在相应细菌中的分离率呈现增长趋势，给临床抗感染治疗带来较大的困难。

（3）免疫功能低下患者可以感染多种病原体，包括细菌、真菌（如曲霉菌）、病毒（如巨细胞病毒）、寄生虫（如弓形体、疥螨）等，病原体可以随抗菌药物应用或免疫功能缺损程度的变化而发生变迁，如艾滋病不同时期。器官移植受体是免疫缺陷患者中很重要的一部分，随着移植医学的发展与移植受体人群的扩大，其感染问题应引起高度重视，包括细菌、病毒、真菌等。

（4）一种病原体引起多部位感染或一个部位有多种病原体感染。

（5）近年来革兰氏阴性杆菌中非发酵菌、革兰氏阳性球菌中的凝固酶阴性葡萄球菌及真菌感染有增多趋势。根据中南大学湘雅医院卫生部全国医院感染监控管理培训基地总结的全国医院感染监测网资料，排在前三位为的病原菌分别为葡萄球菌、大肠埃希菌、铜绿假单胞菌，常见的还有肺炎克雷伯菌、不动杆菌、肠球菌等，真菌感染占病原体的 20%以上，并且出现增加趋势。

第二节 医院感染的病原学分布

1999 年 7 月至 2001 年 12 月全国医院感染监测网医院共报告医院感染 122 352 例,133 778

例次。其中，上呼吸道感染 35 475 例次（26.52%）；下呼吸道感染 36 464 例次（27.26%）；泌尿道感染 13 955 例次（10.53%）；胃肠道感染 14 431 例次（10.79%）；手术部位感染 12 139 例次（9.15%），以上部位的医院感染合计占报告的医院感染总例次数的 84.25%。上述部位医院感染共报告分离病原体 25 627 株（为例次数的 19.15%），上呼吸道、下呼吸道、泌尿道、胃肠道、手术部位医院感染分离的病原体分别占报告例次数的 4.97%、45.37%、14.70%、6.69%、24.47%；合计占分离病原体总数的 96.20%。1999 年 1 月至 2001 年 12 月共报告表浅切口感染 8943 例次，深部切口感染 2348 例次，器官腔隙感染 848 例次，获得病原体学诊断的分别为 21.89%、31.77%、31.49%，共分离病原体 2971 株。1998 年 7 月至 2001 年 12 月共报告医院内菌血症 2371 例次。2371 例次菌血症共培养获得病原体 1757 株，占菌血症例次的 74.1%。不同部位医院感染中不同病原体的构成比（%）见表 4-1。下呼吸道、泌尿道、胃肠道医院感染病原学分布见表 4-2。不同类型手术部位感染的病原学革兰氏染色属性分布见表 4-3。不同类型手术部位感染的病原学分布见表 4-4。医院内菌血症的不同类别病原体分布见表 4-5。不同年度医院内菌血症病原体的分布见表 4-6。

表 4-1　不同部位医院感染中不同病原体的分布（构成比/%）

感染部位	病原体（不包括厌氧菌和其他病原体）				合计
	革兰氏阳性菌	革兰氏阴性菌	真菌	病毒	
上呼吸道	27.93	43.30	27.66	0.82	99.71
下呼吸道	25.00（26.91）	53.36（53.35）	20.57（16.02）	0.02	98.95
胃肠道	8.87（12.70）	16.17（27.02）	71.21（50.46）	3.40	99.65
泌尿道	21.14（19.38）	47.42（52.23）	31.11（21.90）	0.04	99.71
手术部位	35.63	60.52	3.70		100.00

表 4-2　下呼吸道、泌尿道、胃肠道医院感染病原学分布（株数，构成比/%）

病原体	感染部位		
	下呼吸道	泌尿道	胃肠道
金黄色葡萄球菌	1 270（8.88）	147（3.14）**	24（1.13）
表皮葡萄球菌	632（4.48）**	140（2.99）	34（1.60）##
其他凝固酶阴性葡萄球菌	414（2.95）##	83（1.77）	19（0.89）
肺炎链球菌	249（1.76）	10（0.21）	3（0.14）
其他链球菌	361（2.56）**	108（2.31）	27（1.27）
肠球菌属	379（2.62）	430（9.18）##	66（3.09）
分枝杆菌	3（0.02）	0（0）	0（0）
其他革兰氏阳性菌	258（1.83）	72（1.54）	16（0.75）
大肠埃希菌	681（4.84）#	1 075（22.97）	100（4.69）
克雷伯菌	1 433（9.89）##	244（5.21）	34（1.60）
肠杆菌属	796（5.58）	241（5.15）	47（2.21）
沙雷菌属	228（1.58）	37（0.79）	8（0.38）

病原体	感染部位		
	下呼吸道	泌尿道	胃肠道
变形杆菌属	85（0.63）	73（1.56）	12（0.56）
沙门菌属	9（0.70）	4（0.09）	27（1.27）**
枸橼酸杆菌	131（0.97）*	59（1.26）	12（0.56）
铜绿假单胞菌	1 824（12.50）#	204（4.36）	35（1.64）
其他假单胞菌	346（2.36）	61（1.30）**	9（0.42）
不动杆菌	1 336（9.13）#	110（2.35）	16（0.75）
产碱杆菌	51（0.32）	4（0.09）	1（0.04）
嗜麦芽窄食单孢菌	284（1.97）##	9（0.19）	1（0.04）
嗜血杆菌属	105（0.62）	2（0.04）	1（0.04）
其他革兰氏阴性菌	556（3.26）	97（2.07）	42（1.79）
厌氧菌	53（0.39）	6（0.13）	6（0.28）
白色念珠菌	1 545（10.83）	505（10.79）##	353（16.57）##
其他真菌	1 388（9.74）	951（20.32）#	1 164（54.64）
病毒	2（0.02）	2（0.04）	73（3.40）##
其他病原体	16（0.10）	6（0.12）	0（0.00）
合计	14 443	4 680	2 130

*减少，$P<0.05$；**$P<0.01$；#增加，$P<0.05$；##$P<0.01$。

表4-3 不同类型手术部位感染的病原学革兰氏染色属性分布（株数，构成比/%）

病原体	切口感染类型			
	表浅切口	深部切口	器官腔隙	合计
革兰氏阳性菌	673（34.37）	267（35.79）	120（44.94）	1060（35.86）
革兰氏阴性菌	1225（62.56）	443（59.38）	121（45.32）	1789（60.52）
真菌	51（2.70）	32（4.29）	24（9.36）	107（3.70）

表4-4 不同类型手术部位感染的病原学分布（株数，构成比/%）

病原体	切口感染类型			合计
	表浅切口	深部切口	器官腔隙	
金黄色葡萄球菌	256（13.07）	96（12.87）	25（9.36）	377（12.69）
表皮葡萄球菌	161（8.22）	52（6.97）	27（10.11）	240（8.08）
其他凝固酶阴性葡萄球菌	52（2.66）	41（5.50）	16（5.99）	109（3.67）
肺炎链球菌	1（0.05）	2（0.27）	1（0.37）	4（0.13）
其他链球菌	50（2.55）	23（3.08）	6（2.25）	79（2.66）
肠球菌属	111（5.67）	41（5.50）	41（15.36）	193（6.49）
分枝杆菌	1（0.05）	0（0.00）	0（0.00）	1（0.03）
其他革兰氏阳性菌	41（2.09）	12（1.61）	4（1.50）	57（1.92）

续表

病原体	切口感染类型			合计
	表浅切口	深部切口	器官腔隙	
大肠埃希菌	404（20.63）	137（18.36）	33（12.36）	574（19.32）
克雷伯菌属	110（5.62）	46（6.17）	12（4.49）	168（5.65）
肠杆菌属	156（7.79）	63（8.45）	15（5.62）	234（7.88）
沙雷菌属	36（1.84）	11（1.47）	2（0.75）	49（1.65）
变形杆菌属	53（2.71）	18（2.41）	1（0.37）	72（2.42）
沙门菌属	2（0.10）	0（0.00）	0（0.00）	2（0.07）
枸橼酸杆菌属	40（2.04）	17（2.28）	5（1.87）	62（2.09）
铜绿假单胞菌	198（10.11）	74（9.92）	16（5.99）	288（9.69）
其他假单胞菌属	36（1.84）	13（1.74）	4（1.50）	53（1.78）
不动杆菌属	104（5.31）	22（2.95）	18（6.74）	144（4.85）
产碱杆菌属	13（0.66）	14（1.88）	3（1.12）	30（1.01）
嗜麦芽窄食单孢菌	15（0.77）	4（0.54）	5（1.85）	24（0.81）
嗜血杆菌属	0（0.00）	0（0.00）	0（0.00）	0（0.00）
其他革兰氏阴性菌	58（2.96）	24（3.22）	7（2.62）	89（2.99）
厌氧菌	7（0.36）	4（0.54）	1（0.37）	12（0.40）
白色念珠菌	23（1.17）	13（1.74）	9（3.37）	45（1.51）
其他真菌	30（1.53）	19（2.55）	16（5.99）	65（2.19）
合计	1958	746	267	2971

表 4-5　医院内菌血症的不同类别病原体分布（株数，构成比/%）

病原体类别	病原体分布				合计
	1998 年	1999 年	2000 年	2001 年	
革兰氏阳性菌	157（33.48）	142（33.90）	181（37.05）	105（27.49）	585（32.30）
革兰氏阴性菌	251（53.52）	241（57.88）	252（51.49）	218（57.07）	962（54.75）
厌氧菌	3	5（1.19）	6（1.23）	1（0.26）	15（0.85）
真菌	50（10.66）	28（6.71）	50（10.24）	58（15.18）	186（10.59）
其他病原体	8	1	0	0	9（0.51）
合计	469	417	489	382	1757

表 4-6　不同年度医院内菌血症病原体的分布（株数，构成比/%）

病原体名称	时间				
	1998 年	1999 年	2000 年	2001 年	合计
金黄色葡萄球菌	39（8.32）	38（9.11）	40（8.17）	26（6.18）	143（8.14）
表皮葡萄球菌	54（11.51）	34（8.15）	43（8.85）	33（8.64）	164（9.33）
其他凝固酶阴性葡萄球菌		25（5.99）	27（5.52）	19（4.97）	71（4.04）
肺炎链球菌	1（0.21）	1（0.20）	2（0.41）	0（0.00）	4（0.23）

病原体名称	时间				
	1998 年	1999 年	2000 年	2001 年	合计
其他链球菌	3（0.64）	15（3.59）	13（2.65）	6（1.57）	37（2.11）
肠球菌属	18（3.82）	13（3.12）	23（4.70）	10（2.62）	64（3.64）
其他革兰氏阳性菌	42（8.96）	16（3.84）	33（6.75）	11（2.88）	102（5.81）
大肠埃希菌属	78（16.63）	78（18.71）	74（15.13）	72（18.85）	302（17.19）
克雷伯菌属	31（6.61）	46（11.03）	53（10.83）	29（7.59）	159（9.05）
肠杆菌属	23（4.90）	34（8.15）	31（6.33）	23（6.02）	111（6.32）
沙雷菌属	8（1.71）	4（0.96）	7（1.43）	4（1.05）	23（1.31）
变形杆菌	12（2.56）	2（0.48）	0（0.00）	1（0.26）	15（0.85）
沙门菌属	6（1.28）	0（0.00）	1（0.20）	4（1.05）	11（0.63）
枸橼酸杆菌	0（0.00）	4（0.96）	4（0.82）	3（0.79）	11（0.63）
铜绿假单胞菌	26（5.54）	27（6.47）	39（7.97）	27（7.07）	119（6.77）
其他假单胞菌	27（5.76）	15（3.59）	7（1.43）	10（2.62）	59（3.36）
不动杆菌		15（3.59）	10（2.04）	20（5.24）	45（2.56）
产碱杆菌		0（0.00）	1（0.20）	2（0.52）	3（0.17）
嗜麦芽窄食单孢菌		3（0.72）	2（0.41）	3（0.79）	8（0.46）
其他革兰氏阴性菌	40（8.53）	13（3.12）	23（4.70）	20（5.24）	93（5.29）
厌氧菌	3（0.64）	5（1.19）	6（1.23）	1（0.26）	18（1.24）
白色念珠菌	20（4.26）	15（3.59）	10（2.04）	20（5.24）	65（3.70）
其他真菌	30（6.40）	13（3.12）	40（8.17）	38（9.95）	121（6.89）
其他病原体	8（1.71）	1（0.24）	0（0.00）	0（0.00）	9（0.51）
合计	469	417	489	382	1757

第三节　临床微生物实验室在感染控制中的作用

在医院感染控制中，临床微生物室具有重要作用：参与全院的感染控制活动，特别是医院感染管理委员会活动；从临床标本中分离和鉴定病原体，保证抗菌药物敏感试验的质量；及时（每日）报告实验室检测结果；参与医院感染的监测，尤其是多重耐药菌感染的监测；加强对难以鉴定或新型微生物知识的学习；掌握医院感染暴发调查所需的微生物分型法等同源性检测方法；开展医院环境微生物学的监测和研究；参与感染控制中临床微生物知识的培训；确保实验室的生物安全等。

一方面感染控制人员需要借助微生物的监测结果收集医院感染的流行或暴发线索，因此微生物室所取得的微生物检查结果包括细菌耐药性及其变化的动态，对医院感染控制有极大的价值。另一方面阳性的培养结果常是临床确诊感染的重要依据，因而实验室分离和鉴定微生物的能力对感染的诊断治疗和感染的控制起着关键性的作用。

引起医院感染的微生物在过去的 10 多年中变化最大的是真菌和病毒引起的医院感染

日趋上升，以及新出现的病原体造成医院感染。首先，前者如器官移植受体由于长期使用免疫抑制剂降低机体抵抗力，容易发生病毒或真菌感染，后者最突出的问题就是多重耐药菌感染，以及中东呼吸综合征相关冠状病毒和埃博拉病毒引起的医院感染（主要是医务人员感染）。其次与微生物实验室技术的发展有关，首先是新的仪器、设备和方法的广泛应用提高了众多病原体的检出率，有利于医院感染的诊断治疗。通过免疫学和核酸的检验增加了对引起医院感染的病毒和其他微生物认识的能力。再次，这些较新的方法和仪器能较早地识别微生物感染暴发和提高控制水平。临床微生物学在医院感染控制中的主要作用如下。

一、为保证临床微生物检查结果的准确性，临床微生物室人员应注意做好下述工作

1. 开展标本的收集和运输的培训与质量控制　必须保证标本的收集、运输和处理质量，否则易产生错误的结果，导致临床医师错误的临床诊断与处理。根据 Matsen 观点，"在整个临床微生物实验室的工作中，最薄弱的环节可能是收集标本"，实验室必须与病房和门诊密切合作（包括对临床医护人员进行采集和运送微生物标本知识与操作的培训等），将标本污染的可能性降到最低，这对于保证实验室资料的可信性非常重要。标本收集和处理质量应定期进行评价，并且发现和纠正所出现的问题，尤其对痰标本收集和处理应进行定期评价。实验室的工作单应记载标本收集的时间和实验室收到标本的时间，对这些时间的评价已成为保证实验室质量的一个重要因素。

2. 临床标本的评价

（1）实验室人员在收到标本时就应评估其受污染程度。对于一些不合要求的标本应该重新收集，限制对一些质量差的标本分离细菌的菌种保存，药物敏感性试验。如果检查结果要用来指导诊断和治疗，应该很谨慎地发出这种报告并告知临床该结果的可信度。如果痰标本和伤口标本检查没有白细胞，那么通过革兰氏染色见到的细菌形态特征的报告就可能误导临床。皮肤、咽喉或者肠道标本中检查混合菌群而标本中没有细胞存在也会引导临床医师错误地认为混合菌群是感染的原因。

（2）显微镜检查有助于微生物学的诊断。例如：①没有培养出来的细菌通过革兰氏染色的细菌形态学检查能够提示有一定的价值。②当经过需氧培养只培养出流感嗜血杆菌而痰标本的革兰氏染色显示存在一个混合菌群时，表明可能是需氧-厌氧菌的混合感染，因为由单一细菌和混合菌引起的感染的治疗方案不同。③非培养方法（由电子显微镜和基因探针证明）鉴定细小病毒 B19 存在，可能帮助我们更多了解能引起医院感染的这种微生物。标本的正确处理有利于减少诊断错误和不必要的抗菌药物治疗。

（3）病原体的分离鉴定，近年来，一些细菌如产气杆菌属、黄色杆菌属、军团菌属、假单胞菌属（除铜绿假单胞菌外）等，引起的感染已日益增多。病毒因子（如轮状病毒、诺如病毒、SARS 冠状病毒）和真菌及寄生虫（如肺孢子虫和弓形虫属）也已成为医院感染的重要病因。这给微生物学家和临床医师判断医院感染及其类型增加了难度。如果实验室人员能找到引起交叉感染的微生物证据并通过培养和其他方法鉴定出来，就能解决这些

问题。在病原体监测方面坚持完全鉴定；确保鉴定的准确度和可重复性；可以采用新的微生物检验方法，如导管或血管内装置被污染的时候，导管尖端培养会为阳性，静脉导管尖端的半定量和定量的培养方法，在感染的诊断方面发挥了积极作用；认真进行检验质量控制。

质量控制包括：①可接受和不能接受的标本的质量和标本容器；②限定在标本收集和实验室收到标本之间所允许的期限；③标本处理的时间；④当标本没有按这些规定送检时，微生物室质检人员应反馈给医师、护士及实验室全体人员；⑤实验室操作的污染控制和自我安全保护等管理方面的内容；⑥鉴定分离菌的最低标准；⑦对所有工作人员的技术进行定期的评价，包括晚班、夜班及周末的工作人员；⑧对实验室设备、仪器、药品等应进行定期的有选择性的检查。消除无意中使用了污染的或失效的物品所引起的错误的微生物学结果。当实验室培养、染色与临床表现或流行病学调查不一致时，即可认为是"假暴发"。

二、细菌药物敏感性与细菌耐药性监测

抗菌药物敏感性试验的标准方法，对任何临床微生物实验室的质量控制评价都是重要的，且能提供部分流行线索。

近来，对新型抗菌药物的耐药性是医院感染微生物的特性之一，一些医院的微生物对新的抗菌药物（如金黄色葡萄球菌对喹诺酮类、利奈唑胺）产生耐药性几乎和这些药品上市一样快。MRSA 和凝固酶阴性葡萄球菌涉及全国性的医院感染，已发现耐万古霉素的凝固酶阴性葡萄球菌。耐氨基糖苷类的肠球菌感染日益增多，对万古霉素也产生了耐药性。革兰氏阴性需氧细菌对氨基糖苷类的耐药性在继续发展。这些有耐药性的微生物连续的出现及持久性存在可以将耐药性传播给医院内敏感微生物，对感染的有效治疗产生严重威胁。近年来，产超广谱 β-内酰胺酶、产头孢酶、产金属 β-内酰胺酶细菌的出现和传播又带来新的威胁。铜绿假单胞菌和鲍曼不动杆菌耐碳青霉烯类已较为常见，大肠埃希菌与肺炎克雷伯菌对碳青霉烯类耐药的现象也已经出现，在有的医院呈现增长的势头。

之前许多实验室用 K-B 法进行细菌抗生素敏感性的日常检查，但许多实验室现在用肉汤稀释或琼脂稀释法按常规做了更多的敏感性试验，另外对 VRSA、许多厌氧菌、真菌（如酵母菌等）必须用试管稀释或其他的最低抑菌浓度测定的方法。

1. 敏感性试验菌株的选择 应避免用混合培养的细菌做敏感性试验，因为各种各样分离菌的药敏结果不同。

2. 常规试验和特殊试验的药物选择 咨询感染控制委员会和药事管理委员会后，实验室应负责常规药敏试验的药物选择，既要考虑医院临床医师普遍的用药习惯，又要考虑标本中常出现的病原体。有时为流行病学的目的需要做某种药敏试验。有时医院为控制抗菌药物的使用可能对药敏实验的药物选择提出要求。

对于医院常见的革兰氏阴性和革兰氏阳性需氧细菌，应定期对药敏试验结果进行分析评价，以使临床及时更替新的药物。

对一些新的医院感染病原体，以往的药敏试验方法得出的结果和临床结果常不一致，因此需要发展与医院感染密切相关的一些新的微生物的药敏试验方法，尤其是革兰氏阴性非发酵的细菌、真菌和病毒。

3. 药物敏感试验质量控制 敏感性试验过程的所有组成部分必须坚持详细的质量控制程序，应特别注意试剂尤其是纸片的储存，当质控菌株试验结果达到规定的范围时才能发出临床分离菌的报告。敏感性试验的质量控制包括室内质量控制和室间质量控制。

4. 细菌药敏资料的统计分析 定期统计医院中各种病原体对不同药物的敏感性，并以多种形式通知临床医师，指导临床医师对各种感染的经验用药。因为医院不同科室之间分离细菌的敏感性可能存在差异，因此分析敏感性试验结果时宜进一步分层，如不同病区、重症监护病房、不同时间段等，细致的分析可以为临床使用抗菌药物提供更精确的指导作用。

5. 需特别加强监测的几种耐药细菌 耐甲氧西林金黄色葡萄球菌（MRSA）、耐甲氧西林凝固酶阴性葡萄球菌（MRCoNS）、耐青霉素肺炎链球菌（PRP）、耐万古霉素肠球菌（VRE）、耐万古霉素金黄色葡萄球菌（VRSA）、耐氨苄西林流感嗜血杆菌、产超广谱β-内酰氨酶细菌，碳青霉烯耐药的肠杆菌如大肠埃希菌、肺炎克雷伯菌，广泛耐药和全耐药的革兰氏阴性细菌如铜绿假单胞菌、鲍曼不动杆菌、大肠埃希菌、肺炎克雷伯菌等。

6. 其他 临床微生物实验室发现某病区同时或在较短时间内有同种菌感染达3例或3例以上时应及时通知医院感染管理科，并协助进行病原学检测以及保留菌株做同源性鉴定，因为这很可能是耐药菌感染暴发或耐药菌感染疑似暴发，需要紧急处置。

三、医院环境、一次性医疗用品、透析液的微生物学监测

（1）医院应根据流行病学调查结果对医院的环境卫生学进行监测，当有医院感染聚集发生或暴发并怀疑与医院环境卫生学因素有关时，应及时进行环境卫生学监测。环境卫生学指标包括但不局限于医务人员手、物体表面、空气等。方法与结果判断标准参照《医院消毒卫生标准》（GB 15982—2012）。

（2）开展血液净化（血液透析）治疗时必须每月对透析用水和透析溶液进行监测，有问题时增加采样点。

（3）有检测条件，必要时可以开展一次性医疗用品消毒效果的监测。

以上检测在必要的时候，均需保留菌种，以备做更深入的分子流行病学调查。

四、消毒药械消毒灭菌效能检测与消毒灭菌效果考核

（1）作为消毒用的使用中的消毒剂，其细菌含量必须<100CFU/ml，不得检出致病微生物；作为灭菌用的消毒液（灭菌剂），不得检出任何微生物。

（2）压力蒸汽灭菌、环氧乙烷灭菌、等离子体灭菌必须进行工艺监测、化学监测和生物监测，生物监测合格是保证灭菌质量的重要保证。新使用的灭菌器必须先进行生物监测。含有人工移植物（如人造瓣膜、髋关节修补物等）的灭菌每次都要进行生物监测，而且只有在生物监测结果阴性后方可发放使用。消毒灭菌效果的监测参照《医院消毒供应中心：清洗消毒与灭菌效果监测标准》进行监测。

（3）对紫外线的消毒效果必要时进行生物监测。

（4）对各种消毒后的内镜及其他消毒物品应每季度进行监测。

（5）对各种消毒灭菌后的内镜、活检钳、各种导管和灭菌物品必须定期进行生物监测，不得检出任何微生物。

五、积极发挥在感染暴发流行的调查中的重要作用

（1）临床微生物是感染控制的早期预警系统之一，许多时候能提供对感染预防与控制十分有用的资料与信息，如暴发感染病原体的确定、感染源的确定、感染途径的确定，对该暴发的控制十分有用。对于一些慢性、经久不愈的切（伤）口感染或其他部位的感染，或有窦道的感染，不能忽视分枝杆菌、非典型分枝杆菌、放线菌感染的可能性，除做分枝杆菌培养外，病例检查往往可以提供快而有用的信息。

（2）寻找感染源：在感染暴发中相关病原体必须保存以供进一步研究需要，保存时间的长短应与感染控制人员协商，有条件时尽可能保存较长时间。还应及时对可能感染源（如食物、水、患者、医务人员、有关环境等）采集标本进行补充培养，必要时应采用选择性培养基和进行特殊试验。实验室的重要任务之一是精确鉴定病原菌和进行药敏试验，还包括对可能相关病原体进行分型。分子生物学技术提高了检测速度和敏感性，并可以对在培养基中不生长或生长慢的病原体进行鉴定。在感染暴发时，病原体分型除能确定感染微生物及其感染源外、对确定暴发、区别假暴发、协助感染控制，以及确定病原携带者、传播途径、感染微生物株的流行率、传播形式等方面，均有很重要的作用，并有助于制订控制与预防措施。表型分型方法是测定微生物基因所表现出的一般特征，简单方便，但受其生长状态、生长期和基因突变影响，有时欠精确。基因分型法是直接测定染色体或染色体外基因 DNA，具有高度分辨率，适用于种的鉴定，有时鉴定速度较快，缺点是过于特异，不同方法的识别能力各异，技术要求较高。

病原体的分型方法见表 4-7 和表 4-8。

表 4-7　常用病原体分型方法

表型分型
传统方法：抗菌药物敏感性特征
生物分型
血清分型
噬菌体和细菌素
根据蛋白质分型：聚丙烯酰胺凝胶电（PAGE）
多位点酶电泳（MLEE）
免疫印迹指纹法
基因分型
质粒指纹图谱法

染色体 DNA 限制性内切酶分析结合常规电泳法

染色体多肽性限制性片段长度分析法

DNA 核酸探针杂交

脉冲场凝胶电泳（PFGE）

随机引物 DNA 多态性（RAPD）和其他 PCR 法

表 4-8　常见病原菌的推荐分型方法

细菌名称	参考方法	备选方法
金黄色葡萄球菌	PFGE	AP-PCR 质粒分析
凝固酶阴性葡萄球菌	PFGE	
肺炎链球菌	PFGE	血清分型
肠球菌属	PFGE	AP-PCR
大肠埃希菌（O157：H7）	PFGE	AP-PCR
柠檬酸杆菌属		
变形菌、普罗威登斯菌 肠杆菌、沙雷菌	PFGE	质粒分析
沙门菌属、志贺菌属	血清分析	PFGE
铜绿假单胞菌	PFGE	
艰难梭菌	Rep-PCR，AP-PCR	REA
结核分枝杆菌	RFLP（IS6110 探针）	Rep-PCR

选择分型系统值得注意的是，一些错误的结果不仅不能帮助调查，甚至还会妨碍感染暴发的调查。例如，试剂的污染产生错误的结果，如聚合酶链反应。

对细菌的分型一般是从最简单的做起，例如，在对凝固酶阴性葡萄球菌感染的研究中，抗菌药物的敏感性、生物型和噬菌体分型及质粒分析可以做，但抗菌药物的敏感性选择为计划的第一步，因为它是简单、价廉、易行的方法。尽管大多数新方法更多地用于研究，只在那些日常、花费不多的方法失败时应用，但随着经济的发展和仪器设备与试剂的普及，它们在感染暴发调查与研究中的应用将会逐渐增多。

（3）与输液、输血反应有关的微生物学检验

1）输血反应后血制品的培养：怀疑感染引起的输血反应通常是由于能在较低温度下生长的细菌产生的内毒素引起的。应立即停止输血并检查所输的血液及输血装置。若肯定是血制品的细菌污染，应对存放血制品的冰箱、冰箱所在的房间及其他可疑环节进行监测，另外也应同时抽取患者的静脉血做培养。

2）输液器材及液体的培养：对与菌血症有关的输液反应，应对输液治疗所用的头皮针、留置针、血管导管、输液器、输注液体、瓶塞及某些接头部分进行细菌培养，同时还需采集患者血标本进行细菌培养。某些感染是因输液产品污染造成的，因此在病案中和实验室的记录中都应记载其产品批号、厂家等有关资料。

六、及时报告实验室资料和参与医院感染监测

1. 监测　临床微生物实验室记录是医院感染监测的重要资料来源，但实验室检测阳性结果仅表明培养物中存在某种微生物，感染控制及临床专家、流行病学家必须结合临床资料来判定该微生物是感染病原菌抑或是定植菌；定植菌对临床医师诊断与治疗意义不大，但有重要的流行病学意义，不仅能提供流行线索，还可帮助拟定控制传播的方法。

即使在不存在感染暴发的情况下，微生物学和免疫学的报告亦可以作为流行病学调查的开始。这些调查常常需要一些信息，诸如患者的特点、护理人员及患者的诊疗过程等情况，当患者仍在医院住院治疗时，获得这些非实验室资料比较容易；反之，正确的实验室结果报告亦有利于这些信息的收集。

2. 结果报告　当引起医院感染的病原体初步分离、鉴定后，应该给临床医师或感染控制人员一个及时适当的报告；这些病原体包括：有流行意义的耐药菌株；脑膜炎双球菌；大便中培养出沙门菌或志贺痢疾杆菌；不论是来源于患者或是工作人员的结核分枝杆菌阳性涂片或培养结果；新生儿病灶中分离出金黄色葡萄球菌；特殊耐药菌株等，出现以上任何一种情况，都必须尽快采取行动而不必等最后结果。因为重要的流行病学调查常常是根据最初的这些实验室资料进行追踪调查的。同时，对以上情况的发现也不要过早地渲染，以免引起实验室工作人员不必要的负担。必要时实验室结果应电话或书面向感染控制委员会报告以引起充分注意，否则只在感染控制人员到实验室进行日常工作时交流。

3. 实验室记录　感染控制人员常常要分析不同时期内实验室资料，在实验室报告中应记录包括标本的来源、收集时间、患者诊断、住院号、病房和病原体（来源于住院或非住院患者）的鉴定结果，以及细菌的药敏试验结果，暴发时还可增加细菌的特殊生化反应及分型资料。

上述结果常常采用计算机信息化管理，但亦可使用简单的记录保存，按照标本的主要类型（血、伤口、皮肤、脑脊液、尿、便、痰等）或其他分类装订成册，这种方法保存资料既省钱又有逻辑性且易寻找，但应注意备份和妥善保管。

记录的保留时间：记录保存的时间长短应依医院大小、实验室工作量、储存量的大小及感染控制的需要而定。因此，保存时间应由实验室工作人员与医院感染控制人员协商后决定，一般认为普通资料至少应保存 18 个月，有条件时应保存更长时间或长期保存，以便研究感染病原、流行特征、耐药性的变化之需。

医院感染病原体耐药性的经常性检测对于原因不明的败血症及其他感染的经验性治疗均有指导意义。对其他生长较慢或者要求进行特殊试验的细菌也应检测及做药物敏感试验，以便了解其药敏特征。

与感染控制委员会联系时，实验室应定期做出细菌敏感类型的总结，列表的方法常常很有效，内容包括某一部位感染的不同细菌对不同抗菌药物或某种抗菌药物的敏感程度，这些资料可以指导临床抗菌药物的合理使用。与医院药学部门协作可以列出一份目前常用抗菌药物价格表，包括常用药物对不同细菌的敏感性，这些措施对减少抗菌药物使用的费用有一定帮助。

七、几个值得注意的问题

（1）医院感染控制微生物检验时采样的特殊性。

（2）医院感染控制微生物检验操作程序的特殊性。

（3）检查消毒灭菌效果时中和剂的使用与配制。

（4）定量检查的重要性与报告格式。

（5）临床微生物检验的全过程的质量控制。

第五章　医院感染对医疗质量的影响与经济学损失

一、医院感染对医疗质量与医疗安全的影响

虽然医院感染与医院相依并存，但医院感染对医疗质量的影响是显而易见的，具体体现在以下方面。

1. 医院感染影响患者的康复　在住院患者中，无论患者患良性疾病还是恶性疾病，在现有医疗条件下，都会有一个预期治疗效果，如患者发生医院感染，就会影响治疗效果，从而将对这个预期治疗效果产生很大的影响。轻者延长住院时间，增加住院经费；重者可以影响预后，使可以治愈的疾病难以治愈，或虽然原发病治好，但因感染死亡。如化脓性阑尾炎在手术切除阑尾后，不发生切口感染，很快就可以出院，如果发生切口感染情况就不一样了。如脑膜瘤患者，在神经外科医师精心手术后瘤体全部切除，不发生医院感染时恢复较快，若发生肺部感染情况就不一样了，如果患者年龄较大，又发生肺部感染或颅内感染，可能因为感染导致患者死亡，完全改变了患者的预后。

2. 延长住院时间，影响医疗安全　不同的医院感染或多或少都会延长住院时间，甚至会构成医疗安全隐患，或导致医疗不安全。

3. 增加病死率　一些疾病患者本来是可以治愈或者手术是成功的，但由于发生医院感染，感染难以控制，或者感染加重原发疾病，导致患者预后不良，甚至可以导致患者死亡。

4. 影响医疗护理新技术的发展　开展新技术本身就存在风险，如果又发生医院感染，后者将对新技术的开展带来很大的影响。影响对新技术的评价，影响新技术的发展，甚至可能因为医院感染严重影响施行新技术患者的预后，阻碍新技术的发展，如肝移植、新术式。

二、国内外研究结果

国外研究显示每例医院感染的额外费用为 1000～4500 美元（平均为 1600 美元），但是在儿科病房特别是新生儿病房额外费用可超过 10 000 美元。在美国住院时间延长是主要的额外费用因素，部分研究显示约有一半的费用花在抗菌药物上，还有一些隐含费用如静

脉用药、医护人工、血药浓度监测、血液和生化检测、抗菌药物不良反应等必须考虑进去。1996 年法国估计医院感染病例的日抗菌药物费用为 103~216 法郎。土耳其不同感染部位的日抗菌药物费用分别为：泌尿道感染 47.3 美元，医院内肺炎 90.3 美元，不同病原体感染的抗菌药物日费用为 48.5~111.7 美元。估计泌尿道感染的平均费用为 593~700 美元，手术部位感染为 690~2734 美元，肺炎 4947 美元，血流感染 3061~40 000 美元。延长住院时间：血流感染、手术部位感染、泌尿道感染、呼吸机相关肺炎延长住院天数分别为 7~21 天、7~8 天、1 天和 6 天。

死亡率：额外增加死亡率 4%~33%，死亡率最高的是医院内肺炎。阿根廷的研究显示泌尿道感染、导管相关血流感染、呼吸机相关肺炎分别增加死亡率 5%、25%、35%。

我国有关医院感染的经济损失的研究中，经济学损失的判断标准也不完全一致，不同感染部位造成的经济损失不同。除去多部位感染造成的经济损失较大外，同一部位感染造成的经济损失不相同，就下呼吸道感染而言，从 7491 元到 31 940 元不等，病例组与对照组的比值从 1.84 到 4.9 不等；在泌尿道感染中，经济损失为 2648~19 475 元，病例组与对照组的比值为 1.61~4.45，成为大多数研究中经济损失占第二位的医院感染。第三位为胃肠道感染，经济损失为 2524~12 797 元，比值为 1.00~3.12。第四位为深部切口感染。

延长住院时间：延长的住院日单一部位感染从 7.2 天到 25.74 天不等，若基础疾病较复杂或处置复杂的疾病延长的住院日数就相应地增加，下呼吸道感染平均延长住院日为 7.85~43.17 天，泌尿道感染延长 1.5~34.87 天，胃肠道感染延长 5.39~13.50 天。住院日的延长增加了医院内多重感染和耐药菌定植的机会。

我国的单病种研究显示高血压脑出血颅脑术后的额外费用为 6408~11 846 元，延长的住院日为 12~16 天；脑梗死医院感染的额外费用为 12 509.73 元，延长住院日 25.72 天；剖胸术后切口感染的额外费用为 8209.2 元，其中感染组的营养支持费用明显高于对照组 61.29%，两组比较，在处置床位和营养方面差异有显著性，而在抗菌药物和检验方面差异无显著性，关于营养支持的费用，主要是因为胸外科术后切口感染的特点，开胸切口一般较长，感染受累范围广，且胸壁皮下组织少，血液循环欠丰富，易造成切口的难以愈合，营养支持便显得相当重要了。恶性肿瘤患者医院感染中恶性血液病的额外费用为 4528.29 元，腹部肿瘤的额外费用为 4310.51 元，肺癌为 4857.31 元，食管癌为 5924.17 元，脑肿瘤为 8692.37 元；平均为 5133.76 元，平均住院日延长 35.9 天。恶性肿瘤额外费用增加与自身抵抗力严重下降，医院感染复杂且难以治愈，抗感染药物用药时间长，甚至发生二重感染等因素有关。全胃肠道外营养使感染并发症的发生率和死亡率增加，医院感染的损失病例组的额外费用为 9573.98 元，主要是患者发生医院感染，行胃肠道外营养治疗时间延长，胃肠道营养液价格较昂贵，很明显地增加了患者的医药费，同时治疗感染所需的抗菌药物也是增加药费的一个重要原因。

何文英等依照分层随机抽样的原则，对新疆不同级别 30 所医院的 42 324 份病历资料进行回顾性调查，调查单纯性阑尾炎、胆囊结石伴胆囊炎、剖宫产、子宫肌瘤、支气管肺炎、甲状腺功能亢进症（甲亢）等 6 种疾病住院患者医院感染造成的经济损失。结果从个案角度观察，不同疾病医院感染经济损失以单纯性阑尾炎最高，平均每例患者多支出人民币 1508.89 元；不同部位医院感染额外支出的直接医疗费用以下呼吸道感染最高，平均为 3229.95 元。但是，从社会角度观察，不同疾病医院感染经济损失以剖宫产最高，达 36 427.02 元。

马文晖等对一所三级甲等综合性教学医院的 1597 例 ICU 住院患者的费用进行分析，对单因素分析有意义的变量进行多元逐步回归分析，找出影响 ICU 患者住院费用的主要因素，建立多元回归方程的方法，评价了医院感染对住重症监护室（ICU）患者住院费用的影响。结果发现，发生医院感染的患者和未发生医院感染的患者平均住院费用（中位数）分别为人民币 111 116.47 元和 40 383.06 元。按发生医院感染部位分层计算平均住院费用（中位数）为 56 052.87～218 709.77 元；按原发病分层计算平均住院费用（中位数）为 31 978.79～51 125.10 元。经过多元逐步回归分析发现，发生医院感染患者的住院费用增加 49 812.76 元。发生医院感染会增加 ICU 患者的住院费用。采取有效的措施预防和控制医院感染，减少医院感染的发生，可降低患者的住院费用。

凌玲等采用病例对照 1：1 配对 logistic 回归，分析某院神经外科重症监护室 33 例鲍曼不动杆菌所致 VAP 的危险因素，比较两组患者住院天数、住院费用及药费情况，探讨鲍曼不动杆菌所致呼吸机相关性肺炎（VAP）的危险因素及疾病经济负担。结果发现气管切开是导致鲍曼不动杆菌 VAP 的主要危险因素。病例组与对照组住院天数的中位数分别为 48 天和 23 天，经转换后，采用配对 t 检验，病例组住院天数显著高于对照组，病例组患者住院总费用（中位数为 19.84 万元）和药费（中位数为 9.72 万元）均显著高于对照组（中位数分别为 5.99 万元、2.23 万元），差异有统计学意义；两组患者日均住院费用差异，病例组日均药费（中位数为 2160.38 元）显著高于对照组（中位数为 1321.10 元），差异有统计学意义，鲍曼不动杆菌是 VAP 重要病原菌；肺部感染导致患者疾病经济负担增加。

江敏等采用 1：1 配对的方法，调查 100 对发生上述医院感染的患者（病例组）与同期类似住院未发生医院感染的患者（对照组）的卫生资源消耗情况并进行比较，对医院感染进行经济学评价，分析医院上呼吸道、下呼吸道、泌尿道、手术部位感染所造成的经济损失。结果发现病例组住院总费用中位数每例为 22 379.01 元，对照组为 7611.52 元，病例组显著高于对照组；医院感染经济损失因感染部位的不同而异，下呼吸道感染经济损失最大，为 21 701.03 元，其次为泌尿道感染 6374.52 元、手术部位感染 5849.04 元、上呼吸道感染 3598.00 元；患者住院费用的增加主要是药费、检验费、材料费、治疗费、处置费；病例组中位数每例患者住院时间为 24.51 天，对照组为 11.00 天，两组间差异有统计学意义。因此认为医院感染造成的经济损失较大，经济损失因感染部位的不同而异；同时，由于发生医院感染而延长了患者的住院时间。

如果以我国每年住院人次 10 000 万、医院感染发病率 4%、每例医院感染额外支出费用 5000 元人民币计算，医院感染每年造成的直接经济损失就非常巨大，若通过预防与控制措施，每降低医院感染发病率 1 个百分点，其社会经济效益同样十分可观。

第六章 医院感染管理中的法律法规与道德

一、法律法规要求依法预防与控制医院感染

虽然《中华人民共和国传染病防治法》主要针对法定传染病，当然也包括法定传染病的医院感染，但其中许多条文同样适用于医院感染的预防与控制。如第2条规定国家对传染病实行预防为主的方针，防治结合、分类管理、依靠科学、依靠群众。第21条规定医疗机构必须严格执行国务院卫生行政部门规定的管理制度、操作规范，防止传染病的医源性感染和医院感染。医疗机构应当确定专门的部门或者人员，承担传染病疫情报告、本单位的传染病预防、控制及责任区域内的传染病预防工作；承担医疗活动中与医院感染有关的危险因素监测、安全防护、消毒、隔离和医疗废物处置工作。第22条规定疾病预防控制机构、医疗机构的实验室和从事病原微生物实验的单位，应当符合国家规定的条件和技术标准，建立严格的监督管理制度，对传染病病原体样本按照规定的措施实行严格监督管理，严防传染病病原体的实验室感染和病原微生物的扩散。第26条规定国家建立传染病菌种、毒种库。对传染病菌种、毒种和传染病检测样本的采集、保藏、携带、运输和使用实行分类管理，建立健全严格的管理制度。第30条规定疾病预防控制机构、医疗机构和采供血机构及其执行职务的人员发现本法规定的传染病疫情或者发现其他传染病暴发、流行及突发原因不明的传染病时，应当遵循疫情报告属地管理原则，按照国务院规定的或者国务院卫生行政部门规定的内容、程序、方式和时限报告。第39条规定医疗机构发现传染病特别是甲类传染病时，应当及时采取隔离措施。第51条提出医疗机构的基本标准、建筑设计和服务流程，应当符合预防传染病医院感染的要求。第52条规定医疗机构应当实行传染病预检、分诊制度；对传染病病人、疑似传染病病人，应当引导至相对隔离的分诊点进行初诊等。同时规定了违反该法时的法律责任。

二、涉及医院感染管理与控制的法规与部令规章

1.《医疗机构管理条例》和《医疗机构管理条例实施细则》 该法规规定了医疗机构的类别。医疗机构均需做好医院感染的预防和控制工作。第五十二条规定医疗机构应当严格执行无菌消毒、隔离制度，采取科学有效的措施处理污水和废弃物，预防和减少医院内感染。

2.《医疗废物管理条例》 规定医疗废物是指医疗卫生机构在医疗、预防、保健，以

及其他相关活动中产生的具有直接或者间接感染性、毒性及其他危害性的废物。该条例规定医疗机构（医疗废物产生地）和医疗废物集中处置机构（医疗废物处置地）各负其责，实行无缝对接，确保医疗废物分类收集、机构内转运、暂存、交接、运输、处置符合要求，并对医疗废物的管理与责任做出了详细的规定，规定了违反条例时应受到的处罚。

3.《消毒管理办法》 规定医疗卫生机构应当建立消毒管理组织，制定消毒管理制度，执行国家有关规范、标准和规定，定期开展消毒与灭菌效果检测工作，并对消毒灭菌对象和消毒灭菌提出具体要求。第 5 条规定医疗卫生机构工作人员应当接受消毒技术培训、掌握消毒知识，并按规定严格执行消毒隔离制度。第 6 条规定医疗卫生机构使用的进入人体组织或无菌器官的医疗用品必须达到灭菌要求。各种注射、穿刺、采血器具应当一人一用一灭菌。凡接触皮肤、黏膜的器械和用品必须达到消毒要求。医疗卫生机构使用的一次性医疗用品用后应当及时进行无害化处理。第 7 条规定医疗卫生机构购进消毒产品必须建立并执行进货检查验收制度。第 8 条规定医疗卫生机构的环境、物品应当符合国家有关规范、标准和规定等。

4.《医院感染管理办法》 以卫生部部长令形式规定医院感染管理是各级卫生行政部门、医疗机构及医务人员针对诊疗活动中存在的医院感染、医源性感染及相关的危险因素进行的预防、诊断和控制活动。各级各类医疗机构应当严格按照本办法的规定实施医院感染管理工作。医务人员的职业卫生防护，按照《职业病防治法》及其配套规章和标准的有关规定执行，并就医院感染管理的组织管理、预防与控制、人员培训、监督管理及违反该办法时的罚则做出具体规定。

5.《突发公共卫生事件应急条例》 第 39 条第 2 款规定医疗卫生机构内应当采取卫生防护措施，防止交叉感染和污染。

6.《医疗器械监督管理条例》 第 27 条规定医疗机构对一次性使用的医疗器械不得重复使用；使用过的，应当按照国家有关规定销毁，并作记录。第 42 条规定违反本条例规定，医疗机构使用无产品注册证书、无合格证明、过期、失效、淘汰的医疗器械的，或者从无《医疗器械生产企业许可证》、《医疗器械经营企业许可证》的企业购进医疗器械的，由县级以上人民政府药品监督管理部门责令改正，给予警告，没收违法使用的产品和违法所得并给予经济处罚，对主管人员和其他直接责任人员依法给予纪律处分；构成犯罪的，依法追究刑事责任。第 43 条规定违反本条例规定，医疗机构重复使用一次性使用的医疗器械的，或者对应当销毁未进行销毁的，由县级以上人民政府药品监督管理部门责令改正，给予警告，可以并处罚款；情节严重的，除加重罚款外，对主管人员和其他直接责任人员依法给予纪律处分；构成犯罪的，依法追究刑事责任。

7.《传染性非典型肺炎防治管理办法》 第 15 条规定疾病预防控制机构、医疗机构、从事传染性非典型肺炎科学研究机构，必须严格执行有关管理制度、操作规程，防止医源性感染、医院内感染、实验室感染和致病性微生物的扩散。对从事传染性非典型肺炎预防控制、医疗救治、科学研究的人员，所在单位应当根据有关规定，采取有效的防护措施和医疗保健措施。第 16 条规定有关单位和个人必须按照疾病预防控制机构的要求，对被传染性非典型肺炎病原体污染的污水、污物、粪便进行严密消毒后处理。第 17 条规定医疗机构、疾病预防控制机构发现传染性非典型肺炎患者或者疑似患者时，应当及时采取控制措施。

　　除法律法规外，卫生部还发布一系列的有关感染控制的规范、标准、指南等文件，从不同方面、不同层次对医院感染管理的方方面面提出要求。如 2006 年 9 月 1 日前执行《医院感染管理规范》。2001 年发布《医院感染诊断标准（试行）》规定了医院感染的定义与诊断标准，对于医院感染的监测具有重要意义。卫生部 2003 年颁布了《传染性非典型肺炎防治管理办法》，2004 年颁布的《内镜清洗消毒技术操作规范（2004 年版）》。《微生物和生物医学实验室生物安全通用准则》，2003 年卫生部颁布《医疗卫生机构医疗废物管理办法》，卫生部和国家环保总局制定《医疗废物分类目录》和《医疗废物管理行政处罚办法（试行）》。2004 年卫生部发布了《医务人员艾滋病病毒职业暴露防护工作指导原则（试行）》。2005 年卫生部颁布《医疗机构口腔诊疗器械消毒技术操作规范》和《血液透析器复用操作规范》。国家药品监督管理局颁布了《一次性使用无菌医疗器械监督管理办法》。

　　卫生行业标准由国家卫生和计划生育委员会以通告形式发布。从标准角度看，原国家卫生部成立了卫生标准委员会，2006 年成立了医院感染控制标准委员会，2013 年国家卫生和计划生育委员会已经成立国家卫生标准委员会，标准委员会下设立了医院感染控制专业委员会，已经初步规划了我国医院感染管理的标准体系。一些标准已经发布实施，如 2009 年发布的《医院感染监测规范》、《医务人员手卫生规范》、《医院隔离技术规范》、《消毒供应中心第一部分：管理规范》、《消毒供应中心第二部分：清洗消毒及灭菌技术操作规范》、《消毒供应中心第三部分：清洗消毒及灭菌效果监测标准》，以及 2013 年发布的卫生标准《医疗机构消毒技术规范》、《医院空气净化管理规范》等，还有一些标准（规范）已经完成、正在征求意见或制定中，一些原来由卫生部发文的医院感染管理要求也已经或正在转化为标准的过程中，如医院感染术语、医院感染病例判定标准、血管导管相关感染预防控制规范、内镜清洗消毒操作技术规范、有感染管理专职人员培训规范等。这些标准（规范）的制定、修改和发布将对我国医院感染的预防与控制起到积极的推动和规范作用，切实贯彻和执行医院感染控制标准将有利于降低医院感染发病率和减少医源性感染。

三、医院感染管理中的医德要求

　　道德是一种特殊的意识形态，是人类所特有的一种精神生活，是人的精神自律。医学道德简称医德，是一般社会道德在医学实践中的具体体现，它是根据医疗卫生保健专业的特点，调整医务人员与患者之间、医务人员之间、医务人员与社会之间的关系的行为规范的总和。

　　我国几千年的文明史，也包括良好的传统的医德，其主要内容有：仁爱救人，赤忱济世；不为名利，清廉正直；谨慎认真，一丝不苟；尊师重道，虚心好学；不畏艰难，献身医学；现代社会随着医学科学的发展和新技术的开发应用，也对医德提出了新的要求，如遵守医院感染防控有关的法律法规、部门规章、标准规范与操作规程，按照手卫生、无菌操作等感染预防的基本原则及新的循证感控指南的要求预防和控制医院感染等。

（吴安华）

参 考 文 献

何文英，黄新玲，史晨辉，等.2011.6种疾病住院患者医院感染的经济损失.中国感染控制杂志，10（6）：423-425.

黄勋，邓子德，倪语星，等.2015.多重耐药菌医院感染预防与控制中国专家共识.中国感染控制杂志，14（1）：1-9.

林钧才.2000.我当著名医院院长.北京：中国协和医科大学出版社，296.

凌玲，孙树梅，汪能平，等.2013.鲍曼不动杆菌所致呼吸机相关性肺炎危险因素及疾病经济负担.中国感染控制杂志，12（6）：412-414.

马文晖，王力红，高广颖，等.2012.医院感染对重症监护室患者住院费用的影响.中国感染控制杂志，11（5）：169-173.

任南，文细毛，吴安华.2011.全国医院感染监测网对持续性血液透析环子丙型肝炎病毒感染现况调查.中国感染控制杂志，10（6）：412-415.

王枢群.1993.医院感染学.重庆：科学技术文献出版社重庆分社，2-6.

王羽.2006.医院感染管理办法释义及适用指南.北京：中国法制出版社，106-113.

吴安，文细毛，李春辉，等.2014.2012年全国医院感染现患率与横断面抗菌药物使用率调查报告.中国感染控制杂志，13（1）：8-15.

吴安华，任南，文细毛，等.2000.全国医院感染监控网1998～1999年监测资料分析.中华医院感染学杂志，10（6）：401-403.

吴安华，任南，文细毛，等.2002.193所医院医院感染现患率调查分析.中华医院感染学杂志，12（8）：561-564.

吴安华，任南，文细毛，等.2005.外科手术部位感染病原学分析.中华医院感染学杂志，15（2）：210-213.

吴安华.2011.提高常规手段执行力应对超级细菌挑战.中国感染控制杂志，10（1）：1-4.

徐秀华.1998.临床医院感染学.长沙：湖南科学技术出版社，1-7.

Wenzel RP. 1997. Prevention and control of nosocomial infections. 3rd ed. Baltimore：Williams & Wilkins，711-770.

思 考 题

1. 简述医院感染的定义。
2. 试述外源性医院的病原体来源。
3. 医院感染病原体有哪些特点？
4. 医院感染的传播途径有哪些？
5. 控制医院感染的重要意义有哪些？

第七章　突发公共卫生事件的管控

第一节　医院感染暴发与流行的调查与控制

医院感染的流行与暴发是严重威胁患者甚至医务工作者安全的事件。一旦发生，而医疗机构内部又缺乏有效的监测、控制体系的情况下，危害严重。因此，医疗机构应建立完善的监测与控制模式，开展有效的工作，对医院感染进行有效控制。而一旦出现流行与暴发，则必须及时展开流行病学调查，查明主要流行因素，提出有针对性的控制措施，控制流行与暴发的进一步发展，避免发生更大规模的暴发事件。

一、医院感染暴发与流行的概念

不同文献对医院感染流行与暴发的定义都不尽相同。通常，医院感染流行是指任何与时间、地点相关的感染发病率的增加超出了医院通常的发病率水平，其差距具有统计学意义。我国 2009 年颁布的《医院感染暴发报告及处置管理规范》中对医院感染暴发相关概念进行了定义：

医源性感染：指在医学服务中，因病原体传播引起的感染。

特殊病原体的医院感染：指发生甲类传染病或依照甲类传染病管理的乙类传染病的医院感染。

医院感染暴发：指在医疗机构或其科室的患者中，短时间内发生 3 例以上同种同源感染病例的现象。

疑似医院感染暴发：指在医疗机构或其科室的患者中，短时间内出现 3 例以上临床症候群相似、怀疑有共同感染源的感染病例；或者 3 例以上怀疑有共同感染源或感染途径的感染病例现象。

暴发是医院感染流行的一种特殊形式，暴发在病区分布上较为局限，可能只涉及 1～2 个病区，感染往往是同源的或继发于人与人传染的增加。而流行的发生常常具有时间性或地域性，可能波及多个科室甚至全院、全国和全球。

由于不同病原微生物感染潜伏期不同，导致的暴发后果、处置方式不尽相同，欧美国家对常见感染暴发的定义也不尽相同。例如：

（1）流感样症状暴发：医疗机构内部，3 天时间内出现 3 例或以上流感样疾病；或者医务工作者因流感样疾病休病假不断增加或出现 1 例实验室证实病例。

（2）艰难梭菌感染暴发：7 天时间内，出现流行病学上相互关联的 3 例或以上艰难梭菌感染病例。

（3）多重耐药细菌感染暴发：是指在一段时间内发生的多重耐药细菌感染病例超过自家医院基本水平。可以是常见的多重耐药细菌，如耐甲氧西林金黄色葡萄球菌（MRSA）、耐万古霉素肠球菌（VRE）等；也可以是某个不常见多重耐药细菌的感染病例增加。

（4）相同细菌导致的相同操作后感染暴发：短时间内出现 2 例或以上由同一细菌导致的某相同操作后发生的感染事件，如硬膜外、关节腔注射后发生的金黄色葡萄球菌感染。

（5）单一病例可能或已经导致严重后果的，也可称为暴发：如万古霉素耐药的金黄色葡萄球菌（VRSA）或不寻常的可能导致大暴发或大流行的特殊病原体。

（6）其他感染暴发：食物或水源性感染相似病例累计 2 例或以上时。

二、医院感染暴发与流行的调查目的

（1）及时发现流行与暴发的性质，首先确定诊断，查清是否为医院感染流行或暴发。

（2）确定医院感染流行与暴发的传染来源，查清病原体及其特征，寻找传播途径或流行因素。

（3）确定医院感染流行与暴发的范围、时间经过、涉及的患者群体。

（4）对调查的结果加以分析，边调查，边采取相应控制措施，终止感染的继续传播。并评价各项措施的效果，防止类似事件的再发生。

三、医院感染暴发与流行的调查方法

（1）证实暴发：对怀疑患有同类的病例进行确诊，计算其罹患率，若其罹患率大于该科室以往的发病率，则认为某病流行与暴发。

（2）对患病的患者、接触者、可疑传染病、环境物品、医务人员及陪护人员等，进行病原学检查。

（3）制订和组织落实有效的控制措施，包括对患者做适当治疗，进行正确的消毒处理，必要时隔离患者甚至暂停接收新患者。

（4）对患者及周围人群进行详细调查，调查的方法多种多样，主要根据推测的暴露史来进行，例如按暴露因素来分组进行调查，分析暴露组的罹患率；又如也可以根据发病组与对照组的暴露史的比例进行分析。

（5）分析调查资料，对病例的科室分布、人群分布和时间分布进行描述；分析流行或暴发的原因，推测可能的感染源、感染途径或感染因素，结合实验室检查结果和采取控制措施的效果综合做出判断，写出调查报告，总结经验，制定防范措施。

四、医院感染暴发的报告

我国 2009 年颁布的《医院感染暴发报告及处置管理规范》中列出的报告程序为：

（1）发现以下情形时，应当于 12 小时内向所在地县级卫生行政部门报告，并同时向所在地疾病预防控制机构报告。

1）5 例以上疑似医院感染暴发。

2）3 例以上医院感染暴发。

（2）县级卫生行政部门接到报告后，应当于 24 小时内逐级上报至省级卫生行政部门。

（3）省级卫生行政部门接到报告后组织专家进行调查，确认发生以下情形的，应当于 24 小时内上报至卫生部。

1）5 例以上医院感染暴发。

2）由于医院感染暴发直接导致患者死亡。

3）由于医院感染暴发导致 3 人以上人身损害后果。

中医医院（含中西医结合医院、民族医医院）发生医院感染暴发的，省级卫生行政部门应当会同省级中医药管理部门共同组织专家进行调查，确认发生以上情形的，省级中医药管理部门应当向国家中医药管理局报告。

（4）医院发生以下情形时，应当按照《国家突发公共卫生事件相关信息报告管理工作规范（试行）》的要求，在 2 小时内向所在地县级卫生行政部门报告，并同时向所在地疾病预防控制机构报告。所在地的县级卫生行政部门确认后，应当在 2 小时内逐级上报至省级卫生行政部门。省级卫生行政部门进行调查，确认发生以下情形的，应当在 2 小时内上报至卫生部。

1）10 例以上的医院感染暴发。

2）发生特殊病原体或者新发病原体的医院感染。

3）可能造成重大公共影响或者严重后果的医院感染。

中医医院（含中西医结合医院、民族医医院）发生上述情形时，省级中医药管理部门应当向国家中医药管理局报告。

（5）省级卫生行政部门和省级中医药管理部门上报卫生部和国家中医药管理局的医院感染暴发信息，内容包括：医院感染暴发发生的时间和地点、感染初步诊断、累计感染人数、感染者目前健康状况、感染者主要临床症候群、疑似或者确认病原体、感染源、感染途径及事件原因分析、相关危险因素主要检测结果、采取的控制措施、事件结果及下一步整改工作情况等。

省级卫生行政部门可以根据规范要求，结合实际制订本辖区内的各级各类医院上报医院感染暴发信息的具体要求。

五、医院感染暴发与流行的报告与分工

（一）各级主管部门医院感染暴发与流行的报告及职责

（1）疑似发生医院感染暴发与流行趋势时，医务人员、医院感染管理科都有责任第一时间向医院主管部门、领导电话及书面报告。报告内容应至少包括符合感染暴发诊断标准的患者（人员）名单、患者（人员）临床和实验室检测结果、其他与暴发或流行相关的流行病学资料、感染控制措施、进行对照或队列调查分析时所需的同期、同病区未感染患者的信息等。

（2）确认发生医院感染暴发与流行时，按照上报要求进行上报。

（3）确诊为依法管理的传染病，应按《中华人民共和国传染病防治法》的有关规定进行报告。

（二）临床各部门医院感染暴发与流行的报告及职责

1. 检验部门　在发现疑似医院感染暴发时应第一时间（电话）向主管部门（医院感染管理部门）报告；配合进行标本采集、检测、结果确认。按照主管部门要求，配合调查，如提供分离标本、向上一级检测机构提供复核标本、疑似暴发患者信息、检测结果、与暴发可能相关的既往数据。此外，为有效监测流行与暴发，检验部门的主要职责还应包括如下几个方面：

（1）按照规定和技术指南要求，做好细菌药敏检测和结果解释；定期将结果进行总结、反馈，对本机构内主要耐药细菌每一次阳性结果进行调查；应具备进行耐药基因型检测和同源性鉴定能力。

（2）临床微生物人员应有能力开展主动监测培养，以便应对感染流行的早起识别和调查。

（3）可开展快速诊断检测以支持临床决策，如患者治疗、房间安排、感染控制模式和方法的选择、个人防护装备的选用、疫苗、预防性用药（如流感等）。

（4）具备在流行病学上具有重要意义病原的快速检测和报告能力。

（5）具备良好的院内质控能力和流程，以确保提供的检测结果可靠、可信。

（6）在多学科参与的抗菌药物管理工作中具有重要影响力。

2. 其他临床各科室

（1）应引入常见医疗相关感染控制的"核对表"模式，开展医疗相关感染的主动监测，并对监测结果进行阶段性总结、报告、反馈。

（2）开展医疗感染的培训，预防或及时总结经验，避免暴发的发生。

（3）配合医院感染主管部门进行感染暴发与流行的调查、采样等；按要求提供患者相关信息。

六、医院感染暴发与流行的控制

医院感染暴发与流行的控制基于调查结果、危险因素分析、传播模式、医疗流程管理、多部门协作等多种因素。通常情况下，除了典型的流行、暴发（如因器械污染导致的医院感染）外，能否有效控制医院感染暴发与流行的关键是及时、准确识别，其关键的基础性工作是开展医院感染的主动目标性监测，从而了解部门、机构内部医院感染发生的基线水平，一旦发生超过基线水平的感染病例时给予积极的调查。因此，医院感染的主动目标性监测本身就是暴发与流行控制的起始和基础。另一方面，对重要病原体（耐药细菌、流感等）、感染易患人群（免疫缺陷或免疫抑制治疗者）、发病的确诊病例应给予高度重视，结合病原学检查结果、病理诊断结果等，对感染病例进行追溯性分析，对于感染暴发与流行的调查也是有益补充。

医院感染暴发与流行的危险因素、传播途径等的不同，具体控制措施也不尽相同。因篇幅所限，本节仅介绍血源性传播和呼吸道传播的医院感染暴发与流行的控制。

（一）血源性传播医院感染暴发与流行的控制

常见的血源性传播病原包括 HBV、HCV、HIV。这些病毒性疾病在医疗机构内部导致的暴发与流行在国内外都屡见不鲜。如何有效控制、避免更大规模的传播对医疗机构存在挑战。

血源性传播疾病暴发的有效控制主要包括以下 6 个方面：

1. 确认感染控制措施的漏洞　因医疗模式、操作、设备的不同，导致感染控制措施出现漏洞的危险因素和暴露源也不同，暴露源可以为患者的体液、组织、其他有传染性的物品等。需要确认具有潜在传染性的物品（即接触了被污染的器械或设备）、患者暴露的体表或器官腔隙（如黏膜、实体器官或组织、血管）。

关于涉及安全注射和注射器具处理等标准预防的内容请参见有关章节。重要的是，一旦发生血源性暴露，即应对注射器具的厂家使用说明书关于用过器具的处理建议进行复习，确认是否因违背了这些建议而导致了漏洞及可能的程度。参照说明书、指南等对已经确认的漏洞进行认真分析，评估因此导致的对消毒、灭菌及相关流程的潜在影响。例如，评估内容应包括器械处理流程的关键步骤是被严格遵从了还是忽略了，而不仅仅以未以理想方式处理草草得出结论。

对可能导致漏洞发生的行为应进行直视下观察，对相关人员进行访谈。需要注意的是，直视下观察未必能反应漏洞发生时的真实情况、被访谈人员也可能因顾虑而不愿提供真实信息。医用物品消毒流程记录对于分析可能存在的漏洞可能有帮助。如果漏洞仍可能存在，则应停止运行这样的流程，直到有效控制手段得以实施，并继续给予监测，以确定漏洞是否得以控制。

2. 相关信息采集　一旦出现感染暴发，即应确定漏洞发生的时间段，可以通过员工访谈、消毒灭菌流程及记录复习等获取相关信息。这些信息或许与漏洞发生的细节密切相关，从而确定哪些患者可能暴露在漏洞发生后的危险之下。

尽可能获得患者个体血源性传播病原的感染状态。可基于既往调查数据和医疗记录按照患者名单进行 HCV、HBV、HIV 感染状态的确认，从而识别因漏洞导致的暴露发生的新感染病例。氨基转移酶升高有助于发现尚未被诊断的 HBV、HCV 感染，也有助于识别可能的传染源。存在的挑战是在漏洞发生前，患者或许从未接受血源性传播病原的相关检测，从而导致无法确认其感染状态是否与本次暴发相关。一旦怀疑后确认了导致暴发的漏洞存在，则需要更多的流行病学调查。因玩忽职守或滥用器械等导致的偶然发生的漏洞可能会影响调查进展或导致复杂化。

3. 向有关部门报告并获得相应支持　需要通知哪些部门或人员因具体情况而异，但需尽快确定，并形成相应合作。应该通知的部门包括感染控制、流行病学人员、医院危机处理人员、其他有关行政管理部门。

4. 对感染控制措施漏洞进行定性评估 根据漏洞发生的特点，基于偏离指南或标准流程和其他信息，对漏洞进行定性。

A 类：是感染控制措施低级错误，有明确的危险因素，既往曾经因此发生过暴发事件；如患者见重复使用注射器或针头、重复使用注射器完成多个安瓿或输液袋的操作。

B 类：感染控制措施的失误与漏洞之间的相关性并不确定，与 A 类错误比较，B 类失误或许是可被认为导致暴露的风险。如结肠镜消毒过程中使用了不恰当的消毒液或消毒时间没有按照生产厂家推荐完成；前列腺活检探子和针头虽然已经灭菌，但管腔里仍存留其他患者的组织。

5. 患者告知和检测决策 对于 A 类漏洞，应及时通知患者并进行相关检测。此类错误常导致血源性病原传播的确定风险，远较通知患者和检测带来的潜在风险来的重要。对于 B 类漏洞，应结合调查信息和评估结果以及医院管理需要进行综合评估后做出是否通知患者以及进行相应检测的决定。

6. 信息传达与后续措施 最佳结果是在医院管理层就患者通知和检测达成一致并统一传递的信息。同时，就后续的其他问题也应达成一致，如患者暴露在了漏洞发生的时间段时，应给予暴露后的预防用药，如 HBV、HIV 暴露后预防用药。另外，暴露后感染状态的（基线、后续）调查也需一并展开。

（二）呼吸道传播医院感染暴发与流行的控制

美国 CDC 对呼吸道疾病聚集发生的定义：是指一定区域内、密切接触的人群中、48～72 小时内发生 3 例或以上急性发热的呼吸道疾病。暴发是指急性发热呼吸道疾病发病率较常态下突然增加或者一例居民被确诊为流感（或禽流感等其他呼吸道传播疾病）。

以流感暴发控制为例，重要的是居民、医护人员进行疫苗接种、落实手卫生、呼吸道卫生项目。总体上，对于流感暴发的控制还应基于以下工作：暴发的早期识别；通过感染控制措施阻断传播；测算发病率和病死率；识别导致暴发的危险因素；使用抗病毒药物控制暴发。以下就病例报告、病例调查、感染控制等具体措施进行简介。

（1）确认暴发：比较既往发病数据确定是否出现暴发是控制呼吸道传播疾病暴发的关键环节。当一个病区、楼层出现连续病例时，即应怀疑暴发，从而尽快开展调查，尽早确认是否出现了暴发。

（2）根据临床特点、流行病学数据和检测结果对诊断做出可能的调整，除外季节性呼吸道疾病的可能。根据患者病史、体格检查、实验室检查结果确认病原不仅对病例诊断、暴发判断有益，更会对后续开展的感染控制措施提供帮助。

在出现病例 24～48 小时内，尽快采集至少 5 例出现症状的患者呼吸道标本进行病原确认。应进行两套拭子，一套在现场进行病原检测；一套送到参比实验室进行病毒培养。不除外特殊肺炎发生时，还应同时做细菌培养。

当出现至少 2 例实验室证实的病例时才可以确认为暴发，启动后续流程。必要时，应采集更多患者的标本。当实验室确认病例不足 2 例时，应尽力通过患者临床特点发现可能的感染病以解释出现的状况。

（3）基于临床特点和实验室检查结果形成病例定义：应尽快根据患者症状、体征、发病地区和时间定义病例诊断标准。只有满足标准的才能纳入统计病例。

（4）开展主动监测：开展主动监测以发现新发病例对感染控制措施实施和效果评价至关重要。监测人群是暴露在危险因素下的接触者。

（5）形成确诊病例队列：对确诊病例进行统计，形成患者队列，有助于评价暴发程度、感染控制措施效果。

（6）识别并清除可能导致暴发的危险因素：借助建筑平面图和患者队列信息对识别导致暴发的可能途径是有帮助的。出现发热等症状的急性呼吸道疾病医务人员应居家休息至症状出现后至少5天。此前，应进行流感检测并给予抗病毒药物治疗或预防。因发热等症状请假的医务人员也应给予重视，居家休息至症状消失。患者转运时应做到告知，不仅是患者，还应告知有关的未感染者。除非必须，尽量限制将患者转运至医疗机构。

（7）平衡感染控制措施及其对居民日常生活方式的影响和实施

1）分三组管理：疾病组、暴露组、未暴露组。严格限制物资供应、设备使用等在专属区域，避免混杂，导致暴露。推迟聚餐、娱乐活动等，避免发生更多暴露。如果物理隔离不能满足区分未发病/未暴露与患者/暴露组的需要则不应再收治患者。患者应限制在隔离房间至症状消失24小时后。医务人员应严格限定在特定区域内工作，不能在感染区和未感染区交叉值班，直到流行病专家确认暴发得到了控制后。

2）根据实验室确认结果，通知医疗主管，确认哪些人需要进行预防性抗病毒治疗。

3）实施标准预防措施。正确使用手套，在可能接触呼吸道分泌物或可能被分泌物污染的物体时戴好手套。使用后、接触其他物品前即刻摘掉手套并洗手。如可能被患者呼吸道分泌物污染，应穿好隔离服。接触任何一个患者后都应即刻脱下隔离服和手套并做好手卫生。不论是否佩戴手套，都应在接触患者、其环境物品、呼吸道分泌物前、后洗手。如果手部可见脏污或被患者呼吸道分泌物污染，应使用肥皂、水洗手。如无可见脏污，可以使用乙醇擦手液。

4）全面实施呼吸道保护措施。标识提醒存在哪些症状、体征时不能探访医院；告知住院患者或访客出现哪些症状时通知医务人员。向出现咳嗽、喷嚏的患者、访客提供口罩等必要防护用品以遮蔽口鼻。在有洗手池的地方配备适宜的洗手物品，在其他区域配备乙醇擦手液分配器，使用免接触废物盒。要求存在咳嗽症状的患者与其他人保持1～2m的距离，存在呼吸道感染症状的患者尽可能避免使用公共设施。

5）建立飞沫传播防护措施。急诊区应将需要飞沫传播隔离的患者置于单间中；其他机构如老人院等需要在评估室友间传播风险后做出是否单间隔离的决定，以避免造成心理障碍。进入患者房间应佩戴外科口罩或操作口罩，离开后应尽快摘掉并丢弃在垃圾箱内。除非医疗需要外出，患者应限制在房间内活动。确需外出时，患者应戴好口罩。

6）不断强调手卫生的重要性，包括患者、医务人员和访客。任何时候，洗手都是最重要的阻断感染传播的唯一重要手段。在感染暴发时期更是如此，应不断强化全部人员在手卫生的各个环节逐一落实。尤其应该注意的是，打好皂液后应将手的各个部位用力相互揉搓至少15秒，清水冲洗后，纸巾擦拭至干燥；使用手套前后应该洗手；手部无可见脏污时可以使用乙醇擦手液替代洗手。

7）对全部工作人员进行相关的强制性培训。重点是介绍整体呼吸道保护措施和手卫生，这是最为重要的两个基础环节。在培训中，还应涉及病原的特点、传播模式、标准预防、飞沫传播隔离和限制活动的必要性。

8）必要时限制家属、朋友和志愿者的访视。有呼吸道感染症状的访客应被限制访视至其症状完全缓解；家属的探视很难限制，可以为其提供外科口罩、鼓励患者只允许直系亲属探视，并在探视过程中严格限制活动区域、环境接触。标识提醒遵从感染控制措施的必要性，如飞沫传播防护、手卫生等。标识应张贴在醒目位置，至少包括入口、病房门口。对访客、家属等进行教育，提示接种疫苗的重要性。

9）评估感染控制措施效果并做出可能的调整：如果历经两个潜伏期后仍无新发病例出现，则可认为暴发结束了。等待两个潜伏期有助于发现可能的续发病例。采取感染控制措施并历经一个潜伏期后仍有新发病例出现时，仍需继续感染控制措施，并与管理部门协调，对全部措施进行评估，重点是对全部人员（医务人员、访客、患者等）感染控制措施依从性的评估和强化。历经两个潜伏期后仍无新发病例时，感染控制措施可以解除，但主动监测仍需维持。

10）对暴发的调查结果形成书面报告，在规定时间内上报主管部门；在暴发结束后，应就整个事件形成完整的书面报告，递交主管部门。

第二节 新发突发重大传染病的管控

一、什么是新发传染病

随着社会和环境发生的巨大变化，人类发生的传染病也在不断地发生改变；人口激增、城市移民、国际贸易和旅游及技术进步等，都在不断增加人类出现新发传染病的危险。对新发传染病（emerging infectious diseases，EIDs）的关注始于 20 世纪 60～70 年代；80 年代初发现的 HIV/AIDS 更是引发了世界范围内对新发传染病的关注。尽管如此，到目前为止，对新发传染病的定义还未统一。因给出定义的群体不同、时间不同、定义的目的不同等诸多因素而导致上述情况。总体上讲，新发传染病应具备以下几个方面的特点：

（1）新认知的已知病原导致的感染病，如 A 组链球菌导致的中毒休克综合征。

（2）新认知的由未知或不了解的病原导致的感染病，如 MERS 病毒导致的中东呼吸综合征。

（3）新认知的由已知病原导致的已知疾病，如幽门螺杆菌导致的溃疡病。

（4）已知病原及其导致的疾病在新的地区出现，如西半球发生的西尼罗病毒脑炎。

（5）抗菌药物耐药的微生物导致的感染病，如多药耐药结核病、万古霉素耐药肠球菌感染、甲氧西林耐药金黄色葡萄球菌感染等。

（6）人类发生了原本在动物发生的感染，如禽流感。

（7）新发现的病原储存宿主或携带者，如 1966 年发现的牛作为布氏罗得西亚锥虫的储存宿主，该病原可引发人类的昏睡病。

（8）病原进化导致其毒力或其他特点发生变化，如人类肠道广泛存在的大肠埃希菌，但其特殊血清型 O157:H7 可以导致人类发生严重的疾病甚至溶血性尿毒症综合征。

（9）已知疾病发病率的急剧增加，如贫穷国家、地区的白喉和百日咳等。

二、什么是重大传染病

重大传染病是指对一个国家带来严重疾病负担、严重威胁居民健康的传染病，如我国的艾滋病、结核病、病毒性肝炎、鼠疫、炭疽等。

重大传染病疫情，是指某种传染病在短时间内发生，波及范围广泛，出现大量的患者或死亡病例。其发病率远远超过常年的发病水平。1988 年上海发生甲型肝炎暴发，2004 年青海发生鼠疫疫情等。

三、什么是新发重大传染病

新发重大传染病是指具备上述特点的传染病，如 2003 年发生在我国的 SARS。

四、新发重大传染病的防控

新发重大传染病的防控重点是早期识别、及时预警、采取有效控制措施。我国 2004 年 12 月 1 日颁布实施的《中华人民共和国传染病防治法》对此提出了明确规定，疾病预防控制部门和医疗机构应结合相应疾病的特点，本着控制传染源、切断传播途径和保护易感者的原则，按照法律、法规的相关要求逐一落实。

除此以外，还有很多基础性工作需要格外重视。

（一）监测

不断提高、扩大国内、国际传染病的调查、监测能力和范围，加强国际合作。医疗机构作为监测哨点应切实发挥作用，按照《中华人民共和国传染病防治法》相关要求做好传染病的报告、诊治和预防工作。

完善疾病监测网络、数据获取模式及数据质量评估体系；确保获得的监测数据能被充分利用，提高公共卫生和医疗服务质量；不断融入全球化新发传染病监测、控制体系与合作网络。

（二）开展研究

研究应包括实验室诊断和流行病学等方面，以不断完善公众健康服务。如扩大流行病学和预防有效性的研究领域、完善实验室技术和流行病学调查能力以便快速鉴定病原和症状识别、确保适宜诊断技术和试剂的不断研发以及恰当应用、增强疫苗生产和转运的快速反应能力，以及扩大疫苗有效性、卫生经济学评估能力。

　　建立有效机制保证研发成果用于公共卫生服务；对人类行为学、环境学、宿主因素等与新发传染病暴发有关的危险因素及其后遗症等进行深入研究，发现阻断途径，从而不断完善相应的感染预防与控制模式、措施。

（三）预防和控制

　　建立、完善形式多样、行之有效的公众健康宣传模式，保障新发传染病的相关信息能及时传递给公众；建立、健全多部门合作、联动机制，保障突发传染病出现时感染控制措施能落实到位。

　　积极开展国际合作，出现新发传染病时努力寻求国际支持，共同应对，保障预防和控制策略、模式、措施行之有效。

　　加强各级公众健康、疾病控制的监测、预防与控制基础体系建设。有效利用信息化手段，完善疾病监测、预防控制体系；确保行之有效的监测、预防控制措施能被医务人员很好地理解、执行。

　　不断完善实验室检测能力，保证新发传染病出现时能提供及时、可靠的信息。

　　确保疾病控制队伍人才培养和能力建设，持续开展人员培训等专业训练。

（马小军）

参 考 文 献

卫医政发〔2009〕73 号，卫生部中医药局关于印发《医院感染暴发报告及处置管理规范》http：//www.gov.cn/gongbao/
　　content/2010/content_1533508.htm（中国，中华人民共和国国家卫生和计划生育委员会，国家中医药管理局），2009 年 7 月
　　20 日

Anthony E. Fiore. 2008. Centers for disease control and prevention, prevention and control of influenza. MMWR Morbidity and Mortal
　　Weekly Report. 1-62.

John M. Boyce. 2002. Centers for disease control and prevention, guideline for hand hygiene in health-care settings. MMWR
　　Morbidity and Mortal Weekly Report，1-44.

New Jersey Administrative Code，Title 8. Department of Health and Senior Services，Chapter 57：Communicable Diseases. http：
　　//nj.gov/health/cd/documents/njac857 [2008-12-29] 2008.

Pepartment of health and human services centers for disease control and prevention, infection control measures for preventing and
　　controlling influenza transmission in long-term care facilities. ndflu. com/Fact sheets/CDC%20LTC%2 Guidelives. polf.

Pepartment of health and human services centers for disease control and prevention, seasonal influenza：interim guidance for antiviral
　　use. http://www. cdc. gov/ flu/ professionals/antivirals/index [2008-12-29].

Preventing emerging infectious diseases：a strategy for the 21st century；Overview of the Updated CDC Plan；September 11，1998 /
　　Vol. 47 / No. RR-15

Siegel JD，Rhinehart E，Jackson M，et al. 2007 Guideline for isolation precautions：preventing transmission of infectious agents in
　　health care settings. Am J Infect Contvol，35（10 suppl 2），65-164.

第二篇

医院感染监测与预防

第八章　医院感染监测

医院感染的监测与控制：监测是基础，控制是目的，准确的医院感染监测能减少医院感染控制与管理的盲目性。医院感染监测最早可追溯到 19 世纪早期，J Y Simpson 医生利用基本的监测方法发现患者截肢后的感染死亡率随医院大小而异，从私立医院的 10.9%增加到超过 300 病床的市立大医院的 41.7%。19 世纪中期，Semmelweis 应用系统的监测技术证实了维也纳某医院产褥热高发的原因。

借鉴应对 MRSA 流行取得的经验，在美国疾病预防与控制中心的倡导和组织下，美国成立了世界上第一个由约 80 所医院参加的全国医院感染监控系统，以收集全国的医院感染监测资料，研究医院感染的特点，包括发病率、感染部位、危险因素和病原体及其耐药性的变化趋势等，通过监测，医院感染得到了较好的控制。1986 年，提出各医院可根据各自的实际情况转向开展目标性监测，一直沿用至今。我国有组织地开展医院感染监控工作起步于 1986 年，在原卫生部医政司的领导下，成立了医院感染监控协调小组，负责全国医院感染监控工作的组织、指导和监督管理，并成立了由 17 所医院和 8 所防疫站组成的医院感染监控系统，至 2001 年已扩大到全国不同等级、种类的 134 所医院。2009 年我国颁布的《医院感染监测规范》深度推动了我国医院感染监测的开展，形成了医院感染横断面调查、目标性监测和暴发流行调查相结合的监测模式。随着医院感染信息化的不断推进及监测效率的提高，我国将形成医院感染发病率调查、全面目标性监测和暴发流行调查紧密结合的监测模式。

第一节　医院感染监测内容和方法

医院感染监测是长期、系统、连续地收集、分析医院感染在一定人群中的发生、分布及其影响因素，并将监测结果报送和反馈给有关部门和科室，为医院感染的预防、控制和管理提供科学依据。医院感染监测是医院感染管理和控制中一项经常持续性的工作，因此，要有一个长期的监测计划。

一、医院感染监测的目的

（1）减少医院感染的危险因素，充分利用监测过程取得预期的结果，控制医院感染，不断提高医疗质量。

（2）提供医院感染的本底率，建立医院的医院感染发病率基线。

（3）鉴别医院感染暴发，一旦确定散发基线，可以据此判断暴发流行。需要注意的是，暴发流行的鉴别不只是依据常规监测资料，也要依靠临床和微生物实验室的资料。

（4）利用调查资料说服医务人员遵守感染控制规范与指南，用监测资料说话，增强临床医务人员和其他医院工作人员（包括管理者）有关医院感染和细菌耐药的警觉，可以使医务人员理解并易于接受推荐的预防措施，降低医院感染率。

（5）评价控制措施，满足管理者的需要。监测可以发现新的预防措施的不足，发现患者护理过程中需要改进的地方，调整和修改感染控制规范。

（6）为医院在医院感染方面受到的指控辩护。完整的监测资料能反映医院感染存在与否，以及是否违反相关的法律、法规和操作规范。

二、医院感染监测内容

1. 医院感染监测的项目

（1）医院感染发病率监测：全院的医院感染发病率监测；各科的医院感染发病率监测；医院感染部位发病率监测；医院感染危险因素监测。

（2）医院感染患病率监测：全院的医院感染患病率监测；各科的医院感染患病率监测；医院感染部位患病率监测；医院感染危险因素监测。

（3）医院感染目标性监测：ICU 监测、NICU 监测、外科手术部位感染监测、泌尿道插管相关泌尿道感染监测、动静脉插管相关血流感染监测、呼吸机相关肺部感染监测。

（4）医院感染暴发流行监测：医院感染暴发流行的原因、感染源、传播途径等。

（5）医院感染卫生学监测：消毒、灭菌效果监测；空气、物体表面、工作人员的细菌学监测；血液透析系统监测；污水排放卫生学监测；一次性医疗卫生用品监测。

（6）医务人员医院感染职业暴露监测。

（7）细菌耐药性监测和多重耐药菌感染监测。

（8）医院感染过程指标的监测：如手卫生依从性监测、围术期抗菌药物预防性应用、感染患者送细菌培养情况等。

2. 医院感染监测的类型

一般来讲，医院感染监测按监测对象和目的不同分为全面性综合监测和目标性监测两个基本类型。对于新建医院或未开展医院感染监测的医院首先要开展全面综合性监测；对于已开展全面综合性监测达到 3 年的医院，应以目标性监测为主。

（1）全面综合性监测：是对全院所有患者和工作人员，医院感染及其有关的因素进行的监测。目的是了解全院医院感染的情况，通过监测可以看出各科室、病房的感染率，各感染部位的感染率，各种感染的易感因素，病原体及其耐药性以及增加医院感染的各种因素。全面综合性监测还必须对全院各类人员进行职业暴露相关的监测，如血液体液暴露等。全面综合性监测主要有发病率调查和现患率调查两种方法。

（2）目标性监测：是对监测事件确定明确的目标，然后开展监测工作以达到既定的目标。目标的评价指标可以是发病率、病死率、可预防率等，针对重点部门、重点人群、重点环节开展医院感染监测。

三、医院感染监测方法

首先应制订医院感染的监测计划。监测计划是开展任何监测项目的基础，监测计划应包括监测目的、受监测人群（患者和病房）、监测内容、计算指标、感染类型和病例的定义、调查项目的定义、监测频率和持续时间、资料收集的方法、人员的配备及人员的培训、资料分析方法（特别是对危险因素进行分层分析）、信息的反馈方式，以及如何分配资源、争取监测必备的其他条件如计算机和信息系统等。

医院感染每个项目的监测设计和实施虽然是不同的，但必须遵循正确的流行病学调查原则。制订监测计划至关重要，每一个医院必须最大限度地利用资源，达到确定的目标。

1. 确定监测目标人群 每个医疗机构服务的人群不同，所面对的危险因素也不一样，对监测单位情况进行评估，确定监测的目标人群，能使资源合理地分配到关键人群，提高和改进对目标人群的服务。

监测单位评价的内容：该医疗机构所服务患者的类型是什么；最常见的疾病诊断是什么；最常开展的手术或侵袭性操作是什么；最常见的治疗或服务是什么；哪类患者增加负担和（或）费用；预算是否集中于特殊的人群；是否有社区卫生保健；哪类患者会增加发生感染的概率及其他严重后果的危险性。根据监测单位的评估情况，针对其主要问题环节，结合已选的结果或过程，对重点危险人群进行监测。

2. 选择监测结果或过程的指标 结果是指医疗或操作所产生的结果，结果可以是负面的（如感染、受伤、延长住院时间），也可以是正面的（如患者满意）。过程是指为达到结果所采取的一系列步骤，如疫苗接种、标准预防、围术期预防性使用抗菌药物以及为达到某种结果而必须遵守的一些制度。监测计划中所选择的结果和过程应是对目标人群影响最大的一些结果和过程。根据发病率、死亡率、医疗费用或其他参数来最终做出决定。

3. 明确监测定义 任何一个监测系统，对监测项目都必须规定准确的定义，包括结果和过程、危险人群和危险因素等，准确的定义对加强监测信息的一致性、准确性和重复性都有非常重要的意义。

4. 收集监测资料 监测资料的收集应由经过培训和有经验的人员来完成，监测人员应获取适当的信息资料，并在整个过程中使用相同的方法和做好完整的记录。资料的来源既可以是报表资料，也可以是报告单和现场调查资料。现场调查资料既有以患者为基础的信息，包括查房、医疗护理记录、实验与影像学报告、与医护人员交流讨论病例；也有病原学实验室的检查结果，包括临床微生物学、免疫学及细菌耐药性报告。

5. 监测资料的分析 监测信息通常以数据或图表形式表示，比例比、比率或发病率最常用。必须注意在分析整个过程中应使用合适的计算方法，在医院各部门及医院之间进行率的分析和比较时，也应注意监测资料的可比性。

6. 危险因素分层分析 研究人群常缺乏相似性，在年龄、性别、基础疾病的严重程度或其他因素等的构成不同，这种不同需要对研究人群按相似的特点进行分组，这种分组通常称分层。若不分层，在医院内或医院间进行率的比较时，容易产生误导或得出无价值的结论。

7. 监测资料的应用与反馈 监测结果应向提供监测资料和能改进及影响医疗质量的人员反馈。监测资料的分析应定时进行，以保证能及时反馈信息。

8. 评价监测系统 各医院的医院感染监测系统包括两个层面的医院感染监测，即各科室的临床医务人员应向专职人员报告医院感染病例，医院感染专职人员监测医院感染情况。

监测系统的评价应包括以下几个方面：

（1）有用性：评价监测系统是否有用，要看它能否反映医院感染的变化，能否确定优先重点防治的感染，能否对改进监测系统的工作和资源分配做出相应的决策。

（2）成本：包括资料的收集、分析及反馈所需的直接成本和间接成本，并进行成本-效益分析。

（3）代表性：可以通过调查随机样本或部分监测人群的结果与整体人群的情况进行比较，以了解监测系统的代表性。

（4）及时性：是指发生疾病或死亡与医院感染管理机构得到报告，确定暴发到执行控制措施之间的时间差大小，时间差越小，及时性越强。

（5）简单性：监测方法应该简单，便于执行，成本低廉，能提供有用的信息。

（6）灵活性：表现在监测系统能根据需要增加新病种或新内容的程度。

（7）易接受性：是人们愿意执行监测，及时提供正确资料的程度。易接受性取决于对监测工作重要性的认识及现场调查方法的可接受性和对敏感问题的保密性。

（8）准确性：是指监测结果与实际结果符合的程度，是指将医院感染患者与非医院感染患者正确区分的能力。准确性主要通过敏感度和特异性体现。敏感度是指监测系统能测出真正医院感染事件的能力。特异性是测量监测系统测出真正非医院感染事件的概率。

第二节 医院感染病例监测

医院感染病例监测主要有发病率调查和患病率调查两种方法。两种调查在资料来源、收集方法等方面是一致的。

一、医院感染病例调查方式

1. 前瞻性调查 是一种主动的监测方式，由感染控制专职人员定期、持续地对正在住院的患者或手术后出院患者的医院感染发生情况进行跟踪观察与记录，及时发现感染控制中存在的问题，并定期对监测资料进行总结与反馈。此调查方法能早期地发现感染病例的聚集与流行并能采取积极主动措施加以控制。

2. 回顾性调查 是一种被动的调查方式，由感染控制专职人员或病历档案管理人员定期对出院病历进行查阅来发现医院感染病例的一种方法。此调查方法能修正和补充感染诊断，提高感染病例和感染部位的诊断率和准确率，减少漏报或错报；也能发现感染病例的聚集与流行，但缺乏时效性，也不能采取积极主动的措施加以控制，可为今后的感染控制提供方向。

二、资料来源与收集

医院感染病例监测的关键是发现感染病例，然后再围绕感染病例有关因素进行调查。发现感染病例的最佳方法是感染控制人员、实验室人员和临床医务人员的持续有效的合作，资料最主要来源是查房、查阅记录和微生物学检验报告。

1. 资料来源

（1）查房：通过查房，可以及时发现医院感染新病例。感染控制人员应定期（最好每天）到病房巡视，向医生和护士了解是否有新病例发生。尤其应密切注意那些住院时间长、病情重、免疫力低下、接受介入性操作、体温高和使用抗菌药物的病人，如发现可疑病例应进行直接检查。有时医生和护士提供新病例的线索或确定为新病例，感染控制人员仍然需要进行核实。

（2）查阅病历：查阅各种医疗、护理记录时，注意是否有医院感染的指征如发热、白细胞增多、使用抗菌药物治疗等。特别注意易感染人群如恶性肿瘤患者、用免疫抑制剂治疗的患者及各种侵入性操作的患者。

（3）微生物学检验报告：微生物学检查能及时检出与医院感染相关的病原菌，并提供该细菌对各种抗菌药物的敏感性及耐药资料，对已发生感染及可疑感染患者都应做临床微生物学检查。要提醒的是单凭微生物学检验结果不能判断是否发生医院感染，因为并非所有感染患者都做微生物学检查，而送检标本也可因为处理不当或条件不足出现假阳性，应参考临床表现。

（4）注意其他检查：如放射线、CT 扫描、血清学诊断。

（5）查阅护理记录。

2. 资料收集 发现感染病例主要是由医院感染专职人员、医生、护士来完成的，可通过以下方法收集医院感染监测资料。

（1）临床医生报告：医生在诊治病人过程中，最能及时发现感染病人，也熟悉本专科感染的诊断标准。

（2）医院感染监控护士登记：医院每个病房应设一名兼职医院感染监控护士，对其病房发生的感染病例进行登记，随时与医院感染管理科联系。

（3）医院感染专职人员前瞻性调查：前瞻性调查即有计划地对某些重点科室或全院进行某时期的医院感染前瞻性调查，以发现某时期某病房或全院的感染病例，再计算医院感染发病率及有关危险因素分析。前瞻性调查是对住院患者进行跟踪观察，直到患者出院，也包括出院患者的随访，由医院感染专职人员进行监测医院感染发病率及有关危险因素的调查。

以上各种方法都可以用于收集医院感染资料，可根据不同需要采用不同的方法。医生和监控护士登记报告感染病例的方法，由于主、客观原因，往往有许多漏报病例。如果此方法能够实行，对感染病例的发现是较好的方法。

三、医院发病率调查

医院发病率的调查是指在一定时期内，对特定人群中所有病人进行监测，患者在住院期间甚至在出院后（如出院后手术病人的监测）都是被观察和监测的对象，它是一种持续、纵向的调查，需要投入较多的人力、时间和经费。对一定时期内医院感染的发生情况进行调查，是一个长期、连续的过程，宜采用前瞻性调查，也可采用回顾性调查。它可提供本底感染率以及所有感染部位和部门资料，前瞻性调查还能早期辨认医院感染的暴发流行。主要计算指标是发病率。另外调查中还应包括医院感染病例的漏报率。

医院感染病例调查表的设计：

设计合理、简便、全面的调查表有利于感染资料的统计与分析。调查表的内容应根据调查的目的和方法确定，力求简单明了、便于填写，发病率的调查表登记的对象是调查范围内所有新发生的医院感染的病例，一般情况下，调查表的基本内容如下。

1. 病人一般资料　姓名、性别、年龄、住院号，这些资料提供病人的基本特征，为资料的查询及复核提供方便。

2. 病人的住院资料　科别、病室、床号、出入院日期、入院诊断等，为资料分类、分析、比较提供信息。

3. 医院感染特征资料　感染日期、感染部位、确诊与疑似、预后与转归。

4. 引起医院感染的危险因素　泌尿道插管、动静脉插管、呼吸机、免疫抑制剂、肾上腺糖皮质激素等应用情况。

5. 手术情况　手术日期、手术名称、手术时间、手术者、切口类型、麻醉方式、麻醉评分（ASA）、术中出血、输血等。

6. 病原学检测情况　送检日期、标本名称、检测方法、病原体、药敏试验结果。

7. 抗菌药物应用情况　药名、剂量、给药途径、起止时间等。

四、医院感染现患率调查

现患率调查又称现况调查或横断面调查。它利用普查或抽样调查的方法，收集一个特定的时间内，即在某一时点或时间内，有关实际处于医院感染状态的病例资料，从而描述医院感染及其影响因素的关系。这种调查可在很短的时间内完成，节省人力、物力和时间。

现患率调查主要是用来摸清基本情况，故调查内容不宜过多过细，更不能企图用它来解决某项深入细致的专题研究。对于缺乏条件开展医院感染长期监测的医院，可以采用定期或不定期的现患率调查来了解医院内感染发生的情况；对于开展目标性监测的医院，可通过定期开展现患率调查了解某地区医院感染情况；反复进行现患率调查可以看出医院感染的长期趋势，可用于控制效果评价。现患率调查主要计算现患率。

图 8-1 表示在 AB 时间段内某科室医院感染发生的情况，实线 a、b、c、d、e 表示不同时间内发生的医院感染病例，虚线表示住院病人，现患率调查可分为点现患率和阶段现患率，如在 AC、BC 时间段内进行现患率调查可视为阶段现患率，在 A、B、C 时间点内进行现患率调查可视为点现患率，点现患率和阶段现患率的区别是人为的，在某一时间过程，在一种时间尺度上看作为一点，而在另一种不同的时间尺度上则认为是一个阶段。若在 A、B、C 时间内分别进行现患率调查，A 时间的现患病例有 d，B 时间的现患病例有 e，C 时间的现患病例有 a 和 d，现患率分别为 1/12、1/12、2/12，若分别在 AC、BC 时间段

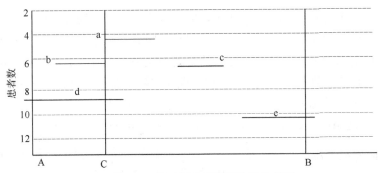

图 8-1　某时间段医院感染发生情况

内进行现患率调查和发病率调查，AC 时间段内现患病例有 a、b、d，新发病例有 b，BC 时间段内现患病例有 a、c、d、e，新发病例有 c、e，故 AC、BC 时间段内现患率分别为 3/12、4/12，发病率分别为 2/12、1/12。

（一）现患率调查表的设计

现患率调查表的设计可以参照发病率调查表，现患率调查是在短时间内完成，因此现患率调查项目不宜过多，多次现患率调查的内容都可根据需求有所改变。

（二）现患率病例调查方式

在进行调查前应进行周密的计划和安排，计划书是对开展现患率调查工作的一个整体安排，内容包括：目的、调查范围对象、组织形式、调查时间、调查前的准备、调查方法、诊断标准、培训安排、调查表的设计、汇总表的设计等。主要采用基于以病人为基础的信息，同时采取床旁调查的方法进行调查。做好调查前的准备工作，如要求各科室对调查对象完善各项与感染性疾病诊断有关的检查，最大限度、准确地获得病人的相关资料。

五、感染病例监测资料汇总

原始的感染病例资料登记表很难看出各事物之间的联系和感染的流行病学特征，因此在对原始资料进行检查与核对后需进行整理，以便做进一步的分析。资料的整理应按统计学要求和调查研究的目的来进行，通过整理后的资料还不能表达事物之间的联系，需要计算有关的统计指标，来表达事物之间的关系。

常用的统计指标有各种率、比、均数、百分位数、中位数和构成比。医院感染资料中常用的统计数据有：

1. 医院感染发病率　发病率是指在一定的时间里，处于一定危险的人群中新发病例的频率。

$$医院感染发病（例次）率 = \frac{同期新发生医院感染病例（例次）数}{观察期间危险人群人数} \times 100\%$$

观察期间危险人群数一般以月为单位计算，为了便于统计，一般以出院人数或入院人数代替。

虽然入院或出院病人数常被应用于发病率的计算，但它有两个缺陷：第一，如果以入院人数作分母，这个月的第一天已经在医院的病人没有包括，同样，如果出院人数被当作分母，这个月最后一天在医院的病人没有被包括，因此在感染获得方面，既不是出院人数也不是入院人数能精确表达；第二，持久的暴露不能由出入院人数的数量来测量（如疗养院或精神病院等住院周期长的医院）。因此，现在国际主流是计算日发病率（如 100 住院日发病率、1000 住院日发病率），即分母采用人住院日数计算。

2. 医院感染现患率　是指在一定时间内，处于一定危险人群中的实际病例的频率。

$$医院感染现患率 = \frac{同期存在的新旧医院感染病例（例次）数}{观察期间危险人群人数} \times 100\%$$

现患率调查中，为了数据的准确性，需要足够的样本含量，实查率不能小于96%。

$$实查率 = \frac{某病房实际调查患者数}{某病房住院患者数} \times 100\%$$

3. 罹患率　是一种特殊的发病率。总是以百分率来表示，多用于医院感染暴发流行的统计。

$$罹患率 = \frac{观察期间新的医院感染病例（例次）数}{观察期间暴露危险人群人数} \times 100\%$$

4. 构成比　说明某一事物内部各组成部分所占的百分比重或分布，常用百分数表示。

$$构成比 = \frac{某一组成部分的观察单位数}{同一事物各组成部分的观察单位总数} \times 100\%$$

构成比只能说明某事物各组成部分的比重或分布，不能说明某事物发生的频率或强度。

5. 医院感染病死率　是指某医院感染的全部病例中，因该感染死亡例数的百分率。计算公式：

$$医院感染病死率（\%）= \frac{因该感染而死亡的例数}{某医院感染的病例数} \times 100\%$$

6. 百分位数　是一种位置指标，常用 P_x 来表示。是将 n 个观察值从小到大依次排列，再把它们的位次转换成百分位。常用来确定参考值范围。外科医生切口感染率中常将某医生手术感染率在整个外科手术感染中的百分位置来进行反馈。

六、监测资料的报告与反馈

定期将监测资料进行整理分析，对监测中发现的问题应总结写成报告，向有关领导和部门进行反馈，以使每一个有关的人员知晓发生的情况，促进各环节落实医院感染控制措施。

第三节　医院感染目标性监测

医院感染目标性监测的优点是能集中有限的资源用于重点部门和重点环节监测，聚焦于已知有控制措施的医院感染监测，能确定有效的标准，易于比较，监测具有灵活性，它还能结合其他策略进行监控，增加监控效率。但也存在收集资料仅限于目标人群和（或）危险因素，可能会遗漏非监测部门或人群感染暴发的缺陷。

当前主要的目标性监测内容有成人及儿童重症监护病房医院感染监测、高危新生儿

（HRN）监测、外科手术部位医院感染的监测。

一、成人及儿童重症监护病房医院感染监测

重症监护病房（ICU）是医院感染的高危科室，病人总是频繁地暴露在侵袭性操作及严重的基础疾病状态，其医院感染发病率常较普通病房高出很多，有作者报道 ICU 病人的医院感染发病率是普通内科病房的 3 倍，全院 33%～45% 的血液感染发生在 ICU，而其床位数仅占全院的 8%。因此，有必要加强 ICU 的监测。我国医院中 ICU 的建制不统一，可选择某种或某几种 ICU 进行监测，一般重点监测综合性 ICU、神经外科 ICU、心胸外科 ICU 等，因其侵袭性操作更多，感染率更高。

（一）监测对象

被监测的病人必须是住进 ICU 进行观察、诊断和治疗的病人；感染必须是发生在 ICU，即病人住进 ICU 时，感染不存在也不处于潜伏期；ICU 病人转移到其他病房后，48 小时内确定的感染仍属 ICU 感染。

（二）设备相关感染的定义

ICU 病人设备相关感染的定义是依据美国国家医疗安全网（NHSN）2013 年 1 月的定义而制订的，包括实验室及临床数据。

1. 呼吸机相关性肺炎（VAP）定义　使用呼吸机第 3 日，撤除呼吸机 2 日内，有呼吸道感染的全身及呼吸道感染症状，并有胸部 X 线片及实验室依据。

2. 血管导管相关性感染（CRI）定义　动静脉置管第 3 日，拔除导管 2 日内，有相应的临床症状如发热 >38℃（排除其他原因），血培养阳性，同时排除导管外无其他明显的致病原。

（1）采血部位的选择：选择采血部位时一般不应在插管处采血，可在插管部位的对侧或同侧的不同部位采血，采血样时，要求送两份不同部位的血标本。

（2）结果判断：若只有一个血标本培养阳性且提示为皮肤定植菌，一般不考虑为血管导管相关的感染；若两份血培养标本培养出的细菌为同一细菌，即使是皮肤定植菌也应考虑为血管导管相关的感染；若血培养为其他阳性菌，只要有一份阳性菌也可考虑为血管导管相关的感染。

（3）导管尖端培养要有临床症状时才采样，不需常规做检测。

3. 导尿管相关性感染（CAUTI）定义　留置导尿管第 3 日，拔除导尿管 2 日内，满足以下条件：

（1）显性尿路感染：有尿路感染的症状体征，尿培养阳性，细菌数 $>10^5$CFU/ml。

（2）无症状菌尿症：无尿路感染的症状特征，尿培养阳性，细菌数 $>10^5$CFU/ml。

（三）监测方法

1. 监测对象与时间 一个或多个成人或儿童 ICU 被选择为监测对象后，被监测的期限至少要达 1 个月，所有被选择的病人为在这个月开始和这个月每天新进入 ICU 的病人，病人发生感染时填写 ICU 医院感染病例登记表。

2. 感染病例发现的方法 同医院感染发病率调查方法，持续跟踪每一个被调查的 ICU 病人，查询病历、护理记录、各种检测报告及 X 线检测结果等，向医生、护士了解病人情况等，重点须关注有留置导尿管、动静脉插管和使用呼吸机的病人，专职人员在对这些病人进行调查时要密切观察尿的颜色、澄明度，插管部位有无红肿及分泌物，痰的颜色性状等，并及时追踪实验室结果，根据病情及临床体征确定相关部位的感染诊断。

3. 需要被收集的资料 被监测 ICU 的类别、监测时间，每夜 12 时登记每日进入 ICU 的新病人数；住在 ICU 的病人数；尿道插管、中心静脉穿刺和使用呼吸机的病人数；这个月的第一天和下个月的第一天在 ICU 的病人数。针对每个被监测者，每天填写 "ICU 病人日志"（表 8-1）。包括："新住进病人数"指当日新住进 ICU 的病人数，"住在病人数"指当日住在 ICU 的病人数，包括新住进和已住进 ICU 的病人。留置导尿管、动静脉插管和使用呼吸机的病人数，指当日应用该器械的病人数。月终进行总结。

4. ICU 月总结 根据 ICU 病人日志形成 "ICU 月总结"，它可提供处在某种危险因素中（即 ICU）的人群资料，在计算各种率时使用。包括：

"本月 1 日 ICU 病人数"指监测月份在第 1 天已住在 ICU 病人数，即上月未移出 ICU 的病人数。

"本月新住进病人数"指在本月新住进 ICU 的病人数。

"本月住在 ICU 病人天数"指本月住在 ICU 的病人住在 ICU 的总天数，亦即本月每日住在病人数之和。

"本月留置导尿管病人天数"、"本月动静脉插管病人天数"和 "使用呼吸机病人天数"指本月应用该器械的病人住 ICU 的天数。

5. ICU 病人临床病情等级分级

（1）ICU 病人临床病情等级分级方法：ICU 病人不相同的病情状况对感染的发生有一定影响，因此要对每个病人进行病情等级分级，"临床病情等级"每月分 4 次（每周 1 次）进行评估，对当时住在 ICU 的病人按 "ICU 监测病人临床病情分类标准及分值"（表 8-1）进行病情评定。不同级别的病人分别赋予相对应的分数值，在每次评定后记录各等级（A、B、C、D 及 E 级）的病人数。在评定时，按当时病人的病情进行评定，与过去的情况及将来要出现的情况无关。有相同诊断的病人，可能不属于同一临床分类级别。如果在两次评定之间转入和转出 ICU 的病人就没有机会受到评定，故并非所有的病人均受到评定，为了方便，每月定为 4 周。

（2）ICU 监测病人临床病情分类标准及分值见表 8-1。

表 8-1 ICU 监测病人临床病情分类标准及分值

分类级别	分值	分类标准
A 类	1分	只需要常规观察，而不需加强护理和治疗（包括手术后只需观察的病人）。这类病人常在 48 小时内从 ICU 中转出
B 级	2分	病情稳定，但需要预防性观察，而不需要加强护理和治疗的病人，如某些病人因需要排除心肌炎、梗死及因需要服药而在 ICU 过夜观察
C 级	3分	病情稳定，但需要加强护理和（或）监护的病人，如昏迷病人或出现慢性肾衰竭的病人
D 级	4分	病情不稳定，需要加强护理和治疗，并且还需要经常评价和调整治疗方案的病人。如心律不齐、糖尿病酮症酸中毒（但还未出现昏迷、休克、DIC）
E 级	5分	病情不稳定，而且处在昏迷或休克状态，需要心肺复苏或需要加强护理治疗，并且需要经常评价护理和治疗效果的病人

（四）相关指标的计算

1. 发病率的表达方式 有两种，即病例感染率和病人日感染率。

$$病例（例次）感染率 = \frac{医院感染患者数（感染例次数）}{同期住在ICU的病人总数} \times 100\%$$

$$病人例次日感染率 = \frac{医院感染病人数（感染病人例次数）}{同期住在ICU的病人日数} \times 1000\%$$

2. 各类导管相关感染率

$$泌尿道插管相关泌尿道感染率 = \frac{尿道插管病人中泌尿道感染人数}{同期病人泌尿道插管日数} \times 1000\%$$

$$动静脉插管相关的血液感染率 = \frac{动静脉插管病人中血液感染人数}{同期病人动静脉插管日数} \times 1000\%$$

$$使用呼吸机相关肺部感染率 = \frac{使用呼吸机病人中肺部感染人数}{同期病人使用呼吸机日数} \times 1000\%$$

3. 感染率的比较 为了比较各种 ICU 的感染率，必须考虑住在 ICU 的病人病情。只有根据病情严重程度进行适当调整后，才能具备相同的基础进行比较。常用的调整方法有 ICU 病人的病情平均严重程度（average severity of illness score，ASIS）调整法和平均住 ICU 日数（average length of stay，ALOS）调整法。

（1）ASIS 调整法：每周按照"ICU 监测病人临床病情分类标准及分值"对病人进行评定，评定结果记在"ICU 月报表"中，然后计算 ICU 病人的病情平均严重程度。其计算方法如下：

$$平均病情严重程度（分） = \frac{每周根据临床病情分类标准评定的病人总分值}{每周参加评定的ICU病人总数}$$

$$调整病人日医院感染率 = \frac{ICU病人日医院感染发病率}{平均病情严重程度}$$

（2）ALOS 调整法：以住 ICU 的病人总数为分母，住 ICU 的病人日数为分子，所得的商即为 ALOS。

病人住 ICU 的日数：指本月病人住在 ICU 的总天数，亦即本月每日住在 ICU 病人数

之和。那么

$$平均住ICU日数（ALOS）=\frac{病人住ICU的日数}{同期住在ICU的病人总数}$$

$$调整病人日医院感染发病率=\frac{ICU病人日医院感染发病率}{平均住ICU日数（ALOS）}$$

二、高危新生儿（HRN）监测

高危新生儿存在较高的医院感染发病率，正常的新生儿医院感染率一般在 1%～2%，而高危新生儿的感染率通常为 6%～30%。国内有资料显示，将产科新生儿、儿科新生儿组、儿科非新生儿组的医院感染发病率进行统计，产科新生儿的医院感染发病率为 2.8%，儿科新生儿组的医院感染发病率为 4.1%，儿科新生儿组的医院感染发病率明显高于其他组别。这与在这些严重疾病新生儿中广泛应用脐导管、动静脉插管和使用呼吸机等侵袭性操作有关。在对高危新生儿（HRN）监测中，医院感染最重要的危险因素之一是危重新生儿的体重，据估计出生时体重每减少 500g，医院感染的危险性增加 3%。此外，导致感染的病原也因出生体重级别组不同而不同。

（一）监测对象

被监测的病人必须是住进 HRN 进行观察、诊断和治疗的病人；感染必须是发生在 HRN，即病人住进 HRN 时，感染不存在也不处于潜伏期；HRN 病人转移到其他病房后，48 小时内确定的感染仍属 ICU 感染。

HRN 将新生儿按体重分为四组：≥2500g、1501～2500g、1001～1500g、≤1000g，高危新生儿主要是指体重≤1000g 的新生儿。感染必须是发生在 HRN，HRN 病人转移到其他病房后，48 小时内确定的感染仍属 HRN 感染。所有患者从 HRN 转到医院病房后必须进行 48 小时的感染随访。

（二）监测方法

（1）HRN 被选择为监测对象后，被监测的期限至少要达 1 个月，所有被选择的病人为在这个月开始和这个月每天新进入 HRN 的病人，医院感染部位的监测为身体所有部位，病人发生感染时填写医院感染病例登记表。

（2）感染病例发现的方法：同医院感染发病率调查方法。

（3）需要收集的资料：在进行 HRN 病人监测时填写的表格有 HRN 病人监测月报表、HRN 病人日志、HRN 病人感染病例登记表。

（三）相关指标的计算

1. 器械使用比率 通过器械使用日数除以住院日总数计算，用来度量高危器械的使用占总住院日数的百分比。下列是特定器械使用比率：

$$脐带或中央血管导管使用率 = \frac{脐带或中央血管导管应用日数}{病人住院日数} \times 100\%$$

$$呼吸机使用率 = \frac{使用呼吸机日数}{病人住院日数} \times 100\%$$

$$总器械使用率 = \frac{器械（血管导管 + 呼吸机）应用日数}{病人住院日数} \times 100\%$$

2. 通过住院日数和器械使用日数算出的比率 住院日数和器械使用日数被用作计算 HRN 感染率所需的最主要的分母。

$$不同出生体重新生儿日感染率 = \frac{不同出生体重感染病人数}{不同出生体重总的住院日数} \times 100\%$$

例如：

$$出生体重 \leqslant 1000g新生儿总住院日感染率 = \frac{出生体重 \leqslant 1000g新生儿感染数}{出生体重 \leqslant 1000g新生儿住院日数} \times 1000‰$$

不同出生体重新生儿中央血管相关血流感染发病率

$$= \frac{不同出生体重中央血管病人中血流感染人数}{病人动静脉插管日数} \times 1000‰$$

例如：

出生体重 > 2500g新生儿中心静脉导管相关感染发病率

$$= \frac{出生体重 > 2500g新生儿中心静脉导管感染人数}{出生体重 > 2500g新生儿的中心静脉导管使用日数} \times 1000‰$$

$$不同出生体重呼吸机相关肺炎发病率 = \frac{不同体重使用呼吸机病人中肺炎人数}{病人使用呼吸机日数} \times 1000‰$$

例如：

出生体重1501～2500g新生儿呼吸机相关肺炎感染率

$$= \frac{出生体重1501～2500g新生儿呼吸机相关肺炎人数}{出生体重1501～2500g新生儿呼吸机使用日数} \times 1000\%$$

其中，所得商值乘以 1000 使每种感染率表达为每 1000 个住院日中心静脉导管使用日或呼吸机使用日的感染数。

3. 通过有感染危险因素病人数目算出的比率 以出生体重类别不同进行分层的感染率可用有感染危险因素的新生儿数目作分母进行计算。如一个月内出生体重 $\leqslant 1000g$ 有感染危险因素的新生儿为当月首日 HRN 中已有该类新生儿数加上本月新入的该类新生儿数。这个数目将用作下面等式的分母来计算一个月内出生体重 $\leqslant 1000g$ 新生儿总感染率。

$$一个月内某一出生体重组新生儿总感染率 = \frac{某一出生体重组新生儿感染总人数}{该组有感染危险因素的新生儿数} \times 100\%$$

其商值乘以 100 使得感染率表达为每 100 名有危险因素新生儿的感染数。特定部位感染率可以某部位感染发生数目作为分子简单算出。应注意这些比率是未经风险调整的，因此不能用于医院间的比较。

4. 平均住院日数（ALOS） 对 HRN 内各出生体重类别新生儿平均住院天数的估计可用以下公式：

$$平均住院天数=d/(c+a/2-b/2)$$

式中：a=当月第一天 HRN 内新生儿数；b=次月第一天 HRN 内新生儿数；c=当月内入 HRN 新生儿数，也就是"新入院"一栏的总和；d=当月内所有新生儿住院天数，也就是"住院日数"一栏的总和。

5. 处于不同危险因素新生儿感染率　当需要进行不同组别新生儿感染率的比较时，这些组别新生儿的感染危险系数应该是相似的。比较感染率的目的在于发现其中一组是否存在感染控制方面的问题，有一些因素与感染控制无关但对感染率有影响，如基础疾病或应用高危器械或措施，在比较感染时，只有这些因素在两组中分布相似时才有意义。分别计算不同风险水平新生儿的感染率，就是将监测的高危新生儿分成不同风险组计算，如使用了呼吸机组和未使用呼吸机组。

在 HRN 构成中，感染风险分出生体重类别来衡量，具有相同的内在风险和特定器械使用日数组别的新生儿衡量该组对风险暴露的总数。每个出生体重类别所计算出的特定风险感染率同时说明这两种危险因素。每个出生体重类别特定器械使用的感染率是通过器械使用日数相关感染率来计算的。例如，1000g 出生体重组新生儿中心静脉导管相关 BSI 的感染率为根据每 1000 个中心静脉导管使用日数相关感染率计算。当这些感染率同其他医院感染率、其他时间感染率比较时，出现的差别可能表明存在需要更密切调查的感染控制问题。

三、外科手术部位医院感染的监测

由于外科病人手术后感染增加住院时间、再住院率和病死率，并且增加住院费用，给社会和个人造成很大的经济负担。很多外科手术部位感染是可以通过改善病人全身情况、消毒剂的应用、围术期合理应用抗菌药物及改善手术技巧等手段进行预防的。故在医院感染的目标性监测中常作为从优项目来考虑。有文献报道通过外科手术部位医院感染的监测可使>40%的术后病人获益。

（一）监测对象

监测对象为被选定手术类型的所有择期和急诊手术病人的手术部位。

（二）监测方法

1. 外科手术切口的定义　外科手术是指病人进入手术室，外科医生必须在病人的皮肤或黏膜上做一个切口，而此病人在离开手术室时又被缝上，此时病人至少接受了一次手术操作。

2. 手术切口分级　手术切口分为四级：清洁切口、清洁-污染切口、污染切口、污秽（感染）切口。

（1）清洁切口：手术切口不涉及呼吸道、消化道、泌尿生殖道、口咽部，无创伤、无感染、无炎症，以及闭合性创伤手术符合上述条件者。

（2）清洁-污染切口：手术涉及呼吸道、消化道、泌尿生殖道但无明显污染，泌尿生殖道手术时尿培养阴性,肝胆手术时胆汁培养阴性。例如,无感染且顺利完成的胆道、阑尾、阴道、口咽部手术属于此类。

(3)污染切口:开放的新鲜伤口,术中无菌技术有明显缺陷(如开胸心脏按压)者,涉及泌尿生殖道且有尿培养阳性的手术,胆汁培养阳性的胆道手术,胃肠道内容有明显溢出污染;手术进入急性炎症区但未化脓区域切口。

(4)污秽(感染)切口:有坏死组织、异物、排泄物污染的切口,脏器穿孔,急性化脓性细菌性炎症。

3. 调查登记方法

(1)确定被监测手术类别:手术类别的选定可从各单位的感染控制专职人员配置的多少、哪些手术部位感染所造成的经济损失大及住院时间长、是否为医院感染监测中需重点解决的问题,以及所选定的手术是否可供比较等方面考虑。

(2)医院感染专职监控人员每天到病房了解病人实施手术情况,每个监测类型手术病人均需填写外科手术病人手术部位感染调查表。床旁访问手术病人,了解切口情况。

(3)每个监测手术病人需建立出院后追踪档案,病人出院时给病人出院指导,定期随访。

(三)相关指标的计算

1. 各类外科切口感染率

$$Ⅰ类手术切口感染率 = \frac{观察期间Ⅰ类手术切口手术部位感染病人数}{观察期间监测Ⅰ类切口手术病人总数} \times 100\%$$

Ⅱ类、Ⅲ类、Ⅳ类手术切口感染率计算方法同上。

2. 手术后肺炎感染率

$$手术后肺炎感染率 = \frac{观察期间手术后肺炎感染病人数}{观察期间监测手术病人总数} \times 100\%$$

3. 外科手术医生感染专率

$$外科手术医生感染专率 = \frac{某医生在该时期手术后感染病例数}{某医生在某时期进行的手术病例数} \times 100\%$$

(四)外科手术医生感染专率按危险因素校正

由于影响外科手术后感染的危险因素多种多样,外科手术医生之间的感染专率不能直接进行比较,必须进行调整。外科手术切口的危险因素的分类方法主要是手术部位的微生物污染程度即切口的清洁度、手术持续时间、病人状态。

1. 手术时间 根据不同手术从切开皮肤至缝合所需时间(以分钟计算)的第 75 百分位来确定。手术时间大于报告的该类手术时间的第 75 百分位数的时间计 1 分。如单纯阑尾切除手术时间为 15~125 分钟,60 分钟位于第 75 百分位。但一个外科医生在一段时间内可能施行各类手术,每类手术时间的第 75 百分位都不同。

2. 伤口清洁度 根据手术操作进入组织部位的不同,将手术切口分为清洁切口、清洁-污染切口、污染切口或污秽(感染)切口。根据手术切口污染程度,污染的或污秽/感染的手术切口计 1 分。

3. 病人状态 根据美国麻醉医师协会（ASA）病情分级，见表 8-2。手术病人手术前的美国麻醉学会评分（ASA）为 3～5 分，计 1 分。

表 8-2 ASA 病情估计分级表

分级	分值	标准
Ⅰ级	1	正常健康。除局部病变外，无周身性疾病。如周身情况良好的腹股沟疝
Ⅱ级	2	有轻度或中度的周身疾病。如轻度糖尿病和贫血，新生儿和 80 岁以上老年人
Ⅲ级	3	有严重的周身性疾病，日常活动受限，但未丧失工作能力。如重症糖尿病
Ⅳ级	4	有生命危险的严重周身性疾病，已丧失工作能力
Ⅴ级	5	病情危笃，又属紧急抢救手术，生命难以维持的濒死病人，如主动脉瘤破裂等

4. 危险因素评分标准 见表 8-3。

表 8-3 危险因素的评分标准

	危险因素	评分标准
手术时间（h）	≤75 百分位	0
	>75 百分位	1
伤口清洁度	清洁、清洁-污染	0
	污染的或污秽/感染	1
ASA 评分	Ⅰ、Ⅱ	0
	Ⅲ、Ⅳ、Ⅴ	1

将这些分数相加就可计算出每一台手术的危险指数，最低危险指数为 0，最高为 3，共四个等级。

5. 按危险指数等级调整的外科医生感染专率

$$危险指数等级医生感染专率 = \frac{某医生对某危险指数等级病人手术的感染例数}{某医生对某危险指数等级病人手术例数} \times 100\%$$

$$平均危险指数等级 = \frac{\sum 危险指数等级 \times 手术例数}{手术例数总和}$$

$$医生调整感染专率 = \frac{某医生的感染专率}{某医生的平均危险指数等级}$$

（五）反馈方法

该调查方法所得各项数据不宜公布，可直接向各医生通报其感染率等。

第四节 医院消毒药械效能监测

消毒药械效能的监测是评价其消毒设备运转是否正常、消毒药剂是否有效、消毒方法是否合理、消毒效果是否达标的手段，因而在医院消毒、灭菌工作中必不可少。在进行医院消毒药械效能监测时需遵循以下原则：监测人员需经过专业培训，掌握一定的消毒知识，熟悉消毒设备和消毒剂性能，具备熟练的检验技能，选择合理的采样时间（消毒后、使用前），遵循严格的无菌操作。

一、化学消毒剂浓度和卫生学监测

消毒剂的消毒效果易受到多因素的影响，例如，消毒剂种类、配方、浓度；环境温度、酸碱度、有机物；微生物种类及数量等。应充分了解这些因素，以提高消毒效果，避免消毒的失败。

（一）使用中消毒剂浓度监测

1. G-1 型消毒剂浓度试纸

（1）适用范围：过氧乙酸、二氯异氰尿酸钠、次氯酸钙、次氯酸钠、氯胺 T、二氧化氯、其他含氯消毒剂和次次氯酸钠的清洗消毒剂等。

（2）使用方法：取试纸条于消毒剂溶液中片刻取出，半分钟内，在自然光下与标准色块比较，直接读出溶液所含有效成分浓度值，时间超过 1 分钟，颜色逐渐消退。

（3）注意事项：当溶液有效成分＞1000mg/L 或对固体消毒剂检测时，为取得较准确的结果，可稀释至 20～500mg/L 浓度后再检测；测试纸应置阴凉、避光、防潮处保存且在有效期内使用。

2. 戊二醛浓度测试卡

（1）使用方法：将测试卡指示色块完全浸没于待测消毒剂中，取出后，色块部位沾瓶盖上的纸垫，以去除多余的液体，横置于瓶盖上等候 5～8 分钟（不要将色块面朝下，以免受到污染），观察色块颜色变化，若指示色块变成均匀黄色，表示溶液浓度达到要求；若色块全部或仍有部分白色，表示溶液浓度未达到要求。

（2）注意事项：在产品注明的有效期内使用。

（二）细菌污染量检测

（1）采样时间：更换前使用中的消毒剂与无菌器械保存液，采样后 1 小时内检测。

（2）采样方法：用无菌吸管按无菌操作方法吸取 1ml 被检消毒液，加入 9ml 相应中和剂中混匀。用无菌吸管吸取一定稀释比例的中和后混合液 1ml 接种平皿，将冷至 40～45℃的熔化营养琼脂培养基每皿倾注 15～20ml，36℃±1℃恒温箱培养 72 小时，计数菌落数，怀疑与医院感染暴发有关时，进行目标微生物的检测。

（3）计算公式：消毒液染菌量（CFU/ml）=平均每皿菌落数×10×稀释倍数。

（4）结果判定：灭菌用消毒剂菌落总数应为 0；皮肤黏膜消毒剂菌落总数应≤10CFU/ml；其他使用中消毒剂细菌菌落总数应≤100CFU/ml。

二、压力蒸汽灭菌效果的监测方法

影响压力蒸汽灭菌效果的因素有时间、温度、压力、饱和蒸汽。为了保证灭菌效果，常采用各种方法对各种影响因素进行测定，根据所显示的指标对其灭菌效果进行评价。常用的监测方法有多种。

按控制的步骤可分为设备控制测试（Bowie-Dick test，简称 B-D 试验）、载荷控制（生物指示剂）、包裹控制（包内指示卡）、暴露控制（包外各种化学指示胶带）；按监测的原理可分为物理监测、化学监测、生物监测和 B-D 测试。

（一）物理监测

物理监测又称工艺监测。根据安装在灭菌器上的量器（压力表、温度表、计时表）、图表、指示针、报警器等，按灭菌工艺有关参数的要求显示压力蒸汽灭菌器本身的状态是否在按规定的条件进行，指示灭菌设备工作正常与否。

（二）化学监测

化学监测指示整个消毒过程的完成，取出灭菌包即可显示结果但不反映微生物真实杀灭情况，常用的有压力蒸汽灭菌指示胶带和包内指示卡。

1. 化学指示胶带监测法 将化学指示胶带粘贴于每一待灭菌物品包外，经一个灭菌周期后，即 121℃经 20 分钟、132～134℃经 4 分钟后，胶带 100% 变色（条纹图案即显现黑色斜条）。观察其颜色的改变，以指示是否经过灭菌处理。

2. 化学指示卡（管）监测方法 将既能指示蒸汽温度，又能指示温度持续时间的化学指示管(卡)放入大包和难以消毒部位的物品包中央，经一个灭菌周期后，取出指示管（卡），根据其颜色及性状的改变判断是否达到灭菌条件。

（三）B-D 试验

B-D 试验专门用于预真空（包括脉动）压力蒸汽灭菌器空气排除效果的检测。预真空和脉动真空压力蒸汽灭菌器应每日进行一次 B-D 试验。

1. 操作方法 将专用的 B-D 试验纸放入自制测试包或专用的一次性 B-D 试验包的中间；将 B-D 试验包水平放于灭菌柜内灭菌车的前底层，靠近柜门与排气口的前方；柜内除测试包外无任何物品；134℃，时间不超过 3.5 分钟，取出 B-D 试验纸观察颜色变化。

2. B-D 试验结果判定 检测后，包内试纸均匀一致变色，说明冷空气排除效果良好，灭菌器可以使用；变色不均，说明 B-D 试验失败，可再重复一次 B-D 试验，合格，灭菌器可以使用；不合格，需检查 B-D 试验失败的原因，直至 B-D 试验通过后该灭菌器方能使用。

（四）生物监测

生物监测应每周进行一次。利用耐热的非致病性细菌芽孢作指示菌，以测定热力灭菌的效果。菌种用嗜热脂肪杆菌芽孢，该菌芽孢对热的抗力较强，其热死亡时间与病原微生物中抗力最强的肉毒杆菌芽孢相似。生物指示剂有芽孢悬液、芽孢菌片及菌片与培养基混装（自含式）的指示管。

1. 标准嗜热脂肪杆菌芽孢菌片灭菌效果监测法 将两个嗜热脂肪杆菌芽孢菌片分别装入灭菌小纸袋内，置于标准试验包中心部位。在下排气压力蒸汽灭菌器及预真空和脉动真空压力蒸汽灭菌器灭菌柜室内，排气口上方放置一个标准测试包；手提压力蒸汽灭菌器的指示菌片放于中心部位的两只灭菌试管内，将储物盒平放于手提压力蒸汽灭菌器底部。经一个灭菌周期后，将灭菌试验样品送至实验室后，在无菌条件下，用无菌镊子夹取出标准试验包或通气储物盒中的指示菌片，投入相应编号的溴甲酚紫葡萄糖蛋白胨水培养基中，经 56℃±1℃培养 7 天，观察培养基颜色变化。检测时设阴性对照和阳性对照。每个指示菌片接种的溴甲酚紫蛋白胨水培养基都为淡紫色则说明无嗜热脂肪杆菌生长，判定为灭菌合格；指示菌片之一接种的溴甲酚紫蛋白胨水培养基由紫色变为黄色，则灭菌过程不合格。

2. 自含式生物指示物测试方法 自含式生物指示物由嗜热脂肪杆菌芽孢菌片、溴甲酚紫葡萄糖蛋白胨水培养基及塑料外壳组成。在 121℃饱和蒸汽条件下，存活时间≥5 分钟，杀灭时间≤15 分钟。适用于 121℃下排气压力蒸汽和 132℃预真空脉动压力蒸汽灭菌效果的监测。经一个灭菌周期后，将灭菌试验样品送至实验室后，取出标准试验包或通气储物盒中的自含式生物指示菌片，将安瓿折断或挤破，让管内溴甲酚紫葡萄糖蛋白胨水培养基与嗜热脂肪杆菌芽孢菌片溶为一体，与一支对照管一起置专用 56℃培养器内，48 小时后观察培养基颜色变化。

3. 快速生物指示剂检测 自含式快速生物指示物技术要求与检测方法均同自含式生物指示物测试法。待一个灭菌周期完成后，将生物指示剂冷却 5 分钟，将安瓿折断或挤破，让管内溴甲酚紫葡萄糖蛋白胨水培养基与嗜热脂肪杆菌芽孢菌片溶为一体，放入快速培养箱，校正专用快速阅读器，同时将一未经灭菌的生物指示剂一同培养，培养 3 小时后判定结果。阅读指示灯显示绿色为阴性，表示灭菌成功；显示红色为阳性，指示剂继续培养 48 小时后，再次进行判断，肉眼观察颜色变黄为阳性，紫色为阴性，3 小时培养结果为假阳性。

三、干热灭菌效果监测方法

干热灭菌适宜于高温下不损坏、不变质、不蒸发物品的灭菌；也可用于不耐湿热的器械的灭菌以及蒸汽或气体不能穿透物品的灭菌，如玻璃、油脂、粉剂和金属等制品的消毒灭菌。最常用的机械对流型烤箱对物体进行干烤灭菌，灭菌条件为：160℃ 2 小时；或者170℃ 1 小时；或者180℃ 30 分钟。对其灭菌效果的监测方法有物理监测法、化学监测法和生物监测法。

（一）物理监测法（热电偶检测法）

1. 检测方法 检测时，将多点温度检测仪的多个探头分别放于灭菌器各层内、中、外各点。在灭菌柜内摆放常规消毒物品，达到使用说明书规定灭菌时的最高量。关闭柜门，将导线引出，开启电源，按灭菌柜设计程序进行灭菌。由记录仪中观察温度上升与持续时间。

2. 结果判定 若所示温度（曲线）达到预置温度，则灭菌温度合格。

（二）化学检测法

1. 检测方法 将既能指示温度又能指示温度持续时间的化学指示剂 3～5 个分别放入待灭菌的物品中，并置于灭菌器各层及内、中、外不同部位。经一个灭菌周期后，取出化学指示剂，据其颜色及性状的改变判断是否达到灭菌条件。

2. 结果判定 检测时，所放置的指示管的颜色及性状均变至规定的条件，则判为达到灭菌条件；若其中之一未达到规定的条件，则判为未达到灭菌条件。

（三）生物检测法

1. 检测方法 应每周检测一次。将枯草杆菌黑色变种芽孢（ATCC 9372）菌片分别装入灭菌中试管内（1 片/管）。灭菌器与每层门把手对角线内、外角处放置 2 个含菌片的试管，试管帽置于试管旁，关好柜门，经一个灭菌周期后，待温度降至 80℃时，加盖试管帽后取出试管。在无菌条件下，加入普通营养肉汤培养基（5ml/管），以 36℃±1℃ 培养48 小时，观察初步结果，无菌生长管继续培养至第 7 日。

2. 结果判定 若每个指示菌片接种的肉汤管均澄清，判为灭菌合格，若指示菌片之一接种的肉汤管混浊，判为不合格，对难以判定的肉汤管，取 0.1ml 接种于营养琼脂平板，用灭菌 L 棒涂匀，于 36℃±1℃ 培养 48 小时，观察菌落形态，并做涂片染色镜检，判断是否有指示菌生长，若有指示菌生长，判为灭菌不合格；若无指示菌生长，判为灭菌合格。

四、紫外线消毒效果监测

紫外线是一种低能量的电磁辐射波，微生物被照射时，体内的核酸、蛋白质、酶的结构发生变化，微生物的生长繁殖受到抑制而死亡。波长 250～270nm 的紫外线杀菌能力最强。其适用于室内空气、物体表面和水及其他液体的消毒。由于紫外线直照方式易受多种因素的影响，穿透能力差，消毒有死角，且紫外线对人的眼睛、皮肤有损伤，此外消毒过程中可能产生的臭氧（>0.3mg/m^3）对人体有害，因此紫外线消毒应用范围受到了局限。

紫外线消毒效果监测有以下要求：

（一）日常监测

包括对灯管应用时间、照射累计时间及物理化学监测结果记录并签名。

（二）物理监测

是利用紫外线照度计直接读出其辐照度值的方法。

普通 30W 直管型紫外线灯，新灯管应符合 GB19258 要求；使用中紫外线灯辐照度值 $\geqslant 70\mu W/cm^2$ 为合格；30W 高强度紫外线新灯的辐照强度 $\geqslant 180\mu W/cm^2$ 为合格。

（三）化学指示物监测

将照射 1 分钟的指示卡中间光敏涂料的颜色与标准色块比较，可以判断出紫外线灯管照射强度的范围。紫外线灯管是否合格的判断标准与紫外线照度仪监测方法一致。

（四）生物指示物监测

在 3 次消毒试验中，对金黄色葡萄球菌（ATCC 6538）、大肠埃希菌（8099）、铜绿假单胞菌（ATCC 15442）、枯草杆菌黑色变种（ATCC 9372）芽孢、表皮葡萄球菌（8032，空气消毒时用）和白假丝酵母菌（ATCC 10231）各次试验的杀灭对数值均 $\geqslant 3$，可判为消毒合格。

五、环氧乙烷（EO）灭菌效果监测

（一）程序监测

每次灭菌均应进行程序监测，环氧乙烷灭菌程序包括预热、预湿、抽真空、通入气化环氧乙烷达到预定浓度、维持灭菌时间、清除灭菌柜内环氧乙烷气体、解析以去除灭菌物品内环氧乙烷的残留。

（二）化学监测

每个灭菌物品的外包装应粘贴包外化学指示胶带作为灭菌过程的标志；包内放置化学指示卡，作为灭菌效果的参考。其用于指示环氧乙烷灭菌器气体浓度、温度、湿度及暴露时间。指示卡的颜色根据产品说明书要求变为规定颜色，表示灭菌合格。

（三）生物监测

每灭菌批次应做生物学监测，用于器官移植的移植物必须等生物学监测结果为阴性时方可使用。生物指示物为枯草杆菌黑色变种芽孢（ATCC 9372）。

六、低温等离子体灭菌效果检测

（一）工艺监测

在灭菌过程中有电脑自动绘图记录灭菌过程的各个环节，包括灭菌器的型号，灭菌日期，运行次数，灭菌运行起止时间，两次等离子、预等离子、注入过氧化氢气浆的时间及抽真空时间及注入过氧化氢的量等。

（二）化学监测

将专用的化学指示卡置于灭菌包中央，化学指示胶带贴于待灭菌包外，经过一个灭菌周期后观察指示胶带和指示卡的颜色，当颜色由红色变为黄色（或按产品说明书规定的颜色）时表示灭菌完全。

（三）生物监测

应每天至少进行一次灭菌循环的生物监测，监测方法应符合国家的有关规定。

七、低温甲醛蒸汽灭菌效果监测

（一）工艺监测

工艺监测是指在灭菌的过程中有电脑自动绘图记录各阶段温度和压力情况。

（二）化学监测

用专用甲醛低温蒸汽灭菌的化学指示卡放于灭菌包中央，WIPAK 透明袋外设置了化学指示条，灭菌后观察变色情况来判断是否达到灭菌效果。

（三）生物监测

生物监测应每周进行一次。透明包装袋指示条全部由黄色变成黄褐色，化学指示卡全部由深蓝色变成绿色；生物指示剂经 56℃培养 48 小时全部呈紫色，阳性对照呈黄色，即化学监测及生物监测全部合格。当肉眼观察到有浑浊现象时，推断结果为阳性。

八、医疗用品监测

医院医疗用品的监测，包括一次性医疗用品监测、一次性卫生用品监测和消毒灭菌处理后的其他物品监测。

（一）采样时间

在消毒或灭菌处理后，存放至有效期内采样。一般采用无菌试验法，但因其操作繁琐，监测周期较长及受抽样量大小等因素的限制，一般情况下采用常规监测法评价医疗器械的灭菌效果。

（二）常规监测

无菌生长为灭菌合格。

（三）无菌测试

无菌试验是指检查经灭菌的敷料、缝线、一次性使用的医疗用品、无菌器械，以及适合于无菌检查的其他品种是否无菌的一种方法。

阳性对照在 24 小时内应有菌生长，阴性对照在培养期间应无菌生长，如需-厌氧菌及真菌培养管均为澄清，或虽显浑浊但经转种培养证明并非有菌生长，判为灭菌合格；如需-厌氧菌及真菌培养管中任何一管显浑浊，并证实有菌生长，应重新取样，分别同法复试 2 次，除阳性对照外，其他各管均不得有菌生长，否则判为灭菌不合格。

（四）质控标准

（1）进入人体无菌组织、器官或接触破损皮肤、黏膜的医疗用品必须无菌生长。

（2）接触黏膜的医疗用品细菌菌落总数应≤20CFU/g 或≤20CFU/100cm^2，不得检出致病微生物。

（3）接触皮肤的医疗用品细菌菌落总数应≤200CFU/g 或≤200CFU/100cm^2，不得检出致病微生物。

九、内镜清洗消毒监测

（一）清洗效果的监测

内镜操作流程按照水洗—酶洗—清洗—消毒（灭菌）—冲洗步骤进行。

（二）内镜消毒灭菌效果的监测

1. 常规监测

（1）消毒剂浓度必须每日定时监测并做好记录，保证消毒效果。使用时间：在有效期间内使用。

（2）消毒后的内镜每季度进行生物学监测并做好监测记录。灭菌后的内镜每月进行生物学监测并做好监测记录。

2. 微生物学监测

（1）采样时间：消毒、灭菌后，使用前。

（2）采样方法：监测采样部位为内镜的内腔面。

（3）结果判定：消毒后的内镜细菌总数<20CFU/件，不能检出致病菌，为合格标准；灭菌后内镜无菌生长，为合格标准。

第五节 环境卫生学监测

目前虽不主张对环境进行广泛、常规的监测，也不作为医院感染监测的重点。但是，在某些特殊的情况下，医院环境作为病原体的传播媒介和储源，引起医院感染的危险仍然存在。特别是当发生医院感染暴发流行时，通过环境微生物检测，可以及时发现传染源及传播途径。另外，环境卫生学监测可作为某些科研的基础研究。因此，开展有目的、有选择的环境监测是必要的。

一、物体表面卫生学监测

医院物体表面的微生物污染为不均匀性污染，检测时如采取标本不当，可影响结果的正确性。

（一）采样时间

根据采样目的选择采样时间，如进行常规物体表面监测，潜在污染区、污染区选择消毒处理后进行采样，清洁区根据现场情况确定；若是暴发流行时的环境微生物学检测，则尽可能对未处理的现场进行采样。

（二）采样面积

常规监测时被采物体表面<100cm^2，取全部表面；被采物体表面≥100cm^2，取100cm^2。暴发流行时采样不受此限制。

（三）采样方法

（1）规则物体表面，用5cm×5cm大小的灭菌规格板放在被检物体表面，用浸有无菌0.03mol/L磷酸盐缓冲液（PBS）或0.9%氯化钠采样液的棉拭子1支，在规格板内横竖往返各涂抹5次，并随之转动棉拭子，连续采样1～4个规格板面积，剪去手接触部分，将棉拭子放入装有10ml采样液的试管中送检。

（2）门把手、金属、玻璃等不规则小型物体则采用棉拭子直接涂抹物体表面采样法。

（3）若采样物体表面有消毒剂残留时，采样液应含相应中和剂。

（四）检测方法

（1）把采样管充分振荡后，取不同稀释倍数的洗脱液1ml接种平皿，将冷至40～45℃的熔化营养琼脂培养基每皿倾注15～20ml，36℃±1℃恒温箱培养48小时，计数菌落数，必要时分离致病性微生物。

（2）细菌总数计算

1）规则物体表面细菌菌落总数计算

$$物体表面细菌菌落总数(CFU/cm^2) = \frac{平均每皿菌落数×采样液稀释倍数}{采样面积(cm^2)}$$

2）小型物体表面的结果计算用CFU/件表示。

（3）致病菌检测：常规监测可不进行致病性微生物检测，涉及疑似医院感染暴发、医院感染暴发调查或工作中怀疑微生物污染时，应进行目标微生物的检测。

（五）结果判断

物体表面菌落总数卫生标准见表8-4。

表 8-4　物体表面菌落总数卫生标准

环境类别	范围	标准值菌落总数（CFU/cm^2）
Ⅰ类	洁净手术部（室）；其他洁净场所	≤5.0
Ⅱ类	非洁净手术部（室）；产房；导管室血液病病区、烧伤病区等保护性隔离病区；重症监护病区；新生儿室等	≤5.0
Ⅲ类	母婴同室；血液透析中心（室）；消毒供应中心的检查包装灭菌区和无菌物品存放区；其他普通住院病区等	≤10.0
Ⅳ类	普通门（急）诊及其检查、治疗（注射、换药等）室；感染性疾病科门诊和病区	≤10.0

二、手卫生监测

（一）采样时间

手卫生监测应在接触患者或进行诊疗活动前采样。

（二）监测部门

医院感染的重点监控部门包括手术室、产房、导管室、层流洁净病房、骨髓移植病房、器官移植病房、重症监护病房、新生儿室、母婴室、血液透析病房、烧伤病房、感染疾病科、口腔科等。

（三）监测频度

一般情况下每季度进行 1 次手卫生监测即可。当怀疑医院感染暴发与医务人员手卫生有关时，应及时进行监测，并进行相应致病性微生物的检测。

（四）采样方法

被检者五指并拢，用浸有含相应中和剂的无菌洗脱液浸湿的棉拭子在双手指曲面从指跟到指端往返涂擦 2 次，一只手涂擦面积约 30cm^2，涂擦过程中同时转动棉拭子；将棉拭子接触操作者的部分剪去，投入 10ml 含相应中和剂的无菌洗脱液试管内，及时送检。

（五）检测方法

将采样管在混匀器上振荡 20 秒或用力振打 80 次，用无菌吸管吸取 1ml 待检样品接种于灭菌平皿,每一样本接种 2 个平皿,平皿内加入已溶化的 45～48℃的营养琼脂 15～18ml，边倾注边摇匀，待琼脂凝固，置 36℃±1℃温箱培养 48 小时，计数菌落数。

细菌菌落总数（CFU/cm^2）=平板上菌落数×稀释倍数/采样面积（cm^2）

（六）结果判定

医务人员手消毒效果应达到如下相应要求：

卫生手消毒后医务人员手表面的菌落总数应≤10CFU/cm^2。

外科手消毒后医务人员手表面的菌落总数应≤5CFU/cm^2。

三、空气卫生学监测

（一）采样时间

Ⅰ类环境在洁净系统自净后与从事医疗活动前采样；Ⅱ、Ⅲ、Ⅳ类环境在消毒或规定的通风换气后与从事医疗活动前采样。

（二）采样方法

（1）Ⅰ类环境可选择平板暴露法和空气采样器法，参照本节医院洁净手术部监测要求进行检测。空气采样器法可选择六级撞击式空气采样器或其他经验证的空气采样器。检测时将采样器置于室内中央 0.8～1.5m 高度，按采样器使用说明书操作，每次采样时间不应超过 30 分钟。房间大于10m^{2}者，每增加 10m^{2}增设一个采样点。

（2）Ⅱ、Ⅲ、Ⅳ类环境采用平板暴露法：室内面积≤30m^2，设内、中、外对角线 3 点，内、外点应距墙壁 1m；室内面积＞30m^2，设 4 角及中央 5 点，4 角的布点部位应距墙壁 1m。将普通营养琼脂平皿（Φ90mm）放置于各采样点，采样高度为距地面 0.8～1.5m；采样时将平皿盖打开，扣放于平皿旁，暴露规定时间（Ⅱ类环境暴露 15 分钟，Ⅲ、Ⅳ类环境暴露 5 分钟）后盖上平皿盖及时送检。

（三）检测方法

将送检平皿置 36℃±1℃恒温箱培养 48 小时，计数菌落数，必要时分离致病性微生物。平板暴露法按平均每皿的菌落数报告：CFU/（皿·暴露时间）。

空气采样器法计算公式：

$$空气中菌落总数（CFU/m^3）=\frac{采样器各平皿菌落数之和（CFU）}{采样速率（L/min）\times 采样时间（min）}\times 1000$$

（四）结果判定

各类环境空气菌落总数卫生标准见表 8-5。

表 8-5　各类环境空气菌落总数卫生标准

环境类别		空气平均菌落数 [a]	
		CFU/皿	CFU/m^3
Ⅰ类环境	洁净手术部	见本节医院洁净手术部（室）监测	
	其他洁净场所	≤4.0（30 分钟）[b]	≤150
Ⅱ类环境		≤4.0（15 分钟）	—
Ⅲ类环境		≤4.0（5 分钟）	—
Ⅳ类环境		≤4.0（5 分钟）	—

a CFU/皿 为平板暴露法，CFU/m^3 为空气采样器法；
b 平板暴露法检测时的平板暴露时间。

四、血液透析相关监测

（一）透析用水监测

细菌培养应每月 1 次，要求细菌数＜200CFU/ml，干预限度为 50CFU/ml；采样部位为反渗水输水管路的末端。每台透析机每年至少监测 1 次。

内毒素检测至少每 3 个月进行 1 次，内毒素＜2EU/ml；干预限度为 1EU/ml。采样部位同上。每台透析机每年至少监测 1 次。

（二）透析液监测

透析液细菌培养应每月进行 1 次，要求细菌数＜200CFU/ml，透析液的内毒素检测至少每 3 个月进行 1 次，内毒素＜2EU/ml。透析液的细菌、内毒素检测每台透析机至少每年检测 1 次。

五、医院洁净手术部（室）监测

（一）采样方法

（1）细菌浓度宜在其他项目检测完毕，对全室表面进行常规消毒之后进行。不得进行空气消毒。

（2）当送风口集中布置时，应对手术区和周边区分别检测；当送风口分散布置时，全室统一检测。

（3）当采用浮游法测定浮游菌浓度时，细菌浓度测点数见表 8-6。每次采样应满足表 8-7 规定的最小采样量的要求，每次采样时间不应超过 30 分钟。

表 8-6 空气采样布点位置与方法

区域	最少测点数	手术区图示
Ⅰ级洁净手术室手术区和洁净辅助用房局部 100 级区	5 点（双对角线布点）	
Ⅰ级周边区	8 点（每边内 2 点）	集中送风面正投影区
Ⅱ～Ⅲ级洁净手术室手术区	3 点（单对角线布点）	
Ⅱ～Ⅲ级周边区	6 点（长边内 2 点，短边内 1 点）	集中送风面正投影区
Ⅳ级洁净手术室及分散布置送风口的洁净室	测点数 $=\sqrt{\text{面积平米数}}$	

表 8-7　浮游菌最小采样量

被测区域洁净度级别	每点最小采样量（/m³）（L）
5 级	1（1000）
6 级	0.3（300）
7 级	0.2（200）
8 级	0.1（100）
8.5 级	0.1（100）

（4）当用沉降法测定沉降菌浓度时，细菌浓度测点数应与表 8-5 测点数相同，同时应满足表 8-8 规定的最少培养皿数的要求。

表 8-8　沉降菌最小培养皿数

被测区域洁净度级别	每区最小培养皿数（Φ90mm，以沉降 30 分钟计）
5 级	13
6 级	4
7 级	3
8 级	2
8.5 级	2

注：如沉降时间适当延长，则最少培养皿数可以按比例减少，但不得少于含尘浓度的最少测点数。采样时间略低于或高于 30 分钟时，可进行换算。

（5）采样点可布置在地面上或不高于地面 0.8m 的任意高度上。在手术区检测时应无手术台。当手术台已固定时，台面上测点应高出台面 0.25m，并应记录在案。

（6）细菌浓度检测方法，应有 2 次空白对照。第一次对用于检测的培养皿或培养基条做对比试验，每批一个对照皿。第二次是在检测时，应每室或每区 1 个对照皿，对操作过程做对照试验：模拟操作过程，但培养皿或培养基条打开后应又立即封盖。两次对照结果都必须为阴性。整个操作应符合无菌操作的要求。采样后的培养基条或培养皿，应置于 37℃ 条件下培养 24 小时，然后计数生长的菌落数。菌落数的平均值均四舍五入进位到小数点后 1 位。

（二）结果判断

我国洁净手术室用房的分级标准、洁净辅助用房分级标准及主要辅助用房等级分别见表 8-9～表 8-11。

表 8-9　洁净手术室用房的分级标准

洁净用房等级	沉降法（浮游法）细菌最大平均浓度		空气洁净度级别		参考手术
	手术区	周边区	手术区	周边区	
I	0.2CFU/30min·Φ90 皿（5CFU/m³）	0.4CFU/30min·Φ90 皿（10CFU/m³）	5 级	6 级	假体植入、某些大型器官移植、手术部位感染可直接危及生命及生活质量等手术

续表

洁净用房等级	沉降法（浮游法）细菌最大平均浓度		空气洁净度级别		参考手术
	手术区	周边区	手术区	周边区	
Ⅱ	0.75CFU/30min·Φ90 皿（25CFU/m³）	1.5CFU/30min·Φ90 皿（50CFU/m³）	6 级	7 级	涉及深部组织及生命主要器官的大型手术
Ⅲ	2CFU/30min·Φ90 皿（75CFU/m³）	4CFU/30min·Φ90 皿（150CFU/m³）	7 级	8 级	其他外科手术
Ⅳ	6CFU/30min·Φ90 皿		8.5 级		感染和重度污染手术

注：浮游法的细菌最大平均浓度采用括号内数值。细菌浓度是直接所测的结果，不是沉降法和浮游法互相换算的结果。眼科专用手术室周边区比手术区可低 2 级。

表 8-10　洁净辅助用房的分级标准

洁净用房等级	沉降法（浮游法）细菌最大平均浓度	空气洁净度级别
Ⅰ	局部集中送风区域：0.2 个/30min·Φ90 皿，其他区域：0.4 个/30min·Φ90 皿	局部 5 级，其他区域 6 级
Ⅱ	1.5CFU/30min·Φ90 皿	7 级
Ⅲ	4CFU/30min·Φ90 皿	8 级
Ⅳ	6CFU/30min·Φ90 皿	8.5 级

注：浮游法的细菌最大平均浓度采用括号内数值。细菌浓度是直接所测的结果，不是沉降法和浮游法互相换算的结果。

表 8-11　主要辅助用房

	用房名称	洁净用房等级
在洁净区内的洁净辅助用房	需要无菌操作的特殊用房	Ⅰ～Ⅱ
	体外循环室	Ⅱ～Ⅲ
	手术室前室	Ⅲ～Ⅳ
	刷手间	Ⅳ
	术前准备室	Ⅳ
	无菌物品存放室、预麻室	Ⅳ
	精密仪器室	Ⅳ
	护士站	Ⅳ
	洁净区走廊或任何洁净通道	Ⅳ
	恢复（麻醉苏醒）室	Ⅳ
	手术室的邻室	无
在非洁净区内的非洁净辅助用房	用餐室	无
	卫生间、淋浴间、换鞋处、更衣室	无
	医护休息室	无
	值班室	无
	示教室	无
	紧急维修间	无
	储物间	无
	污物暂存处	无

（三）注意事项

（1）当某个皿菌落数太大受到质疑时，应重测，当结果仍很大以两次均值为准；如果结果很小可再重测或分析判定。

（2）布皿和收皿的检测人员必须遵守无菌操作的要求。

第六节　医务人员职业暴露的监测

医务人员最主要的职业暴露是经血液传播病原体的职业暴露，尤其是被污染的锐器刺伤。

一、职业暴露的定义

1. 医务人员职业暴露　指易感医务人员在未实施相应有效的预防措施的情况下接触传染源。

2. 医务人员经血液传播病原体职业暴露

（1）医务人员在工作中被污染或可疑污染 HIV、HBV、HCV、梅毒等经血液传播病原体的锐器所刺伤。

（2）医务人员的黏膜、非完整皮肤在工作中接触 HIV、HBV、HCV、梅毒等经血液传播病原体感染病人的体液、血液或病毒提取物。

3. 艾滋病病毒职业暴露　是指医务人员从事诊疗、护理等工作过程中意外被艾滋病病毒感染者或者艾滋病病人的血液、体液污染了皮肤或黏膜，或被含有艾滋病病毒的血液、体液污染了的针头及其他锐器刺破皮肤，有可能被艾滋病病毒感染的情况。

4. 狂犬病暴露　是指被狂犬、疑似狂犬或狂犬病宿主动物抓伤、咬伤、舔舐皮肤或黏膜破损处。

二、监 测 对 象

职业暴露可能发生于所有工作人员，因此全院的各级各类工作人员都是监测对象，特别需要关注针刺伤的主要伤害群体，如护士，尤其是实习护士。

三、监 测 方 法

建立全院医务人员职业暴露的登记报告制度。凡在工作中发生职业暴露者，应在立即局部处理后尽快与本机构技术支持部门联系，电话报告职业暴露发生经过并获得暴露危险程度评估和进一步预防处理的指导，在规定时间内到相关部门领取并填写相应登记表。

相关部门除对职业暴露的处理提供咨询、指导及追踪外，还需要对职业暴露的报告资料进行收集、统计、分析和反馈，指导全院医务人员职业暴露的预防与控制。应当建立鼓励医务人员在发生职业暴露后及时报告的机制。按照卫生部《血源性病原体职业接触防护导则》的要求，秉承以人为本和工伤处理原则，职业暴露发生后的处理、追踪检查及预防性用药等相关费用由医疗机构承担，对因职业接触血源性病原体而感染乙型病毒性肝炎、丙型病毒性肝炎或艾滋病等的劳动者，应依法享受工伤待遇。

四、监 测 内 容

职业暴露的监测内容包括暴露程度的评估、暴露日期和详细时间、暴露源和被暴露人员的资料、暴露的情况、是否有保护性措施，以及暴露后的血清学检测和处理情况等。

经血液传播病原体职业暴露分为 1 级暴露、2 级暴露和 3 级暴露，具体评估流程见图 8-2。HIV 暴露源的严重程度分为轻度、重度和不明，具体评估流程见图 8-3。

非完整皮肤黏膜接触了经血液传播疾病感染患者的血液体液或者狂犬、疑似狂犬或狂犬病宿主动物者，应填写《职业暴露个案登记表》（表 8-12），接触了 HIV 阳性或艾滋病病人的血液体液者还应按照卫生部《医务人员艾滋病病毒职业暴露防护工作指导原则（试行）》的要求填写艾滋病职业暴露个案登记表（表 8-13）。

资料分析内容包括职业暴露的人群、暴露原因、初步处理的技能、后续处理的知识，以及处理的及时性和效果。

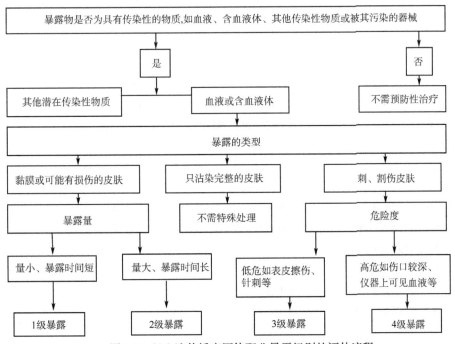

图 8-2　经血液传播病原体职业暴露级别的评估流程

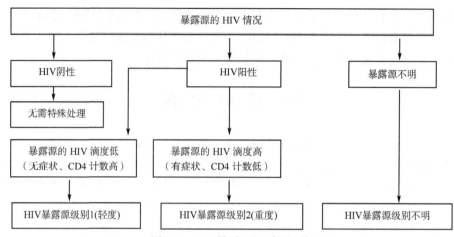

图 8-3　HIV 暴露源级别的评估流程

表 8-12　职业暴露个案登记表

一、职业暴露者的基本情况

| 姓名： | 性别： | 年龄： | 工龄： | 职称/职务： |

所在科室：　　　　　　　　　发生时间：　　　　　　　　　发生地点：

科室电话；　　　　　　　　　手机：　　　　　　　　　　　QQ 或其他联系方式：

接种乙型肝炎疫苗：是/否/不详　　近一年 HBsAb≥10mU/ml 是/否/不详

二、暴露源（患者）情况

姓名：　　　　病床：　　　　　住院号：　　　　　　　送检时间：

抗 HIV：　　　HBsAg：　　　　抗 HCV：　　　　　　梅毒抗体：

狂犬病病人/动物　　　　　　　HIV 危险因素：静脉吸毒/血友病/相关性行为

三、暴露情况

1. 暴露类型

（1）锐器伤

锐器类型：针/刀片/玻璃/剃须刀/外科器械/剪刀/其他　　　　　　　　清洁/污染

关联操作：针帽回套/收集废物/处理治疗盘/处理注射器针头/其他

伤害情况：针刺伤/锐器切割伤/其他

（2）黏膜接触：

接触物质：血/尿/便/羊水/脑脊液/胸水/腹腔积液/其他

接触部位：鼻/口腔/眼/肛门/其他

接触职业：从事何种职业活动

（3）其他：表皮擦伤/抓咬伤/其他

2. 暴露部位：

3. 暴露程度：伤口长度：　cm　　　　　　　　伤口深度：表皮/真皮/肌层/出血/其他

　　　　　　　暴露面积：　cm^2　　　　　　暴露时间长短：　分钟/秒

4. 保护措施：手套/口罩/保护性眼罩/面罩/隔离（防护）衣/其他

续表

四、暴露后的处理情况

暴露级别评估：1 级/2 级/3 级　　　　　　　　　　　　HIV 暴露源级别评估：轻度/重度/不明

局部清洗消毒：有/无　　　　　　　　　　　　　　　　伤口缝合：有/无

预防用药：破伤风抗毒素/HBIG/HB疫苗/HIV 预防用药/梅毒预防用药/狂犬病疫苗/狂犬病被动免疫制剂/其他

后续处理：休假/复诊/追踪观察/其他

五、暴露后的血清学追踪检测

抗 HIV	当天：	4 周：	8 周：	12 周：　　　　6 个月：
HBsAg	当天：	3 个月：	6 个月：	
抗 HCV	当天：	3 周：	3 个月：	6 个月：
梅毒抗体	当天：	6 周：	10 周：	

其他相关检查：

职业暴露者：　　　　　　　科室或部门负责人：　　　　　　　感控部门：

填报时间：　　　　　　　　填报时间：　　　　　　　　　　　收报时间：

表 8-13　艾滋病职业暴露个案登记表

一、基本情况						
编号		性别		年龄/工龄	/	职业	
工作单位						
发生时间			发生地点			
暴露时从事何种职业活动						
是否接受过艾滋病安全操作培训						

二、暴露方式		
（一）接触暴露		
1.皮肤　　无破损□有破损□		2. 黏膜□
3.接触部位		4.接触面积　　　　cm^2
5.暴露量和时间	量小暴露时间短□	量大暴露时间长□
6.污染物来源	（1）血液□	（2）何种体液　　（3）其他：
（二）针刺或锐器割伤		
1.何种器械	（1）空心针□	（2）实心针□　　（3）其他器械：
2.损伤度、危险度	表皮擦伤、针刺、低危□	伤口较深、器皿上见血液、高危□
3.污染物来源	（1）血液□	（2）含血体液：　　（3）其他：
（三）其他方式		
致伤方式	抓伤□咬伤□其他	破损、出血有□无□

三、暴露源严重程度		
（一）实验室标本	1 血液□	2.何种体液：
	3.其他：	4.病毒含量：滴度低　　　滴度高
	5.其他情况：	

续表

（二）来源于患者	患者编号		性别		年龄		确诊时间	
	患者病情	无症状 HIV 感染者		有症状，但不同于艾滋病□			艾滋病期□	
	病毒载量			CD4 细胞计数				

备注：

四、暴露后紧急处理

（一）皮肤	1. 清水冲洗□	2. 是否用肥皂　是□　否□
	3. 是否挤出损伤血液　是□　　否□	4. 消毒药物
	5. 冲洗时间：　　　　分钟	
（二）黏膜	1. 生理盐水□	2. 清水□
	3. 其他液体：	4. 冲洗时间：　　　分钟

备注：

五、评估

（一）暴露级别	（1）1 级暴露□	（2）2 级暴露□	（3）3 级暴露□
（二）暴露源头严重程度	（1）轻度□	（2）重度□	（3）不明□

评估人：

六、暴露后预防性治疗方案

1. 是否需要预防性用药	是□　　　否□	
2. 用何种药物及用量	（1）	
	（2）	
	（3）	
3. 开始用药时间	4. 停止用药时间	
5. 因毒副作用修改治疗方案		
6. 副作用		
7. 肝功能检查		
8. 肾功能检查		

七、症状

暴露后 4 周内是否出现急性 HIV 感染症状	是□　　　否□	
何种症状		持续时间

备注：

八、HIV 血清学检查

	项目	日期	结果	项目	日期	结果
暴露当天						
4 周						
8 周						
12 周						
6 个月						

续表

备注:			
九、结论			
1. 暴露后未感染 HIV	□	2. 暴露后感染 HIV	□
备注:			

　　填表单位:　　　　　　填表人:
　　审核人:　　　　　　　填表时间:
　　联系电话:

（任　南）

参　考　文　献

任南. 2012. 实用医院感染监测方法学. 长沙: 湖南科学技术出版社.

徐秀华. 2007. 临床医院感染学. 长沙: 湖南科学技术出版社.

CDC. 2013. The National Healthcare Safety Network（NHSN）Manual. USA: National Healthcare Safety Network.

思　考　题

1. 简述医院感染监测的目的。
2. 医院感染监测的内容有哪些?
3. 医院感染病例监测的资料来源有哪些?
4. 医院消毒药械效能监测需要关注的内容和主要监测方法有哪些?
5. 医务人员手的主要采样方法、频度及合格标准是什么?
6. 医务人员职业暴露主要的经血液传播病原体有哪些?

第九章　医院感染监控中的信息化建设

医院感染监控的信息化建设，从最基础的层面，是通过应用信息化系统，最大限度减少或杜绝医院感染病例错报，并使专职人员从繁重的病例筛查、数据登记、指标统计分析等工作中不同程度地"解放"出来，既能得到准确的监测数据，全面把握全院的感染情况，又能利用数据将更多精力投入到对临床重点科室感染预防控制的干预、督导之中，提高感染防控工作效率和质量。

医院感染管理工作模式转变，是要充分利用信息化手段，通过感染病例智能判别，实现实时监测和干预；通过住院患者全过程监控，实现感染防控时机前移；通过病原学和症状监测，实现暴发实时预警和早期控制；通过交互平台的应用，实现与临床的实时沟通与干预；通过科学的信息采集机制，实现目标性监测高效简便；通过提供翔实系统的数据，实现科学决策和持续改进，从而全面提高医院感染预防控制和管理水平，降低医院感染发病率。

同时，国家和各地区卫生行政管理部门也需要通过信息化手段，开展医院感染监测管理和质量控制工作。

第一节　概　　述

一、医院感染监测与防控工作的信息化势在必行

如何做好医院感染监测这项基础工作，特别是作为核心内容的医院感染病例监测，多年来国内外医院感染管理者提出了诸多方法。由于监测过程涉及内容复杂，需要统计和分析海量数据，采用手工方法监测效率极为低下，既不全面，也不完整，很难做到及时、准确的监测。尤其对感染病例的实时监测、各类目标监测、抗菌药物合理应用的分析与评价等，涉及因素非常复杂，人工统计与分析很难达到预期效果，无法得到既及时又高质量的监测结果。感染病例依赖临床院感监控兼职人员上报，往往由于各种原因，错报率高的问题也一直未得到很好解决。在医院规模不断扩大，医院感染专职人员长期相对不足的情况下，这些问题变得越来越突出。近年来，医院感染监测的理念在逐渐变化，实时监测、目标性监测，可供各医院间、不同地区间、全国范围内相互比较的监测已经成为国内外医院感染监测的趋势。同时，如何更有成效地利用监测资料进行管理，将更多的时间用于临床现场的干预，切实起到预防和控制医院感染的作用，降低医院感染发病率

（或使发病率保持在较低的水平），避免医院感染暴发，也是医院感染管理专职人员长期探索的问题。

现代意义上的信息化管理是基于计算机技术与网络（局域网、广域网）技术实现的。计算机及网络技术作为信息处理的重要技术，已被广泛地应用到社会的各行各业、各个领域，利用计算机和网络技术对医院感染信息进行储存、加工、科学分析处理是一种必然趋势，也是医院感染管理走向现代化的必由之路。应用计算机和网络技术处理医院感染相关资料，不但能在短时间内完成大量的监测数据的汇总分析，还能确保整个数据处理工作的准确性和统计结果的可靠性，为医院感染管理决策提供科学、客观、及时的依据。

国内的医院信息化管理始于20世纪90年代，发展至今，大多数医院已经建立了较为完整的医院信息系统（hospital information system，HIS），其中包含的大量信息为实现医院感染监测提供了数据基础。医院感染监测经历了手工翻阅纸质病历、人工查阅电子病历、手工记录各种表格的历史阶段后，在医院感染管理工作的迫切需求，以及计算机技术与网络技术迅猛发展的形势下，医院感染监测与防控工作的信息化势在必行，这是解决前述问题的根本途径。2011年国家卫生部组织编制了《医院感染管理信息系统功能规范》，这为此项工作的标准化提出了更为具体的要求。

二、医院感染监测信息化建设已取得很大成效

国内外医院感染管理人员跟随计算机网络技术的发展，不断地利用这些技术积极开发科学实用的医院感染监测系统，并进行了卓有成效的实践。

医院感染监测系统从系统使用和数据管理的角度区分，可大致分为医疗机构监测系统和管理机构监测系统。前者主要用于医疗机构内部，通过局域网实现本单位的医院感染监测；后者主要用于卫生行政管理部门，通过广域网实现地区或国家的医院感染监测。

1. 国外医院感染监测系统 欧美发达国家的医院感染监测系统走在了前列，管理机构监测系统较为发达。1974年，美国疾病控制预防中心（CDC）开发了国家医院感染监测系统（NNIS），制订了统一的医院感染病例收集方法和统计方法，建立起全国医院感染数据库，也为全球树立了医院感染监测网建设的典范。2005年，CDC将NNIS与透析监测网（DSN）、国家医务人员监测网（NASH）3个监测系统进行整合，形成了国家医疗安全网（NHSN），入网的医疗机构也从20世纪70年代的10余所医院增加到2007年的923所。到2013年，涉及的医疗机构超过10 000所。NHSN目的在于：收集数据，了解患者与医护人员的不良反应情况；分析与报告感染趋势；评估坚持各防控措施的效果；提供跨医疗机构的比较及本机构的持续改进情况；组织各成员机构协作，分析流行病学趋势及危险因素、病原体特征、耐药趋势等；按照法律要求报告特定事件；按照政府要求收集数据。至20世纪90年代，德国、荷兰、英格兰、加拿大、澳大利亚等发达国家分别建立了各自的医院感染监测系统，在医院感染防控工作中起到了积极、有效的作用。澳大利亚医院感染标准化监测（HISS）系统与医院信息

系统建立了良好的连接,直接通过网络收集医院感染的资料,在实现实时监控的同时节省了大量人力资源。

英国的 ICNet 系统是国外医疗机构监测系统的代表,体现了操作简便、实用性强、价格低廉等特点,被英国卫生部推荐使用,已在英国本土和英联邦多个国家的医院推广,取得了良好的应用效果。

2. 国内医院感染监测系统　自 20 世纪 90 年代后期开始,不少机构和医院相继开发自己的监测软件。随着计算机技术和网络技术的发展,从最初的单机录入辅助统计分析,到近年来利用局域网技术进行感染相关数据的采集与分析,依托医院信息系统建立医院感染实时监测系统,大大提高了监测的效率和效果。

据不完全统计,有公开文献报道的各种监测软件或系统有 30 余个。早期的有卫生部医院管理研究所研制运用 Windows95 技术开发的医院感染信息系统。1998 年浙江大学医学院第二附属医院报告了"感染监控软件系统"的研发和应用情况,并成为浙江省医院感染管理质控中心建立全省医院感染监控网的基础。原解放军 304 医院(现为解放军总医院 304 临床部)20 世纪 90 年代末期研发了"医院感染信息系统",进一步形成了"军卫一号分系统医院感染监控管理软件"。较早的还有徐州医学院附属医院的"医院感染病例计算机管理系统"、深圳市沙井人民医院的"医院感染管理网络信息系统"、海南省人民医院的"院内感染监测信息系统"、福建省立医院的"医院感染、疫情报告计算机实时监控网软件系统"等。进入 21 世纪 10 年代,医院感染监测系统的研制开发进入繁荣时期。上海交通大学医学院附属瑞金医院使用了耐药菌及时识别和反馈系统、抗菌药物使用天数和品种限制系统,绍兴市人民医院 2005 年报告了"预防保健与医院感染管理信息系统",首都医科大学附属北京天坛医院 2008 年报告了"医院感染信息预警监测系统",南方医科大学南方医院在"医院感染监控系统"的基础上又深入开发了"抗菌药物临床应用管理子系统"(2009 年报告)。近几年报告的大庆油田总医院的"医院感染管理信息系统"、杭州市红十字会医院的"医院感染监控平台"、解放军第三医院的"医院感染预警指挥系统"、广州军区广州总医院的"医院感染监测软件(HIMS)"、复旦大学附属华东医院的"医院感染监测管理系统"和解放军总医院的"医院感染实时监控系统(RT-NISS)"等,在功能实现上取得了很大进展。

国内的管理机构监测系统有以下实例:1998 年 6 月中南大学湘雅医院成为全国医院感染监控网的业务管理单位,1999 年 2 月研制了"医院感染管理计算机系统",经过不断改进,数次改版升级,形成了目前的"全国医院感染监测与数据直报系统",主要应用于全国医院感染监控网的成员医院。河北医科大学第四医院的"医院感染管理网络信息系统"(2006 年报告)分为医院系统和省级系统,用于全省的区域监测;北京大学人民医院作为北京市医院感染管理质量控制和改进中心的挂靠单位推出了"北京市医院感染监控管理系统"(2008 年报告)。

三、在线实时智能化监测是医院感染监测信息化发展的方向

计算机及网络技术的不同发展阶段，对医院感染监测系统的影响是显而易见的。早期进行医院感染数据统计及分析，只能使用电脑单机操作，软件环境为 DOS、UCDOS 等。随着技术的进步，逐步出现了主机为奔腾Ⅳ以上系列，Windows98 以上平台，软件开发从access 到 Oracle 等，并将 NOVOLL 或 LAN 等网络技术引入，基于医院信息网络系统，可以建立医院感染信息系统，实时监测医院感染相关指标。目前，提供网络操作系统功能的软件有 Microsoft 的 WidowsNT、Novell 的 NetWare、Linux、UNIX、SQLserrer7.0 和Delpi5.0/SQL Power Builder5.0 等，因 Windows 操作系统以其良好的兼容性，都能支持多种计算机平台、较完善的编程接口技术和容错技术，以及强大的网络管理功能而为广大用户所接受。近年来，C/S、B/S 架构，Java Script、ASP、XML、Web Service 等先进开发技术的应用越来越广泛，数据库技术日趋完善，基础网络支撑日益强大，使开发应用架构复杂、功能强大，而操作简单的在线监测系统成为可能。

目前国内各系统的设计原则和思路与国外的基本相同，在实际应用中取得了一定的效果，但受限于开发当时的医院信息化建设程度和计算机技术的发展，在功能的实现上有较大差距，且水平参差不齐。大多数系统的主要的问题是，医院感染病例依靠临床临床院感监控兼职人员主动上报或专职人员手工录入，实质是感染病例上报、统计系统；大多数软件信息涵盖范围不足，往往只侧重于某方面，不能对感染相关信息进行全面和逻辑性强的分析与提示；早期的软件多为单机版，不能实现数据共享，不能将监测结果及时反馈给临床科室等。而最主要的问题是感染病例识别的自动化程度低；疑似病例的筛查准确性较差，一般还需要进行现场判定和二次录入；未实现感染病例的实时综合分析、预警，很难早期发现感染暴发。而区域性监测系统由于各种原因，但大部分未能实现网络化数据直报，需要利用互联网等途径进行备份数据的传输，再进行恢复和分析、利用；及时性和预警功能薄弱，基本上处于区域医院感染监测的半自动化阶段。

比较国内外监测系统，从根本上来讲，同类系统应用效果的差异主要体现在筛查结果的敏感度和特异度两方面。系统本身的核心在于疑似感染病例的自动筛查。只有所有的具体感染病例得到确认，之后的统计、分析、预警才有具体实际意义。如何让计算机像专业人员一样自动判断感染病例，将人的诊断思路转化成计算机识别的判断条件？如何确定诊断条件内在的逻辑性，使"智能判断"更为科学、合理？专业策略的制订和实现尤为重要，也是目前工作中的难点。"工欲善其事，必先利其器"。在现有系统基础上，开发在线实时智能化监测系统是医院感染监测信息化发展的必然方向。

以解放军总医院组织研发的"医院感染实时监控系统（RT-NISS）"为例，其提供了高效的预警机制，一方面通过个案预警，监测感染危险因素、症状及相关指标，可对相关因素进行警示，更能够第一时间提示感染阳性指标；另一方面通过暴发预警，能够及时发现医院感染暴发隐患和趋势。预警机制使感染防控"时机前移"，有利于及早干预，防止感染恶化及感染传播。交互平台的使用，方便专职人员与临床医生实时沟通交

流，促使临床医生积极参与感染防控工作。系统可同时进行全院综合性监测与目标性监测，符合目前国内监测的实际情况。系统通过强大的统计分析功能，为感染管理部门和临床科室提供详细的诊断与防控信息，专职人员对这些数据进行临床督导更有针对性和说服力，有利于感染防控措施得到切实落实；同时也能为医院领导层提供及时、准确的决策信息。系统最大程度上解决了感染病例智能化识别；预警、实时监测和在线干预；沟通问题，成为医院数字化管理的重要组成部分，也开创了医院感染监测与防控工作新模式。

另外，在更高的层面仍有一些问题需要解决，如各类原始数据的标准化和系统接口的标准化问题、信息安全的问题等。同时，必须清醒地认识到，信息系统再先进也只是有力的工具，计算机系统不能完全代替专职人员的工作，医院感染防控工作离不开人的主动工作，重要的是如何利用监测系统提供的信息为临床服务。

四、基于区域协同的医院感染实时监测网络信息平台建设展望

区域协同医疗已经成为目前提升和发展我国医疗服务的主要手段之一。在医院规模不断扩大，医院感染管理专职人员相对不足，以及计算机网络技术迅猛发展的形势下，对医院感染患者实现实时在线、区域协同监控是医院感染管理信息化发展的必然方向。

1. 建立基于区域协同的医院感染实时监测网络信息平台的必要性和可能性　国内目前已有的医院感染监测软件仅仅是基于每个医院的信息系统进行医院感染监测、上报，对于同一区域内的其他医院的病人感染情况不能及时掌握。由于医院感染病例，特别是多重耐药菌感染患者可能会在同一区域内不同的医院就诊住院，如某患者在甲医院住院期间确诊为 MRSA 医院感染，出院后又到乙医院就诊住院，乙医院主管医师很难从临床上立刻判断该患者为 MRSA 感染，必须经过微生物实验室鉴定后才能确认，这个过程需要几天的时间。这期间，由于乙医院不了解患者为 MRSA 感染，未采取有针对性的隔离控制措施，MRSA 感染者很有可能将 MRSA 传播给其他患者，导致新的 MRSA 医院感染发生，严重时可以造成暴发。如果借鉴国家目前正在推行的区域协同医疗平台的做法，搭建"基于区域协同的医院感染管理信息平台"，参加区域协同的医院每日通过互联网，将其医院感染综合信息数据上传至该信息平台，实现监测数据资源共享。同时也可以通过从该信息平台下载更新数据库，及时看到参加区域协同的医院感染患者的信息，包括 ID 或医保编号、病原体特征及各种实验室检查结果，实现资源共享。上述 MRSA 感染患者如到参加区域协同的任何一家医院就诊住院，实时监测预警系统将自动报警，及时提醒主管医师采取预防控制措施。这样既节约了医疗资源，大大缩短了发现并隔离感染患者的时间，又有效地控制医院感染的传播。因此急需建立基于区域协同的医院感染实时监测网络信息平台。

国内目前许多医院已应用医院感染监测软件，这为建立基于区域协同的医院感染实时监测网络信息平台提供了可能；互联网的广泛应用为医院感染实时监测平台的网络化提供了前提条件；数据标准化为监测网络信息平台的建设提供了坚实的基础。

2. 基于区域协同的医院感染实时监测网络信息平台的设计与实现　广义的医院感染监控系统建立包含3个层面，即各级医院院内网络信息共享平台、区域级（省级）信息网络平台、国家级信息网络平台。其中基于各级医院院内HIS系统的医院感染实时监测预警系统是医院感染监控系统建立的基础。

逻辑结构：信息平台主要任务是存储、管理医院感染的共享数据，并基于此向外界提供核心感染信息服务，实现系统信息共享和业务协同。其包括数据管理和服务。

数据存储策略：把索引信息与共享程度高的数据实行集中管理，而将各种具体感染数据，包括ID或医保编号、病原体特征及各种实验室检查结果，实行分散存储。

服务功能：信息平台与医院接收方通过"订阅-通知"等机制实现信息共享和处理同步，信息平台直接参与协同处理过程，对协同服务信息做转发处理，属于"一点对多点"的服务处理模式。同样的方法，以各区域级（省级）信息网络平台为基础，可建立国家级信息网络平台。

3. 面临的主要问题及解决办法　面临的主要问题是参加区域协同的医院信息系统HIS应用类型与数据格式都不同。可将各类医院复杂的数据格式用基于HL7（health level seven）标准的XML格式统一成为能相互交换的标准数据，将各医院不同的计算机业务流程所提供的服务转换为以面向服务的架构（service oriented architecture，SOA）设计的标准的公用服务。通过2次转换，完成接入信息平台的医院数据与软件服务的标准化。

4. 展望　区域协同医疗服务系统工程的实施，是一项非常复杂的系统工程，而要实现真正的区域协同医疗，消除各医院之间的信息孤岛现象，充分利用现有医疗资源解决我国目前存在的"看病难，看病贵"问题更是一项非常艰巨的任务。基于区域协同的医院感染实时监测网络信息平台建立、实施和运作是一种新的医院感染实时监测模式，可使参加区域协同的医院方便地上传或下载医院感染患者的信息，实现资源共享，大大降低公众医疗费用，节约医疗资源，提高了感染预防控制效率，体现了整体预防的观念。另外，卫生行政部门可以从该信息平台上实时获得医院感染发生情况，为制订预防控制措施提供依据。

第二节　信息化系统在医院感染监测中的应用

一、医疗机构监测系统的基本结构和工作流程

以目前国内医疗机构监测系统的代表"医院感染实时监控系统（real time-nosocomial infection surveillance system，RT-NISS）"为例，说明信息系统在医院感染监测中的应用情况。该系统的结构与流程如图9-1所示。

二、感染病例的筛查、预警与诊断

系统通过感染管理专职人员制订的专业筛查策略（可根据具体情况修订），每天自动

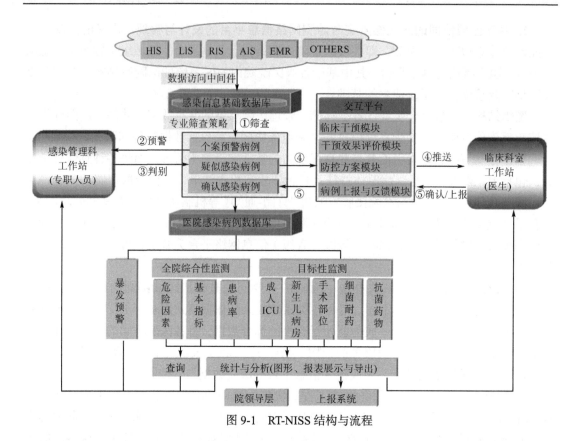

图 9-1 RT-NISS 结构与流程

按时间序列对患者入院以来感染相关数据进行多参数综合分析、智能化识别，对达到预警标准的病例以红色标识提示，并按疑似程度以个案预警的方式排序展示。系统同时提供从入院至出院全过程的感染要素时序图和检验阳性结果汇总；通过爬虫技术产生病历概要，在原始病历和影像学结果等界面标识感染关键词，方便对复杂病例的快速判别。经专职人员判别后，个案预警病例成为疑似感染病例。

该功能的特点：通过主动、连续动态、内在逻辑性强的组合条件筛查，个案预警敏感度和特异度高，体现了监测的及时性和准确性，大大提高了监测效率。

（一）筛查策略

根据《医院感染诊断标准》和《医院感染监测规范》设定的感染诊断条件和危险因素，参考手工查阅感染病例的诊断经验，实时提取医嘱、检验结果、影像学结果、病程记录与护理记录中各种病人感染相关信息，如抗菌药物使用、培养出致病菌、血白细胞升高、发热、肺部炎症（影像学）、痰鸣音（病程记录）等，按某感染部位诊断条件进行筛查策略的设定。某个筛查条件通过"或"、"与"组合其他筛查条件，形成筛查策略。如"腹泻"的筛查策略为：便常规白细胞异常升高；或<5 天送检便常规>3 次（除去入院 48 小时内送检第一次便常规）；或病程记录中"爬虫"技术抓取的"腹泻"二字；或护理记录每日大便>3 次。

（二）预警展示方式

根据各信息与感染发生相关程度进行权重排序，整合分析后输出疑似感染病例预警信息。

系统将自动筛查出的疑似感染病例预警按病区展示。既往已确认的感染部位和致病菌预警，不再出现；新出现的感染部位及致病菌重新预警；重点致病菌进入重点关注预警栏，用于专职人员关注及临床干预处理。

为方便专职人员处理预警病例，提高感染诊断的效率和准确性，系统设置不同的感染诊断判别方式，用于诊断不同复杂程度的感染病例。例如，系统将患者感染信息（致病菌、发热、血白细胞升高、抗菌药物使用等）和感染危险因素（呼吸机、尿管、中心静脉插管使用情况）集中在一起，组成针对感染部位的简单明了的预警提示；系统自动生成病例直观形象的感染相关信息时序图，将患者住院期间与感染相关的各项指标，以形象化的图标直观地展示出来；系统采用计算机"爬虫"技术将病程记录中感染关键词标识出来；同一个检验指标（如 C 反应蛋白），双击时可以查看该指标多次检查结果动态变化时序图，了解患者住院期间感染动态变化。

（三）疑似感染病例预警与诊断

简单的病例通过预警展示，如图 9-2 所示，根据患者的感染信息和危险因素直接点击确认或排除操作进行诊断；新预警为红色，确认后变黑色，排除后变灰色。

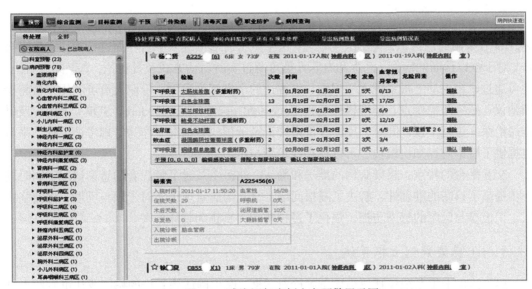

图 9-2　感染疑似病例个案预警展示图

稍复杂病例可以查看病例的感染相关信息时序图，如图 9-3 所示。各种感染信息以不同的形象化图标绘制成时序图（各项感染指标发生的时间、合并出现情况、演变动态情况），一目了然，专职人员能对病人的感染病情迅速做出判断。如发热、致病菌、抗菌药物使用、呼吸机等侵入性操作分别以不同的图识标识出来，以时间为横坐标绘制成时序图。将鼠标放在图识上可以显示具体信息,如鼠标放在抗菌药物图标上,会显示抗菌药物的具体名称。

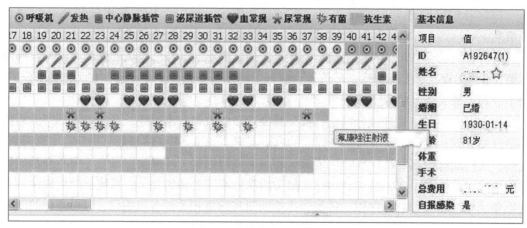

图 9-3　病例感染相关信息时序图

更为疑难的感染,如需查阅患者病历时,系统可自动链接病程记录,"爬虫"技术标识的感染关键词,使专职人员翻阅病程记录时可以"一目十行",大大节约专职人员判断感染病例的时间,并提高诊断准确性。

三、专职人员与临床院感监控兼职人员的交互平台

该平台将疑似感染病例情况实时推送至临床医生工作站(图 9-4,图 9-5),将患者姓名、ID 号采用红色标识,警示医生处理;医生点击后即可进入平台界面进行确认或排除操作;对于难以诊断的病例,医生和专职人员可通过实时对话方式反复讨论,直至问题解决;还可通过平台主动上报系统无法识别、未推送的个别感染病例。专职人员可利用平台将诊断建议、感染防控要点、标准操作规程(standard operation procedure,SOP)等内容及时推送给医生进行干预;同时,反馈评价系统记录干预执行情况,作为管理考评依据。平台也提供了感染防控知识模块,可进行在线培训与学习。

交互平台的特点:感染病例的推送和确认,使医生及时了解患者的感染情况,同时进一步提高了诊断的准确性,解决了漏报问题;交互沟通实现了实时干预与反馈,促使临床医生积极参与医院的感染防控,强化了过程防控,真正为临床把关。

(一)感染病例上报系统

感染病例上报系统包括感染病例确诊对话框,医生确认为感染的病历或认可专职人员的提示,点击感染病例确认即可完成感染病例上报,系统自动生成感染病例报告卡,并反馈给专职人员(见图 9-2)。如果医生否认是感染病例,则进入与专职人员的讨论对话模块,要求医生针对病人病情提出非感染依据,传至专职人员认可后排除。同时,医生可根据系统提示,访问该病例的个案预警内容,包括感染要素时序图、各种检测数据等,便于医生与专职人员交流。

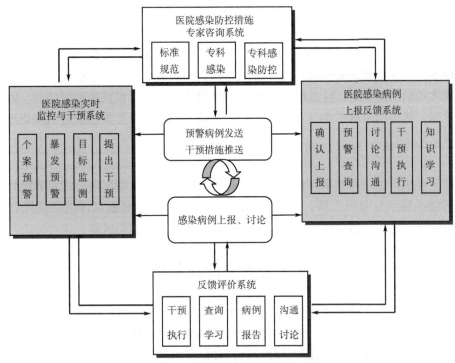

图 9-4　交互平台基本组成与流程图

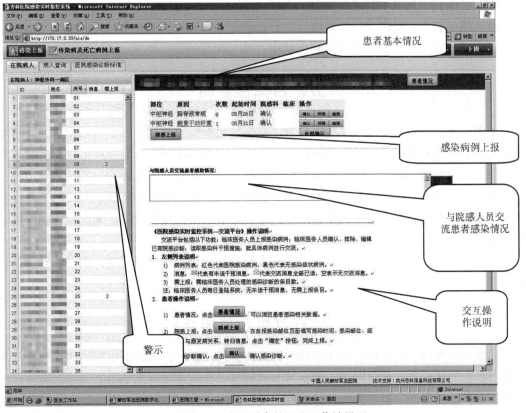

图 9-5　交互平台的医生工作站界面

（二）临床干预系统

专职人员将根据临床各专科感染特点，参考国内外感染防控经验，制订适合各专科的感染防控 SOP，建立感染防控知识库（含最新知识和防治进展），由专职人员随感染确认病例一同推送给医生，建立科室相关感染防控的 SOP 资料库，供医生随时查阅。医生也可利用对话框，将自己了解的本专业感染防控的最新知识上传，充实感染防治知识库。

（三）干预效果评估模块

通过干预执行记录和效果评估系统，将每一次对话和执行情况进行记录和统计分析，并将分析结果展示给专职人员，便于及时进行干预效果评估和根据评估结果进行绩效考核，从而强化医生参与感染防控和落实感染防控措施，降低感染风险。

四、全院综合性监测

在所有感染病例得到确认的基础上，系统自动给出医院感染发病率、例次发病率、日发病率、患病率、器械使用率、感染部位、致病菌种类及构成比等统计指标。根据日报、周报、月报等不同周期感染指标的统计分析，并以图表的方式集中展现，可清楚地了解、掌握全院和各科室的感染现况与历史变化动态。鉴于院外感染病例作为感染源对院内感染的影响，系统同时提供了其统计数据。

该功能的特点：提供了详尽的统计、分析结果，并展示感染变化趋势；解决了患病率手工调查的难点问题，每天均可得到患病率。

五、目标性监测

根据国家监测规范要求，系统中设置了必需的目标性监测模块，也可根据个性需求增设相关项目。成人重症监护病房（intensive care unit，ICU）感染监测模块可自动生成监测日志和病情评分表；新生儿病房感染监测模块自动识别新生儿出生体重，并按体重组统计感染指标；手术部位感染监测模块可监测所有类型的手术；细菌耐药性监测提供分离绝对数、构成比及对抗菌药物的耐药率等指标，对多重耐药菌重点报警；临床抗菌药物使用监测模块对药物使用强度、分级管理等指标均可进行自动统计。

该功能的特点：最大限度地解决了大量数据登记、统计和分析问题，便于深入开展目标性监测，为现场干预提供了有力的数据支持，体现了精确导航的理念。

六、统计分析与数据查询

根据预设条件、标准的监测流程和统计分析方法，系统自动产生全面的统计结果，分全院、科室及病区等层次以图形、表格等方式展示，并可直接导出 excel、word 等格式的报表。病例查询模块采取开放性设计，查询条件自由组合，可随时查询任何在院或出院病例的个案情况，也可查询全院或某个病区任何时点、时段的统计、分析结果，并可提供相关指标的周变化趋势。借助系统已有的大量数据,通过对历年感染监测资料的深入分析,可针对不同专科制订医院感染发病率的"预警基线"。各类统计分析结果均以表格、图形等多种方式展示,并可随时导出 excel、word 等格式,方便专职人员使用,并为上报至上一级医院感染管理部门预留数据上传接口。

该功能的特点:由于数据采集量和准确度远高于手工方法,统计分析结果更为精确;强大的查询功能使高效、全面、深入地进行医院感染流行学调查与研究成为可能。

七、医院感染暴发预警

系统根据专职人员针对不同感染指标设置的暴发预警阈值,每天进行综合分析,对超出阈值的病区自动报警,并以明确的颜色标记进行提示;同时提供病区所有患者感染信息的时空分布图,即对感染时间、病区内床位分布等情况按顺序排列。

该功能的特点:通过全过程、全因素、全区域的实时监测,将聚集性感染情况直观展示,便于快速判断,可及时发现暴发苗头。

(一)医院感染暴发预警阈值的制订

通过对患者从入院到出院全过程感染信息的追踪,得到各种医院感染数据,如全院及各科室的现患率、感染率、感染部位构成比、感染致病菌分布等。系统针对不同科室的感染特点和日常监测数据积累,可以方便地为每个科室制订相应的感染暴发预警阈值。医院感染病例个案预警,为制订科室暴发预警阈值奠定基础并提供数据支持。

根据医院感染暴发的定义,结合科室感染历史监测数据,制订科室感染暴发的预警条件如下:

(1)一周内某科室院内感染现患人数超出暴发预警阈值。

(2)一周内某科室发生某感染部位感染人数超出暴发预警阈值。

(3)一周内监测到某科室多例(一般为超过 3 例)相同病原体的感染病例。

(4)一段时间内某科室多例病人呈现相似感染症状,如腹泻(送检便常规的人次数超出预警阈值)、发热(体温增高的人次数超出预警阈值)。

系统暴发预警模块包含所有微生物学检查确认的致病菌,无论感染或定植或污染;暴发预警的设立不仅关注院内感染病例,更综合考虑院内和院外感染病例,因为往往院外感染是感染暴发的源头。暴发预警阈值的设立不仅包括不同科室的感染现患人数,还包括不同感染部位的感染人数。这是更为科学灵敏的预警方式。暴发监测预警"时机前移",不局限于确诊的病例感染,更加关注感染病例临床症状,如腹泻,病区内病人送检便常规超出正常预警值——无论便常规的结果是否出来或结果性质如何。这种预警时间上要明显早于医生诊断腹泻并上报,而且不依赖于医生主动上报结果。

(二)医院感染暴发预警展示方式

符合以上感染暴发条件时触发感染暴发的预警:超出预警阈值后,系统自动将该科室名称变红(图 9-6),鼠标双击后得到该科室预警病例的感染相关信息明细表。其包括床号、致病菌、感染部位、感染时间、入院时间、主管医生等信息。为了更直观地展示感染病例之间的关系，在感染相关信息明细表的基础上，系统增加了感染病例时空分布图（图9-7），横坐标是病人住院时间，纵坐标是病人床位分布，以九宫格的方式更好地表达疑似病例之间时间和空间上的关联性。专职人员可以非常容易地通过这个时空分布图，对疑似病例感染之间的时间和空间关联性、交叉传播可能性进行评估，判断是否有感染暴发的可能性。

科室	现患人数 ▾	鲍曼不动杆菌	铜绿假单胞菌	肺炎克雷伯菌	发热	送检便常规
神经内科一病区	6	0	2	0	1	1
神经外科监护室	5	1	2	1	4	0
神经内科监护室	5	3	4	1	1	0
神经内科二病区	5	0	1	0	1	0
呼吸科三病区	3	1	3	0	1	2
神经外科一病区	3	1	0	0	5	1

图 9-6　科室医院感染暴发预警图

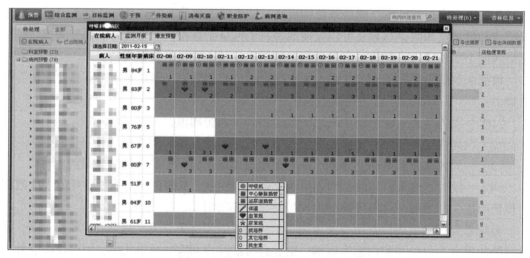

图 9-7　科室医院感染病例时空分布图

八、相关业务子系统

各业务模块便于感染管理专职人员开展相应工作。

1. 消毒灭菌效果监测子系统　包括空气、物表、手的消毒效果监测，医疗器械消毒灭菌效果监测，洁净医疗用房主要性能监测，透析用水质量监测等内容。实现录入方便、自动判断是否合格、打印标准格式报告单等功能。

2. 传染病监测子系统　在交互平台中，系统自动产生患者基本信息，医生只需点击填写传染病诊断和发病日期等少量信息即可上报；可产生规范的报告卡，并在感染管理科工作站进行统计分析。

3. 职业接触防护管理子系统　根据职业防护要求,录入针刺伤等相关情况,并对后续检查治疗进行追踪提醒和统计分析。

第三节　信息化系统在医院感染管控中的应用

一、借助信息化手段开展实时高效的感染控制工作

医院感染监测是医院感染管理的重要组成部分,也是感染预防控制的基础。医院感染监测在信息化系统完善的基础上,充分利用其产生的监测数据,使全面、实时、高效地开展医院感染预防控制和管理工作成为可能,并大大提高工作效率和工作质量。

以下以耐药菌与抗菌药物的监控管理为例加以说明。

(一)系统的耐药菌监控功能

(1)概述:RT-NISS 使用数据访问中间件技术获取检验系统(LIS)的数据。系统能够智能分析所有住院患者的微生物检验结果:对于细菌培养数据,通过专职人员提供分析策略智能识别阴性/阳性结果;对于药敏数据,可自动识别抗菌药物种类和细菌对各类抗菌药物的耐药情况及细菌的耐药级别;能够自动标识提醒重点多重耐药菌(MRSA、VRE 等)。

耐药菌病例预警:实现每日预警所有新检出多重耐药菌病例。

耐药菌暴发预警:实时灵敏预警病区多重耐药菌聚集出现与暴发。

耐药菌转科提示预警:耐药菌患者转科时,系统可实现自动告知新转入科室,提示多重耐药菌感染情况和隔离防控。

与临床医生交流功能:专职人员可通过"交互平台"发送电子版多重耐药菌防控 SOP 方案;并可对科室执行情况做追踪记录。

统计查询功能:在系统中设置菌种、药敏、多重耐药、检出标本、检出次数、起止日期、科室等多个选项,对筛选出的多重耐药菌数据,能任意组合进行统计分析,直接导出。

(2)监测与干预方式

1)系统对每日新检出多重耐药菌病例进行实时预警。专职人员每日确认预警感染病例时,对新检出的多重耐药菌感染或定植病例,可链接干预专家库,选择相应的耐药菌防控 SOP 方案,实时推送到该患者主管医生的工作站。

2)微生物科及时预警:在化验单标示"耐药菌"符号,并及时发邮件到耐药菌管理公共邮箱,院感专职监控人员与相关人员及时查阅,并可由院感专职监控人员直接推送到院感监控兼职人员的手机微信内。

3)专职人员每周定时对多重耐药菌病例进行床旁督导。利用系统"菌检出"统计查询功能(图9-8),导出一周重点多重耐药菌新发感染或定植病例(MRSA、VRE、CRE、CR-AB、MDR-PA)。利用手机内数据,进行床旁督导,现场查看隔离、消毒、手卫生等 SOP 防控措施的执行情况。专职人员可根据感染科室实际条件指导可操作的耐药菌防控措施,并对该科室耐药菌防控措施执行情况进行记录。

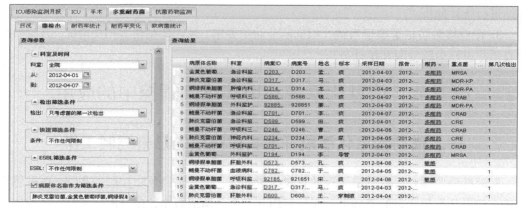

图9-8 "菌检出"查询某周第一次检出多重耐药菌列表

（3）耐药菌暴发预警的干预处理。系统可实时灵敏预警病区多重耐药菌的聚集出现，符合耐药菌暴发预警的科室将实时标红（图 9-9）。专职人员处理暴发预警时，可根据系统提供的感染信息如院内院外、检出时间、科室、床号、耐药级别等，初步判断耐药菌时空分布及交叉传播的可能性。若为耐药菌聚集出现或存在可疑交叉传播或暴发流行，则迅速导出并打印相关数据，下临床科室督导，立即启动耐药菌防控措施或暴发流行控制方案，并展开现场流行病学调查、环境卫生学采样鉴定等工作。专职人员对科室进行跟班作业，寻找感染传播的危险因素，提出科室迅速控制感染和持续改进措施。

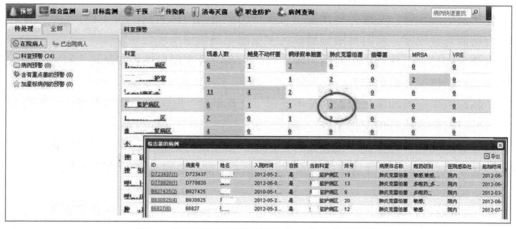

图9-9 病区暴发预警图及链接感染患者相关信息表

（4）以数据为导航，行政管理加强耐药菌防控工作。通过不同检索条件，能便捷准确地查询全院耐药菌感染分布信息和流行趋势，可导出任意时间段、任意菌、任意科室耐药菌药敏情况变化趋势；公布导出数据，与目标考评直接挂钩，以强化科室对耐药菌防控工作的重视与执行力。可公布数据如下：每日公布各临床科室的现患率、抗菌药物使用率与送检率；每月发布全院重点致病菌的药敏统计情况、多重耐药菌感染患者的床旁监测结果及科室耐药菌防控措施执行情况分析；每半年公布重点致病菌的各科室药敏统计结果。随时公告耐药菌暴发、流行事件及经验总结。

（5）对医护人员进行培训教育，普及耐药菌传播与防控知识，提高医务人员耐药菌的防控水平。全院普及性培训内容包括：标准预防、消毒隔离、手卫生、耐药菌传播、预防与控制、抗菌药物合理使用、病原学送检等。科室针对性培训内容包括：根据各科室完成的实际数据，帮助科室共同分析存在的问题；针对问题进行强化培训，并提出持续改进的措施。

（二）抗菌药物管理与干预

（1）利用特殊类抗菌药物电子申请单，管控特殊类抗菌药物。对于使用特殊类抗菌药物的病例提醒医生送检微生物标本（图9-10，图9-11）。

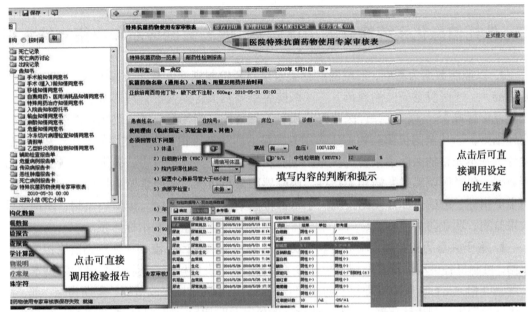

图 9-10　特殊类抗菌药物申请单

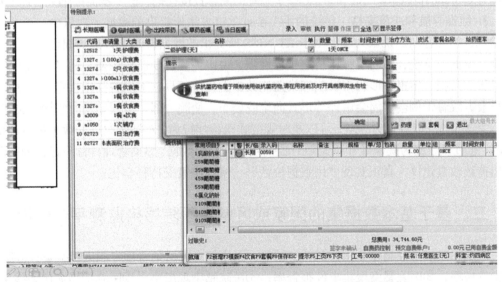

图 9-11　特殊类抗菌药物使用时提醒医生送检微生物标本

（2）利用医嘱限制系统，限制围术期抗菌药物的使用，包括天数和用药品种（图9-12）。

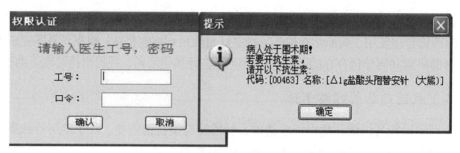

图 9-12　围术期抗菌药物使用限制

二、依托信息化系统建立的指标体系，提高数据导航和决策支持水平

1. 以监测数据为基础，形成医院感染管理质量控制指标体系　依据国家《医院感染诊断标准》、《医院感染监测规范》、《医院感染暴发报告及处置管理规范》、《三级综合医院评审标准》、《三级综合医院医疗质量管理与控制指标》、《三级综合医院评审标准实施细则》、《全国抗菌药物临床应用专项整治活动》等相关规范文件的要求，RT-NISS设计了基本完整的医院感染管理质量控制指标体系。在实际运行中，提供了大量的统计分析数据，包括医院感染发病相关指标、医院感染分布指标、病原学监测指标、抗菌药物使用主要指标、ICU目标性监测指标、手术部位感染目标监测指标、传染病监测、消毒灭菌效果监测、职业防护监测指标等，形成了医院感染管理质量控制指标体系。

2. 基于大量历史数据，制订各科室医院感染控制参考目标值　根据感染监测相关历史数据，可制订各科室医院感染相关指标参考目标值，下发各科室，使科领导及时掌握本科室年度感染相关指标。感染管理科及时跟踪各科室感染相关指标完成情况，定期为院、部、科三级领导提供监测指标数据，对未完成指标的科室及时指导，加强目标管理考评，并与企业资源计划（enterprise resource plan，ERP）系统的测算直接挂钩，进一步促进感染管理工作。

3. 数据导航和决策支持　传统的手工统计上报方法所提供的数据，数量少、不全面、滞后性、指导性弱、说服力差。由于RT-NISS所提供的数据及时（日报、周报、月报）、客观、全面、系统，因而对临床科室指导性强、说服力强、导航作用强。通过医院感染工作日报、月报、年报等形式将医院感染监测数据上报院领导，下发各临床科室，并通过院交班会、院骨干例会、周会讲评等形式向全院公布，使院、部、科领导及时掌握感染相关指标完成情况。以数据为导航，可以及时规范临床诊疗行为，对持续改进的效果进行评价。同时，通过该系统为院领导和机关随时提供翔实可靠的数据，感染管理科针对存在的问题，提出持续改进建议，真正实现"用数据说话"，实现决策支持科学化。

三、基于基本数据集的国家或区域性医院感染监测平台建设

医院感染质量控制核心指标包括：①每百张床位医院感染管理专职人员数量；②医院感染发病率；③医院感染聚集事件报告率；④医院感染现患率；⑤医院感染病例漏报率；⑥病原学送检率；⑦住院患者抗菌药物使用率；⑧Ⅰ类手术患者手术部位感染率；⑨Ⅰ

类手术抗菌药物预防使用率；⑩医务人员手卫生依从率；⑪器械相关感染千日发病率：即导管相关血流感染千日发病率、呼吸机相关肺炎千日发病率、导尿管相关尿路感染千日发病率。

为获得这些指标，传统方法为直接上报所需数据，该方法的缺点为信息量单一、数据固化、真实性很难考核。

建立的数据集包括：患者住院信息识别、患者自身风险、患者诊断信息、诊疗相关风险（手术、用药、操作）、实验室检测相关风险（病原学、血清学）、医院感染结果判读六方面近 80 个指标。通过这些基础指标，自动产生需要的数据。

建立数据集的意义在于：①可以解决医院感染相关数据标准化问题。②规范医院感染临床数据的定义、采集、交换方式。③数据集公开以后，各医院可在不同应用系统自动产生符合要求的基本数据集，规范各级医院院感监测的内容。④基本数据集是基于医院日常监测工作产生的过程数据，数据集的生成和上报不增加专职人员负担。

基于基本数据集的国家或区域性医院感染监测平台的建设，能让国家卫生和计划生育委员会、省质控中心实时发现各基层医院院感暴发的预警；对不同医院之间相同级别医院、相同病种、相同科室医院感染监测数据进行比较。可以产生国家的医院感染监测大数据，为国家院感相关的法律法规的制定奠定数据基础。2015 年已完成在山东省 12 家医院的试点工作。

（刘运喜　邢玉斌　杜明梅　索继江　糜琛蓉）

参 考 文 献

杜明梅，刘运喜，索继江，等. 2012. 医院感染暴发实时监测预警的实现及临床应用. 中华医院感染学杂志，22（14）：3104-3106.
杜明梅，邢玉斌，索继江，等. 2012. 医院感染实时监控系统中疑似感染病例智能判断的实现. 中国感染控制杂志，11（2）：115-118.
匡季秋，武迎宏. 2009. 国内外医院感染监测系统应用进展与比较. 中华医院感染学杂志，19（16）：2213-2216.
索继江，杜明梅，邢玉斌，等. 2011. 基于医院感染实时监控系统的交互平台设计与实现. 中华医院感染学杂志，21（20）：4293-4295.
邢玉斌，索继江，杜明梅，等. 2011. 医院感染实时监控系统的开发与应用. 中华医院感染学杂志，21（24）：5241-5243.

思 考 题

1. 医院感染监测系统从系统使用和数据管理的角度区分，可大致分为哪几个系统？有何区别？

2. 通过信息化手段，如何转变医院感染管理工作模式？

3. 医院感染实时监控系统中专职人员与临床医生交互平台的特点是什么？

4. 医院感染实时监控系统中目标性监测功能的特点是什么？

5. 根据医院感染暴发的定义，结合历史监测数据，制订科室感染暴发的预警条件一般包括什么？

第十章　常见医院感染及其预防与控制

第一节　概　　述

一、国内外医院感染发生现状

不同国家、不同医院，医院感染发生状况不尽相同；不同医院由于收治的病人中，人种不同、规模不同、病种不同、危重程度不同，医院感染发生状况也相差甚远。调查方式、数据的准确性、送检率的高低都会影响医院感染发生率的统计结果。故单一地进行医院感染发生率的比较，判断某医院医院感染防控工作的好坏并不科学。需要综合判断和使用同一种调查方法进行某医院医院感染发生率前后的对照。对住院＞3 天的住院病人进行医院感染发生率的统计，可以规避住院 2 天内的病人对数据结果的影响。对住院病人的危重评分进行比较，可以观察到病人危重程度与医院感染发生率的关系。

2011 年美国疾病预防控制中心（美国 Emory 大学医学院）对 183 家医院的 11 282 例病人进行医院感染现患率的调查。调查数据显示：452 例病人发生医院感染，医院感染发生率为 4.0%（95% CI：3.7%～4.4%）；504 例次病人存在不同部位感染。根据构成比，其中最常见的感染部位为呼吸道（21.8%）、手术部位（21.8%）、胃肠道（17.1%）。呼吸道感染中约有 43 例（39.1%）使用呼吸机，泌尿道感染中约有 44 例（67.7%）使用导尿管，血流感染中约有 42 例（84.0%）使用深静脉导管。医院感染主要的病原菌为艰难梭菌（12.1%）、金黄色葡萄球菌（10.7%）和肺炎克雷伯菌（9.9%）。据统计学推测，2011 年在美国全国急诊医院约有 721 800 例医院感染病例发生。

2012 年中国医院感染监测网（中南大学湘雅医院）对 1313 家不同规模医院的 786 028 例住院患者进行调查，发现 25 273 例医院感染病例，医院感染现患率为 3.22%。＜300 张床位的医院医院感染现患率为 2.11%，300～599 张床位的医院医院感染现患率为 2.52%，600～899 张床位的医院医院感染现患率为 3.49%，≥900 张床位的医院医院感染现患率为 3.91%。居前五位的科室分别是综合重症监护病房（27.76%）、血液科（10.13%）、烧伤科（9.64%）、神经外科（9.00%）、儿科和新生儿病房（5.34%）。

2010～2012 年上海市医院感染质量控制中心（上海中山医院）对 72 所医院的 148 446 例病人进行医院感染现患率调查。调查数据显示：3 年医院感染现患率分别为 3.9%、4.0%、3.7%，ICU 中，神经外科 ICU 感染率最高（34%），新生儿 ICU 最低（7.1%）；非 ICU 科室中血液科感染率最高（12.1%）、泌尿外科最低（2.1%）。根据构成比，感染部位以下呼吸道最高（47.6%），泌尿道次之（14.4%）。医院感染主要的病原菌为铜绿假单胞菌、鲍曼不动杆菌、假丝酵母菌属。

上海交通大学医学院附属瑞金医院为一所上海地区的三级甲等综合性医院，2014年对全院75个病区进行现患率调查，实际调查2096例，发现医院感染病例100例，医院感染现患率为4.76%；急诊ICU（64.71%）、普胸外科（25.00%）、老年科三病区（21.74%）分别为ICU、手术科室及非手术科室中现患率排名第一的科室；医院感染部位居前三位的依次是下呼吸道（52.25%）、手术部位（16.22%）和泌尿道（10.81%）；检出病原菌91株，检出前三位均为革兰氏阴性菌，依次是肺炎克雷伯菌、鲍曼不动杆菌和铜绿假单胞菌。

二、医院感染判断常用指标

医院感染病例的判断从回顾性查阅病例、现患率调查到利用医院感染监测软件进行实时监测，都离不开对病例中常用指标的查阅、分析与判断。这些常用的指标主要为：体温；大便次数；抗菌药物（持续时间、用药品种、用药时机）；血、尿、粪等常规检查；微生物检验；放射检查；病史中感染相关症状、体征的描述等。在调查时还应对易感因素进行关注，如侵入性操作；手术；激素、免疫抑制剂的使用；放、化疗等。判断时还需要根据病史描述和国家医院感染诊断标准区分带入感染和医院内感染。首次病程记录、48小时内的实验室检查和病史是带入感染重要的判断依据。住院时间长（大于该医院平均住院日）、死亡病人更容易发生医院感染，对这类病人要密切关注。

（一）体温异常

发热是感染者的常见症状，但在免疫反应差的个体，可以无发热甚至表现为低体温，如老年肺炎患者、新生儿败血症、使用免疫抑制剂的感染者。但发热并不完全意味着有感染发生，需仔细寻找发热原因，结合临床症状体征及实验室检查进行鉴别，判断有无感染及感染部位。

1. 感染性发热　各种病原体如细菌、病毒、肺炎支原体、立克次体、真菌、螺旋体及寄生虫等侵入机体后，均可引起相应的疾病，不论急性还是慢性、局限性还是全身性均可引起发热，通常称为感染性发热（infective fever）。病原体及其代谢产物或炎性渗出物等外源性致热源，在体内作用于中性粒细胞、单核细胞及巨噬细胞等，使其产生并释放内源性致热源而引起发热。感染性发热占发热病因的50%~60%，其中细菌感染占43%，病毒感染占6%左右。说明细菌性致热源是引起感染性发热的常见致热物质。

2. 非感染性发热　凡是病原体以外的各种物质引起的发热均属于非感染性发热。常见病因如下：

（1）无菌性坏死组织吸收，常见于：①物理、化学因素或机械性损伤，如大面积烧伤、脏器出血及创伤或大手术后的组织损伤；②组织坏死或细胞破坏，如恶性肿瘤、白血病、急性溶血反应等；③血管栓塞或血栓形成，如心、肺、脑等内脏器官的血管栓塞或脉管炎所致肢体坏死等。

（2）变态反应，如风湿热、血清病、药物热、结缔组织病及恶性肿瘤等。

（3）内分泌与代谢疾病，如甲状腺功能亢进者，严重脱水而使体温升高等。

（4）心力衰竭或某些皮肤病，如广泛性皮炎、鱼鳞病等，但多为低热。

（5）体温调节中枢功能异常，如中暑，重度安眠药中毒，脑震荡、脑出血、颅内压升高、颅骨骨折等。

（6）植物神经功能紊乱，有原发性低热、感染后低热、夏季低热、生理性低热等。

3. 发热的分度　低热 37.3～38℃；中等度热 38.1～39℃；高热 39.1～41℃；超高热 41℃以上。

4. 热型及临床意义

（1）稽留热：体温持续在 39～40℃，达数日或数周，24 小时体温相差不超过 1℃，见于大叶性肺炎、伤寒、斑疹伤寒等。

（2）弛张热：体温在 39℃以上，24 小时体温相差超过 1℃，最低点仍高于正常水平，见于伤寒菌血症缓解期、流行性出血热、化脓性疾病、败血症等。

（3）间歇热：24 小时内体温波动于高热与常温之间，见于疟疾、急性肾盂肾炎、菌血症等，又称败血型热。

（4）回归热：骤起高热，持续数日，退热几日后，高热重复出现，见于回归热、布氏菌病等；在多次重复出现并持续数月之久时，称为波状热。

（5）马鞍热：发热数日，退热一日，又发热数日，见于登革热。

（6）不规则热：发热无一定规律，持续时间不定，见于恶性肿瘤、流行性感冒。

不同的发热性疾病具有相应的热型，但必须注意：①由于抗菌药物的广泛使用，及时控制了感染，或因解热药与肾上腺皮质激素的应用，可使某些疾病的特征性热型变得不典型或呈不规则热型；②热型与个体反应性的强弱有关；③部分药物使用后也会引起发热，如集落刺激因子、胸腺素等。

（二）大便次数异常

病人发生胃肠道感染时，常常存在大便次数增多的现象。但针对大便次数增多的情况，需排除化疗药物副作用、灌肠等非感染因素的影响，结合其他常用指标，准确判断胃肠道感染的发生。在判断抗生素相关性腹泻时，需结合实验室艰难梭菌的检出和抗菌药物使用史进行确认。

（三）抗菌药物使用

抗菌药物使用是医院感染病例判断的重要指标。未手术病人使用抗菌药物；手术病人抗菌药物使用时间过长（远远超过本医院围术期抗菌药物使用常规）；使用特殊级抗菌药物；抗菌药物品种从非限制级上升到限制级或特殊级等都提示病人可能存在感染，需结合病人其他相关指标进行综合判断。

（四）辅助检查

辅助检查是判断医院感染的重要依据之一。在查看各类与感染有关的化验与放射检查结果时需注意与入院时的检查进行比较，以区别是带入感染还是医院感染。常用化验为血、尿、便等常规检查与微生物检验，常用放射检查为胸部 X 线片、CT 等。随着微生物的演变，各类病毒越来越多，其相关检测逐渐成为人们关注的焦点。

值得注意的是，实验室检查存在假阴性和假阳性，故不是判断医院感染的唯一标准，需结合临床症状体征与病人病史和入院时具体情况进行综合性判断。

辅助检查对感染的判断和治疗非常重要，所以临床工作中应在病人入院 48 小时内及时获得相关检查结果，以备住院期间异常检查结果的对照。掌握正确的标本采集方法和送检原则，避免错误的检查结果。

现患率调查前，可以根据病人具体情况及时送检和检查，有利于得到可靠的调查结果。

（五）感染相关症状体征

不同部位的感染有不同的症状体征，如呼吸道感染可能存在咳嗽、咳痰；泌尿道感染可能存在尿频、尿急、尿痛；胃肠道感染可能存在恶心、呕吐、大便次数增加；手术部位感染可能存在手术部位的红、肿、热、痛。不同的症状体征是确定感染部位的重要客观指标。判断时，结合其他常用指标，确认医院感染的具体部位。

第二节　呼吸系统感染与呼吸机相关性肺炎的预防及控制

呼吸系统医院感染包括上、下呼吸道感染及胸膜腔感染，以下呼吸道感染最常见。近年来由于鼻胃管、气管插管的广泛应用，发病率有增加的趋势。由于严格的无菌技术与医疗条件的不断改善，胸膜腔医院感染的机会减少。重症监护病房（ICU）、内科（呼吸、血液、神经）、外科（脑外、胸外、心外）等科室呼吸系统医院感染发病率较高。

一、呼吸系统医院感染预防与控制

1. 感染源

（1）内源性感染：由口咽部或胃肠道的定植或增殖菌引起。多见于机械通气最初 4 日内的病人及有呼吸道基础疾病的病人，因长期使用抗菌药物致菌群失调者，因药物或"胃外分泌衰竭"（如应激）时，胃液 pH 升至 4 以上者。一般认为短期使用相对窄谱抗菌药物可望预防这种感染。

（2）外源性感染

1）医疗器械未严格消毒，特别是氧气湿化瓶、呼吸机管路和湿化瓶、湿化水未严格消毒，吸痰操作用物未一用一换一消毒等。

2）对呼吸道感染病人未采取有效消毒隔离措施，使其成为感染源。

2. 易感因素

（1）内源性感染

1）基础疾病：慢性消耗性疾病，如慢性肺部疾病、脑血管病、糖尿病、血液病、肿瘤等。据报道原发病越严重，革兰氏阴性杆菌定植率越高，呼吸系统医院感染的发生机会越大。

2）意识障碍：是呼吸系统内源性医院感染发生的主要危险因素。据报道 70%的意识障碍者可将口咽分泌物误吸至下呼吸道，占各种危险因素的 18.6%。

3）免疫功能受损：使用免疫抑制剂或激素、化疗、放疗，使免疫力低下，呼吸系统条件致病菌增殖。

4）长期住院和平卧：长期住院的重病人特别是使用呼吸机的病人，长期平卧易导致胃食管反流而致呼吸系统医院感染。

5）使用抗酸剂或 H_2 受体拮抗剂：改变胃液 pH，胃内细菌特别是 G^- 杆菌过度生长，经食管、咽部可移行至下呼吸道致肺部感染。有报道西咪替丁的使用是呼吸系统医院感染发生及死亡的重要危险因素。

6）其他：年龄（＞60 岁）、吸烟、低蛋白血症、抗菌药物的不合理使用等。

（2）外源性感染

1）外科手术：发生率约为 17.5%，尤其是脑部及上腹部手术后发生呼吸系统医院感染的概率比其他部位手术更高。发病机制主要为，手术后病人对微生物正常吞噬功能及呼吸道清除机制不全，细菌容易进入并存留于下呼吸道。

2）气管插管、切开、鼻胃管留置：气道局部损伤及干燥使气管黏膜纤毛清除功能降低。气管插管可将口腔及上呼吸道的细菌直接带入下呼吸道而发生呼吸系统医院感染。

3）呼吸系统治疗性仪器的使用：如呼吸机、氧气吸入、超声雾化装置等。这些治疗性仪器，特别是仪器上湿化瓶、雾化器、连接管等的不彻底消毒，引起医源性交叉感染。

4）ICU 病房或呼吸科病房：感染病人消毒隔离措施不到位。

3. 预防与控制措施

（1）减少或消除口咽部和胃肠道病原菌的定植与吸入，防止内源性感染的发生。

1）加强气管内插管或气管切开护理，正确掌握吸痰操作。采用可抽吸三腔气管套管阻止口咽部细菌吸入使呼吸机相关性肺炎（VAP）减少 50%。

2）对患者采取半卧位，特别对使用呼吸机者及长期卧床病人，以防止胃肠液反流。有报道呼吸机相关性肺炎的发生率仰卧位为 23%、半卧位为 5%。

3）重视病人的口、鼻、皮肤和饮食的清洁卫生，对重病人做好口腔护理。

4）使用呼吸机的病人，尽早拔管或改进导管的生物材料，可减少或消除导管表面生物膜的形成。

5）合理使用抗菌药物，在致病菌体外药敏指导下针对性用药。

6）提倡应用硫糖铝防治消化道应激性溃疡。

7）实施胃肠营养时，尽量减少误吸。如果将喂养管直接置入空肠，可避免胃肠道反流。

8）对高危易感病人采用选择性消化道去污染（SDD），通过应用胃肠道不吸收的抗菌药物杀灭胃肠道条件致病菌，避免其移行或易位。常用抗菌药物为妥布霉素、多黏菌素 E、两性霉素 B。由于 SDD 是预防性用药，易产生耐药性，故目前不作为呼吸系统医院感染的常规预防用药。

（2）切断外源性感染传播途径

1）严格执行手卫生措施，接触病人黏膜或呼吸道分泌物时戴手套，手套一用一换。

2）加强对共用医疗仪器的消毒灭菌，如呼吸机、纤维支气管镜、雾化器等。呼吸机管道每周 1~2 次更换消毒。

3）至少每日 2 次开窗通风，每次 30 分钟，通风条件不好、人员密度高的地方可安装强力排风设施、循环风紫外线或静电吸附装置，遇特殊感染病人可采用紫外线或臭氧进行空气终末消毒。

4）对呼吸系统感染病人采取必要的隔离措施。

（3）改善宿主状况，提高免疫力

1）术前采用各种方法去除病人呼吸道分泌物，术后指导和协助病人正确翻身、排背、咳嗽并尽早下床活动，控制影响病人咳嗽的疼痛。

2）拔除气管导管或解除气囊前，将导管气囊以上的气道分泌物清除干净。

3）营养支持疗法，对重症病人必要时可使用免疫球蛋白、集落刺激因子、干扰素等以提高机体免疫功能。

4）对免疫力低下病人采取保护性隔离措施。

二、呼吸机相关性肺炎

（一）概述

ICU 获得性肺炎中最常见的类型之一是呼吸机相关性肺炎（ventilator associated pneumonia，VAP）。VAP 通常是指机械通气 48 小时后及停用机械通气去除人工气道 48 小时之内发生的医院内获得性肺炎。国外报道，VAP 发病率为 6%~52%或（1.6~52.7）例/1000 机械通气日，病死率为 14%~50%；若病原菌是多重耐药菌或泛耐药菌，病死率可达 76%，归因死亡率为 20%~30%。在我国，VAP 发病率为 4.7%~55.8%或（8.4~49.3）例/1000 机械通气日，病死率为 19.4%~51.6%。VAP 导致机械通气时间延长 5.4~14.5 天，ICU 滞留时间延长 6.1~17.6 天，住院时间延长 11~12.5 天。在美国，VAP 导致住院费用增加超过 4000 美元/每次住院。

（二）致病菌

根据发病时间，可将 VAP 分为早发 VAP 和晚发 VAP。早发 VAP 发生在机械通气≤4 天，主要由对大部分抗菌药物敏感的病原菌（如对甲氧西林敏感的金黄色葡萄球菌、肺炎链球菌等）引起；晚发 VAP 发生在机械通气≥5 天，主要由多重耐药菌或泛耐药菌[如铜绿假单胞菌、鲍曼不动杆菌、甲氧西林耐药的金黄色葡萄球菌（MRSA）]引起。

（三）发病机制及危险因素

VAP 的发病机制主要与口咽部分泌物大量吸入（aspiration）和被污染的气溶胶吸入

（inhalation）有关。约有 10%的健康人口咽部有革兰氏阴性杆菌定居，而住院和应激状态可增加细菌的定居。口咽部革兰氏阴性杆菌定植与病情严重程度相关，且随住院时间延长而增加。Johanson 等报道中度病情者口咽部革兰氏阴性杆菌定植率为 16%～35%，重症病例则增至 57%～73%。年龄亦影响口咽部革兰氏阴性杆菌定植，老年人尤为显著。其他的相关因素还有抗生素应用、胃液反流、大手术、基础疾病、内环境紊乱、糖尿病、酸中毒等。建立人工气道（气道插管或气管切开）及机械通气的病人，口咽部与下呼吸道的屏障直接受到损害，口咽部分泌物经气管内壁与导管气囊间隙进入呼吸道，损伤气管纤毛上皮细胞及其纤毛运动。插管提供了细菌进入下呼吸道的机会，同时又成为细菌繁殖的场所。细菌可在插管表面形成生物被膜，从而保护细菌不受抗菌药物或宿主防御的作用。有研究认为，积聚的细菌可因通气气流、插管操作、吸痰而脱落，阻塞下呼吸道，导致肺炎。细菌亦可在呼吸机管道内定植形成凝集物进入下呼吸道。这些机制均可明显增加 VAP 的发生率。重复气管插管患者再次插管时，在口咽部及胃腔内定植的革兰氏阴性杆菌更易进入下呼吸道。一般认为使用呼吸机＜24 小时者很少发生 VAP，而超过 4 天者 VAP 的发生率则明显增加。可见人工气道、机械通气与 VAP 密切相关。

气溶胶吸入（指极小的液体或固体微粒悬浮于空气中）主要是因为串联于呼吸机上的雾化装置、吸引管、气管插管、呼吸机管道等被污染，这些雾粒可成为带菌颗粒。较大雾粒（＞5μm）常沉积于鼻咽部和气管，较小雾粒（＜5μm）则可直接到达细支气管和肺泡而引起 VAP。带菌的呼吸机管道冷凝水倒流入病人气道也可以引起细菌的直接种植。此外，受污染的雾化器除对使用病人直接造成危害外，尚可污染病室空气成为病人间交叉感染的来源。据测试雾化器产生的雾粒可由呼气活瓣散发至 10m 以外处。

胃肠道定植菌逆行与吸入也是 VAP 的发病机制之一。近年研究表明胃肠道是内源性感染致病菌的主要来源，胃肠道是革兰氏阴性杆菌最主要的定植场所，胃腔内细菌的逆行则是口咽部致病菌定植的重要途径。正常胃液 pH 为 1.0，胃腔细菌很少。当胃液 pH≥4.0 时，微生物可在胃中大量繁殖，在高龄、营养不良、胃酸缺乏、肠梗阻及上消化道疾病，以及接受胃肠营养、止酸剂和 H_2 受体阻滞剂预防治疗的患者尤为常见。机械通气前及期间多种广谱抗生素的应用，可改变患者正常微生物的寄生，杀灭了敏感的非致病菌，致病菌随之大量繁殖，而 ICU 的患者病情重、免疫功能常常下降或抑制，不能有效清除过度繁殖的致病菌，使 VAP 发生机会增加，细菌耐药性发生改变。

此外，医务人员的手在护理、操作、吸痰引流时未做到严格的消毒隔离措施，手上的细菌可以直接被带入病人的气道内，种植于下呼吸道引起 VAP。

（四）VAP 的预防

1. 与器械相关的预防措施

（1）呼吸机清洁与消毒：呼吸机的消毒主要是指对呼吸机整个气路系统，如呼吸回路、传感器、内部回路及机器表面的消毒。

（2）呼吸回路的更换：呼吸回路污染是导致 VAP 的外源性因素之一。已有的研究发现，机械通气患者无需定期更换呼吸回路，当管路破损或污染时应及时更换。

（3）湿化器类型对 VAP 发生的影响：在 VAP 的预防方面加热湿化器（heated humidifiers，HHs）和加湿交换器（heat and moisture exchangers，HMEs），孰优孰劣仍存争议。建议机械通气患者可采用 HMEs 或含加热导丝的 HHs 作为湿化装置。

（4）HMEs 的更换：机械通气患者若使用 HMEs 应定期更换，当 HMEs 受污、气道阻力增加时应及时更换。

（5）细菌过滤器：常放置在吸气管路和（或）呼气管路端。细菌过滤器的缺点是可增加气道阻力和无效腔。对疑似或确诊为肺结核的机械通气患者，应在呼气管路端放置细菌过滤器，避免污染呼吸机和周围环境。

（6）吸痰装置及更换频率：吸痰对清除气道分泌物、维持气道通畅、改善氧合具有重要意义。以往多采用开放式吸痰装置，但由于在操作过程中需要分离患者与呼吸机间的管道连接，不利于保持气道压力和密闭性。20 世纪 80 年代后期引入了密闭式吸痰装置，因其不影响患者与呼吸机管路的连接，可维持呼气末正压和减少对周围环境的污染，临床上应用日渐增多。目前研究表明，采用开放式或密闭式吸痰装置均对预防 VAP 的发生无显著差异。除非破损或污染，机械通气患者的密闭式吸痰装置无需每日更换。

（7）纤维支气管镜：ICU 的纤维支气管镜操作是 VAP 发生的独立危险因素。我们在日常工作中，应严格管理内镜的消毒、灭菌和维护。

2. 与操作有关的预防措施

（1）气管插管路径与鼻窦炎防治：相关研究认为，尽管经口气管插管的气道并发症较经鼻气管插管多，但经口气管插管可降低鼻窦炎的发病率。

（2）声门下分泌物引流：上气道分泌物可聚集于气管导管球囊上方，造成局部细菌繁殖，分泌物可顺气道进入肺部，导致肺部感染。因此采用声门下分泌物引流可有效预防肺部感染。

（3）气管切开的时机：长期机械通气的患者常需要行气管切开术，相对于气管插管，气管切开能减少无效腔、增加患者的舒适度、利于口腔护理和气道分泌物引流，可能有助于缩短机械通气时间。但由于是有创性操作，可出现出血、皮下/纵隔气肿及气道狭窄等并发症，因此选择气管切开的时机非常重要。多项研究界定早期气管切开为机械通气 8 天以内，晚期气管切开为机械通气 13 天以上。早期行气管切开不降低已建立人工气道患者 VAP 的发病率，且两者对早期病死率的影响无明显差别。

（4）动力床治疗（kinetic bed therapy）：是对机械通气的重症患者使用可持续旋转及保持至少 50º 以上翻转的护理床，减少患者因长期卧床而出现的并发症。其通常包括横向旋转治疗、振动治疗和连续振荡治疗等方法。机械通气患者应用动力床治疗可降低 VAP 的发病率。

（5）抬高床头使患者保持半坐卧位：在保证患者可以耐受，且不影响医疗效果、不增加护理难度的条件下，抬高床头使患者保持半坐卧位可提高氧合，减少面部水肿，减少肠内营养患者出现反流和误吸，从而降低 VAP 的发病率。

（6）俯卧位通气：较早的研究指出，俯卧位通气用于急性肺损伤和急性呼吸窘迫综合征患者，可在一定程度上降低 VAP 的发病率、缩短机械通气时间及 ICU 滞留时间。但近年的研究显示，俯卧位通气不能降低 VAP 的发病率及病死率，其可行性与安全性也限制了其应用。

（7）肠内营养：鼻饲方法常为经鼻胃管、经鼻十二指肠管及经鼻空肠管等途径。机械通气患者选择经鼻肠管进行营养支持可降低 VAP 的发病率。

（8）气管内导管套囊的压力：持续监测套囊压力并使压力控制在 25cmH$_2$O，可有效降低 VAP 的发病率。应定期监测气管内套管的套囊压力。

（9）控制外源性感染：加强医护人员手卫生可降低 VAP 发病率。

（10）口腔卫生：护理方法包括使用生理盐水、氯己定或碘伏（聚维酮碘）冲洗，用牙刷刷洗牙齿和舌面等。机械通气患者使用氯己定进行口腔护理可降低 VAP 的发病率。

（11）治疗呼吸机相关性气管支气管炎可有效降低 VAP 的发病率。

3. 药物预防

（1）机械通气患者不常规使用雾化吸入抗菌药物预防 VAP。

（2）机械通气患者不应常规静脉使用抗菌药物预防 VAP，如头部外伤或创伤患者需要应用时，应考虑细菌耐药问题。

（3）机械通气患者可考虑使用选择性消化道去污染（selective digestive tract decontamination，SDD）或选择性口咽部去污染（selective oropharyngeal decontamination，SOD）。

（4）益生菌：机械通气患者不建议常规应用肠道益生菌预防 VAP。

（5）预防应激性溃疡：目前预防应激性溃疡的药物主要有胃黏膜保护剂（硫糖铝）和胃酸抑制剂（抗酸剂、质子泵抑制剂和 H$_2$ 受体拮抗剂）。选用硫糖铝预防机械通气患者的应激性溃疡，可降低 VAP 的发生率，但需评估消化道出血的风险。

4. 集束化方案（ventilator care bundles，VCB）

（1）抬高床头。

（2）每日唤醒和评估能否脱机、拔管。

（3）预防应激性溃疡。

（4）预防深静脉血栓。

（5）其他措施：口腔护理、清除呼吸机管路的冷凝水、手卫生、戴手套、翻身等。

第三节　泌尿系统感染与导尿管相关尿路感染的预防及控制

泌尿系统是一个上下相通的管道，有上、下泌尿道感染之分。上泌尿道感染以肾盂肾炎为主，下泌尿道感染以膀胱炎为主。由于无症状菌尿症的存在，估计实际感染率会更高。

一、泌尿系统医院感染预防与控制

1. 感染源　女性尿道距肛门较近，其病原主要来源于肛门部位的细菌。男性多以交叉感染为主。

2. 易感因素

（1）泌尿系统的侵入性操作：膀胱镜检查、留置导尿等，其中长期留置导尿是泌尿系统医院感染的主要诱因。与留置导尿有关的易感因素有：

1）尿管的材质：使用橡胶导尿管的病人其泌尿道感染的发生率远远高于使用硅胶导尿管者。有研究证明，橡胶导管引发尿道炎占 22%，而硅胶导管仅为 2%，橡胶导管对黏膜刺激性大，质地较硬，在置尿管的过程中，易造成尿道黏膜损伤，容易引起尿道炎症；硅胶导管组织相容性好，刺激性小，适于较长时间留置。

2）尿管的固定方式：尿管的固定与泌尿道感染发生率关系密切。目前临床上普遍使用的是双腔气囊导尿管，而气囊导尿管固定不当时会自行脱出造成感染。

3）集尿袋位置及更换时间：尿袋内尿液因位置过高导致尿液反流等是造成感染的原因之一，同时据报道，每周更换一次集尿袋时，一周内尿培养阳性率为 0，10 天尿培养阳性率为 31.25%；而每天更换一次集尿袋时，一周内尿培养阳性率为 6.90%，10 天尿培养阳性率为 72.41%。故不提倡过于频繁地更换集尿袋。

4）尿管留置时间：留置尿管持续时间是发生导尿管相关性菌尿的最重要危险因素。院内泌尿道感染与留置尿管的时间有直接的关系，留置时间越长，感染率越高。有资料报道，插管当日菌尿发生率为 0，第三天菌尿发生率为 26.7%，第七天菌尿发生率为 66.7%，第 10 天菌尿发生率高达 93.3%，可见随着留置尿管持续时间的延长，菌尿的感染发生率也持续增长。

5）消毒方法：留置尿管时，采取有效的方法对会阴及尿道进行消毒，对降低导尿管相关泌尿道感染（CAUTI）的发生率至关重要。

6）无菌操作情况：正常情况下，泌尿系统是一个无菌环境。但有些医护工作者由于无菌观念不强，在对患者进行操作时，会因为违反无菌原则而将细菌带入尿路，引起泌尿道感染，给患者带来不必要的痛苦。如操作前未有效洗手，对尿道口及其周围皮肤进行消毒时顺序颠倒，拔管前不做消毒处理等，均属于违规操作。

7）抗菌药物的使用：许多文献指出，医院感染是医院内耐药的致病菌群和抗菌药物作用力在时间和空间上的高度密集而发生的感染，使用广谱抗菌药物已列为医院感染 10 项危险因素之一。某院调查结果显示，医院感染中留置尿管患者优势菌株为真菌（25%）和大肠埃希菌（21.2%），而非留置尿管者为大肠埃希菌（39.5%）和表皮葡萄球菌（11.8%），真菌比较有显著统计学差异性（$P < 0.01$）。真菌的产生与抗菌药物不恰当应用密切相关，并且广谱抗菌药物的应用可加重真菌感染，因此合理使用抗菌药物十分重要。

（2）泌尿系统疾病因素：尿路结石、泌尿系统先天畸形、输尿管逆流、尿路梗阻、血尿、腹部手术损伤泌尿系统等。

（3）其他：女性病人、糖尿病、慢性消耗性疾病、长期使用糖皮质激素或免疫抑制剂。长期住院、全身衰弱、休克等患者，泌尿道感染的发生率增加，可能与尿道局部有不同程度的缺血、免疫功能低下有关。男性尿道长而弯曲，发生泌尿道感染相对较晚，若一旦发生又不如女性患者易于控制。

3. 预防与控制措施

（1）严格掌握导尿指征。待手术者术前训练床上解便，避免术后因解尿体位改变而发生尿潴留。当发生尿潴留时，尽可能采用听流水声、用热水敷膀胱与外阴等方法解决。

（2）必须留置导尿时，选择粗细合适的导尿管，插入动作要轻柔，保持尿道口相对无菌，尽可能选择硅胶为原材料的导尿管，减少材料对尿道黏膜的刺激。插管时遵守操作规程，严格无菌操作。插管后保持外阴清洁，做好会阴护理。做会阴护理时注意尿道口护理方式，需由内往外擦拭，碰到肛门处的棉球即弃去，避免肛门处的棉球污染尿道口。保持尿道通畅，避免受压、扭曲。尿管堵塞时不可用膀胱冲洗针筒冲洗，应拔除后重置。引流袋不高于膀胱位置，防止尿液逆行。鼓励患者多饮水，不主张做膀胱冲洗。对长期留置导尿患者，定期更换引流袋及导尿管并定时夹放尿管，以训练自主排尿功能，尽早恢复膀胱收缩能力，缩短留置导尿时间，早日拔管。

（3）医生在行腹部手术时应尽量避免损伤膀胱、输尿管。但行妇科手术的患者如果年轻时曾行剖宫产术，腹腔内往往有组织粘连，分离输尿管时难度增加，易损伤泌尿系统组织，故提倡自然分娩势在必行。

（4）加强原发疾病的治疗，对于糖尿病患者、使用免疫抑制剂患者、入院时有血尿患者更应加强防护，严格无菌操作，做好会阴护理。

（5）尿常规检查中有红细胞，说明泌尿系统已有损伤，防御功能已有所下降，并且血液是细菌的良好培养基，所以入院时尿常规中有红细胞的患者易发生泌尿系统感染，此危险因素仅次于留置导尿。故对于此类患者应加强宣教，请他们注意个人卫生，多饮水。

（6）糖尿病患者易发生尿潴留，且糖尿中容易有细菌繁殖。对于此类患者需积极控制血糖。

（7）接受器官移植的患者需使用大量免疫抑制剂，致使机体免疫功能下降，容易导致获得性感染。随着移植技术的发展，各类移植手术越来越多，移植患者的医院内感染问题也显得越来越突出，泌尿系统感染就是其中的一种。对于此类患者应加强保护性隔离，做好个人卫生及防护工作。

二、导尿管相关尿路感染

（一）概述

导尿管相关尿路感染（catheter-associated urinary tract infections，CAUTI）是医院感染中最常见的感染类型，主要是指患者留置导尿管后，或者拔除导尿管 48 小时内发生的泌尿系统感染。

（二）致病菌

致病菌大多为革兰氏阴性杆菌，约占 80%，以肠杆菌和假单胞菌为主。近年来革兰氏阳性球菌比例在逐渐上升，肠球菌属和葡萄球菌属引起的感染明显增多。由于普遍使用器械检查和抗生素，耐药菌株常见。少数长期留置导尿的患者中可以发生两种以上病原菌混合感染。导管相关的泌尿道感染中 1%～5%的患者可并发菌血症和（或）脓毒症，革兰氏阴性杆菌菌血症中约有 30%来源于尿路，且细菌呈多重耐药。

（三）发病机制及危险因素

正常情况下细菌进入尿道并不一定产生泌尿道感染，由于正常尿液的 pH、高渗透压、有机酸和免疫球蛋白等抗菌活性物质均不利于细菌生长。留置导尿或尿道操作时污染的导尿管及器械造成细菌入侵，细菌种植于膀胱并沿导尿管上行。机械操作可损伤尿路黏膜、破坏生理屏障，同时损伤的黏膜充血、出血、水肿为细菌生长、繁殖提供了条件。

导管相关的泌尿道感染还与导尿管留置的时间有关。从导尿后的中段尿培养发现在导尿后 24～96 小时，细菌培养的阳性率从 3.2%上升至 34.4%。其原因：一是插尿管时将细菌带入；二是尿管长期置于尿道内，破坏了尿道的正常生理环境，破坏了膀胱对细菌的机械防御，从而削弱尿道黏膜对细菌的抵抗力，影响了膀胱对细菌的冲刷作用，致使细菌容易逆行至泌尿系统生长繁殖从而引发感染。菌尿的感染发生率随留置导管的时间延长而增高，其感染率为 1.86%～93.30%。不合理长期使用抗生素是真菌性泌尿道感染的危险因素。

（四）导尿管相关尿路感染的预防

1. 置管前

（1）严格掌握留置导尿管的适应证，避免不必要的留置导尿。

（2）仔细检查无菌导尿包，如导尿包过期，外包装破损、潮湿，不应当使用。

（3）根据患者年龄、性别、尿道等情况选择合适大小、材质等的导尿管，最大限度降低尿道损伤和尿路感染。

（4）对留置导尿管的患者，应当采用密闭式引流装置。

（5）告知患者留置导尿管的目的，配合要点和置管后的注意事项。

2. 置管时

（1）医务人员要严格按照《医务人员手卫生规范》，认真洗手后，戴无菌手套实施导尿术。

（2）严格遵循无菌操作技术原则留置导尿管，动作要轻柔，避免损伤尿道黏膜。

（3）正确铺无菌巾，避免污染尿道口，保持最大的无菌屏障。

（4）充分消毒尿道口，防止污染。要使用合适的消毒剂棉球消毒尿道口及其周围皮肤黏膜，棉球不能重复使用。男性：先洗净包皮及冠状沟，然后自尿道口、龟头向外旋转擦拭消毒。女性：先按照由上至下，由内向外的原则清洗外阴，然后清洗并消毒尿道口、前庭、两侧大小阴唇，最后为会阴、肛门。

（5）导尿管插入深度适宜，插入后，向水囊注入 10～15ml 无菌水，轻拉尿管以确认尿管固定稳妥，不会脱出。

（6）置管过程中，指导患者放松，协调配合，避免污染，如尿管被污染应当重新更换尿管。

3. 置管后

（1）妥善固定尿管，避免打折、弯曲，保证集尿袋高度低于膀胱水平，避免接触地面，防止逆行感染。

（2）保持尿液引流装置密闭、通畅和完整，活动或搬运时夹闭引流管，防止尿液逆流。

（3）应当使用个人专用的收集容器及时清空集尿袋中尿液。清空集尿袋中尿液时，要遵循无菌操作原则，避免集尿袋的出口触碰到收集容器。

（4）留取小量尿标本进行微生物病原学检测时，应当消毒导尿管后，使用无菌注射器抽取标本送检。留取大量尿标本时（此法不能用于普通细菌和真菌学检查），可以从集尿袋中采集，避免打开导尿管和集尿袋的接口。

（5）不应当常规使用含消毒剂或抗菌药物的溶液进行膀胱冲洗或灌注以预防尿路感染。

（6）应当保持尿道口清洁，大便失禁的患者清洁后还应当进行消毒。留置导尿管期间，应当每日清洁或冲洗尿道口。

（7）患者沐浴或擦身时应当注意对导管的保护，不应当把导管浸入水中。

（8）长期留置导尿管患者，不宜频繁更换导尿管。若导尿管阻塞或不慎脱出时，以及留置导尿装置的无菌性和密闭性被破坏时，应当立即更换导尿管。

（9）患者出现尿路感染时，应当及时更换导尿管，并留取尿液进行微生物病原学检测。

（10）每天评估留置导尿管的必要性，不需要时尽早拔除导尿管，尽可能缩短留置导尿管的时间。

（11）对长期留置导尿管的患者，拔除导尿管时，应当训练膀胱功能。

（12）医护人员在维护导尿管时，要严格执行手卫生。

第四节　血流感染与血管内留置导管相关血流感染的预防及控制

一、概　述

血流感染（blood stream infection）是由各种病原微生物（细菌或真菌）和毒素侵入血流所引起的血液感染，主要临床表现为：骤发寒战，高热，心动过速，呼吸急促，皮疹，肝脾大和精神、神志改变等一系列严重临床症状，严重者可引起休克、弥散性血管内凝血（DIC）和多脏器功能衰竭。近年来，随着创伤性诊疗技术的广泛开展及广谱抗生素、激素的广泛应用，血流感染的发病率有逐年增高趋势。血流感染病死率高，且延长住院时间，增加住院费用，危害严重。因此，血流感染的控制越来越受到人们的关注。随着留置针、中央静脉导管、PICC 导管等各类血管内留置导管的应用增多，血管内留置导管相关血流感染（CRBSI）越来越多。

（一）感染源

根据感染源不同分为原发性血流感染和继发性血流感染。

原发性血流感染的原发病灶不明显，仅在血中培养出阳性菌株。动静脉置管、血液透析、心肺旁路管的使用，以及血管内注射的药物、液体、血液、血浆不洁可引起此类感染的发生。

继发性血流感染是指有原发感染灶者，这些局部感染灶按发生机会的多少，依次为肺部感染、创口感染（包括烧伤、外伤、手术切口）、皮肤感染和泌尿道感染等。许多研究认为继发性血流感染病死率明显高于原发性血流感染。

（二）易感因素

（1）老人、婴幼儿，特别是早产、低体重、畸形或患有先天性疾病的新生儿。

（2）各种慢性病病人，包括糖尿病、营养不良、贫血、血液病或中性粒细胞减少的病人。

（3）免疫功能受损病人，如癌症特别是接受细胞毒性化学治疗的病人、先天性或获得性免疫障碍的病人、器官移植后接受免疫治疗的病人等。

（4）接受侵入性操作，如动静脉插管、手术、血液透析等。

（5）有创医疗仪器、设备、血压监测器的污染。

二、血管内留置导管相关血流感染

（一）概述

血管内留置导管相关血流感染（catheter related blood stream infection，CRBSI）是指带有血管内导管或者拔除血管内导管 48 小时内的患者出现血流感染，并伴有发热（＞38℃）、寒战或低血压等感染表现，除血管导管外没有其他明确的感染源。实验室微生物学检查显示：外周静脉血培养细菌或真菌阳性；或者从导管段和外周血培养出相同种类、相同药敏结果的致病菌。

血管内留置导管的广泛应用尤其是中心静脉导管（central venous catheter，CVC）是抢救危重病人的必需通道，广泛用于输液、输血、药物治疗、肠道外营养、中心静脉压监测、血液透析和心血管疾病的介入诊治等，为临床抢救工作带来快捷和方便，但随之而来的中心静脉导管相关性血流感染（CLABSI）不容忽视。

（二）致病菌

常见病原菌为革兰氏阳性球菌，包括表皮葡萄球菌、金黄色葡萄球菌、溶血葡萄球菌及肠球菌。此外还有真菌如白色念珠菌等、革兰氏阴性杆菌（主要包括大肠埃希菌、铜绿假单胞菌、肺炎克雷伯菌等），往往有多种细菌混合感染。如今凝固酶阴性的葡萄球菌成为主要病原菌，而且细菌耐药现象十分严重。

（三）发病机制及危险因素

（1）血管内留置导管感染可由多种因素所致。最主要的因素是穿刺点皮肤污染细菌沿皮下导管及其远端定植。其次为输液系统的污染，包括各接口、加药导口、输液装置、药液配制等环节。

（2）此外 CVC 细菌定植及相关血流感染还与导管类型、基础疾病类型、肠外营养，以及病人年龄、置管部位等因素有关。临床上以经股静脉置管多见，其相关感染发生率比经锁骨下静脉为高。原因是下肢静脉血流相对缓慢，另外，股静脉靠近会阴部，细菌容易入侵定植。

（3）除上述因素外，此类感染与导管材质、插管技术和置管后护理关系十分密切。

（四）血管内留置导管相关血流感染的预防

1. 置管时

（1）严格执行无菌技术操作规程。中心静脉置管时应当遵守最大限度的无菌屏障要求。置管部位应当铺大无菌单（巾）；置管人员应当戴帽子、口罩、无菌手套，穿无菌手术衣。

（2）严格按照《医务人员手卫生规范》，认真洗手并戴无菌手套后，尽量避免接触穿刺点皮肤。置管过程中手套污染或破损应当立即更换。

（3）置管使用的医疗器械、器具等医疗用品和各种敷料必须达到灭菌水平。

（4）选择合适的静脉置管穿刺点，成人中心静脉置管时，应当首选锁骨下静脉，尽量避免使用颈静脉和股静脉。

（5）采用卫生行政部门批准的皮肤消毒剂消毒穿刺部位皮肤，自穿刺点由内向外以同心圆方式消毒，消毒范围应当符合置管要求。消毒后皮肤穿刺点应当避免再次接触。皮肤消毒待干后，再进行置管操作。

（6）患疖肿、湿疹等皮肤病或患感冒、流感等呼吸道疾病，以及携带或感染多重耐药菌的医务人员，在未治愈前不应当进行置管操作。

2. 置管后

（1）应当尽量使用无菌透明、透气性好的敷料覆盖穿刺点，对于高热、出汗、穿刺点出血、渗出的患者应当使用无菌纱布覆盖。

（2）应当定期更换置管穿刺点覆盖的敷料。更换间隔时间为：无菌纱布为 1 次/2 天，无菌透明敷料为 1～2 次/周，如果纱布或敷料出现潮湿、松动、可见污染时应当立即更换。

（3）医务人员接触置管穿刺点或更换敷料时，应当严格执行手卫生规范。

（4）保持导管连接端口的清洁，注射药物前，应当用 75%乙醇或含碘消毒剂进行消毒，待干后方可注射药物。如有血迹等污染时，应当立即更换。

（5）告知置管患者在沐浴或擦身时，应当注意保护导管，不要把导管淋湿或浸入水中。

（6）在输血、血制品、脂肪乳剂后的 24 小时内或者停止输液后，应当及时更换输液管路。外周及中心静脉置管后，应当用生理盐水或肝素盐水进行常规冲管，预防导管内血栓形成。

（7）严格保证输注液体的无菌性。

（8）紧急状态下的置管，若不能保证有效的无菌原则，应当在 48 小时内尽快拔除导管，更换穿刺部位后重新进行置管，并做相应处理。

（9）怀疑患者发生导管相关感染，或者患者出现静脉炎、导管故障时，应当及时拔除导管。必要时应当进行导管尖端的微生物培养。

（10）医务人员应当每天对保留导管的必要性进行评估，不需要时应当尽早拔除导管。

（11）导管不宜常规更换，特别是不应当为预防感染而定期更换中心静脉导管和动脉导管。

三、非血管内留置导管引起的血流感染的预防与控制

（1）对原发感染灶的治疗和预防是关键措施，包括脓肿引流和去除梗阻。

（2）抓好各种诊疗措施的无菌操作技术，减少不必要的操作。

（3）对污染性大的操作实行感染控制管理，建立专业组进行导尿、静脉切开、呼吸机使用等。按病情应尽早去除各种侵入性插管。

（4）医院应有自己的抗菌药物使用条例，合理使用抗菌药物是预防原发和继发性血流感染的重要手段之一，并能指导医院血流感染的最初治疗。

（糜琛蓉　瞿洪平）

第五节　手术部位感染的预防与控制

手术部位感染是 100 多年前外科医师所面临的三大困难问题之一。不同手术部位医院感染发生率不尽相同，且存在很大差异。

一、感　染　源

1. 内源性感染　病人的皮肤、口腔、消化道、呼吸道、泌尿生殖道中存在正常菌群，可通过手术直接污染手术部位，也可通过淋巴管、血液循环系统播散至手术部位造成感染。手术部位的微小破口会增加细菌的繁殖与寄生。

2. 外源性感染

（1）手术组人员

1）手术组人员的手：手术组人员的手经过各种正规的洗手消毒法仅能使手上的细菌数下降 11.1%，一旦手套损坏，污染的手即成为感染源，其中指甲往往是重要的储菌源。

2）手术组人员的头发：头发中携带的金黄色葡萄球菌成为手术部位感染的来源。

3）手术组人员的上呼吸道：主刀人员术中说话、咳嗽、喷嚏；口罩佩带方法错误时，手术人员呼吸道的正常菌群或致病菌将进入病人体内。

4）手术组人员的无菌操作：围术期无菌操作不到位，致手术部位被污染。

（2）环境

1）空气：手术中人的行为会不断污染空气，尘埃粒子成为细菌的附着物。

2）仪器、手术器材、敷料、药液等：手术中使用的一切物品均应无菌，如果消毒灭菌不到位或物品被污染，将直接引起手术部位感染。

二、易 感 因 素

（1）年龄：婴幼儿和高龄病人易发生手术部位感染，随着生活水平提高与医疗技术的发展，接受手术的此类病人越来越多。

（2）营养状况：营养不良者，特别是低蛋白血症的病人，手术切口愈合慢，易发生手术部位感染。肥胖者影响手术暴露，延长手术时间，且腹壁脂肪影响手术切口愈合，易发生脂肪液化。

（3）基础疾病：若干研究表明严重基础疾病的病人易发生手术部位感染，如恶性肿瘤、糖尿病、慢性肾炎、低体温症等。

（4）特殊治疗：类固醇或免疫抑制剂的使用可增加病人对感染的易感性，并可掩盖感染。有文献报道使用类固醇或免疫抑制剂后，手术部位感染增多3倍。

（5）远离手术部位的感染灶：可通过血液循环或淋巴管系统造成手术部位感染，故原发感染的治疗与控制极为重要。

（6）手术切口类型：随切口污染程度加重，手术部位感染率也增加。

（7）手术区皮肤的准备：尽可能不要清除毛发，如果需要清除毛发，在手术前马上清除，最好用剪刀。剃刀会刮伤皮肤，为细菌菌落聚集创造了微生态环境（表10-1）。

表10-1　不同备皮方法与手术部位感染发生率比较

备皮方法	手术部位感染发生率（%）
手术前超过24小时使用剃刀	>20.0
手术前24小时内使用剃刀	7.1
手术前夜使用剃刀清除毛发	5.6
手术前夜使用剃刀清除毛发	4.0
手术前立即使用剃刀	3.1
手术前立即使用剪刀清除毛发	1.8
手术前不清除毛发，或者使用脱毛剂	0.6

（8）手术时间：白天手术的手术部位感染率低于夜间。随着手术持续时间的延长，手术部位感染率也呈上升趋势。其原因为：随着手术持续时间的延长，手术部位细菌数增加，手术操作及无菌操作精确度下降，手术部位周围组织抵抗力下降，麻醉药用量增多。

（9）术中病人体温控制：术中低体温可使氧摄入降低，损害中性粒细胞的杀菌能力，从而减少胶原蛋白的沉积致手术切口愈合延迟，如表10-2。

表10-2　200名结肠直肠手术患者实验

方法	手术部位感染率
对照组-常规术中加温护理（保持34.7℃的平均温度直到送入PACU）	19%（18/96）
实验组-积极加温（平均温度为36.6℃）	6%（6/104）
	$P=0.009$

（10）手术衣和消毒盖布：材质的选用极为重要，如果为不透气、不防渗透的材质，手术过程中医务人员与病人的汗使局部细菌增殖，并可通过渗透污染手术部位。

三、预防与控制措施

1. 手术前

（1）尽量缩短患者术前住院时间。择期手术患者应当尽可能待手术部位以外感染治愈后再行手术。

（2）有效控制糖尿病患者的血糖水平。

（3）正确准备手术部位皮肤，彻底清除手术切口部位和周围皮肤的污染。术前备皮应当在手术当日进行，确需去除手术部位毛发时，应当使用不损伤皮肤的方法，避免使用刀片刮除毛发。

（4）消毒前要彻底清除手术切口和周围皮肤的污染，采用卫生行政部门批准的合适的消毒剂以适当的方式消毒手术部位皮肤，皮肤消毒范围应当符合手术要求，如需延长切口、做新切口或放置引流时，应当扩大消毒范围。

（5）如需预防用抗菌药物时，手术患者皮肤切开前30分钟～2小时内或麻醉诱导期给予合理种类和合理剂量的抗菌药物。需要做肠道准备的患者，还需术前一天分次、足剂量给予非吸收性口服抗菌药物。

（6）有明显皮肤感染或者患感冒、流感等呼吸道疾病，以及携带或感染多重耐药菌的医务人员，在未治愈前不应当参加手术。

（7）手术人员要严格按照《医务人员手卫生规范》进行外科手消毒。

（8）重视术前患者的抵抗力，纠正水电解质失衡、贫血、低蛋白血症等。

2. 手术中

（1）保证手术室门关闭，尽量保持手术室正压通气，环境表面清洁，最大限度减少人员数量和流动。

（2）保证使用的手术器械、器具及物品等达到灭菌水平。

（3）手术中医务人员要严格遵循无菌技术原则和手卫生规范。

（4）若手术时间超过3小时，或者手术时间长于所用抗菌药物半衰期的，或者失血量大于1500ml的，手术中应当对患者追加合理剂量的抗菌药物。

（5）手术人员尽量轻柔地接触组织，保持有效的止血，最大限度地减少组织损伤，彻底去除手术部位的坏死组织，避免形成无效腔。

（6）术中保持患者体温正常，防止低体温。需要局部降温的特殊手术执行具体专业要求。

（7）冲洗手术部位时，应当使用温度为37℃的无菌生理盐水等液体。

（8）对于需要引流的手术切口，术中应当首选密闭负压引流，并尽量选择远离手术切口、位置合适的部位进行置管引流，确保引流充分。

3. 手术后

（1）医务人员接触患者手术部位或者更换手术切口敷料前后应当进行手卫生。

（2）为患者更换切口敷料时，要严格遵守无菌技术操作原则及换药流程。

（3）术后保持引流通畅，根据病情尽早为患者拔除引流管。

（4）外科医师、护士要定时观察患者手术部位切口情况，出现分泌物时应当进行微生物培养，结合微生物报告及患者手术情况，对外科手术部位感染及时诊断、治疗和监测。

第六节　消化系统感染的预防与控制

常见的消化系统感染有感染性腹泻和抗生素相关性腹泻，随着抗菌药物的使用及艰难梭菌检测水平的提高，抗生素相关性腹泻越来越多。

一、感染性腹泻

1. 感染源　主要是病人，其次为病人家属、探视者和医务人员的带菌者。总体上发病率居首位的是细菌性痢疾及轮状病毒感染，居第二位的是大肠埃希菌感染，居第三位的是空肠弯曲菌及沙门菌属感染。细菌性食物中毒也可引起腹泻。夏季多为细菌感染，秋冬季以病毒感染为主。

2. 易感因素　普遍易感，特别是免疫缺陷宿主，如营养不良儿童、胃酸缺乏者等。因疾病本身以及各种治疗措施使免疫功能降低。

3. 预防与控制措施

（1）加强饮食卫生宣传。

（2）病人、家属、医院工作人员有效的洗手是控制感染性腹泻最有效、最简单的措施。

（3）按照《中华人民共和国卫生法》严格管理医院营养食堂，避免食品被污染。

（4）加强对感染性腹泻患者的隔离，并要对其排泄物、容器等严密消毒，做好随时消毒和终末消毒。

（5）新生儿室、母婴室、儿科是感染性腹泻暴发的高危科室，应严格进行管理。特别要防止奶及奶制品及其容器污染引起的暴发流行。

（6）医务人员、食堂工作人员、配膳员等一旦出现急性腹泻，应立即暂时调离与食物和直接与病人接触的岗位，直至临床症状消失，二次大便培养阴性（间隔 24 小时以上）方可恢复原工作。

（7）一旦发生感染性腹泻的暴发流行，应立即进行流行病学调查及管理。对病人及可疑者进行隔离和医学观察，积极治疗病人，对污染环境和可疑传播途径进行消毒处理，特别要做好手的清洁与消毒，采取保护易感人群等综合性防治措施。

二、抗生素相关性腹泻

抗生素相关性腹泻是一种主要由艰难梭菌引起的肠炎，表现为假膜性肠炎和腹泻。

1. 感染源　病人及无症状的带菌者。艰难芽孢梭菌是肠道正常菌群，可以在环境中长期存活，被食入人体后亦能在胃酸中存活。

2. 易感因素　长期应用抗菌药物是主要的易感因素。胃肠道操作、应用肠蠕动抑制药、老年人、免疫机制受损的病人是易感因素的重要方面。

3. 预防与控制措施

（1）合理应用抗菌药物：加强用药过程的监测，选择抗菌药物应从感染的病原学诊断、抗菌药物的抗菌谱和活性、不良反应等多方面综合考虑，切忌乱用、滥用。用药过程中密切观察，一旦出现腹泻即应警惕，及早诊断和治疗。

（2）控制传染源和切断传播途径：确诊病人特别是细菌学阳性病人应当隔离，积极治疗，消灭传染源。对于可能导致传播和污染的各种途径均应采取措施，加以防范。如病人粪便、衣物、被褥和床垫都应采取消毒灭菌措施。医务人员洗手是防治传播的重要环节。

（3）消除相关危险因素：免疫抑制和患严重基础疾病的病人及老年人等属易感人群，而肠道操作和不合理用药改变了胃肠张力和内环境会增加发病危险性。因此临床在处理这些病人时应尽量减少和避免相关危险因素，改善病人基础状况

（4）积极有效治疗病人，停用一切相关的抗菌药物。如果基础感染性疾病需要继续使用抗菌药物，则应加用针对艰难梭菌的抗菌药物万古霉素。

（5）补充益生菌能有效预防抗生素相关性腹泻，常用的益生菌制剂包括乳酸杆菌、双歧杆菌、嗜热链球菌和保加利亚乳杆菌等。

第七节　皮肤软组织感染的预防与控制

皮肤软组织感染是常见的医院感染的发生部位。皮肤软组织感染虽为局部感染，但当免疫缺陷、粒细胞减少、糖尿病、营养不良等情况下，局部感染成为感染源，播散至全身其他部位甚至发生血流感染等全身感染。烧伤部位感染和褥疮感染是皮肤软组织感染的一种特定表现。

一、感　染　源

皮肤表面可以有许多细菌存在，是各种细菌的储存所。如果皮肤表面破损或有侵入性操作，可造成皮肤软组织医院感染的发生。故皮肤表面存在的细菌可以成为皮肤软组织医院感染的常见感染源。

二、易　感　因　素

（1）经皮肤进行的各种侵入性操作，如静脉穿刺、肌肉针、胸骨穿刺、骨髓穿刺等。

（2）压疮的发生：压疮会造成局部皮肤红肿甚至破损，护理不及时将造成压疮的溃烂和感染，成为皮肤软组织医院感染常见的易感因素。

（3）烧伤：烧伤病人皮肤表面完整性被破坏，烧伤创面极其容易发生感染和细菌的变迁，引起皮肤软组织医院感染的发生。

（4）糖尿病病人：糖尿病病人末梢循环差，皮肤感觉下降，一旦皮肤破溃不容易愈合

而发生感染。

（5）免疫力低下的病人：正常菌群可以成为免疫力低下病人的感染源，对于免疫力低下的病人更要保持局部皮肤清洁与掌握侵入性操作的指征。

（6）皮肤病病人：局部皮肤异常，如果瘙痒会引起局部病灶皮肤被抓破，发生感染。积极治疗原发疾病和止痒非常重要。

三、预防与控制措施

（1）保持皮肤完整性，避免正常皮肤出现破损。避免摩擦皮肤，防止被汗、大小便污渍等浸润皮肤；床单保持平整，少有皱褶；避免锐器破坏皮肤完整性，如剪指甲、用刀削水果等；尽量避免不必要的侵入性医疗操作，如能口服用药尽量不静脉或肌肉用药，减少胸骨穿刺、骨髓穿刺等操作。

（2）避免皮肤软组织长时间缺血缺氧。对于长期卧床的病人定期翻身拍背；对于没有活动能力或体质瘦弱者可以使用气垫床；对于骨性突起部位使用气垫圈或软垫。对于大面积烧伤病人使用翻身床。加强皮肤的观察和评估，及时发现压疮并进行处理，避免压疮的破溃。

（3）保持正常皮肤的清洁，侵入性操作前严格清洁消毒局部皮肤。做好个人卫生工作，重点做好手卫生和沐浴工作。长期卧床不能沐浴者，可以床上擦身或擦浴。侵入性操作前用消毒剂自内向外螺旋形消毒局部皮肤，待消毒液干燥后进行操作。操作后用无菌敷料覆盖局部穿刺点。

（4）积极治疗原发疾病。对于糖尿病病人积极控制血糖，对于烧伤病人严格无菌操作和定期换药，对于免疫力低下病人要做好隔离防护工作，对于皮肤病病人止痒、治疗原发病。

第八节 其他医院感染的预防与控制

血源性感染因潜伏期长难以被监测到，是医院感染预防与控制的难点；心血管系统、生殖道等部位均为比较少见的医院感染部位，但一旦发生则后果较严重。故本章节就其预防控制措施进行阐述。

一、血源性感染

1. 常见的血源性感染　血源性感染往往由于输血引起，常见血源性感染为：

（1）输血后肝炎（PTH）：主要通过输血传播的病毒性肝炎有乙型病毒性肝炎（HBV）、丙型病毒性肝炎（HCV）、丁型病毒性肝炎、庚型病毒性肝炎和TTV型肝炎。输血后肝炎最常见和最严重的病原体是HCV。

（2）艾滋病（HIV）：传播途径有3种，主要是性传播，其次是血液传播（包括输血、注射药物和创伤创口污染）及母婴传播。所有血液及其血液成分包括全血、红细胞、白细胞、血小板、血浆、凝血因子等均可传播 HIV。献血者有 HIV 感染，受血者必然发生感染。有些血液制品如清蛋白、球蛋白、血源性乙型肝炎疫苗由于经过了病毒灭活处理，故不易传播 HIV。输血感染 HIV 的危险性与输血量、输血次数呈正相关。血友病病人大多需定期输注血液制品，故感染 HIV 的危险性最大。

（3）巨细胞病毒（CMV）：一般认为 CMV 感染宿主后，若宿主产生了中和性抗体，则对感染有免疫力，能成功消除感染，所以对免疫功能完整的病人不必采取预防措施。免疫系统不成熟或免疫力低下的病人如早产儿、器官移植受体等具有高度易感性。

（4）成人 T 淋巴细胞白血病：由人类嗜 T 淋巴细胞病毒 I 型和 II 型（HTLV- I / II）引起，此病原体还可导致热带痉挛性下肢瘫痪（TSP）和 HTLV 相关脊髓病（HAM）。该病毒只感染淋巴细胞，不存在于血浆中。保存 14 天以上的细胞成分基本不再有传播 HTLV 的可能。输注无细胞的血液成分，如血浆和血浆制品不会传播 HTLV。

（5）人类微小病毒 B19：该病毒通常通过呼吸道传播，也可通过输血传播。感染后可引起传染性红斑、溶血性贫血，病人可发生暂时再生障碍危机，并与胎儿的死亡、关节炎及慢性贫血有关。多数人群终身带有这种病毒，且该病毒很难用普通方法灭活。

（6）弓形体：寄生于人体和多种动物全身各组织细胞内的原虫，一般通过皮肤黏膜和胃肠道使人感染，也可通过胎盘、输血、器官移植传播。感染血液在 4℃冰箱 50 天仍有感染性。感染性血液输给免疫功能良好的受血者可无症状，但形成慢性或潜在性感染。输血给免疫功能低下者则导致持续感染，并可引起致命的局限性或全身性损害，如坏死性脑炎、心肌炎、肺炎等。

（7）疟疾：除通过蚊虫叮咬传播外，还可经血液传播。输注任何一种血液成分都有传播疟疾的危险。

（8）附红细胞体病：为人畜共患传染病，病原体为立克次体，常通过节肢动物叮咬传播给人类，也可通过血液传播。牧民献血者中本病原体感染率高，可达 80%。

（9）输血相关梅毒：主要通过性传播，其次是母婴传播、血液传播。一般认为采血的血液在 4℃冰箱内保存 3～6 天后传播梅毒的危险基本被消除。但新鲜血液成分可增加梅毒传播的危险。

（10）细菌污染：血液的细菌种类很多，对于 4℃条件下保存的红细胞和全血主要是革兰氏阴性杆菌，还有少数革兰氏阳性菌及厌氧菌。当血液中出现絮状物、血凝块、血液颜色改变（细胞或血浆呈褐色、紫色）、血浆浑浊、出现气泡或有特殊的气味时，应高度怀疑被细菌污染。

2. 感染源　输血是现代临床医学不可缺少的治疗手段。随着输血医学的发展，成分输血、治疗性输血已成为现代输血的重要标志。但治疗性输血需进行频繁的输入性操作和输入大量的异体血浆或血细胞，如果操作有误或血源筛选不严可增加输血相关感染的机会。主要感染源为：

（1）受血者直接从输入的血和血制品中获得感染。

（2）因各个操作环节消毒不严或违反无菌操作规程将微生物带入受体。如采血时皮肤消毒不严或消毒液不合格，皮肤细菌污染血液；血液在分离、制备、运输、发放、输注过程中未严格按照操作规程进行操作，导致细菌污染；成分血液在制备和储存过程中被污染。

一次性注射器、输血器材、环境及工作人员的手污染致血液被微生物污染。

3. 易感因素 输血或血液制品。

4. 预防与控制措施

（1）行政管理：政府加强对献血者的管理，提倡无偿献血。各级卫生行政机构应按卫生部要求，对采供血机构加强管理，做到统一规划采供血机构；统一血源管理；统一采供血和合理用血。

（2）规范临床输血：国际输血安全的重点已从采供血机构转移到了医院临床输血。临床上降低输血相关感染的最直接而有效的方法是节约用血，提倡成分输血和自身输血。

（3）筛选献血者：需详细询问病史、生活习惯和冶游史等，以排除高危人群献血。对献血者进行相关血清学检查，如 HBsAg、抗 HCV、抗 HIV-1/2 及梅毒血清学检查等。

（4）对血液、血制品的灭菌和病毒灭活处理：处理方法主要有物理方法、化学方法及物理-化学联合方法。在疟疾流行区，使用在 4℃保存 2 周以上的血液，能有效防止输血疟疾的发生。

（5）保护易感者：需经常接受输血或血制品的病人接种乙型肝炎疫苗，肌内注射免疫球蛋白。医务人员注意自身防护，防锐器伤。在疟疾流行区，受血者可接受全程抗疟治疗。低体重儿、免疫缺陷者、抗 CMV（－）的器官移植病人，需提供 CMV IgM 抗体（－）的血液或静脉注射 CMV 免疫球蛋白。误输感染性血液者需及时进行针对性治疗或处理。

（6）保护献血者：限制献血者献血次数，小于 1 次/6 个月。

（7）其他：使用一次性注射器和输血输液器材，用后无害化处理。加强采血、储血过程中的消毒隔离管理，严格执行无菌操作技术。血站内医务人员定期体检，检查乙型肝炎、丙型肝炎和艾滋病的病毒标志物。工作人员有手部皮肤溃烂、感染时及时诊治并停止与血液接触。

二、人工瓣膜心内膜炎

心脏瓣膜替换术属无菌手术，感染发生率低，但一旦发生感染致人工瓣膜心内膜炎，则后果严重，处理困难，病死率极高。主要预防措施有：

（1）术前消除体内感染灶。

（2）严格执行无菌技术。

（3）尽量缩短手术时间，防止出现手术并发症。

（4）合理使用抗菌药物，如手术时间长，术中追加抗菌药物。

三、产 褥 感 染

产褥感染是指分娩及产褥期生殖道受病原体侵袭，引起的局部或全身性感染。发病率为 1%～7.2%。产褥感染是常见的产褥期并发症，至今仍是产妇死亡的四大原因之一。

预防与控制产褥感染需加强孕期卫生宣传，临产前 2 个月避免性生活及盆浴，加强营养，增强体质。及时治疗外阴阴道炎及宫颈炎等慢性疾病和并发症，避免胎膜早破、滞产、产道损伤及产后出血。消毒产妇用物，接产严格无菌操作，正确掌握手术指征，保持外阴清洁。必要时给予抗菌药物预防感染。

（糜琛蓉 胡必杰）

参 考 文 献

邓敏，黄小兰.2000.203 名外科手术医师感染专率监测分析.中华医院感染学杂志，10（增刊）：147-148.

冯起庆，于正刚，李昭夷.2004.经尿道手术与尿道留置尿管对泌尿道感染的影响.中华医院感染学杂志，14（4）：398-399.

胡必杰，刘荣辉，陈文森.2013.SIFIC 医院感染预防与控制临床实践指引.上海：上海科学技术出版社.

刘振声，金大鹏，陈增辉.2003.医院感染管理学.北京：军事医学科学出版社，458-531.

沈燕，胡必杰，高晓东.2013.上海市 72 所医院 3 年医院感染现患率调查.中华医院感染学杂志，23（7）：1503-1506.

王力红.2010.医院感染典型病例分析与防控要点.北京：人民卫生出版社，1-200.

吴安华，文细毛，李春辉.2014.2012 年全国医院感染现患率与横断面抗菌药物使用率调查报告.中国感染控制杂志，1（13）：8-15.

徐秀华.2005.临床医院感染学.长沙：湖南科学技术出版社，173-283.

中华医学会重症医学分会.2013.呼吸机相关性肺炎诊断、预防和治疗指南（2013）.中华内科杂志，52（6）：524-543.

Magill SS，Edwards JR，Bamberg W，et al.2014.Multistate point-prevalence survey of health care-associated infections.The New England Journal of Medicine，370（13）：1198-1208.

Martines B，Gomes J，Guera B，et al.2000.Risk factors and prognostics of urinary infection due to gram negative bacteria.Rev Esp Quimioter，13（2）：276-280.

Saint S，Lipsky BA.1999.Preventing catheter-related bacteriuria：should we？can we.How Arch Intern Med，159（8）：800.

思 考 题

1. 呼吸机相关性肺炎的预防控制措施有哪些？
2. 泌尿系统医院感染的预防控制措施有哪些？
3. 血管内留置导管相关血流感染预防控制措施有哪些？
4. 手术部位感染的易感因素是什么？

第十一章　常见感染临床标本收集方法
与注意事项

第一节　总　　则

一、临床微生物标本采集原则

（1）采集时机：发现感染病例，应在抗菌药物使用前及时采集标本做病原学检查。已用抗菌药物者需至少停用抗菌药物 24～72 小时后采样。最好在病程早期、急性期或症状典型时采样。

（2）做好个人防护：必须戴手套、口罩，穿工作服，必要时戴面具和护目镜。

（3）无菌采集：运送培养基现用现领，避免在病房内存放时间过长而被污染或失效。标本容器需经灭菌处理，宜采用压力蒸汽等物理灭菌方法，不得使用化学消毒剂灭菌。用外表面非无菌试管留取标本前后，需将试管口置于酒精灯火焰上消毒。采集无菌标本时应注意对局部及周围皮肤的消毒，对于与外界相通的腔道，不应从腔道口取标本，应从底部取组织检查。如使用消毒液消毒皮肤，需作用一定时间，待其干燥后采样。严格执行无菌操作，避免标本污染。

（4）根据目的菌的特性，用不同的方法采集：混有正常菌群的标本，不可置肉汤培养基内送检，如痰液、尿液、伤口拭子。对于阳性率检出低的标本，床旁接种可提高病原菌检出率。如怀疑为厌氧菌感染，应给予标本无氧环境。

（5）采集适量标本，正确填写检验单：采集量不应过少，而且要有代表性。同时有些标本还要注意在不同时间采集不同部位的标本。如伤寒患者，发病的第一周应采集血液，第二周应采集粪便和尿液，以提高阳性率和准确率。检验单需注明抗生素使用情况，采集时间、部位和可疑的诊断。

（6）安全采集：标本采集时注意预防锐器伤。做好自身防护，严格正规操作，避免病原菌传播。

（7）护士在采集标本时遵照五项原则流程：①遵照医嘱；②充分准备；③严格查对；④正确采集；⑤及时送检。

二、临床微生物标本送检的注意事项

所有标本采集后都应立即送往实验室，最好在 2 小时内。一些对环境敏感的细菌如脑膜炎奈瑟菌、淋病奈瑟菌和流感嗜血杆菌等应保温并立即送检。如果不能及时送检，按要求存放。

（1）送检标本应注明来源、检验目的和采样时间，使实验室能正确选用相应的培养基和适宜的培养环境。

（2）以棉拭子采集的标本，宜插入运送培养基内送检，如咽拭子、伤口拭子等。

（3）厌氧培养标本需保持厌氧状态运送：使用专用运送培养基或用针筒抽取标本后排尽空气，在针头上置无菌橡皮塞后运送。

（4）通常用于细菌学检验的标本存放不要超过 24 小时。

（5）最佳的临床标本送检，包括厌氧菌培养标本，首先取决于所获取标本的量。量少的标本要在采集后的 15～30 分钟内送检。活检组织如果采用厌氧运送方式，可置于 25℃ 恒温箱存放 20～24 小时。

（6）送检期间要予以安全防护：①放标本的容器必须防漏，禁止将渗漏的标本送往实验室。②严禁将带有裸露针头的注射器送往实验室。

三、微生物实验室对标本的拒收标准

（1）所用运送培养基不合适，如厌氧培养标本却按需氧培养标本送检。

（2）运送标本的时间过长。

（3）标本容器上未贴标签或贴错标签。

（4）容器有裂缝或被打破。

（5）标本明显被污染。

（6）拭子上的标本干掉。

（7）标本不符合检验要求，如痰标本以唾液为主。

（8）标本使用了固定剂及防腐剂。

（9）标本量不够。

（10）24 小时内重复送检的标本（血培养除外）。

第二节　常见部位采样方法

一、呼吸系统感染标本留取方法与结果判断

1. 咽分泌物培养标本　正常人咽峡部培养应有口腔正常菌群，而无致病菌生长。在机体全身或局部抵抗力下降和其他外部因素作用下，可以出现感染而导致疾病。个别医务人员可能存在咽耐药菌定植，故对于个别重点科室，如母婴室等，需定期检测医务人员咽分

泌物。对于白喉、化脓性扁桃体炎、急性咽喉炎等，咽分泌物培养出致病菌，对于其诊断和治疗有临床意义。

（1）采集方法：协助患者清水漱口后，取无菌生理盐水棉签（必要时以压舌板轻压舌根），嘱患者发"啊"音，以轻快的动作迅速擦拭两侧腭弓及咽、扁桃体分泌物后，速将试管口在酒精灯火焰上消毒，将拭子插入试管中塞紧，立即送检。

（2）注意事项

1）标本采集前勿用消毒液漱口。

2）棉拭子避免触及舌、口腔黏膜和唾液。

3）标本采集后立即送检，防止干燥。

4）不可置肉汤培养基内送检。

5）对化脓性扁桃体炎或口腔念珠菌病者，用棉拭子在病灶部位擦拭数次即可。

6）鼻咽拭子：查脑膜炎奈瑟球菌或百日咳杆菌，应自鼻咽部采集。

7）避免在进食后 2 小时内留取标本，以防呕吐。

（3）结果判断：咽部有大量的正常菌群存在，需注意辨别。常见的病原菌为：化脓性链球菌、肺炎链球菌、金黄色葡萄球菌、表皮葡萄球菌、肺炎克雷伯菌、流感嗜血杆菌等。

2. 痰培养标本

（1）采集方法

自然咳痰法：嘱患者先用洁口液、再用清水漱口，以除去口腔中的细菌，尽可能在应用抗菌药物之前采集标本（临检），深吸气后用力咳出 1～2 口痰于培养皿或瓶中，标本量应大于 1ml（临检），痰量极少可用 45℃ 10%氯化钠溶液雾化吸入导痰。

支气管采集法：建立人工气道，如气管切开或气管插管者，戴无菌手套或用无菌镊子取一次性无菌专用吸痰管，一头缓慢插入气管至隆突（叶支气管）水平，一头接电动吸引器，螺旋式抽吸，吸引痰液。

小儿取痰法：用弯压舌板向后压舌，将拭子伸入咽部，小儿经压舌刺激咳痰时可喷出肺部气管分泌物，将粘有分泌物的拭子送检。幼儿还可用手指轻叩胸骨柄上方以诱发咳痰。

（2）注意事项

1）标本及时送检，避免干燥，如在室温下放置＞2 小时，则定植于口咽部的非致病菌过度生长，而肺炎球菌和流感嗜血杆菌检出率则明显下降。

2）防止唾液及上呼吸道分泌物污染。

3）在抗生素使用前采集价值高。

4）连续采集 3～4 次，采集间隔时间＞24 小时。

5）对可疑烈性呼吸道传染病（如 SARS、肺炭疽、肺鼠疫等）的患者采集检验标本时必须注意生物安全防护。

（3）结果判断

1）正常人体的下呼吸道是无菌的，上呼吸道有正常菌群栖居。

2）合格痰的涂片镜检鳞状上皮细胞＜10 个/低倍视野，白细胞＞25 个/低倍视野，或两者比例＜1∶2.5。

3）连续两次分离出相同的病原菌可认为是感染病原菌。

4）经纤维支气管镜和人工气道吸引采集分泌物分离出的细菌可认为是感染病原菌。

5）痰液与血液或胸腔积液中分离到相同病原体，有诊断意义。

6）痰培养常见病原菌为金黄色葡萄球菌、凝固酶阴性葡萄球菌、肺炎链球菌、A 群链球菌、肠球菌、卡他莫拉菌、脑膜炎奈瑟、白喉棒状杆菌、类白喉棒状杆菌、结核分枝杆菌、炭疽芽孢杆菌、流感嗜血杆菌、克雷伯杆菌、铜绿假单胞菌、大肠埃希菌、百日咳杆菌、军团菌、支原体和衣原体等；常见的真菌主要有白假丝酵母菌、隐球菌、曲霉菌、毛曲霉；常见的病毒主要有腺病毒、流感病毒、副流感病毒等。

7）痰中的病原菌不少属于机会致病菌，应根据病情判断。

8）如查癌细胞，应用 10%甲醛溶液或 95%乙醇溶液固定痰液后立即送检。

二、泌尿系统感染标本留取方法与结果判断

1. 采集方法

（1）普通中段尿采集：女性采样前用肥皂水或 0.1%高锰酸钾溶液冲洗外阴部尿道口（男性需翻转包皮冲洗），用 0.1%苯扎溴铵或无痛碘消毒尿道口，最好留取清洁中段尿标本，嘱咐患者睡前少饮水。

为避免尿道周围皮肤及器官的正常菌群污染尿液，自然留取时尿液须呈直线状排出，或插导尿管留取中段尿，但可能损伤尿道，应注意动作轻柔，严格无菌操作。消毒时按照中、左、右、中的顺序进行。

如果需要可收集第一段尿液数毫升做淋球菌和衣原体检查；不终止排尿，在排出数毫升尿液后用无菌试管收集第二段尿，即为所需中段尿。

（2）留置导尿尿标本采集：培养前，有条件者可夹管 10～20 分钟。采样时应松管弃去前段尿液，左手戴无菌手套固定导尿管后，按中、左、右、中的顺序，严格消毒尿道口处的导尿管壁，待干后，用无菌注射器针头斜穿管壁抽吸尿液。不可打开导尿管和引流管连接处收集标本。

2. 注意事项

（1）采集的尿液标本放入无菌容器中立即送检，2 小时内接种，标本不能立即送检者，暂存于 4℃冰箱内；但不得超过 24 小时。

（2）在用药前采集尿液，不加防腐剂。

（3）严格无菌操作，避免污染。

（4）不可从集尿袋下端管口留取标本。

（5）会阴部分泌物过多时，应先清洁再采集。

3. 结果判断

（1）正常人体内膀胱中的尿液是无菌的。

（2）中段尿以晨起第一次尿液为主，其革兰氏阴性杆菌浓度大于 10^5/ml，革兰氏阳性球菌大于 10^4/ml 可认为是感染的病原菌；反之，污染菌可能性大。真菌浓度大于（$10^3 \sim 10^4$）/ml 可认为感染菌。

（3）已用抗菌药或经导尿管采集的尿液，多次尿培养为单一的同种菌，细菌浓度虽未达到上述界限，也可认为是感染的病原菌。

（4）尿培养显示浓度超过上述界限的但有 3 种或 3 种以上细菌和真菌时，应考虑污染菌的可能。

（5）尿培养中常见病原菌为大肠埃希菌、肠球菌等，其他病原体有支原体、衣原体、真菌等。

三、血液系统感染标本留取方法与结果判断

1. 血培养标本采集法

（1）采集方法

1）培养瓶消毒程序：消毒培养瓶橡皮塞，待干燥后使用。

2）皮肤消毒程序：用消毒液从穿刺点向外螺旋形消毒，使消毒区域直径达 5cm 以上，待干后采血。

3）静脉穿刺和培养瓶接种程序：用注射器无菌穿刺取血后，勿换针头（如果行第二次穿刺或用头皮针取血时，应换针头），直接注入血培养瓶，先注厌氧培养瓶，并注意避免注入空气，后注入其他培养瓶，轻轻混匀以防血液凝固或严格按厂商推荐的方法采血。

4）采血部位：通常为肘静脉，疑为细菌心内膜炎时以肘动脉或股动脉采血为宜，切忌在静脉点滴抗菌药物的静脉处采血。对于成人患者，每次发热时应该分别在两个部位采集血标本以帮助区分是病原菌还是污染菌。在不同部位取血，2 次分离出同样菌种才能确定是病原菌。不应从留置静脉或动脉导管取血，因为导管易被固有菌群污染。

5）采血时机：在患者发热期间越早越好，最好在抗菌治疗前，以正在发冷发热前半个小时为宜或在停用抗菌药物 24 小时后。

6）采血量：成人菌血症或败血症的血液中含菌量较少，平均 1～3ml 血液中仅有 1 个细菌。所以采血量一定要足够。以培养基与血液之比 10：1 为宜，以稀释血液中的抗菌药物、抗体等杀菌物质。采血量过少会明显降低阳性率。成人每次每培养瓶采血 5～10ml（含 50ml 培养基），婴幼儿和儿童每次每套培养瓶采血 1～20ml（含 20ml 培养基，根据孩子的体重确定具体量）。

（2）注意事项

1）血液标本采集后应立即送检，不能及时送检者应置室温暂存，勿放于冰箱内。检验单需注明抗菌药物（特别是磺胺、青霉素）使用情况、采集时间和部位（如左臂等）、可疑的诊断。

2）采血次数及间隔：24 小时内最多采集 4 套标本（厌氧培养与需氧培养），不同情况采血次数与间隔不同。①急性发热：尽量在抗菌药物使用前，10 分钟内，在不同的部位，采集 2 套标本（厌氧培养与需氧培养）。②非急症感染病例：在抗菌药物使用前或血药浓度最低时（用药之前或停药 3 天后），在不同的部位采集 2～4 套标本（厌氧培养与需氧培养）。所有标本在 24 小时内采集，间隔时间不超过 3 小时。③急性心内膜炎：尽可能在抗菌药物使用前，1～2 小时内，在 3 个不同的部位采集 3 套标本（厌氧培养与需氧培养）。

④不明原因发热：在不同的部位采集 2～4 套标本（厌氧培养与需氧培养），如果在 24～48 小时内结果阴性，再采集 2～3 套甚至更多套的标本。⑤儿童：及时采集；几乎不需要连续采样。

（3）结果判断

1）健康人体的血液是无菌的。

2）通常血培养分离的细菌或真菌可认为是血液感染的病原体。

3）大多数的菌血症是间歇性的，往往需要以多次血培养阳性证实。如为表皮葡萄球菌、类白喉棒状杆菌等皮肤常居菌，则连续两次培养为同种细菌方可确定。

4）血液中常见细菌为金黄色葡萄球菌、表皮葡萄球菌、A 群链球菌、B 群链球菌、肺炎链球菌、肠球菌、肺炎克雷伯菌、铜绿假单胞菌等。

2. 静脉留置导管标本采集

（1）采集方法：用消毒液清洁导管周围皮肤，待干燥后拔出静脉留置导管，用无菌技术剪导管。将体内段 5cm 立即置于血平皿上滚动涂抹 1 遍或将导管置于空的无菌试管内立即送检。

（2）注意事项：采样后立即送检，避免标本干燥；不宜将剪下的导管体内段置于肉汤增菌液中，因为不能区分导管感染菌与少量定植菌。

（3）结果判断：细菌菌数≥15CFU/平板即为阳性。

四、手术部位感染标本留取方法

1. 脓液和伤口标本

（1）采集指征：软组织有急性化脓性炎症、化脓性疾病、脓肿、创伤感染等。

（2）采集时间：在使用抗菌药物之前采集。

（3）采集方法：首先用无菌生理盐水清洗脓液及病灶的杂菌，尽可能抽吸或将拭子深入伤口，紧贴伤口边缘取样。

（4）容器：使用无菌试管，最好用卡布（Cary-Bair）拭子转运系统。

（5）标本运送：常温 2 小时内送检。

（6）注意事项

1）组织或液体优于拭子标本，如必须用拭子，采集 2 个，一个培养，一个做革兰氏染色。从脓肿底部或脓肿壁取样，结果最好。

2）应观察脓液及创面分泌物性状、色泽、气味，为培养鉴定提供参考依据。如脓液黏稠，呈黄色，病灶局限，可能为金黄色葡萄球菌；脓液稀，带血水，病灶扩散，可能为化脓性链球菌；脓液呈绿色，带生姜味，可能为铜绿假单胞菌；脓液有恶臭，可能为厌氧菌感染。

若直接涂片革兰氏染色有革兰氏阳性菌或革兰氏阴性菌，而分离培养时又无细菌生长，一般应考虑患者已接受抗菌药物治疗，或可能为厌氧菌感染。若为厌氧菌最好做床边接种或置于厌氧培养基内送检。

（7）结果判断：从脓液和创面分泌物中能够检出的细菌种类很多，但不一定都是感染主要致病菌。细菌学检验对局部细菌的控制、伤口创面感染的病原学诊断具有重要意义。化脓性感染可由一种或多种细菌所致。需氧菌或兼性厌氧菌中以金黄色葡萄球菌、肺炎链球菌、大肠埃希菌、铜绿假单胞菌、变形杆菌、产气肠杆菌等多见。冷脓肿由结核分枝杆菌所致。脓液、创面分泌物中常见的病原微生物，见表11-1。

表11-1 脓液、创面、分泌物中常见的病原微生物

细菌种类	革兰氏阳性菌	革兰氏阴性菌
球菌	金黄色葡萄球菌、凝固酶阴性葡萄球菌、化脓性链球菌、肺炎链球菌、肠球菌、消化链球菌、四联球菌	脑膜炎奈瑟菌、淋病奈瑟菌、卡他莫拉菌
杆菌	破伤风梭菌、产气荚膜梭菌、炭疽芽孢杆菌	铜绿假单胞菌、大肠埃希菌、肺炎克雷伯杆菌、变形杆菌

2. 组织标本

（1）采集指征：出现表浅皮肤黏膜感染、深部组织感染等。

（2）采集时间：在使用抗菌药物之前采集。

（3）采集方法：根据不同的病变部位（炎症或坏死组织），采用相应的方法采集。

（4）采集量：留取尽可能大的组织标本，如果标本量足够，建议留一部分保存在-70℃，以备进一步的分析。

（5）容器：无菌容器，需要加一些无菌盐水保持湿润。

（6）标本运送：常温15分钟内送检，4℃保存24小时内送检。

（7）注意事项：呈送组织的量尽可能多，不要呈送表面简单摩擦的拭子。组织标本不要添加固定液。

3. 无菌体液标本

（1）采集指征

1）胆汁：急性胆囊炎、急性重症胆管炎，伴有腹痛、黄疸、墨菲征阳性，以及恶心、呕吐和发热，尿少且黄、中毒或休克。

2）胸腔积液：结核性胸膜炎、细菌性肺炎引起的胸膜炎伴有胸痛、发热，胸腔积液混浊、乳糜性、血性或脓性。

3）腹水：原发性腹膜炎、继发性腹膜炎伴有腹痛、呕吐、肌紧张、肠鸣音减弱或消失。

4）心包液：结核性心包炎、风湿性心包炎、化脓性心包炎、细菌性心包炎。

5）关节液：化脓性关节炎、关节肿胀、关节周围肌肉发生保护性痉挛。

（2）采集时间：怀疑感染存在，应尽早采集标本，一般在患者使用抗菌药物之前或停用药物后1~2日采集。

（3）采集方法：2%碘酊消毒皮肤后，由临床医生穿刺采集标本（2ml 左右），装入无菌密封容器立即送检。

（4）采集容器：无菌试管。

（5）采集量：至少1ml。

（6）标本运送：采集后保温立即送检，保证在 15 分钟内送至实验室，实验室收到标本后应立即接种。

五、消化系统感染标本留取方法

粪便样本留取方法如下。

（1）采集指征：当腹泻患者出现以下任何一种情况时建议采集粪便标本，进行细菌培养。

1）粪便涂片镜检白细胞＞5 个/HP。

2）体温＞38.5℃。

3）重症腹泻。

4）血便或便中有脓液。

5）未经抗菌药物治疗的持续性腹泻患者。

6）来自疫区的患者。

（2）采集时间：尽可能在发病早期和使用抗菌药物之前。在不同的时间采集 2～3 个标本可以提高致病菌的分离率。

（3）采集方法

1）自然排便采集标本时，取有脓血、黏液、组织碎片部分的外观无异常的粪便 1～3g，应从粪便表面的不同部位取材。

2）液体粪便则取絮状物，一般取 1～3ml，直接装入粪便容器或运送培养基中送检。

3）直肠拭子采集粪便标本：先以肥皂、水和 70%乙醇，将肛门周围洗净，然后用经无菌盐水湿润的棉拭子插入肛门并超越肛门括约肌约 2cm，与直肠黏膜表面接触，轻轻旋转，沿一个方向旋转推出，必须将棉拭子置于运送培养基中送检。

4）采集量：固体标本 1～3g。液体标本 1～3ml。

5）容器：一般粪便标本装于无菌广口塑料杯内；直肠拭子置于 Cary-Bair 拭子转运系统。

6）采集隐血标本时嘱咐患者检查前三天禁食动物肝、血，以免造成假阳性。

（4）标本运送

1）粪便标本：室温 1 小时内送检。

2）直肠拭子：室温 1 小时内送检。

3）高度怀疑霍乱弧菌感染的标本室温 1 小时内送检，运送必须符合特殊标本的安全要求。

（5）注意事项

1）除婴儿和有活动性腹泻症状的患者外不推荐用拭子做常规病原检测。

2）有腹部痉挛的患者在发病 6 小时内采集到的血便或液状便的效果最好。对于气单胞菌、邻单胞菌、弧菌、小肠耶尔森菌的培养需要提出特别申请。

3）粪便标本中含有许多杂菌，但也应该在标本采集过程中注意无菌操作，防止杂菌污染。

4）为提高检出阳性率，最好采集新鲜粪便，采集有脓血、黏液、组织碎片部分的粪便，陈旧标本会影响检出率。

5）腹泻患者应在急性期（3天以内）采集标本，这样可提高检出率。

（6）结果判断

1）腹泻是病原菌或病毒在肠道内繁殖的结果。可引起腹泻的细菌种类也较多，各类腹泻也具有一定的临床特点。沙门菌、志贺菌、气单胞菌、邻单胞菌是主要腹泻的病原菌，实验室粪便培养对临床诊断有非常重要的意义，并特别关注使用抗菌药物引起的抗菌药物相关性腹泻。

2）粪便标本中常见的病原菌，见表 11-2。

表 11-2 粪便标本中常见的病原菌

肠毒素为主的病原菌	侵袭性为主的病原菌	病毒
霍乱弧菌、志贺菌（福氏、宋内）、大肠埃希菌（ETEC、EHEC、EAEC）、金黄色葡萄球菌、艰难梭菌、产气荚膜梭菌	沙门菌、大肠埃希菌（EPEC、EIEC）、志贺菌（鲍氏、志贺）、弯曲菌、副溶血弧菌、小肠结肠炎耶尔森菌、结核分枝杆菌、白假丝酵母菌	轮状病毒、埃可病毒、Norwalk 病毒、甲型肝炎病毒、戊型肝炎病毒、腺病毒

六、皮肤软组织感染标本留取方法

1. 压疮溃疡

（1）采集指征：局部出现炎症，临床医师根据患者实际情况选择检测项目。

（2）采集时间：在使用抗菌药物之前采集。

（3）采集方法：用无菌盐水清洗表面，如得不到活检标本，用拭子用力采集损伤底部，将标本放入 Cary-Bair 拭子转运系统。

（4）采集范围：5cm 左右。

（5）容器：Cary-Bair 拭子转运系统。

（6）标本运送：标本采集后应及时送检，2 小时内进行接种，如不能及时送检，应在冰箱内保存。

（7）注意事项：压疮溃疡拭子提供不了什么临床信息，因此不提倡。一般选择组织活检或针头抽吸标本。

（8）结果判断：常见病原菌为革兰氏阴性杆菌、厌氧菌、表皮葡萄球菌、肠球菌属等。

2. 烧伤

（1）采集指征：烧伤部位出现炎症，临床医师根据患者实际情况选择检测项目。

（2）采集时间：在使用抗菌药物之前采集。

（3）采集方法：清洁伤口，去除异物和坏死组织，吸取或擦拭渗出液。

（4）采集量：尽可能多，如果要求定量培养，最好选 3～4mm 活检标本。

（5）容器：用无菌器皿或拭子运送。

（6）标本运送：标本采集后应及时送检，2 小时内进行接种，如不能及时送检，应在冰箱内保存。

（7）注意事项

1）只进行有氧培养。

2）定量培养可能有意义，也可能没有。烧伤表面细菌的培养结果可能会引起误导。

（8）结果判断：抗菌药物问世前，乙型溶血性链球菌是烧伤感染最常见的病原菌；青霉素应用后，耐药性金黄色葡萄球菌逐渐成为主要致病菌；随着抗菌药物的进一步发展，耐药性的金黄色葡萄球菌、铜绿假单胞菌与肠杆菌科逐渐成为主要致病菌。

七、其他部位感染标本留取方法

1. 脑脊液及其他无菌体液标本的细菌学检查　脑膜炎在临床上是非常严重的疾病，常危及生命。依病原不同，脑膜炎可分为细菌性脑膜炎、真菌性脑膜炎及无菌性脑膜炎。临床上，并不易以病症将其加以区分。因此，抽取脑脊液做微生物检查为诊断的必要步骤。正常人体中，脑脊液是无菌的，在感染的情况下只要检出细菌，通常都可视为病原菌。

无菌体液主要包括胆汁、穿刺液（胸腔积液、腹水、心包液、关节液、鞘液）等。正常人体中，上述体液均是无菌的，有感染的情况下只要检出细菌，通常都可视为病原菌。采集脑脊液标本是为了诊断脑膜炎。

（1）采集指征：具有非其他已认识的原因所引起的头痛、脑膜征象、颈部僵直、脑神经征象、发热、体温过低、易受刺激等临床症状。此外，其他实验室检查可发现：脑脊液白细胞增加、蛋白质增加且葡萄糖减少等。

（2）采集时间：怀疑为感染存在，应立即采集标本，最好在用药前，以最严格的无菌技术做腰椎穿刺，所收集的脑脊液分置于3根无菌试管内，然后马上将第二根（或第一根）送至检验室。

（3）标本量：采集3～5ml脑脊液于3支无菌试管中，每支试管至少1～2ml，整个过程需以最严格的无菌操作技术进行。做脑脊液培养时，建议同时做血培养。

（4）标本运送：置于无菌密封容器内立即送检，并且保温（禁止放于冰箱内，因脑膜炎双球菌遇冷死亡）。某些细菌具有自溶酶，放置时间过长易自溶死亡，实验室收到标本后应立即接种。

2. 生殖道标本

（1）采集指征：出现发热、乏力、食欲缺乏等全身症状伴有皮肤黏膜损害。男性有尿痛、尿频、尿急、尿道分泌物增多、会阴部疼痛、阴囊疼痛、性功能障碍、泌尿生殖器畸形和缺损。女性有阴道分泌物增多及性状异常、尿道口瘙痒、脓性分泌物流出、下腹疼痛、月经失调、阴道出血、外阴瘙痒、外阴或阴道疼痛、性功能障碍等。

（2）采集时间：在使用抗菌药物之前采集。

（3）采集方法

男性前列腺：用肥皂和水清洗阴茎头，通过直肠按摩前列腺，用无菌拭子收集液体或使液体进入无菌管内。

男性尿道：用泌尿生殖道拭子插入尿道腔2～4cm，旋转拭子，至少停留20秒，而使之容易吸收。

女性阴道：擦除过多的分泌物和排出液，用 2 支无菌拭子从阴道穹隆部黏膜处获取分泌物。一支涂片，一支拭子做培养。

（4）采集量：尽可能多取。

（5）标本运送：常温 2 小时内送检，淋病奈瑟菌需保温送检，衣原体、支原体等培养无法及时送检时应 4℃保存。

3. 眼、耳部标本

（1）采集指征：眼、耳部出现各种急慢性炎症。

（2）采集时间：在使用抗菌药物之前采集。

（3）采集方法

内耳：接触耳鼓室先用肥皂水清洗耳道，再用注射器收集液体，对破裂的鼓室，借助耳科诊视器，用拭子收集液体。

外耳：用湿拭子将耳道的任何碎屑或痂皮拭去，在外耳道用力旋转拭子取样。

眼部：分别用（无菌盐水预湿）拭子绕结膜取样，将拭子涂抹在两个玻片上染色。眼部标本建议在床边直接接种或涂片。

（4）采集量：尽可能多取。

（5）标本运送：耳部标本常温 2 小时内送检。眼部标本应 15 分钟送检。

第三节　主 动 筛 查

一、主动筛查的对象

1. 重症监护病房的患者　往往存在重症感染。抗菌药物的长期使用，使重症监护病房的患者容易被分离到耐药菌，给治疗带来困难。侵入性操作，如呼吸机、中心静脉导管、导尿管的使用使正常的保护性屏障受到破坏，人体内的正常菌群成为致病菌，造成患者感染。耐药菌在重症监护病房的传播和定植，也可能成为感染源。故在重症监护病房进行主动筛查，对于区分医院感染和社区感染，了解病人携带的正常菌群非常重要；为重症监护病房的患者预防相应部位的感染发生尤为重要。

2. 免疫力极度低下，需进行保护性隔离的患者　免疫力极度低下，特别是进行骨髓移植的患者，白细胞几乎只有几个。不同部位的正常菌群都可能成为患者的致病菌。为避免此类患者感染，常规主动筛查显得更为重要。在患者发生感染，查不到致病菌时，常规主动筛查得到的细菌可作为感染治疗的参考。

3. 工作人员　在医院感染暴发时，对医务人员可进行主动筛查，排除因医务人员鼻咽部致病菌定植造成的交叉感染。

在医院感染高危科室，如手术室、婴儿室、母婴室等，可进行工作人员主动筛查，对于存在病原菌定植的医务人员给予脱污染及脱污染后复查。

二、采样方法与范围

主动筛查主要以各正常人体部位的拭子采样为主，用蘸有无菌生理盐水的棉拭子，在鼻腔、咽部、阴道、肛门等部位进行采样，置于无菌容器中及时送检。也有报道称额头、耳蜗分离到的耐药菌，可能成为重症监护病房患者感染的病原体。

由于可进行主动筛查的人体部位很多，所以需根据患者疾病情况采集主要的部位，常见采样部位为鼻咽拭子，其检出菌可能成为呼吸系统内源性感染的病原菌。

入院 48 小时内的主动筛查，对于区分医院感染尤为重要。

第四节　厌氧培养标本的采集

一、标本采集与运送

标本的采集与运送是否适当，对厌氧培养能否成功至关重要。需注意：严格无菌操作；标本不能被正常菌群所污染；应尽量避免接触空气。

下列标本通常不宜做厌氧菌培养：鼻咽拭子、齿龈拭子、痰和气管抽取物、胃和肠道内容物、肛拭、接近皮肤和黏膜的分泌物、压疮溃疡及黏膜层表面、排出的尿或导尿、阴道或子宫拭子、前列腺分泌物。

采集标本时应尽量避免接触空气，多采用针筒抽取，减少标本与空气接触的机会。抽取时穿刺针头应准确插入病变部位的深处，一般抽取数毫升即可。抽出后可排出 1 滴标本于酒精棉球上。若病灶处的标本量较少，则可以先用针筒吸取 1ml 还原性溶液或还原性肉汤，然后再抽取标本。

二、厌氧菌感染的临床特征

凡有下列情况者应怀疑有厌氧菌感染：

（1）感染组织局部产生大量气体：某些厌氧菌可产生大量气体，造成组织肿胀和坏死，皮下有捻发音，通常是产气荚膜菌感染的特征。

（2）感染部位多发生在黏膜附近：口腔、肠道、鼻咽腔、阴道等黏膜，均有大量厌氧菌寄生，这些部位及其附近有破损者，极易发生厌氧菌感染。

（3）深部外伤，如枪伤后、人或动物咬伤后的继发感染。

（4）分泌物有恶臭或为暗血红色，并在紫外光下发出红色荧光，均可能是厌氧菌感染。发红色荧光的分泌物，可能有产黑色素普鲁沃菌和不解糖紫单胞菌；分泌物或脓汁中有硫黄颗粒，为放线菌感染。

（5）长期应用氨基糖苷类抗生素治疗无效的病例、新近有流产史者，以及胃肠手术后发生的感染，均有可能是厌氧菌感染。

（6）分泌物涂片经革兰氏染色镜检发现有细菌，而常规培养阴性者；或在液体及半固体培养基深部长的细菌，均可能为厌氧菌感染。

（糜琛蓉　韩立中　朱德栋）

参 考 文 献

倪语星，尚红. 2012. 临床微生物学检验. 5 版. 北京：人民卫生出版社.

李小寒，尚少梅. 2012. 基础护理学. 5 版. 北京：人民卫生出版社.

James Versalovic · karen C. Carroll，Guido funke · James h. Jorgense，Marie Louise Landry · david W · warnock. 2011. Manual of Clinical Microbiology. 10th edition. Washington，DC. American society for Microbiology，230-238.

思　考　题

1. 简述微生物实验室对标本的拒收标准。
2. 简述临床微生物标本采集原则。
3. 简述痰、血、尿培养标本的采集方法。
4. 简述痰、血、尿培养标本采集的注意事项。

第十二章　隔离预防技术与感染控制

隔离技术是预防微生物在病人、医务人员及媒介物中播散，正确的隔离技术对控制感染源、切断感染途径和保护易感宿主、预防感染性疾病的传播起着重要作用。

第一节　隔离预防技术的发展

1877 年在美国出版的有关医院治疗和护理的教材中记述了传染病人的隔离措施。当时传染病人被集中在共同的简易隔离室内，不久就发生了交叉感染。约在 1889 年改变了上述做法，采用将同一类病人隔离在同一层楼或同一间病室内的措施，并在 1890～1900 年出版的护理学教材中介绍了无菌护理技术操作程序和隔离方法。

1970 年美国 CDC 出版了《医院内隔离技术手册》，并于 1975 年出版了第二版，1978 年做了再次修订，提出对传染病采取传染源隔离措施，对高危易感病人采取保护性隔离措施。

1983 年修订的指南分别描述了可供选用的三大隔离系统：以类目为特征的 A 系统，以疾病为特征的 B 系统和体内物质隔离系统。三种隔离系统在使用时不能混淆使用。

1985 年针对艾滋病的流行提出了普遍隔离措施，强调对血液体液的隔离。

1987 年提出了体内物质隔离法，把重点放在病人的体内物质、非完整性的皮肤及黏膜组织对护理者的影响，而不是待传染疾病确诊后再采取特殊隔离措施。

1996 年美国疾病预防控制中心（CDC）和医院感染控制顾问委员会（HICPAC）修订了《CDC 的医院内隔离预防指南》。修订的原因为：①流行病学研究的结果；②认识到血液、体液、分泌物、排泄物对医院内细菌病毒传播的重要性；③微粒传播也应适当预防；④临床工作者希望方法尽可能简便；⑤使用新的方法避免现有的隔离系统之间的混淆。

HICPAC 认为在医院中阻断感染的传播有许多方法，医院可以结合具体情况，从以下两方面进行修正：①隔离技术长期不变；②预防措施为切断所有传播途径。

被修正的指南包含两部分：其一，标准预防，也是最重要的，对医院中所有病人设计，不管他们是否具有传染性。因为对于成功的医院感染控制来说，标准预防的落实是主要的策略。其二，以传播为基础的预防，是只为指定病人设计的预防。其指感染或携带传染病病原体的病人，可以通过空气、微粒、干燥的皮肤和被污染的物体表面通过接触传播。

我国大多数医院现行的隔离制度基本上与美国 CDC 制定的手册中的条款相似。

第二节　隔离预防的基本原则

感染在医疗机构的传播过程必须具备三个条件，即感染源、传播途径和易感宿主，隔离预防是针对感染传播的上述环节而制订的。医疗机构应设立合适数量和类型的隔离病区或隔离室，其隔离原则为：隔离预防技术是利用各种措施阻止感染链的形成，达到感染控制的目的。

一、严格管理感染源

（1）传染病人、特殊感染病人如多重耐药性细菌感染病人等与普通病人应分开安置。

（2）可疑传染病人必须单间隔离；同种病原体感染病人可住一室。

（3）根据疾病种类、病人病情、传染病病期分别安置病人。

（4）感染病人与高度易感病人应分别安置。

（5）成人与婴、幼儿感染病人应分别安置。

二、切断传播途径

（1）不同种类的病原体传染性不同，传播方式各异，微生物可通过多种途径（空气、飞沫、接触、媒介物等）传播疾病，采用适宜和特定的隔离措施，切断传播途径，以预防疾病的传播。

（2）在标准预防的基础上，根据不同的传染性疾病，采取不同的切断传播途径的措施。

（3）接触病人的血液、体液、分泌物、排泄物等物质及被传染性物质污染的物品时应采取屏障隔离。

（4）医务人员应严格执行《医务人员手卫生规范》（2009 版）。

（5）传染病房和隔离区病人所有废物均视为感染性废物，严格按照国家颁布的《医疗废物管理条例》及其有关法规进行处置与管理。

三、保护易感宿主

（1）危重病人与感染病人分开安置；必要时实行分组护理。

（2）对易感宿主实施特殊保护性隔离措施，必要时实施预防性免疫注射。

第三节　隔离预防技术

一、标　准　预　防

1. 标准预防的概念　标准预防是针对医院所有病人和医务人员使用的一种预防感染措施，包括手卫生和根据预期可能的暴露选用手套、隔离衣、口罩、护目镜或防护面罩，以及安全注射，也包括穿戴合适的防护用品处理病人环境中污染的物品与医疗器械。

标准预防是基于将病人的血液、体液、分泌物、排泄物（不包括汗液）、非完整皮肤和黏膜均视为可能含有感染性因子，在接触上述物质、黏膜与非完整皮肤时必须采取相应的隔离措施。其包括既要防止血源性疾病传播，又要防止非血源性疾病传播；既要防止病人将疾病传染给医务人员，又要防止医务人员将疾病传染给病人，强调双向防护。

2. 标准预防的具体方法与措施　标准预防适用于所有病人的诊断、治疗、护理等操作的全过程，当医务人员每一次进行可能导致污染物的接触时，必须戴手套，有可能污染其他部位时采取相应的防护措施。标准预防的措施主要包括：

（1）手卫生：洗手和手消毒。

（2）戴手套，戴口罩。

（3）在可能发生泼溅时使用面罩、防护镜，穿防护衣，防止医务人员皮肤、黏膜和衣服的污染。注意防护用品的穿脱流程，穿脱过程中，肩以上的操作视为干净操作，从污染操作转到干净操作时，及时进行手卫生。

（4）污染的医疗仪器设备或物品的处理

1）可复用的医疗用品和医疗设备，在用于下一病人前，根据规定进行消毒或灭菌处理。

2）处理被血液、体液、分泌物、排泄物污染的仪器设备时，要防止工作人员皮肤和黏膜暴露、工作服的污染，以防止将病原微生物传播给病人和播散至污染环境中。

（5）物体表面、环境、衣物与餐饮具的消毒

1）医院普通病区的环境以及经常接触的物体表面如床栏、床边、床头桌、椅、门把手等应定期清洁，遇污染时随时消毒。

2）在处理和运输被血液、体液、分泌物、排泄物污染的被服、衣物时，应防止医务人员皮肤暴露、污染工作服和环境。

3）可重复使用的餐饮具应清洗、消毒后再使用，对隔离病人尽可能使用一次性餐饮具。

4）复用的衣服置于专用袋中，运输至指定地点进行清洗、消毒，并防止运输过程中的污染。

（6）急救场所需要对病人实施复苏时，用简易呼吸囊（复苏袋）或其他通气装置代替口对口人工呼吸方法。

（7）医疗废物应按照国务院颁布的《医疗废物管理条例》及其相关法律、法规进行处理与管理。

（8）职业安全及健康管理：处理所有的锐器时应当特别注意，防止被刺伤。需重复使用的利器，应放在防刺的容器内，以便运输、处理和防止刺伤。一次性使用的利器，如针头等放置在防刺、防渗漏的容器内进行无害化处理。严禁锐器因未及时分类处理而用手直接分拣锐器。

二、基于传播方式的隔离预防

1. 隔离的原理　隔离技术是针对疾病传播的"三个环节"，即感染源、传播途径和易

感宿主而制订的。

（1）感染源：根据病原体的来源分为两种。

1）外源性感染（交叉感染）（exogenous infections, cross infections）：指病原体来自感源对象以外的地方，如其他病人、医务人员或环境等。

2）内源性感染（自身感染）（endogenous infections, autogenous infections）：指病原体来自感染者自身，如病人自身的正常菌群。

（2）传播途径：病原微生物从感染源传播到新宿主的方式。微生物可经多种途径传播，不同微生物传播方式不同，需制订不同的隔离预防措施。微生物的传播途径有以下 5 种，以前三种最为常见。

1）接触传播：是医院感染最常见和主要的传播方式，接触传播又可分为两类：

A. 直接接触传播：是指在没有外界因素参与下，易感宿主与感染源或带菌者直接接触的一种传播途径。

B. 间接接触传播：易感者通过接触病人的血液、排泄物或分泌物等体内物质污染的物品而造成的传播。被污染的手在此种传播中起着重要作用。

2）飞沫传播：是一种近距离（1m 以内）传播。通过说话、打喷嚏、咳嗽以及进行支气管镜检查等操作时，病人产生带有微生物的飞沫核（≥5μm）在空气中移行短距离（小于 1m）喷溅到易感者的鼻、口等部位而传播疾病。

3）空气传播：是由长期停留在空气中的含有病原微生物的飞沫颗粒（≤5μm）或含有传染因子的尘埃引起。这种方式携带的病原微生物在空气当中播散可以被同病房的宿主吸入或播散到更远的距离。

4）媒介物传播：微生物通过污染物品如水、食物、血液、体液、药品、仪器设备等传播。

5）昆虫媒介传播：通过蚊、蝇、蟑螂等传播疾病。

（3）易感人群：个体间对病原微生物的抵抗能力有显著差异，一些人对感染有免疫力或抵抗感染因子的能力强，另一些人在同样环境下，可能和病原微生物与之共存，成为病原携带者，有人则发展成疾病，当人体免疫功能低下时成为易感者。

易感因素包括年龄、慢性疾病、使用大量激素、抗菌药物、免疫抑制剂等，这些因素使人体的抵抗力下降，易于感染。

2. 隔离方式

（1）接触传播的隔离预防：对确诊或疑似感染了接触传播病原微生物如肠道感染、多重耐药性细菌感染、皮肤感染等的病人，在标准预防的基础上，还应采用接触传播的隔离预防，病室或床尾使用蓝色标志提示接触隔离。

1）病人的隔离

A. 有条件的医院将病人安置在单人隔离间，无条件时可将同种病原体感染的病人安置于一室。

B. 限制病人的活动范围。

C. 减少转运，如必须转运时，应尽量减少对其他病人和环境表面的污染。

2）防护隔离

A. 接触病人血液、体液、分泌物、排泄物等物质时，应戴手套。

B. 离开隔离病室前、接触污染物品后、摘除手套后，洗手和（或）手消毒。

C. 进入病室，从事可能污染工作服的操作时，应穿隔离衣；离开病室前，脱下隔离衣，按要求悬挂，或使用一次性隔离衣，用后按医疗废物管理要求进行处置。

（2）空气传播的隔离预防：如果病人确诊或疑似感染了经空气传播的疾病，如肺结核、流行性脑膜炎、腮腺炎、水痘、麻疹、肺鼠疫、肺出血热等，在标准预防的基础上还应采用空气传播的隔离预防，病室外挂黄色空气隔离标志，主要采用以下隔离措施：

1）病人的隔离

A. 无条件收治时，应尽快转送至有条件收治呼吸道传染病的医疗机构进行收治，转运过程中做好医务人员的防护。

B. 有条件时进负压病房或安置在单人间；无条件时，相同病原微生物感染病人可同住一室；不同病原体感染的病人应分开安置。

C. 当病人病情允许时，应戴医用防护口罩。

D. 限制病人的活动范围。

E. 严格空气消毒。

2）防护隔离

A. 应严格按照区域流程，在不同的区域，穿戴不同的防护用品，离开时按要求摘脱，并正确处理使用后物品。

B. 进入确诊或可疑传染病患者房间时，应戴帽子、医用防护口罩；进行可能产生喷溅的诊疗操作时，应戴护目镜或防护面罩、穿防护服，当接触病人及其血液、体液、分泌物、排泄物等物质时应戴手套。

（3）飞沫传播的隔离预防：如果病人确诊或疑似感染了经飞沫传播的疾病，如百日咳、白喉、流行性感冒、病毒性腮腺炎、脑膜炎等疾病，在标准预防的基础上还应采用飞沫传播的隔离预防，病室或床尾挂粉色飞沫隔离标志。

1）病人的隔离

A. 确诊或可疑传染病人安置在单人隔离间；无条件时相同病原体感染的病人可同室安置；不同病原体感染的病人应分开安置。

B. 减少病人的活动范围，减少转运，需要转运时，医务人员应注意防护，病人病情允许时应佩带外科口罩。

C. 病人之间、病人与探视者之间相隔空间在1m以上，加强通风。

2）防护隔离

A. 与病人近距离（1m以内）接触，需佩戴帽子与医用防护口罩。

B. 进行可能产生喷溅的诊疗操作时，应戴护目镜或防护面罩，穿防护服。

C. 当接触病人及其血液、体液、分泌物、排泄物等物质时应戴手套。

三、常见传染病传播方式与防护隔离

1. 常见传染病传播方式与防护隔离　如表 12-1 所示。

表 12-1　常见传染病传播方式与防护隔离

疾病名称		传染源	传播途径				隔离预防						
			空气	飞沫	接触	生物媒介	口罩	帽子	手套	防护镜	隔离衣	防护服	鞋套
病毒性肝炎	甲型、戊型	潜伏期末期和急性期患者			+		±	±	+		+		
	乙型、丙型、丁型	急性和慢性病人及病毒携带者			#		±	±	+				
麻疹		麻疹患者	+	++	+		+	+	+		+		
流行性腮腺炎		早期患者和隐性感染者		+			+	+			+		
脊髓灰质炎		患者和病毒携带者		+	++	苍蝇、蟑螂	+	+	+		+		
流行性出血热		啮齿类动物、猫、猪、犬、家兔	++		+		+	+	+	±	±		
狂犬病		患病或隐性感染的犬、猫、家畜和野兽			+		+	+	+	±	+		
伤寒、副伤寒		患者和带菌者			+		±	±	+		+		
细菌性痢疾		患者和带菌者			+			±	+		+		
霍乱		患者和带菌者			+		+	+	+		+		+
猩红热		患者和带菌者		++	+		+	+	+		+		
白喉		患者、恢复期或健康带菌者		++	+		+	+	+		+		
百日咳		患者		+			+	+	±		+		
流行性脑脊髓膜炎		流脑患者和脑膜炎双球菌携带者		++	+		+	+	+	±	+		
鼠疫	肺鼠疫	感染了鼠疫杆菌的啮齿类动物和患者		++	+	鼠蚤	+	±	+	±	+		
	腺鼠疫				+		±	±	+	±	+		
炭疽		患病的食草类动物和患者		+	+		+	+	+	±	+		
流行性感冒		患者和隐性感染者		+	+		+	+	±		+		
肺结核		开放性肺结核患者	+	++			+	+	+	±	+		
SARS		患者		++	+		+	+	+	±		+	+
HIV		患者和病毒携带者			●				+		+		
手足口病		患者和隐性感染者		+	+		±	+	+	±	+		

续表

疾病名称	传染源	传播途径				隔离预防						
		空气	飞沫	接触	生物媒介	口罩	帽子	手套	防护镜	隔离衣	防护服	鞋套
梅毒	梅毒螺旋体感染者			●				+		+		
淋病	淋球菌感染者			■				+		+		
人感染高致病性禽流感	病禽、健康带毒的禽	+	+			+	+	+	±		+	+

注：在"传播途径"一列中，+为其中传播途径之一，++为主要传播途径；在"隔离预防"一列中，+为应采取的防护措施，±为工作需要可采取的防护措施，#为因血液、体液而传播，●为性接触或接触患者的血液、体液而传播，■为性接触或接触患者分泌物污染的物品而传播。

2. 常见传染病潜伏期、隔离期和观察期　如表 12-2 所示。

表 12-2　常见传染病潜伏期、隔离期和观察期

疾病名称		潜伏期		隔离时间	接触者观察
		常见	最短～最长		
病毒性肝炎	甲型	30 日	15～45 日	自发病日起隔离 4 周	甲、戊型，急性乙、丙型肝炎密切接触者观察 6 周
	乙型	70 日	30～180 日	隔离至肝功能正常并且 HBV DNA、HCV RNA、HDV RNA 转阴	
	丙型	8 周	2 周～26 周		
	丁型	6～12 周	3～12 周		
	戊型	40 日	15～75 日	自发病日起隔离 4 周	
麻疹		10 日	6～21 日	自发病日起至出疹后 5 日，伴呼吸道并发症者应延长到出诊后 10 天	医学观察 21 日
流行性腮腺炎		14～21 日	8～30 日	自发病日起至腮腺消肿为止	医学观察 21 日
脊髓灰质炎		5～14 日	3～35 日	自发病日起至少隔离 40 天，第一周呼吸、消化道隔离，第二周消化道隔离	医学观察 20 日
流行性出血热		7～14 日	4～46 日	至症状消失	不检疫
狂犬病		1 个月～3 个月	5 日～19 年	至症状消失	不检疫
伤寒		7～14 日	3～60 日	体温正常后 15 日或症状消失后 5 日、10 日便培养 2 次阴性	医学观察 21 日
副伤寒		8～10 日	2～15 日		
细菌性痢疾		1～4 日	数小时～7 日	症状消失后隔日便培养，连续 2 次阴性	医学观察 7 日
霍乱		1～3 日	数小时～7 日	症状消失后 6 日隔日一次便培养，连续 3 次阴性	隔离 5 日，便培养 3 次阴性并服药预防
猩红热		2～5 日	1～7 日	自治疗日起不少于 7 日，且咽拭子培养 3 次阴性	医学观察 7 日
白喉		2～4 日	1～7 日	症状消失后咽拭子培养 2 次阴性或至少症状消失后 7 日	医学观察 7 日
百日咳		7～10 日	2～21 日	自发现起 40 日或痉咳后 30 日	医学观察 21 日

疾病名称	潜伏期		隔离时间	接触者观察
	常见	最短～最长		
流行性脑脊髓膜炎	2～3 日	1～10 日	症状消失后 3 日，不少于病后 7 日	医学观察 7 日
鼠疫　肺鼠疫	1～3 日	数小时～12 日	症状消失后痰培养 6 次阴性	接触者医学观察 9 日、预防接种者观察 12 日
腺鼠疫	2～5 日	1～8 日	淋巴肿大完全消散后再观察 7 日	
炭疽	1～5 日	0.5～14 日	症状消失，溃疡愈合，分泌物或排泄物培养 2 次（间隔 5 日）阴性	医学观察 8～12 日
流行性感冒	1～3 日	数小时～4 日	体温正常 2 日或病后 7 日	医学观察 4 日
肺结核	14～70 日	隐性感染可持续终生	症状消失后连续 3 次痰培养结核菌阴性	医学观察 70 日
SARS	4～5 日	2～14 日	症状消失后 5～7 日	医学观察 14 日
HIV	2 日～10 年	数月～15 年	终生采取血液隔离	医学观察 6 个月
手足口病	2～7 日		治愈	医学观察 7 日
梅毒	2 日～3 周	10～90 日	完全治愈	医学观察 90 日，90 日内有过性接触的予以青霉素治疗
淋病	2～5 日	1～14 日	感染的新生儿、青春期前儿童隔离至有效抗生素治疗后 24 小时；成人治愈	医学观察 14 日
人感染高致病性禽流感	3～4 日	3～7 日	目前尚无人传染人的情况出现	医学观察 21 日

四、常见耐药性细菌感染病人的隔离措施

医院感染病原体对常用抗菌药物呈现耐药性甚至多重耐药性，给临床治疗带来困难，因此对发现的耐药性细菌感染病人，应及时采取有效的隔离措施。常见耐药性细菌感染病人的隔离措施如下。

（1）按照特殊感染进行床边隔离（有条件进单独病室），该患者的所有治疗护理放在最后执行或单独执行，主要用具单独使用。

（2）做好交班和宣教，加强洗手和手消毒，包括医生、护士、护工、工勤人员、家属。处理患者伤口、导管、被血液、体液严重污染的物品时必须戴手套，必要时戴口罩、防护镜、穿隔离衣。

（3）对使用过的器械、物品及可能被污染的物体表面做好消毒处理；患者解除隔离、转床或出院后对环境、设备仪器等物体表面做终末消毒；必要时采样。

（4）污物直接送污物室，不得暂存治疗室或其他场所。

（5）重视会诊及防止床边检查操作时的交叉感染，转科时做好耐药菌的交接班，以防科室间耐药菌传播

（6）检出耐药菌部位连续二次培养无耐药菌出现或临床感染症状消除 1 周以上时，解

除耐药菌隔离措施。

（7）同一病区不同病人短时间内出现 3 例同种同源耐药菌时，在加强消毒隔离同时立即报本部门负责人，由本部门负责人核实后报医院感染控制办公室。

五、特殊急性呼吸道传染病的防护隔离

特殊呼吸道传染病指急性传染性非典型肺炎（SARS）、人感染高致病性禽流感等的防护隔离。

1. 病人的隔离

（1）将病人安置于有效通风的隔离病房或隔离区域内，必要时置于负压病房隔离。

（2）严格限制探视者，如需探视，探视者应正确穿戴个人防护用品，并遵守手卫生规定。

（3）限制病人活动范围，离开隔离病房或隔离区域时，应戴外科口罩。

（4）应减少转运，当需要转运时，医务人员应注意防护。

2. 医务人员防护

1）医务人员未经培训不得进入传染病区工作。

2）正确掌握洗手与手消毒方法。

3）正确掌握穿脱隔离衣，戴口罩、帽子等防护用品的技术。

4）严格按隔离防护规定着装。不同区域应穿不同服装，且服装颜色应有区别或有明显标志。

3. 医务人员防护用品穿戴程序　进入传染病区应穿防护服（内层）、隔离衣（外层），戴帽子、医用防护口罩、防护镜、手套穿鞋套。严格执行"三区"着装要求。

1）穿戴防护用品程序

A. 清洁区进入潜在污染区：洗手→戴帽子→戴医用防护口罩→穿工作衣裤或刷手服→换工作鞋袜后→进入潜在污染区。手部皮肤破损的戴乳胶手套。

B. 半污染区进入污染区：穿隔离衣或防护服→戴护目镜/防护面罩→戴手套→穿鞋套→进入污染区。

当为病人进行吸痰、气管切开、气管插管等可能被病人的分泌物及体内物质喷溅或飞溅的诊疗护理工作前，应戴防护面罩或全面型呼吸防护器。

2）脱防护用品程序

A. 医务人员离开污染区（从污染区进入潜在污染区前）：摘手套、消毒双手→摘护目镜/防护面罩→脱隔离衣或防护服→脱鞋套→洗手和（或）手消毒→进入潜在污染区，洗手和（或）手消毒。用后物品分别放置于专用污物容器内。

B. 从潜在污染区进入清洁区前：洗手和（或）手消毒→脱工作衣裤或刷手服→摘医用防护口罩→摘帽子→清洗和消毒双手后，进入清洁区。

C. 沐浴、更衣→离开清洁区。

3）医务人员穿脱防护用品的注意事项

A. 医用防护口罩可持续应用 6～8 小时，遇污染或潮湿及时更换。

B. 戴眼镜的医务人员在离开隔离区前应进行眼镜的消毒。

C. 医务人员接触多个同类传染病人时，防护服可连续应用，接触疑似病人必须一人一用一更换，当被血液、体液等污物污染时及时更换。

D. 戴医用防护口罩或全面型呼吸防护器应进行面部密合性试验。

4. 预防要求

（1）医务人员应正确掌握消毒、隔离的要求、方法和技能。

（2）在隔离区工作的医务人员应每日测体温两次，体温超过 37.5℃及时就诊。

（3）医务人员应严格执行区域划分的流程，按程序做好个人防护方可进入病区，下班前应沐浴更衣后方能离开隔离区。

六、无菌操作原则

1. 环境清洁　环境清洁无积灰。进行无菌技术操作前半小时，须停止清扫地面、铺床等工作，减少人员走动，以降低室内空气中的尘埃。需要时，紫外线消毒 30 分钟后操作。

2. 操作前准备　衣帽穿戴要整洁。帽子要把全部头发遮盖，口罩须遮住口鼻，并修剪指甲，洗手。无菌操作用物准备齐全，胶布、敷贴等用物根据需要事先准备。必要时穿好无菌衣，戴好无菌手套。

3. 无菌物品管理　放置无菌包或无菌容器的橱柜需清洁无积灰，无菌物品与非无菌物品应分别放置。无菌物品一经使用或过期、潮湿应视为不能使用。落在地上的无菌物品、无菌包视为污染，不得使用。无菌物品不可长期暴露在空气中，必须存放于无菌包或无菌容器内，复用的无菌器械一经使用后，必须再经无菌处理后方可再次使用。无菌容器中取出的物品，虽未使用，也不可放回无菌容器内。疑有污染，不得使用。

4. 无菌盘　无菌盘是指将无菌巾铺在洁净、干燥的治疗盘内。形成一片无菌区域，放置无菌物品，供治疗时使用。传统的无菌盘有效期为 4 小时，用后及时处置。常在集体注射时，为避免无菌注射器的污染而铺设。无菌注射器必须一人一药一弃，严禁随意放于非无菌盘内。

5. 取无菌物　操作者距无菌区 20cm，取无菌物品时须用无菌持物钳（镊）或戴无菌手套。非无菌部位或未经消毒的物品，不可触及无菌物品或跨越无菌区域，手臂应保持在腰部以上。

6. 无菌操作

（1）严格区分无菌区域与非无菌区域；无菌物品与非无菌物品。

（2）根据操作需要，铺设适宜的无菌范围，必要时穿无菌衣、戴无菌手套。

（3）避免面对无菌区谈笑、咳嗽、打喷嚏。

（4）如器械、用物疑有污染或已被污染，即不可使用，应更换或重新灭菌。一套无菌物品供一位患者使用。

（5）换药、口腔护理等无菌操作时需区分置污物容器与置无菌物品容器；接触病人器械与取用无菌物品器械；严格专用，不得混用。污物容器靠近病人，无菌容器置于污物容器之后。传递无菌物品时，无菌器械在上，接触病人器械在下。

（6）置管时，病人体内段严格无菌，不得污染器械或被手所污染。

（7）注意操作顺序与流程，由洁至污，由内至外，由上至下。

第四节　医务人员防护用品的正确使用

医务人员防护用品包括口罩、护目镜、防护面罩、手套、隔离衣、防护服、鞋套、防水围裙、帽子等。防护用品应符合国家相关标准，在有效期内使用。

一、口　罩

1. 口罩的作用　口罩可预防经空气、飞沫传播的疾病，戴口罩还可以减少病人的血液、体液等传染性物质溅入医护人员的口及鼻腔；同时防止医务人员将病原体传染给病人。

2. 常用口罩分类　常用口罩可分为医用外科口罩和医用防护口罩等。

3. 口罩的选择要求　选择口罩应符合 GB19083—2010《医用防护口罩技术要求》中的标准。其中《医用防护口罩技术要求》规定口罩滤料的颗粒过滤效率应不小于 95%。

4. 常用口罩的特点　医用外科口罩（surgical musk）：是指能阻止血液、体液和飞溅物传播的，医务人员在有创操作过程中佩戴的口罩，它能覆盖住使用者的口、鼻及下颌，为防止病原微生物、体液、颗粒物等直接透过提供物理屏障。外科口罩的外观、结构尺寸、过滤效率、防止血液穿透的能力等都有明确的要求，至少应符合我国医药行业标准医用外科口罩（YY 0469—2011）的要求。标准的医用外科口罩分 3 层，外层有阻水作用，可防止飞沫进入口罩里面，中层有过滤作用，可阻隔空气中大于 90% 的 5μm 颗粒，近口鼻的内层有吸湿作用，能阻止血液、体液和飞溅物传播。

医用防护口罩（respirator）：是指能阻止经空气传播的直径≤5μm 感染因子或近距离（<1m）接触经飞沫传播的疾病而发生感染的口罩。医用防护口罩的使用包括密合性测试、培训、型号的选择、医学处理和维护。根据 GB19083—2010《医用防护口罩的技术要求》，医用防护口罩的过滤效率分 1、2、3 三级，分别是在气体流量为 85L/min 的情况下，口罩对非油性颗粒过滤效率≥95%、≥99% 和≥99.97%。在佩戴时，口罩应覆盖佩戴者的口鼻部，每次佩戴医用防护口罩进入工作区域之前均应进行密合性检验。

5. 口罩的应用指征　应根据不同的操作要求选用不同的口罩。一般医疗活动可佩戴纱布口罩或一次性使用外科口罩。在手术室工作或护理免疫功能低下的病人、进行体腔穿刺时应戴外科口罩。接触经空气、飞沫传播的呼吸道感染病人时，应戴外科口罩或医用防护口罩。

6. 口罩的佩戴方法

（1）外科口罩佩戴方法

1）佩戴口罩前必须清洁双手。

2）口罩有颜色的一面向外，或口罩包装上有佩戴方法说明，应依照指示佩戴。

3）口罩藏有铁丝的一面向上，将口罩下方带系于颈后，上方带系于头顶上方。

4）将双手指尖放在鼻夹上，从中间位置开始，用手指向内按压，并逐步向两侧移动，根据鼻梁形状塑造鼻夹。

5）口罩应完全覆盖口鼻和下巴。

（2）医用防护口罩佩戴方法

1）一手托住防护口罩，有鼻夹的一面向外。

2）将防护口罩罩住鼻、口及下巴，鼻夹部位向上紧贴面部。

3）用另一只手将下方系带拉过头顶，放在颈后双耳下。

4）再将上方系带拉至头顶。

5）将双手指尖放在金属鼻夹上，从中间位置开始，用手指向内按鼻夹，并分别向两侧移动和按压，根据鼻梁的形状塑造鼻夹。

7. 注意事项

（1）使用医用防护口罩或外科口罩时不要用一只手捏鼻夹，防止口罩鼻夹处形成死角漏气，降低防护效果，同时使口罩与面部有良好的密合。

（2）外科口罩应一次性使用。

（3）口罩潮湿后应立即更换。

（4）口罩受到病人血液、体液污染后应及时更换。

（5）每次佩戴防护口罩进入工作区域前，应进行密合性检查。检查方法为：将双手完全盖住防护口罩，快速地呼气，若鼻夹附近有漏气应按佩戴方法"步骤5"调整鼻夹，若漏气位于四周，应调整到不漏气为止。

（6）纱布口罩应保持清洁，定期更换、清洗与消毒。

二、护目镜、防护面罩

1. 护目镜、防护面罩的作用　医务人员为病人进行诊疗护理过程中，佩戴护目镜或防护面罩可有效防止病人的血液、体液等物质溅入医务人员眼睛、面部皮肤及黏膜。

2. 护目镜、防护面罩的分类　根据其形状和作用可分为护目镜、防护面罩。

3. 护目镜的选择要求　选择护目镜应符合（DB11/188—2003）《医用防护镜技术要求》中的标准，如顶焦度、棱镜度偏差、色泽、可见光透射比、抗冲击性能、耐腐蚀和消毒性能等应符合规定。护目镜及防护面罩应有弹性佩戴装置。

4. 护目镜、防护面罩的应用指征

（1）在进行诊疗、护理操作，可能发生病人血液、体液、分泌物等喷溅时。

（2）近距离接触经飞沫传播的传染病人时。

（3）为呼吸道传染病人进行气管切开、气管插管等近距离操作，可能发生病人血液、体液、分泌物喷溅时，应使用全面型防护面罩。

5. 注意事项

（1）在佩戴护目镜或防护面罩前应检查有无破损，佩戴装置是否松懈。

（2）护目镜或防护面罩用后应清洁与消毒。

三、手　套

1. 手套的作用

（1）预防医务人员手上的病原微生物传给病人。

（2）预防病人身体的病原微生物传给医务人员。

（3）预防医务人员手上的病原微生物污染环境。

2. 手套的分类　根据操作目的不同可将手套分为清洁手套和无菌手套两类。

3. 手套的选择要求　选择手套应符合 GB10213—2006《一次性使用橡胶检查手套》和 GB7543—2006《橡胶医用手套》的标准。

4. 手套的应用指征

（1）清洁手套的应用指征

1）接触病人的血液、体液、分泌物、排泄物、呕吐物时。

2）接触污染物品时。

（2）无菌手套的应用指征

1）医务人员进行手术等无菌操作时。

2）接触病人破损皮肤、黏膜时。

3）接触机体免疫力极度低下的病人时。

5. 无菌手套戴脱方法

（1）戴手套的方法

1）打开手套包，一手掀起口袋的开口处。

2）另一手捏住手套翻折部分（手套内面）取出手套，对准五指戴上。

3）掀起另一只袋口，以戴着无菌手套的手指插入另一只手套的翻边内面，将手套戴好，然后将手套的翻转处套在工作衣袖外面。

（2）脱手套的方法

1）用戴着手套的手捏住另一只手套污染面的边缘将手套脱下。

2）戴着手套的手握住脱下的手套，用脱下手套的手捏住另一只手套清洁面（内面）的边缘，将手套脱下。

3）用手捏住手套的里面丢至医疗废物容器内。

6. 注意事项

（1）诊疗护理不同的病人之间必须更换手套。

（2）操作完成后脱去手套，必须按规定程序与方法洗手，戴手套不能替代洗手，必要时进行手消毒。

（3）戴手套操作中，如发现手套有破损时应立即更换。

（4）戴无菌手套时应防止手套污染。

四、隔离衣和防护服

应根据诊疗工作的需要，选用隔离衣或防护服。隔离衣应后开口，能遮盖住全部衣服和外露的皮肤，清洗消毒后可重复使用。防护服应符合 GB19082—2009《医用一次性防护服装技术要求》的规定。

1. 隔离衣应用指征

（1）接触经接触传播的感染性疾病患者如传染病患者、多重耐药菌感染等患者时。

（2）对患者实行保护性隔离时，如大面积烧伤患者、骨髓移植患者等的诊疗、护理时。

（3）可能受到患者血液、体液、分泌物、排泄物喷溅时。

布制隔离衣穿脱方法：布制隔离衣每天更换、清洗与消毒，遇污染随时更换。一次性隔离衣一次性使用。但穿脱方法略有不同，下面分别介绍：

1）多次使用后再消毒的布制隔离衣的穿法

A. 右手提衣领，左手伸入袖内，右手将衣领向上拉，使左手露出。

B. 换左手持衣领，右手伸入袖内，使右手露出，注意勿触及面部。

C. 两手持衣领，由领子中央顺着边缘向后系好颈带。

D. 扎好袖口。

E. 将隔离衣一边（约在腰下 5cm 处）渐向前拉，见到边缘捏住。

F. 同法捏住另一侧边缘。

G. 双手在背后将衣边对齐。

H. 向一侧折叠，一手按住折叠处，另一手将腰带拉至背后折叠处。

I. 将腰带在背后交叉，回到前面将带子系好。

2）多次使用后再消毒的布制隔离衣的脱法

A. 解开腰带，在前面打一活结。

B. 解开两侧袖带，将袖带塞入袖祥内，充分暴露双手，进行手消毒。

C. 解开颈后带子。

D. 右手伸入左手腕部袖内，拉下袖子过手。

E. 用遮盖着的左手握住右手隔离衣袖子的外面，将右侧袖子拉下。

F. 双手转换渐从袖管中退出，脱下隔离衣。

G. 左手握住领子，右手将隔离衣两边对齐，若挂在污染区，污染面向外；否测污染面向里。

3）布制隔离衣一用一消毒和一次性隔离衣的穿法：可参考多次使用后再消毒的布制隔离衣的穿法。

4）布制隔离衣一用一消毒的脱法

A. 解开腰带，在前面打一活结。

B. 解开两侧袖带，将袖带塞入袖祥内，充分暴露双手，进行手消毒。

C. 消毒双手后，解开颈后带子，双手持带将隔离衣从胸前向下拉。

D. 右手捏住左衣领内侧清洁面脱去左袖。

E. 左手捏住右侧衣领内侧下拉使右袖脱下，将隔离衣污染面向里，衣领及衣边卷至中央，放入污衣袋清洗消毒后备用。一次性隔离衣丢入医疗废物容器内。

2. 防护服的选择要求 选择一次性防护服应符合 GB 19082—2009《医用一次性防护服技术要求》的规定，防护服应具有良好的防水性、抗静电性、过滤效率和无皮肤刺激性，穿脱方便，结合部严密，袖口、脚踝口应为弹性收口。

3. 防护服应用指征

（1）临床医务人员在接触甲类或按甲类传染病管理的传染病患者时。

（2）接触经空气传播的传染病患者，可能受到患者血液、体液、分泌物、排泄物喷溅时。

4. 防护服穿脱方法

一次性防护服穿脱方法如下。

（1）穿一次性防护服：无论是联体还是分体防护服，先穿下衣，再穿上衣，然后戴好帽子，最后拉上拉链。

（2）脱一次性防护服

1）脱分体防护服时应先将拉链拉开。

2）向上提拉帽子，使头部脱离帽子。

3）脱袖子、脱下上衣时将污染面向里放入医疗废物袋。

4）脱下衣，由上向下边脱边卷，污染面向里，脱下后放入医疗废物袋。

5）脱联体防护服时，先将拉链拉到底。

6）向上提拉帽子，使头部脱离帽子，脱袖子。

7）从上向下边脱边卷。

8）脱下衣，将污染面向里脱下后放入医疗废物袋内。

5. 注意事项

（1）穿防护服前要检查防护服有无破损。

（2）穿防护服后只限在规定区域内进行操作活动。

（3）穿防护服时勿使衣袖触及面部及衣领。

（4）防护服有渗漏或破损应立即更换。

（5）脱防护服时要注意避免污染。

五、鞋　套

1. 鞋套的选择要求　鞋套应具有良好的防水性能，并一次性应用。

2. 鞋套的应用指征

（1）从潜在污染区进入污染区时和从缓冲间进入负压病室时应穿鞋套。

（2）进入重点保护区如 ICU、血液病房、烧伤病房、器官移植病房等时。

3. 注意事项

（1）鞋套只在规定区域内穿，离开该区域时应将鞋套脱掉。

（2）鞋套如有破损时应及时更换。

六、防 水 围 裙

1. 防水围裙的作用　防止病人的血液、体液、分泌物及其他污染物质浸湿、污染工作服。

2. 防水围裙的分类 根据材质围裙分为可复用的塑胶围裙及一次性防水围裙两类。

3. 防水围裙的应用指征

（1）清洗复用医疗器械等时。

（2）当可能有病人的血液、体液、分泌物及其他污染物质喷溅时。

4. 注意事项

（1）一次性防水围裙应一次性使用，受到明显污染时应及时更换。

（2）重复使用的塑胶围裙用后应及时清洗与消毒。

（3）围裙如有破损或渗透应及时更换。

七、帽　子

1. 帽子的作用

（1）预防医务人员受到感染性物质污染。

（2）预防微生物通过头发上的灰尘、头皮屑等途径污染环境和物体表面。

2. 帽子的分类 根据制作材质的不同，帽子可分为一次性帽子及布制帽子两类。

3. 帽子的应用指征

（1）进入污染区和洁净环境前。

（2）进行诊疗等无菌操作时。

4. 注意事项

（1）布制帽子应保持清洁，定期更换与清洁。

（2）如被病人血液、体液污染时应立即更换。

（3）一次性帽子不得重复使用。

（方丽莉　糜琛蓉）

第五节　手　卫　生

医院工作的医务人员及与患感染或传染病病人接触的人员，他们手上细菌的数量和种类与其接触的密切程度呈正相关。有研究表明，病区内护理员手上的病菌数量多于护士，而护士手上细菌的数量和种类又多于医生。

一、医务人员手的微生物污染

手上所带的细菌可分为两大类：常居菌和暂居菌。常居菌（resident flora）：也称固有性细菌，能从大部分人的皮肤上分离出来的微生物。这种微生物是皮肤毛囊和皮脂腺开口处持久的固有的寄居者，并随气候、年龄、健康状况、个人卫生习惯、身体的部位不同而异，不易被机械的摩擦清除。如凝固酶阴性葡萄球菌、棒状杆菌类、丙酸菌属、不动杆菌属等。暂居菌（transient flora）：也称污染菌或过客菌丛，寄居在皮肤表层，常规洗手很容易被清除的微生物。接触病人或被污染的物体表面时可获得，而附着在手的皮肤上，其数量差异很大，主要取决于宿主与周围环境的接触范围。其可随时通过手传播。

医院工作人员手上革兰氏阴性杆菌携带率为 20%～30%，而烧伤病房或监护病房工作人员可高达 80%或更多。25%普通医院护士手上分离到金黄色葡萄球菌，也有报道高达 68%者。一般手上不存在大量致病菌，除非在从事比较脏的工作后。Ayliffe 报道护士手上携带金黄色葡萄球菌达 10^6～10^7CFU，而 Casewll 在监护病房护士手上测得每只手指带菌量为 10^3CFU。医疗工作中扶病人坐便盆、端便盆后手带菌 10^{11} CFU，吸痰手带 10^8CFU，换药后手带 10^8～10^9CFU。人皮肤上每克组织有 $5×10^5$ CFU 左右的葡萄球菌就可能引起脓胞，而革兰氏阴性杆菌引起伤口脓肿需要的感染剂量每克组织＞10^5 CFU。医务人员手上带菌量为 10^8 CFU，一般不致病，但对免疫功能低下的病人来说带菌量为 10^3 CFU 甚至更少也可致病。Maki 证明 40 多例医院感染是由医护人员通过手将革兰氏阴性杆菌传给病人而引起的。由于空气很少传播革兰氏阴性杆菌，通过手的接触传播是唯一重要的途径，应引起高度重视。

二、洗手的定义及目的

1. 定义

手卫生：为医务人员洗手、卫生手消毒和外科手消毒的总称。

洗手：医务人员用肥皂（皂液）和流动水洗手，去除手部皮肤污垢、碎屑和部分致病菌的过程。

卫生手消毒：医务人员用速干手消毒剂揉搓双手，以减少手部暂居菌的过程。

外科手消毒：外科手术前医务人员用肥皂（皂液）和流动水洗手，再用手消毒剂清除或者杀灭手部暂居菌和减少常居菌的过程。使用的手消毒剂可具有持续抗菌活性。

手消毒剂：用于手部皮肤消毒以减少手部皮肤细菌的消毒剂，如乙醇、异丙醇、氯己定、碘伏（聚维酮碘）等。

2. 洗手的目的　是为了消除或杀灭手上的微生物，切断通过手的传播感染途径。据卫生部抽查结果报道，医护人员操作前能做到洗手的仅有 54%；洗手及擦手用毛巾合格率仅为 32%。大部分医护人员洗手后均在白大衣上擦干。因此，洗手是一个既简单又难以很好执行的一项基本措施，务必要引起医护人员的高度重视。

许多流行病学调查证实，手是传播医院感染的重要途径，可手又无法进行灭菌处理，因为有效的灭菌方法不能用于皮肤，有效的消毒剂也往往因为毒性太大而不能应用于皮肤，因此经常性的洗手是防止手上的细菌传播、预防医院感染的重要手段。

特别应该强调指出的是常住菌可以通过皮肤脱屑及出汗等途径转化为暂住菌，暂住菌也可以通过摩擦或不及时清洗而转化为常住菌，因此我们应强化洗手的意识。

三、洗手的指征

在医院内非紧急情况下，医务人员在下列情况下均应认真洗手：

（1）进入和离开病房前，在病室中由污染区进入清洁区之前。

（2）进行深部侵入性操作前，如脑室引流，胸腔穿刺等。

（3）护理每例特殊高危病人前，如严重免疫缺陷病人和新生儿。

（4）接触伤口，无论是切口、创口或深部切口前后。

（5）处理污染的物品后，如接触被血液、体液、分泌物或渗出物污染的物品。

（6）在护理感染病人或可能携带具特殊临床或流行病学意义的微生物（如多重耐药菌）的病人之后。

（7）与任何病人长时间和密切接触后。

（8）在高危病房中接触不同病人前后。

（9）戴脱手套前后；戴脱口罩前后；穿脱隔离衣前后。

（10）准备及分发病人食品或发药送水等；无菌操作前后。

四、手 消 毒

1. 卫生手消毒　单纯用水冲洗手虽简单但效果差。Stiles 等报道，单纯用自来水轻洗基本无效。Ojajarvi 报道，用液体肥皂洗 15 秒钟，可使手上的金黄色葡萄球菌减少 77%，洗 2 分钟可减少 85%；对铜绿假单胞菌效果更好，洗 12 秒钟可去除 92.4%，洗 2 分钟可去除 97.8%。肥皂洗手也可有效地去除手上的巨细胞病毒。近年来，使用消毒纸巾或皮肤消毒剂直接擦拭代替肥皂洗手取得了较好的效果。

手的消毒是指使用消毒剂杀灭手上沉积的致病微生物，主要是暂住菌，常住菌也可被部分杀死。医护人员通过手消毒能去除暂住菌，以达到控制医院感染的目的。用于此方法的消毒剂要求在短时间内（一般不超过 1 分钟，最好在 15～30 秒）能将污染的微生物数量降到安全水平。

2. 外科手消毒　外科手消毒常规方法是，先用肥皂刷洗双手，再用消毒剂消毒。其目的是彻底消除手术者手上的细菌，防止细菌从他们手上污染至手术部位。为此，采取此项措施，不仅应能消除手上的暂住菌，还应能杀灭常住菌，达到近于无菌状态并维持较长时间的抑菌作用，应使用具有后效作用的消毒剂来消毒手。近年来出现一些药刷，用于外科手消毒，效果甚佳。Soulrby 等报道，经 35℃自来水洗手后，用不同药刷刷洗 5 分钟，水冲洗 30 秒后再刷洗 1 次。经连续使用观察测定第 1 天、第 2 天和第 5 天手上细菌消除情况，其结果为：用 Antisept 药刷组的消除率分别为 82.12%、87.18%和 91.97%；Hibiclens 药刷组消除率分别为 77.24%、81.33%和 91.44%。

五、正确的洗手方法

（1）洗手的条件与设备

1）水质的选择：洗手用水必须是优质的自来水或消毒过的水，不应使用预先用热水器加热到37℃的水，因为这种水通常易被铜绿假单胞菌或其他革兰氏阴性菌污染，这类细菌有人称它们为"嗜水杆菌"，容易在水中大量繁殖。温水、流动水有助于肥皂更好地发挥作用，可多冲掉些附着不牢固的污物。如果用温水洗手，则应加热后立即使用，或使用前现用热水和凉水调和。更不能应用脸盆内的存水，因为不流动的水是细菌的良好"培养基"，使用不流动水洗手的结果不但不能减少手上的细菌量，还可能会适得其反，成为手的污染环节，而使感染传播。

2）洗手池的设置：洗手池必须数量充足，位置合理，每个病房内应有一个洗手池。居住数个病人的大病房，特别是重症监护病房内，最好设置多个洗手池。洗手池的位置应便于使用，而且不妨碍有效利用室内空间，如紧靠门处，进行侵入性操作的邻近处。

3）水龙头的开关：水龙头最好是采用肘式、脚踏式、红外线传感自动调节开关，这种水龙头开关比较安全、卫生、方便，而且节约用水。医院的手术室、产房、重症监护室等重点部门应当采用非手触式水龙头开关。

应特别强调指出，绝对不可为了防止溅水或使水流柔和，而将纱布缠绕或用其他材料"套管"。因为湿纱布有利于铜绿假单胞菌生长和繁衍，"套管"也常会成为细菌滋生之处。

4）肥皂和皂液的卫生：洗手的肥皂必须质量好、刺激性小，并应保持干燥。潮湿肥皂为细菌提供良好的生存条件，有的学者对洗手肥皂进行检测发现，盛放在肥皂盒中的肥皂带菌率为100%，其中致病菌为42.9%，当改用线绳悬挂肥皂其带菌率随之降至为16.7%，其中致病菌仅为8.3%。由此可见，保持肥皂干燥至关重要。

如果采用液体肥皂，于封闭挤压容器中使用，每次用完后容器必须更换，经清洗、消毒后再装入新的皂液，切不可未用完就加新液，以防止细菌在溶液中生长。

5）擦手巾及手的烘干装置：反复使用的潮湿棉织毛巾可集聚大量细菌，洗净的双手若用这样的毛巾擦手，很容易使洗过或消毒过的手再污染。因此擦手的毛巾必须是清洁干燥的，最好是使用后丢弃或一次性使用的擦手纸巾。

近年来采用烘干器，可利用热风将洗后的手吹干。这一方法可明显减轻洗手后的污染。但是对烘干器也有不同的看法，有些人认为气流中同样可携带致病菌；但多数人则认为，气流中的细菌很少，干燥过程中手被污染的可能性较小。但主要问题是干燥速度较慢，医务人员往往在手还未完全吹干就离开了。在有条件的情况下可装备烘干器，但手术室不推荐使用。

（2）洗手方法

1）取下手上的饰物及手表，打开水龙头，弄湿双手。

2）擦上肥皂或接取无菌皂液。

3）充分搓洗10～15秒，注意指甲、指缝、拇指、指关节等处，范围为双手的手腕及腕上10cm。

4）流动水冲洗。

5）用擦手纸巾或安全帽包住水龙头将其关闭，或用肘、脚关闭水龙头。

6）六部洗手法（图12-1）。

7）必要时增加对手腕的清洗。

用以上正确的洗手方法，可清除和降低暂住菌的密度，一般认为能使手表面的暂住菌减少 10^3 倍，以减少经手的交叉感染。

（3）医务人员手无可见污染物时，可以使用速干手消毒剂（alcohol-based hand rub）（其是指含有乙醇和护肤成分，并应用于手部，以减少手部细菌的消毒剂）消毒双手代替洗手。具体方法是：

1）取适量的速干手消毒剂于掌心。

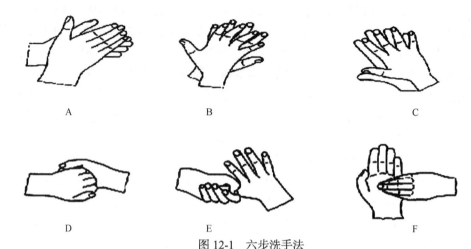

图 12-1　六步洗手法

A. 掌心对掌心搓揉；B. 手指交叉，掌心对手背搓揉；C. 手指交叉，掌心对掌心搓揉；D. 双手互握搓揉手指；E. 拇指在掌中搓揉；F. 指尖在掌心中搓揉

2）严格按照洗手的揉搓步骤进行揉搓。

3）揉搓时保证手消毒剂完全覆盖手部皮肤直至手部干燥，使双手达到消毒目的。

（4）手消毒剂的选择应遵循的原则

1）选用的手消毒剂应当符合国家有关规定。

2）手消毒剂对医务人员皮肤刺激性小、无伤害，有较好的护肤性能。

3）手消毒剂的包装应当能够避免导致二次污染造成致病微生物的传播。

六、外 科 洗 手

1. 外科手卫生设施应当遵循以下原则

（1）外科洗手池应设置在手术间附近，大小适度，易于清洁。

（2）外科洗手池水龙头的数量应根据手术台的数量设置，不应当少于手术间的数量。

（3）外科洗手可以使用肥皂、皂液，有条件的医疗机构应使用抗菌肥皂或者皂液。

（4）盛装肥皂或者皂液的容器应当每周进行清洁消毒，对容器进行清洁消毒时，容器内剩余的皂液应弃去，使用固体肥皂应当保持干燥。

（5）用于刷手的海绵、毛刷及指甲刀等用具应当一用一灭菌或者一次性使用，洗手池应当每日清洁。

（6）外科手消毒剂应当符合国家有关规定，手消毒剂的出液器应当采用非接触式，手消毒剂放置的位置应当方便医务人员使用。

（7）外科洗手后使用无菌巾擦手，盛装无菌巾的容器应当干燥、灭菌。

（8）洗手区域应当安装钟表。

2. 外科手消毒剂的选择应当遵循以下原则

（1）能够显著减少完整皮肤上的菌落数量。

（2）含有不刺激皮肤的广谱抗菌成分，能够在手术期间内连续发挥杀菌作用。

（3）作用快速。

（4）与其他物品不产生拮抗性。

3. 外科手消毒应当达到以下目的 外科洗手和手的消毒目的是完全清除术者手上的细菌，从而达到在手套破裂未被及时发现时，防止细菌从术者手上转移至手术部位。因此，采取这一措施，不仅应能清除手上的暂住菌，还要尽可能杀灭常住菌，达到接近无菌状态，并维持较长时间的杀菌和抑菌状态。

（1）清除指甲、手、前臂的污物和暂居菌。

（2）将常居菌减少到最低程度。

（3）抑制微生物的快速再生。

4. 医务人员外科手消毒应当遵循以下方法

（1）清洗双手、前臂及上臂下 1/3。具体步骤是：

1）洗手之前应当先摘除手部饰物，并按要求修剪指甲；禁止佩戴假指甲、戒指。

2）取适量的肥皂或者皂液刷洗双手、前臂和上臂下 1/3，清洁双手时应清洁指甲下的污垢。

3）流动水冲洗双手、前臂和上臂下 1/3。

4）使用清洁毛巾彻底擦干双手、前臂和上臂下 1/3。

（2）进行外科手消毒时，应将适量的手消毒剂认真揉搓至双手的每个部位、前臂和上臂下 1/3，充分揉搓 2～6 分钟，用洁净流动水冲净双手、前臂和上臂下 1/3，用无菌巾彻底擦干；如果使用免洗手消毒剂（waterless antiseptic agent）其是指取适量消毒液于手心，双手相互揉搓直至干燥，不需外用水的一种消毒剂则充分揉搓至消毒剂干燥，即完成外科手消毒。

5. 其他 摘除外科手套后应当先清洁双手再进行其他操作。

七、不同病区医务人员手部的清洁与消毒

自从人们发现手是医院内病菌的主要传播媒介后，对于手部皮肤的清洁与消毒日益重视。任何一项医疗方案的实施，都需要医务人员的参与；而治疗目的能否达到，则与他们的双手是否符合卫生学的要求有密切关系。目前，对于如何进行手的清洁、消毒，怎样选用具体的消毒方法等问题，尚缺乏统一的认识；操作中掌握的标准也不尽相同。下面将分别阐述参与手术者、普通病区和重点感染区工作人员的手部清洁和消毒问题。

1. 普通病区的洗手规则 在综合性医院，普通门诊和普通病房是重要组成部分，这里把它们列为普通病区。普通门诊系指除传染病科和急诊室外的各科门诊；普通病房主要指内、外、妇、儿、眼、耳鼻喉等科室的病房（不包括重症监护病房、烧伤病房和器官移植病房等）。在普通病区就诊和接受治疗的病人，病种繁多，情况复杂，并有相当数量的危重和疑难病例。据统计，医院医疗工作的 90% 以上是在普通病区内完成的。在这支庞大的病人队伍中往往混有某些感染性和传染性病人，并可能就诊于普通门诊或被安置在普通病房。另外还有许多老年病人、慢性病病人和未成年的儿童，这些人中有一部分体质衰弱、免疫力及对细菌的抵抗力均较低下，无疑会增加他们医院感染的危险性。对这些不利因素，

医务人员应有充分的认识和警惕，尤其应看到，在这类感染中，医务人员可能成为疾病的传播者。所以，除应做好普通病区的分诊、检诊外，还应重视有关的消毒或隔离制度，严格遵守各项医院感染的管理规章，做好自身双手的清洁和消毒，以减少或杜绝通过手传播疾病的发生。

2. 重点感染区的洗手规则 综合医院中重点感染区主要包括各种重症监护病房、烧伤病房、器官移植病房等。在这些病区接受治疗的病人，机体免疫力和对病菌的抵抗力均处于极端低下的状态，是医院感染的高发人群，且有较高的死亡率。有人报道，接受重症监护和治疗的患儿，其医院感染的发生率与住院时间的长短有明显关系，即住院时间越长，医院感染的发生率越高。烧伤病人的高度易感性几乎是所有病人生存的一大难关。烧伤面积超过 40% 的病人，尽管使用了大量昂贵的抗生素，感染的发生几乎仍接近 100%，组织与器官移植乃是现代医学领域中的一个较新课题，它挽救了不少过去被认为是不治之症病人的生命，但是由于这类病人接受免疫抑制剂的治疗，加之自身疾病的严重程度使抗病能力明显下降，现代化的防护设备和抗生素的使用虽可帮助病人获得新生，但病人易感染性仍是医师们感到棘手的问题。据报道，140 例肾移植病人，1/4 发生菌血症，其中有 1/3 菌血症患者死亡。尽管原因是多方面的，但由于医务人员手部清洁和消毒不当所致的感染占有相当的比重。在重点感染病区，特殊护理及治疗频繁，有较多的介入性操作，医务人员与病人的直接接触明显高于普通病区。所以，在这个区域内，严格实施手部皮肤的清洁与消毒显得尤为重要。

（徐桂婷）

参 考 文 献

中华人民共和国国家质量监督检察检疫总局，中国国家标准化管理委员会.2009.医用一次性防护服技术要求.
中华人民共和国卫生部.2009.医务人员手卫生规范.
中华人民共和国卫生部.2009.医院隔离技术规范.
中华人民共和国卫生部.2011.多重耐药菌医院感染预防与控制技术指南（试行）.
中华人民共和国卫生部.2012.医院消毒卫生标准.

思 考 题

1. 隔离预防的基本原则是什么？
2. 标准预防的定义和主要措施是什么？
3. 各类防护用品的使用时机和方法是什么？
4. 试述洗手的定义及指征。

第十三章 疫苗在医院感染预防中的应用

我国现有法定传染病 39 种，现有疫苗可以预防的有 21 种，包括：鼠疫、霍乱、病毒性肝炎（甲型肝炎、乙型肝炎和戊型肝炎疫苗）、脊髓灰质炎、麻疹、流行性出血热、狂犬病、流行性乙型脑炎、炭疽、细菌性和阿米巴性痢疾（菌痢疫苗）、肺结核、伤寒和副伤寒、流行性脑脊髓膜炎（针对 A 群、C 群、Y 群和 W135 群的疫苗）、百日咳、白喉、新生破伤风、布鲁杆菌病、钩端螺旋体病、流行性感冒、流行性腮腺炎、风疹。

除了法定传染病，我国现有疫苗可预防的其他传染病或感染性疾病还有 5 种，包括：水痘、森林脑炎、黄热病、肺炎球菌肺炎、流感嗜血杆菌感染。

由于患者流动性大，医疗机构难以对短期住院的病人进行疫苗接种，所以医院感染防控中，医院应重点做好医务人员的疫苗预防，对于确诊的传染病病人，特别是没有疫苗预防的传染病，如艾滋病、禽流感等，以加强标准预防和消毒隔离工作，避免传染病在病人之间和病人与医务人员之间的传播。对于可以进行疫苗预防的疾病，常规人群疫苗接种、记录、随访、加强，显得更为重要。目前引起医院感染最常见的、可以疫苗预防的传染病是麻疹、流行性感冒（流感）、乙型肝炎（乙肝），本章仅对这三种疾病的疫苗预防进行介绍。

第一节 麻疹的疫苗预防

麻疹是一种呼吸道传染病，以高热、皮疹和卡他症状（咳嗽、流涕、结膜炎）为典型临床表现，属于我国的乙类传染病。

麻疹的传染性极强，对于没有接种过麻疹疫苗的易感人群，一个麻疹患者平均可以传染给 12.5～18 个易感者。对于个人，接种 2 剂含麻疹成分的疫苗（麻疹类疫苗），保护率超过 99%。对于人群，接种 2 剂者的比例不低于 95% 就能阻断人群中的传播，并最终消灭麻疹。

目前，我国儿童已经常规接种 2 剂麻疹类疫苗（8 月龄和 18 月龄）。由于历史原因（疫苗对热敏感、冷链无法保障、接种率不高），我国 20～50 岁成人（包括医务人员）中存在不少麻疹易感者。由于医院的特殊情况，很多麻疹暴发发生于医疗机构，医疗工作者和患者都会被感染。中国多项研究表明，医院暴露是麻疹感染和暴发的重要危险因素。急诊室、门诊候诊区及输液室已被确认为麻疹传播高风险区域。医务人员感染麻疹的风险比一般人群高 2～19 倍。

为了预防麻疹在医疗机构的传播，对医务人员接种麻疹类疫苗非常重要。医疗机构应该建立医务人员的接种记录清单，对于无明确麻疹类疫苗接种史者和无麻疹罹患史者，至少给予1剂麻疹类疫苗的接种。医疗机构可以与所在地的社区卫生服务中心接种门诊联系，由后者提供上门接种服务。建议医疗机构每年梳理一遍人员清单，组织新入职人员及既往漏种者进行接种。

麻疹类疫苗通常是免费疫苗，主要包括麻疹疫苗、麻风疫苗、麻腮风疫苗。建议优先选择麻腮风疫苗，其次选择麻风疫苗，再次选择麻疹疫苗。麻腮风疫苗可以同时预防流行性腮腺炎（流腮）和风疹，麻风疫苗可以同时预防风疹。

麻疹类疫苗含有活的疫苗病毒，虽然其安全性很好，但由于缺乏对胎儿影响的数据，接种前需要排除妊娠者，接种后建议隔3个月安排妊娠。如果接种后发现意外妊娠，不建议流产，因为目前为止并无证据表明麻疹类疫苗会损害胎儿健康。

如果医疗机构内发生了麻疹病例，疾病预防控制部门建议对医务人员进行应急接种，应急接种的对象应该是无明确麻疹类疫苗接种史者和无麻疹罹患史者。

第二节 流感的疫苗预防

流感是一种呼吸道传染病，以高热、全身肌肉酸痛和无力为主要症状，属于我国的丙类传染病。

流感由流感病毒引起，引起人类流感的主要是甲型、乙型病毒，其中甲型病毒可引发全球性大流行。流感在全球每年导致5%～10%的成人和20%～30%的儿童罹患流感，导致300万～500万重症病例和25万～50万死亡。医务人员由于其职业特点，感染流感病毒的风险较高，也容易将病毒传播给就诊的高危人群。

常规的流感疫苗组分中包含了3个病毒株：甲1型、甲3型和乙型。世界卫生组织根据当年度全球流感监测结果，预测推荐下一年度疫苗用病毒株。这种预测推荐有可能由于病毒的突然变异而导致疫苗效果的下降，例如，2009年4月墨西哥暴发的甲1型流感（即甲型H1N1流感），与世界卫生组织预测的甲1型疫苗株不匹配，造成各国还需要另行生产仅含新甲1型疫苗组的单组分流感疫苗。尽管存在预测失败的可能性，但当疫苗株与流行株高度匹配时，疫苗保护率在65岁以下人群中通常为70%～90%。

流感疫苗非常安全，在世界卫生组织和中国的流感疫苗相关文件中，孕妇为最优先推荐的高危人群。医务人员也是流感疫苗的重要优先人群，这样做不仅有利于在流感流行期保护他们个体、维持卫生保健服务，也有利于减少流感传播至高危患者群体的机会。

流感疫苗通常每年9～10月份上市，至次年3月份结束供应。建议医疗机构在每年流感疫苗上市时，建议医务人员到就近的社区卫生服务中心接种门诊接种流感疫苗。流感疫苗为自费疫苗，如何提高医务人员接种的积极性值得探讨。

第三节 乙肝的疫苗预防

乙肝是一种经体液/性传播的传染病，属于我国的乙类传染病。

感染乙肝病毒后部分人可成为乙肝病毒携带者，部分人可转化为慢性乙肝患者，少部分人发展为肝硬化和肝癌。1992年的中国人群病毒性肝炎血清流行病学调查结果显示，1～

59 岁人群乙肝病毒表面抗原（HBsAg）流行率为 9.75%，每年约有 30 万人死于与 HBV 感染有关的慢性疾病，疾病负担非常严重。自 1992 年起，中国开始为新生儿接种乙肝疫苗；自 2002 年起实现免费接种。自 2006 年全国调查显示：1～59 岁人群 HBsAg 流行率降为 7.18%；<5 岁儿童的流行率仅为 0.96%，比 1992 年降低了 90%。

乙肝有垂直传播（母婴传播）和水平传播（人际传播）两种传播方式。垂直传播过程中，感染乙肝的婴幼儿 90% 会发展成慢性携带状态。水平传播中，≥6 岁人群感染后，仅 10% 会发展为慢性携带状态。从公共卫生的角度，预防婴幼儿的垂直传播是重点策略；成人之间的水平传播，应该针对高危人群进行干预。

医务人员由于职业接触，属于乙肝感染的高危人群，建议接种乙肝疫苗。乙肝疫苗安全有效，只需按照 016 程序接种 3 剂（1 表示间隔 1 个月，6 表示间隔 6 个月），成人选择 10μg 或 20μg 剂型。

针对高危人群（包括医务人员），建议接种前后检测乙肝相应指标。如果接种前有任何指标阳性，说明感染过乙肝或已有免疫力，无需接种；如果指标全阴，接种乙肝疫苗。接种第 3 剂后 1～2 个月再进行检测，如果 HBs 抗体滴度<10mU/ml（阴性），建议再按 016 程序接种 3 剂。HBs 抗体滴度≥10mU/ml（阳性）一般代表疫苗免疫成功，即使将来 HBs 抗体转阴，也不意味着重新变成乙肝易感者，没有必要再进行加强接种。

如果医务人员与乙肝携带者的血液发生体液接触（如被带血针头戳伤），建议处置策略如下：接种过乙肝疫苗且曾经 HBs 抗体滴度阳性者，可以不必采取措施；接种过乙肝疫苗但不知道 HBs 抗体滴度或者 HBs 抗体一直阴性者、无乙肝疫苗接种史且 HBs 抗体阴性者，建议使用乙肝被动免疫制剂，同时按 016 程序接种乙肝疫苗。

参 考 文 献

冯录召, 杨鹏, 张涛, 等. 2004. 中国季节性流感疫苗应用技术指南（2014-2015）.中华流行病学杂志, 2014, 35（12）: 1295-1319.
梁晓峰, 崔富强. 2012. 中国成人乙型肝炎免疫预防技术指南. 胃肠病学和肝病学杂志, 32（3）: 1199-1203.
世界卫生组织. 2009. 麻疹疫苗 WHO 立场文件.
世界卫生组织. 2012. 流感疫苗立场文件.
世界卫生组织. 2012. 乙型肝炎疫苗 WHO 立场文件.
苏琪茹, 徐爱强, Peter Strebel, 等. 2014. 中国消除麻疹的关键技术问题：专家解读共识. 中国疫苗和免疫, 20（3）: 264-270.

（陶黎纳）

思 考 题

1. 在法定传染病中，可以进行疫苗预防的传染病有哪些？
2. 除了法定传染病，我国现有疫苗可预防的其他传染病或感染性疾病有哪些？
3. 对于确诊的传染病病人，医院感染预防的重点是什么？

第十四章　医院感染管理组织机构与职责

　　医院感染管理工作是一个系统工程，需要多部门、多学科的合作，而医院感染管理的组织机构是开展医院感染监测、控制与管理的基础，是一个单位做好医院感染预防与控制工作的基本保障。因此，建立和完善医院感染管理组织体系，并且明确各部门的职责，是做好医院感染管理工作的前提，在此基础上做到管理常规化、规范化、科学化，有效地控制医院感染的发生，提高医疗质量，保障患者安全。医院感染管理的组织机构包括卫生行政部门和医疗机构两个层面的医院感染管理组织。

第一节　卫生行政部门的医院感染管理组织及其职责

　　2006 年原卫生部颁布的《医院感染管理办法》明确规定了卫生行政部门的医院感染管理组织及其职责。《医院感染管理办法》规定卫生行政部门的医院感染管理组织包括国家和省级人民政府卫生行政部门分别成立的医院感染预防与控制专家组。

　　医院感染预防与控制专家组的成立十分必要，因为医院感染管理学作为医院管理学的一个重要分支，涉及多个学科和多个领域，包括医院感染管理、疾病控制、传染病学、临床检验、流行病学、消毒学、临床医疗药学、护理学等学科，同时与医学统计学、预防医学、心理学等有着密切的联系，需要不同学科、不同专业的专家来共同对医院感染预防与控制的有关问题进行研究与探讨，为全国的医院感染预防、控制与管理工作提供专业和技术指导。

　　《医院感染管理办法》明确要求，国家医院感染预防与控制专家组由医院感染管理、疾病控制、传染病学、临床检验、流行病学、消毒学、临床药学、护理学等专业的专家组成。国家医院感染预防与控制专家组主要从国家层面协助国家卫生行政部门医院感染管理的主管部门研究与制定我国医院感染预防、控制与管理的法规与技术规范，对全国医院感染管理工作进行业务指导，其具体职责主要包括：

　　（1）研究起草有关医院感染预防与控制、医院感染诊断等的技术性标准和规范。

　　（2）对全国医院感染预防与控制工作进行业务指导。

　　（3）对全国医院感染发生状况及危险因素进行调查、分析。

　　（4）对全国重大医院感染事件进行调查和业务指导。

　　（5）完成国家卫生行政部门交办的其他工作。

　　《医院感染管理办法释义及适用指南》对上述职责做出了进一步明确的解释：

　　1. 研究起草有关医院感染预防与控制、医院感染诊断等的技术性标准和规范　我国的医院感染管理工作起步较晚，到目前为止仅有 20 多年的历史，比发达国家晚了几十年，很多有关医院感染预防、控制与管理的法规、技术规范与标准有待制定或进一步修订与完善。近年来，我国虽然加快了相关法规、规范及技术标准的制定速度，相继颁布了近 20 部医院感染管理相关法规如《中华人民共和国传染病防治法》、《医院感染管理办法》、《医院感染管理规范》、《消毒管理办法》、《医疗机构消毒技术规范》、《医院感染诊断标准》、《内镜清洗消毒技术操作规范》、《医疗废物管理条例》及其多部配套文件如《医疗卫生机构医疗废物管理办法》、《医疗废物分类目录》、《医疗卫生机构医疗废物管理行政处罚办法》、《医务人员艾滋病病毒职业暴露防护指导原则》、《口腔诊疗器械消毒技术操作规范》和《血液透析器复用操作规范》等，2006 年原卫生部成立了医院感染控制标准委员会，一系列有关医院感染管理的标准相继颁布，如《医务人员手卫生规范》、《医院感染监测规范》、《医疗机构消毒技术规范》和《医院空气净化管理规范》等，其他相关规范需进一步制定。随着医疗技术的发展，已颁布的规范或技术标准需要进行修订与完善。这些都将逐步地纳入医院感染管理的工作计划和长远规划中，国家卫生标准委员会、医院感染控制标准委员会正在组织相关专业的专家组分别承担相应技术性标准和规范的研究起草工作，这些规范、技术标准等的制定与颁布实施，必将对全国医院感染的预防与控制工作起到重要的指导作用。

2. 对全国医院感染预防与控制工作进行行业业务指导　医院感染的预防与控制是一项技术性很强的工作。医院感染的监测、抗菌药物的合理应用、消毒隔离、呼吸机相关肺炎的控制等都涉及很多专业性和技术性的问题，同时包括一些政策和法规性的问题，一次性使用的物品能否复用、哪些物品用后应归为医疗废物、如何处置等，针对这些情况，国家卫生和计划生育委员会专家组均应提供专业化的指导，以协助医院感染管理工作的顺利开展。

3. 对全国医院感染发生状况及危险因素进行调查、分析　国家和计划生育委员会生育委员会专家组参考全国医院感染监控中心对全国 134 所省、地、县不同级别的综合医院医院感染监测资料的分析，以及国家卫生和计划生育委员会多次组织的医院感染管理的现场调查与医院感染管理督查，总结、分析我国医院感染管理工作的现状、存在的问题、医院感染发生的危险因素、高危人群、主要病原体及其耐药性等，为卫生行政部门制定医院感染管理的宏观决策提供科学的依据。

4. 对全国重大医院感染事件进行调查和业务指导　虽然医院感染的发生多为散发性的，可一旦发生医院感染的暴发，则对医院、社会和患者造成巨大的损失和影响。如 1998 年发生在深圳市妇幼保健院的手术切口感染，至今已有多年，但人们仍记忆犹新。又如 2005 年原卫生部通报的某市医院输血传播艾滋病事件，1 名有偿供血者使接受其血液的 25 人中 18 人感染艾滋病病毒；2006 年原卫生部通报的安徽宿州市某医院发生的眼球医源性感染及损害事件，10 例接受白内障手术治疗的患者由于发生眼球医源性感染，其中 9 名患者单侧眼球被摘除，这些事件的发生说明在医院感染的预防、控制与管理方面还存在较多的问题，这些都需要国家卫生行政部门的医院感染管理专家组到现场进行调查、分析存在的问题、寻找引起感染的可能原因、提出切实可行的控制措施，包括从技术上和管理上提出建议，为事件的控制起到重要的作用，同时应积极总结经验，提交卫生行政主管部门，为今后在全国范围内预防类似事件的发生起到积极的指导作用。

5. 完成国家卫生行政部门交办的其他工作 医院感染管理工作的发展是随着医疗技术的发展而发展的，除了计划与规划中的工作外，有些事件是不可预料的，如一些突发事件，2003 年传染性非典型肺炎的流行、2009 年禽流感的流行时，就离不开医院感染的控制，此时国家卫生和计划生育委员会的医院感染管理专家组需要及时到现场了解情况，取得第一手资料，为卫生行政部门制订医院感染的预防与控制的决策提供科学依据。专家组作为技术支持，还应完成国家卫生行政部门交办的其他工作，如医院感染管理专项检查、医疗废物管理现状的调查、医务人员职业暴露的调查、医院感染预防和控制相关的调研与督查、学术交流等。

省级人民政府卫生行政部门也应成立医院感染预防与控制专家组，其成员组成参照国家卫生行政部门的专家组成，其职责是负责指导本地区医院感染预防与控制的技术性工作。

第二节　医疗机构的医院感染管理组织及其职责

医疗机构应认真贯彻落实国家相关法律、法规、部门规章，建立完善的预防与控制医院感染的三级组织，包括医院感染管理委员会、医院感染管理部门和临床科室感染控制小组，有效预防、及时控制医院感染的发生，不断提高医疗质量，保障患者和医务人员的安全。

医疗机构负责人在各级组织工作的落实中起着至关重要的作用。在医院内，院长对医院感染监控工作的重视与支持，有利于各项法律、法规、部门规章的落实，在人力和物力上给予保证。院长通晓医院感染防控知识与法规，将有利于突发事件及日常工作的协调与处置。

在院长领导下的各部门组成与职责如下：

一、医院感染管理委员会及其职责

1. 医院感染管理委员会的组成 医院感染管理委员会是医院内医院感染管理工作的领导机构，是医院感染预防和控制的权威组织，在全院医院感染管理工作中起着决策的作用，因此其人员的组成要求较高：一是在医院内具有较高的权威性，包括行政权力和学术地位；二是组织成员应具有较好的代表性，覆盖面要广，因医院感染的预防与控制是涉及全院多部门、多学科的专业。因此，医院感染管理委员会的主任委员一般由院长或主管医疗工作的副院长担任，主要委员应包括感染管理、医务、护理等部门以及主要临床科室、麻醉科、放射科、检验科、药剂科、消毒供应室（中心）、手术部（室）、预防保健科、设备处、行政后勤部门等科室的主要负责人。

2. 医院感染管理委员会的职责 委员会在主任委员的领导下开展医院感染预防、控制与管理工作，主要包括：①依据国家有关法规、政策，结合医院的实际情况和特点，制订适合本院的预防和控制医院感染的规划、计划、规章制度等，并指导、监督实施。②根据《综合医院建筑标准》有关卫生学标准及预防医院感染的要求，对本院的改建、扩建和新建提出建设性意见。③对医院感染管理部门拟定的全院医院感染管理工作计划进行审定，并对其工作的实施进行评价。④研究并确定本医院的医院感染高风险部门、重点环节、重点流程、危险因素及采取的干预措施，明确各有关部门、人员在预防和控制医院感染工作中的责任。⑤研究并制订本医院发生医院感染暴发及出现不明原因传染性疾病或者特殊病原体感染病例等事件时的控制预案。⑥对全院抗菌药物的使用及合理应用进行管理，并制订相应的管理制度；对医院感染病原体及其耐药性进行监测，并定期总结，指导临床抗菌药物的合理应用。⑦对全院一次性使用无菌医疗器械的进货、储存、使用及用后处理进行监督管理，并制订相应规定。⑧对全院消毒药械的进货、使用情况进行监督管理。⑨建立会议制度，定期研究、协调和解决有关医院感染管理方面的主要事项和重大问题。

二、医院感染管理部门及其职责

1. 医院感染管理部门的组成　医院感染管理部门由感染控制专职医师、护士组成，有条件时配备检验、公共卫生、管理人员。感染管理部门为医院感染管理委员会的办事机构，为具有一定管理职能的业务科室，在医院感染管理委员会主任的领导下开展工作，具体负责全院医院感染预防与控制工作的技术指导、管理与监督和医院感染管理的日常工作。

医院感染管理部门的建设是衡量一个医院的医院感染管理工作水平高低、工作开展好坏的关键，医院感染管理部门的建设包括人才队伍的建设、设备的投入等。这些都是医院感染管理的重要工作。

医院感染管理专职人员应该经过省级以上的医院感染管理培训后方能上岗，其晋升、聘任等享受卫生专业技术人员同等待遇。

2. 医院感染管理部门的职责　医院感染管理部门应根据国家医院感染控制的相关法律、法规如《中华人民共和国传染病防治法》及国家卫生和计划生育委员会颁布的《医院感染管理办法》等，总结我国医院感染管理工作 20 余年的经验以及借鉴国外医院感染控制部门的工作，其职责主要有以下几个方面：

（1）根据国家和卫生行政部门有关医院感染管理的法律、法规、标准及要求，结合医院的特点和实际情况，拟定全院医院感染预防与控制规划、工作计划，负责实施并完成工作总结。

（2）组织制订医院及各科室医院感染管理规章制度，经医院感染管理委员会批准后，具体组织实施、监督和评价实施效果。

（3）为医院感染管理委员会起草医院感染预防与控制、管理的相关文件和处理日常事务。

（4）对全院医院感染管理、控制与预防工作进行技术指导、监督与管理。

（5）对全院各级各类人员（包括医务人员、工勤人员、卫生员等）进行医院感染管理知识的培训；教学医院的医院感染管理培训对象还应包括进修、实习人员。

（6）对医院感染发生情况及其影响因素进行监测、核实诊断，每月进行分析、总结并反馈，每季度书面向领导汇报，向临床及有关部门反馈；负责开展医院感染的漏报调查；及时解决监测中发现的问题；通过监测为医院提出医院感染预防与控制和目标性监测的重点部门或重点感染部位；不同的医院应结合医院的特点开展全面综合性监测和（或）目标性监测。

（7）负责全院医院感染的预防与控制工作，若发现特殊情况如医院感染的聚集性发生，应及时报告、进行调查，提出控制方案，并组织实施；在聚集性发生控制后应及时总结。

（8）负责全院消毒灭菌效果及环境卫生学的监督、监测，发现问题，及时与有关部门及人员协商，提出改进措施。

（9）负责全院一次性使用无菌医疗器械进货的技术把关，负责其储存、使用和用后处理的监督管理，对存在的问题提出改进意见。

（10）负责全院消毒药械的监督、管理和使用中的技术指导；为医院的隔离、无菌操作等工作提供技术指导；对医院医疗废物的处理进行监督、管理。

（11）参与医院抗菌药物合理应用的管理，协助制订或修改抗菌药物应用的有关规定；参与临床感染性疾病患者的会诊，指导感染疾病患者抗菌药物的合理应用。

（12）对医院新建、改建项目，从医院感染控制角度提出建设性意见。

（13）对传染病医院感染预防与控制工作进行技术指导。

（14）定期对临床及重点医技部门的医院感染管理工作进行全面的监督检查，并将检查结果向领导汇报，向有关部门反馈，对存在的问题提出改进措施。

（15）为医务人员医院感染的职业卫生安全防护工作提供技术指导；对医院的生物安全工作进行监督、检查。

（16）结合医院的特点和实际工作中遇到的问题，组织开展医院感染预防与控制方面的科研工作。每年有针对性地开展 1~2 项专题研究，一方面可解决医院的具体问题；另一方面可通过研究提高理论水平；指导医务人员医院感染管理专题的研究及论文的撰写。

（17）完成上级卫生行政部门和有关部门交与的各项医院感染管理任务。

以上各项是国内外医院感染管理部门所开展工作的综合，并非强制要求全部开展，各医院应根据医院的特点和医院感染管理部门人力配备的情况，包括人员的数量、专业构成等特点，有目的、有计划地开展各项工作。如果人力不够，则可以集中精力开展其中的某几项，把工作做深、做透、做扎实，给临床的医院感染预防与控制以实际的帮助。避免人力不够时，工作全面开展而导致的精力分散，工作流于形式。

3. 医院感染管理部门各类人员的职责 对于大医院，人力配备比较齐全，那么还应对不同专业的人员有比较明确的分工，做到职责明确，责任到位。

（1）科主任职责：医院感染管理部门的主任对一个医院的医院感染管理工作起着非常重要的作用，他们不仅为医院感染管理的学科带头人，要带领全科同志努力工作，同时还要协调其他相关科室、开发医院领导等，所以要具有较强的组织、管理与协调能力。

主要职责包括：

1）在委员会主任的领导下，负责整个部门的业务与行政工作。

2）根据国家的法律、法规，结合本院的特点与实际情况，组织制订本科年度工作计划及有关规章制度，并组织实施。

3）负责本部门各项任务、指标完成情况的考核与评价。

4）协调全院有关部门的医院感染管理，对全院医院感染管理工作进行监督、检查与指导；负责全院医院感染的预防、控制与管理工作，若发现特殊情况如医院感染的聚集性发生，则应指导及时进行调查，提出控制方案，并组织实施。

5）指导全院医院感染的监测、分析与反馈。

6）指导全院消毒灭菌效果及环境卫生学的监督监测，发现问题，及时与有关部门及人员协商，提出改进措施。

7）指导全院抗菌药物的合理应用，一次性使用无菌医疗器械、消毒剂与消毒药械的管理。

8）对医院新建、改建项目，从医院感染控制角度提出建设性意见。

9）对医疗废物的处理进行监督与管理。

10）负责本科人员的继续教育和全院各类人员的教学组织工作。

11）组织医院感染管理的有关研究工作和国内外的学术交流。

（2）专职医师职责：医院感染管理部门的医师应积极发挥在医院感染预防与控制中的作用，尤其是在医院感染管理制度的制订、抗菌药物的合理使用、感染性疾病患者的会诊、医院感染聚集性发生的调查与控制、教学与科研等方面，主要职责包括下述几个方面：

1）在部门主任的领导下，开展医院感染监测、控制与管理工作。

2）参加起草医院感染预防、控制与管理的规章制度，掌握医院感染预防、控制与管理的基本知识与技能，为全院医务人员提供医院感染管理的指导与咨询。

3）负责全院医院感染常规监测资料的分析与反馈，掌握医院感染疫情，组织和设计流行病学的调查，制订初步控制措施，保证医院感染监控工作的科学性。

4）负责医院感染的核实诊断。

5）负责临床抗菌药物合理使用的管理，掌握医院常见病原菌对常用抗菌药物的敏感性，为临床抗菌药物的使用提供咨询，并参加临床危重感染性疾病的会诊。

6）设计并开展医院感染的漏报调查。

7）对全院医务人员开展医院感染预防与控制知识的培训。

8）提出并设计医院感染预防与控制有关的科研工作。

（3）专职护士职责：医院感染控制的专职护士，对于一个医院的医院感染预防与控制工作的扎实程度起着非常重要的作用，就像是临床科室离不开护士一样，医院感染的管理需要医师与护士的密切合作，才能将该项工作做好。专职护士的职责主要包括：

1）在科主任的领导下开展医院感染监测、控制与管理工作。

2）负责全院医院感染病例的监测，包括漏报调查等。

3）指导各科的消毒隔离工作，掌握医院感染预防与控制的基本技能，对全院医务人员进行医院感染管理的指导与咨询。

4）负责全院一次性使用无菌医疗器械、消毒剂与消毒药械的管理与咨询，环境卫生学及消毒效果监测的指导与管理。

5）及时发现医院感染的聚集性发生，并积极参加调查与控制工作。

6）负责对医疗废物处理的监督与指导。

7）参加医院感染管理有关的继续教育工作，如医务人员的消毒、隔离、锐器伤的预防等方面的知识培训。

8）参加医院感染有关的科研工作。

三、临床医院感染管理小组及其职责

1. 临床医院感染管理小组的组成　临床医院感染管理小组由科主任、护士长、兼职医院感染管理医师和护士组成，在科主任领导下开展医院感染的预防与控制工作。

2. 临床医院感染管理小组的职责

（1）负责本科室医院感染管理的各项工作，根据本科室医院感染发生的特点，制定管理制度，并组织实施。

（2）对医院感染病例及感染环节进行监测，采取有效措施，降低本科室医院感染发生率；一旦发现医院感染暴发或流行趋势，及时报告医院感染管理部门，并积极协助调查。

（3）严格执行医院抗菌药物管理的有关规定，检查本科室抗菌药物使用情况，并针对存在的问题采取改进措施。

（4）组织本科室预防、控制医院感染的知识培训。

（5）督促本科室人员执行无菌操作技术、消毒、隔离和医疗废物管理的各项规章制度。

（6）在诊疗工作中严格遵守标准预防的原则，做好患者医院感染的预防和自身防护，保障患者和医务人员自身的安全。

（7）做好预防和控制医院感染的各项基本措施，包括手卫生。

（8）做好对卫生员、配膳员、陪住人员、探视者的卫生学管理。

3. 各类人员职责

（1）医院感染兼职医师职责

1）负责本科室（病房）医院感染病例的监测和诊断以及医院感染的漏报检查，当患者发生医院感染时，督促患者的经管医师及时报告，同时应积极组织本科人员分析患者发生医院感染的原因，预防类似感染的再发生。

2）督促检查本科室（病房）医院感染管理制度的落实、抗菌药物的合理使用、无菌操作等。

3）掌握本科室（病房）住院患者的基本情况，及时送细菌培养、药敏试验和其他有关检查，定期统计分析本科室（病房）医院感染情况，及时向科主任汇报。

4）负责本科室（病房）医院感染预防与控制知识的培训。

5）协助医院感染专职人员开展医院感染的预防、控制与管理工作。

（2）医院感染兼职护士的职责

1）督促检查本科室（病房）消毒、隔离、一次性使用物品的管理，以及环境卫生学和消毒效果的监测。

2）指导本科室（病房）正确、合理使用消毒剂与消毒器械，指导护士进行抗菌药物的正确配制。

3）协助监控医师做好医院感染病例的报告和医院感染的预防与控制工作。

4）督促本科室人员执行无菌操作、消毒、隔离和医疗废物管理的各项规章制度。

5）做好医疗废物的分类与管理工作。

6）协助做好对卫生员、配膳员、陪住人员、探视者的卫生学管理工作。

7）做好本科室护士医院感染管理和自我防护知识的培训。

8）协助医院感染专职人员开展医院感染的预防、控制与管理工作。

第三节　医院感染管理相关部门的职责

医院感染的预防与控制涉及医院多部门、多学科和广大医务人员，贯穿于诊疗活动的全过程，需要各部门和全体医务人员的共同参与，尤其是管理部门如医务部门、护理部门等的积极参与，他们在医院感染管理中主要承担下述工作：

一、医务部门在医院感染管理工作中的职责

（1）协助组织医师和医技部门人员进行预防与控制医院感染知识的培训。

（2）监督、指导医师和医技人员严格执行无菌技术操作规程、抗菌药物的合理应用、一次性使用医疗用品的管理、医疗废物的管理等有关医院感染管理的制度。

（3）发生医院感染流行或暴发趋势时，协助感染管理部门组织相关科室、部门开展感染调查与控制工作；根据需要进行医师人力的调配；组织对患者的治疗和善后处理。

（4）积极参加医院感染管理委员会的有关工作。

二、护理部门在医院感染管理工作中的职责

（1）协助组织全院护理人员进行预防和控制医院感染知识的培训。

（2）指导护理人员严格执行无菌技术操作、消毒、灭菌与隔离、一次性使用医疗用品的管理、医疗废物的管理等有关医院感染管理的规章制度。

（3）医院感染流行或有暴发趋势时，根据需要进行护士人力的调配。

（4）参加医院感染管理委员会的有关工作。

三、药剂科在医院感染管理工作中的职责

（1）负责全院抗菌药物合理应用的管理，定期对全院抗菌药物的使用情况进行总结、分析和通报。

（2）及时为临床提供抗菌药物的最新信息，每季度发送"临床药学通讯"。

（3）督促临床医务人员严格执行抗菌药物应用的管理制度和原则。

（4）开展全院抗菌药物合理应用的培训。

（5）如果医院有自配药剂，应严格监控其制作的全过程，做好自配药剂的消毒灭菌工作，保证自配药剂的质量与安全。

（6）严格执行国家有关医院感染管理的法律、法规；严格执行医院的医院感染管理有关规章制度。

四、检验科在医院感染管理工作中的职责

（1）负责医院感染常规的生物学监测，包括使用中消毒药剂的生物学监测；环境卫生学的生物学监测如感染高风险部门的空气和物体表面、医务人员手消毒效果监测；消毒灭菌效果及消毒灭菌物品的生物学监测；内镜消毒、灭菌效果的监测。

（2）开展医院感染病原微生物的培养、分离鉴定、药敏试验及特殊病原体的耐药性监测，每季度进行总结、分析，向临床及有关部门反馈，并向全院公布。

（3）医院感染聚集性发生或流行时，承担微生物学检测工作。

（4）遵守全院一次性使用无菌医疗用品的管理规定。

（5）严格执行医院消毒、隔离的各项规章制度，做好常规消毒工作和用后物品的处理（包括医疗废物的处理）。

（6）协助医院感染管理部门完成有关的医院感染控制任务，如开展医院感染管理的调查与科研任务。

五、后勤部门在医院感染管理工作的职责

后勤工作涉及医院各个区域，后勤部门是临床工作顺利进行的有力保障，如果管理不到位会带来一定的感染隐患。保洁、洗衣房、食堂、基础建设和医疗废物的管理等均是后勤部门的职责范围，各个环节均会对患者的安全造成影响，因此需要加强管理。

（1）负责组织对有关人员的医院感染管理及自身防护知识培训。

（2）根据国家的有关法律法规，结合本部门工作的特点制订相应的医院感染管理规章制度，并监督有关人员执行；对本部门人员的工作进行监督、指导。

（3）负责组织医疗废物的收集、运送及无害化处理工作。

（4）遵照国家《污水排放标准》要求，组织污水的处理、排放工作。

（5）按照《中华人民共和国食品卫生法》要求，监督医院营养部门的卫生管理工作。

（6）根据医院感染管理要求，对医院织物的清洗与消毒工作进行监督管理。

第四节　医务人员在医院感染管理中的职责

医务人员在医院感染的预防与控制工作中的作用举足轻重，因为医院感染可能发生于诊疗活动的任一环节，如一个外科患者医院感染的预防，从患者入院到术前准备、手术技巧、无菌技术操作、术中各种医疗用品的无菌状态、麻醉、术后的医疗护理、围术期抗菌药物的合理使用、手卫生等，以及患者的营养状况、体位、手术前后的住院时间、医疗环境的洁净度等，而这些医疗活动和因素涉及每一位医务人员，需要医务人员在诊疗过程中把好每一关。只有这样才能预防和控制医院感染，把医院感染的发生率降至最低。

医务人员在医院感染管理工作中的主要职责：

（1）严格执行无菌技术操作规程、消毒隔离、一次性使用无菌医疗用品的管理等医院感染管理的各项规章制度。

（2）掌握抗菌药物临床合理应用原则，做到合理使用。

（3）掌握医院感染的诊断标准。

（4）发现医院感染病例，及时送病原学检验及药敏试验，查找感染源、感染途径，控制蔓延，积极治疗患者，如实填表报告；发现有医院感染流行趋势时，及时报告医院感染管理部门，并协助调查。发现法定传染病，按《中华人民共和国传染病防治法》的规定进行报告与控制。

（5）参加医院感染预防与控制知识的培训。

（6）协助医院感染管理部门做好医院感染的预防、控制与管理工作。

（7）掌握自我防护知识，正确进行各项技术操作，预防锐器刺伤。

（李六亿　陈美恋）

参 考 文 献

郭启勇，张秀月. 2013. 院感护士织就感控网. 中国医院院长，（24）：75-76.

黄慧敏. 2011. 医院感染控制工作中医护人员的慎独修养与培养体会. 中国误诊学志，11（18）：4407-4408.

潘丽杰. 2013. 后勤保障在医院感染控制中的作用及管理对策. 中国感控控制杂志，12（1）：72-74.

王羽. 2006. 医院感染管理办法释义及适用指南. 北京：中国法制出版社，14-32，77-85.

中华人民共和国卫生部. 2006. 医院感染管理办法.

思 考 题

1. 医疗机构医院感染管理的三级组织分别是什么？
2. 国家卫生和计划生育委员会医院感染预防与控制专家组的职责主要有哪些？
3. 试述医院感染管理委员会的组成及职责。
4. 医疗机构医院感染管理部门的组成及职责包括哪些？
5. 临床医院感染管理小组的组成包括哪些？

第十五章　重点部门医院感染管理

第一节　门诊和急诊部门的医院感染管理

一、普 通 门 诊

医院门诊是一个特殊的社会环境，是病原体集中的场所。各种人群来回穿梭，混杂在一起，很容易造成患者与患者之间、患者与健康人员之间的交叉感染。医院门诊如何安排好各类人员的流动，缩短在医院停留的时间，减少交叉感染的机会十分重要。

1. 建筑设计与布局

（1）医院门诊大厅设置：在门诊大厅预检、挂号、收费、取药、查询等窗口的位置分布应合理、明显。尤其是预检处，应设置在门诊入口部位，便于及时、准确地分诊患者。休息区与主要干线要分清，避免出入交通与等候人流相互混杂。大厅的主要位置可设置门诊楼层分布图和就医指南。此外，大厅内光线及通风要达到医疗及卫生学要求。

（2）门诊各科室布局：理想的科室分布，既能方便患者就诊，又能预防院内感染，同时兼顾门诊资源合理共享。门诊量较大的科室尽量设置在低的楼层，防止通过垂直交通时的患者拥挤，便于及时疏散。对有特殊要求的儿科、产科、体检中心等科室应独立设置。

内科：消化内科和呼吸内科的病员应在相对独立的区域就诊。因为他们中的部分患者在就诊前，对症状缺乏正确的诊断和隔离措施，如消化内科常有各型肝炎病员混杂、呼吸内科常有结核病员混杂等。采取与其他内科分开候诊和就诊的措施，对控制患者再感染非常重要和必要。

产科：孕产期的妇女通常为健康人群，也是需要社会重点保护的对象之一。她们到产科的目的是进行产前、产后的检查或人流手术，因此，产科与妇科就诊区域应分开，尽量减少孕产期妇女与其他病员聚集的机会，是减少交叉感染的重要措施之一。

儿科：儿童的抵抗力相对成人要差，因此儿科门诊应单独设立，有独立的出入口。选择门诊的盲端位置、通风良好为佳。应配备自己的就诊系统，包括预检、挂号、候诊、就诊、收费、取药和治疗等，以减少与成人之间的交叉感染。

体检中心：是进行健康人群身体检查的场所，应独立设置各项检查，包括抽血、检查、等候区域等，避免与门诊就诊患者混杂，也是防止医院内感染发生的重要措施之一。

医技科室：布局以方便病员服务为原则，如内科患者检查检验机会较多，可以在楼层单独设立标本采集点，利用现代先进的物流手段完成标本运送工作，或把内科门诊设置在检验科附近楼层。伤骨科和呼吸科患者摄片比较多，在设置过程中，可以考虑就近原则。有些非常专科的检查可以设置在专科内，如眼科 B 超、口腔科摄片等。减少患者在门诊大环境内往复，防止病员与病员、病员与医务人员之间的交叉感染。

2. 工作人员　强化医护人员传染病预防知识培训，对于症状不典型的传染患者一时难以确定的，一旦发现，按消毒隔离原则及时转送患者，并落实消毒隔离措施。

3. 门诊医院感染控制

（1）通风设施良好，环境保持整洁。加强诊室通风，必要时安装排风扇，尤其在某些诊室容易产生异味造成空气污染的如换药室、治疗室、中医针灸室等。重点部门安装空气消毒设施，中央空调有定期维护制度。门诊每日清扫应避开就诊时间，清扫方法应避免扬尘。

（2）科室的设置和布局合理，便于患者诊治和疏散。根据业务量设置候诊区域面积和诊间的数量。候诊区设置多个出口，便于患者疏散。一诊一室，控制陪诊人员。门诊利用电子屏幕公布业务量大的科室即时就诊信息，延缓患者到达时间，防止候诊区域患者拥挤。

（3）就诊流程优化、科学，尽量避免在门诊大环境内往返。

（4）加强手卫生，门诊的每个诊间、治疗室、换药室、注射室必须各自配有洗手设施一套，包括非触摸式水龙头、洗手池、皂液、擦手纸或干手机。

（5）治疗室内部应严格区分清洁区和污染区，无菌器械、敷料、各种消毒包放在固定位置，应与用过或污染过的物品严格分开放置。

（6）换药应按清洁伤口和感染伤口分室进行，注射室抽血实行一人一针一巾一带；妇科患者垫巾每人一条，阴道窥器用后灭菌处理。

（7）预防通过传播媒介的医院感染，所有用于病员的各类物品都可能成为感染源，故对所有可能成为传播媒介的物品均应进行清洗、消毒，严格按照卫生部颁发的《医疗机构消毒技术规范》标准执行。

（8）根据卫生部各类文件的要求，制订相关管理制度并落实。

二、急　　诊

急诊环境由于是开放式管理，24 小时全天工作，人员流动性大，患者病情复杂，危重患者及陪护人员多，各种潜在感染和带菌者情况不明，难以监控而易导致污染，并成为危重患者抢救中重要的潜在感染因素，因此急诊部门的医院感染控制尤为重要。

1. 急诊补液室

（1）建筑与布局：进入急诊补液室的通道应宽敞，便于人流进出。患者座椅之间留有一定（约 30cm）的距离。设有单独疑似传染性疾病补液房间。进行相对分区管理，可设输血区、化疗区、感染性疾病区、非感染性疾病区等。有条件的单位可设立独立的层流式静脉液体配置室。

（2）工作人员

1）上岗前和工作后每 1～2 年进行健康体检。

2）加强上岗前教育，严格执行操作规程，进行无菌操作培训。

3）患有急性感染性疾病（如皮肤感染、呼吸道感染、流行性角膜炎等）应暂停工作。

4）按手卫生要求执行。

（3）医院感染管理

1）冲配静脉补液时严格执行无菌操作，一次性针筒实行一瓶一副制度。注射穿刺时患者皮肤消毒规范，两个患者之间注射护士应用快速手消毒液消毒双手。

2）患者座椅应定期消毒 1 次，座椅头套每天更换，若有污染应及时消毒更换。

3）保持补液室空气清新，应做到每天定时开窗通风 2 次以上，用循环风紫外线消毒仪进行空气消毒。对空调的滤过网、出风口定期进行清洁消毒。

4）建议地面消毒每天 3 次以上，有污染时及时消毒。

5）消毒液配制与测试由两人担任，分别实行岗位责任制，护士长定期检查和不定期抽查。

6）使用后的一次性医疗用物，按医院感染性废弃物处理，严禁外流。

2. 急诊抢救室

（1）建筑与布局：急诊抢救室应设立在救护车入口旁，通道与普通急诊分开。标志醒目，大门宜宽敞，设有 2～3 个出入口。抢救室内部要有足够空间可容纳与该医院相匹配的抢救床，每张抢救床占地空间不小于 $6m^2$，抢救床之间可用分隔帘隔开。患者抢救区域和治疗区域相对分开。有条件的医院可设立抢救单间，如抢救一室、抢救二室、抢救三室等。抢救室内应设有多个非触摸式流动水洗手装置。

（2）工作人员

1）急诊抢救室工作人员应定期进行健康体检和预防接种。

2）所有上岗人员应服装鞋帽整洁，不戴戒指、手链、手镯等。

3）定期进行院内感染控制知识培训。根据季节对有明显好发季节性传染病知识组织学习。

4）经常进行无菌技术和急救侵入性操作技巧的训练。

（3）医院感染管理

1）抢救室的无菌物品和抢救药物按有效期先后顺序摆放，顺次使用。

2）严格执行无菌操作，各种抢救仪器使用后应清洁→消毒→灭菌后呈备用状态。

3）患者离开后要及时对抢救床进行消毒，并更换清洁床单。

4）患者使用后的加压面罩应及时清洁消毒。氧气导管一次性使用，不同患者应更换氧气湿化瓶，使用中的湿化瓶应每天消毒，湿化水（灭菌注射用水）每天更换。

5）在进行气管插管、吸痰、接触患者的血液或体液、遇到患者喷血等时，工作人员应做好自身保护，如戴护目镜、手套，穿隔离衣等。

6）保持抢救室空气流通。空气消毒可采用对人体无害的方法消毒，如循环风紫外线仪。

7）定期对物体表面、地面进行消毒，如有污染随时消毒，并做好相应记录。

8）所有的医疗废弃物按医院感染性废弃物要求处置，装袋封口后，送指定地点处理。

9）根据疾病合理使用抗菌药物，实行特殊类抗菌药物申请审批制度。

10）发现传染病患者，应迅速转送感染科或传染病医院并及时做好消毒处理，同时按《传染病防治法》进行传报。

11）对疑似传染病患者应做好隔离工作，工作人员针对性戴口罩，必要时戴手套，穿隔离衣，当患者转走时进行终末消毒。

12）做好灭蝇防蚊工作，减少昆虫媒介传播。

13）对免疫缺陷的危重患者进行保护隔离。

14）护士长或本班负责人对消毒隔离工作执行情况进行督查。

15）急诊科定期组织对院内感染控制执行情况进行跟踪调查。

三、肠道门急诊

1. 建筑设计与布局　肠道门诊工作人员、患者和医疗废弃物均要求有单独的出入口，肠道门诊有独立的挂号室、收费室、厕所、化验室及药房（即"五不出门"）。

2. 医务人员　对肠道门诊医务人员的要求同感染科。

3. 肠道门诊医院感染管理

（1）诊室、人员固定，器械、物品专用，患者使用过的物品要先消毒再清洗。

（2）所有到肠道门诊就医的患者，要立即做大便常规和血常规。夏季需做排查霍乱检验，以及时检出患者和疑似患者，尽早隔离治疗。

四、发热门急诊

1. 建筑设计与布局

（1）发热门（急）诊应当设在医疗机构内独立的区域，有单独的出入口，与其他门诊、急诊及病区相隔离，防止人流、物流交叉。发热门（急）诊应有明显标志，防止人员误入。普通门（急）诊显著位置也要设有引导标识，指引发热患者抵达发热门（急）诊就诊。

（2）工作人员通道与患者通道完全分开，分设清洁区、半污染区、污染区，各区无交叉。该区域功能齐全，分设候诊区、诊室、治疗室，有独立的影像科、检验科、药房、收费处及卫生间等。

（3）该区必须通风良好，安装纱门、纱窗，禁用中央空调，有独立的消毒设备。发热门（急）诊应定时消毒。诊室消毒期间，应有备用诊室。

（4）各诊室及相应辅助科室设非触摸式流动水洗手装置。每接触一位患者后洗手。

2. 工作人员

（1）医务人员上岗前必须经过严格的专业培训，上岗时必须做好严密的防护措施。

（2）发热门（急）诊应当配备一定临床经验的高年资内科医师，并经过传染性非典型肺炎知识培训，负责传染性非典型肺炎与其他发热疾病的诊断与鉴别诊断。

（3）发热门（急）诊严格实行首诊负责制，不得拒诊、拒收发热患者；就诊的每个患者均要登记。对诊断为传染性非典型肺炎的患者或疑似患者，应按照有关规定登记、报告和处理，不得擅自允许其自行转院或离院。

（4）发热门（急）诊实行 24 小时值班制。

3. 发热门急诊医院感染管理

（1）严格流程，使医院人流、物流和洁污路线相互分开，不交叉，不逆行，要有明确的三区划分。医务人员通道与患者分开。

（2）必须有污水处理系统。

（3）发热门诊的污物，由污染通道收集密封后送至污物间集中，再转运至焚烧处置中心焚烧。

（4）定期通风，有条件的单位，可根据建设部推荐的简易负压病房的要求设置排风机组。排风系统必须独立，且不得回风，排风口必须在整个场地的下风口。

（5）加强手消毒，定期消毒环境。

（裴桂芹 景 峰 陈 燕）

第二节 手术室医院感染管理

手术室是外科系统进行手术治疗与护理的专业场所，各种高危操作相对集中，如接受麻醉、留置导尿管、气道插管、手术过程可能失血、植入人工装置等，外科手术部位感染（surgical site infection，SSI）是外科领域中常见的严重并发症，有效控制感染的发生是手术成败的关键之一。在美国，每年有 30 亿美元花费在外科感染上，而一例伤口感染要额外花费 3089 美元和延长 6.5 天住院时间。据 WHO 调查，手术室空气中的含菌量与切口感染发生率呈正相关；美国 CDC 的一项调查指出，手术室空气中浮游菌数在 700～1800CFU/m³，就有发生经空气传播所致感染的危险性，当降至 180CFU/m³ 以下，则感染的危险性就大为降低。清洁、明净、宽敞、无害化的手术室可为净化空气提供有利条件，而单纯依靠紫外线或化学消毒剂等处理手术室空气，只能起到暂时性清洁效果。手术过程中人的行为和仪器、药物的使用会不断污染空气，采用空气洁净技术（主要是层流洁净技术），通过回风和稀释作用，可使室内空气始终维持一定的洁净水平。目前国内手术室基本分为两种：普通手术室和洁净手术室，因此必须对手术室采用合理的建筑布局和功能划分，加强空气净化，对工作人员的各项操作尤其是无菌技术进行规范化、制度化、流程化管理，完善感染控制技术，以减少外科手术部位感染的发生。

一、手术室建筑设计与布局

手术室是为患者施行手术治疗、诊断以及抢救危重患者的重要场所。手术室工作质量直接影响着手术效果和患者的预后，甚至关系到患者的生命安危。手术部的设计思路是强调细菌控制的综合措施，以最大限度地减少感染风险，体现卫生学、临床医学、微生物学和医院管理学的内涵，满足医学技术的进步，并对医院其他现代化要素的发展起到保障作用。因此，手术室布局必须合理，设计人性化、具有先进功能的手术室将成为现代化医院建筑的重要标准之一。

1. 普通手术室建筑设计 不同等级或专科医院的手术室应根据医院的实际情况与需求，确定手术室的位置、手术室的房间数量与设置，充分合理利用卫生资源。

（1）手术室的位置要求：手术室应设在安静、清洁，便于和相关科室联络的位置。以低平建筑为主的医院，应选择在侧翼，以高层建筑为主体的医院，宜选择主楼的中间层。手术室的位置还应满足与器械供应室、技术层一体化的要求。手术室与供应室实现一体化管理，有利于加强手术器械的管理，简化工作流程。在设计建造手术室时，应尽量将手术室设计在供应室、技术层的上下楼层之间，尽可能形成垂直联系，楼层之间应设有内部电梯或物流系统。由于功能科室工作联系的需要，除考虑手术室与重症监护和治疗部门的联系外，还应注意其与急诊部及检验科室的联系。遵循原则为宜靠近手术科室、血库、影像诊断科、实验诊断科、病理诊断科等，必要时与相关科室设有便捷的信息通道和物流通道；宜远离锅炉房、修理室、污水污物处理站等，以避免污染，减少噪声。手术室的朝向应避开风口，以减少室内尘埃密度和空气污染，同时应避免阳光直接照射对手术灯光效果的影响。

手术室应设三条出入路线，一是工作人员出入路线；二是患者出入路线；三是器械敷料等循环供应路线，设专用电梯，供运送物品、接送病人及手术室工作人员使用，尽量做到隔离，避免交叉感染。

（2）手术室应设有的房间

1）卫生通过用房包括换鞋处、更衣室、淋浴间、风淋室等。

2）手术用房包括普通手术间、层流净化手术间、负压手术间等。

3）手术辅助用房包括刷手间、麻醉准备室、复苏室、清创室等。

4）消毒供应用房包括消毒间、供应室、器械室、敷料室、器械洗涤间等。

5）实验诊断用房包括 X 线、内镜、病理、超声等检查室。

6）教学用房包括手术观察台、闭路电视示教室等。

7）办公用房包括医护办公室、医护值班室等。

8）其他辅助用房：包括打包间、库房、污物间、换车间、家属谈话间等。

（3）手术室房间面积和数量的确定：手术间的面积应根据手术大小和各种手术设备仪器所需空间而定。一般大手术以每间 $30\sim40m^2$ 为宜；中小手术间面积 $20\sim30m^2$ 为宜；用作心脏体外循环手术、器官移植手术的手术间需要 $60\ m^2$ 左右。

估算用房数量的方法有两种：一是根据手术科室的床位数，按(20~25)∶1 的比例确定手术用房数，然后根据手术用房数确定手术辅助用房、消毒供应用房及其他用房数。二是根据手术的次数来确定手术间的数量：① 每 100 个病床设 2 个手术间的判断标准似乎最为普遍；② 日本的小林氏指出使用这样的公式：一般情况下的手术室：手术间的数量＝床位数/100×（1.5~1.8）；特殊的、需要大量手术室的时候：手术间的数量＝床位数/100×（1.9~2.4）；③ 更详细的算法：手术间的数量＝$B\times365/T\times1/W\times1/N$。

B：需要手术的总床位数（包括外科、妇产科、五官科等）。

T：平均住院天数。

W：手术间全年工作天数。

N：平均每个手术室每日手术次数。

有资料披露，德国专家认为 6~8 间手术室是比较理想的合理范围，在瑞典有的主张 8~10 间，也有的主张 5~6 间，挪威专家则认为手术室不应当超过 12 间。

（4）手术室设置要求

1）手术室墙面建筑要求：应选用光滑、少缝、抗菌、易清洁、易消毒、耐腐蚀、保温、隔声、防火、耐用的材料；地面宜采用抗静电塑胶地板，具有弹性、防滑、抗菌、抗酸碱腐蚀、保温、隔声、防火、抗静电、撞击声小、易刷洗的特点，还可减轻手术人员的脚部疲劳；不设地漏，墙面与地面、天花板交界处呈弧形，防积尘埃；有冷暖气调节及空气置换设备，室温保持在 22~25℃，相对湿度以 40%~60%为宜，噪声不大于 40~50dB；走廊宽度应不小于 2.5m；刷手间宜分散分布，以便清洁手后能最短距离进入手术间，减少二次手污染；建有消防通道及火警感应装置，走廊及辅助间应备有灭火器；冷热水及高压蒸汽应有充分保证；利用单独系统或与送风系统连锁的装置，控制排放消毒气体和麻醉废气。

2）手术间室内建筑要求：手术室的净高宜为 2.8~3.0m，颜色选用浅绿、淡蓝色，以消除术者的视觉疲劳。门的净宽不宜小于 1.4m，采用电动悬挂式自动感应门，应设有自动延时关闭装置，具有移动轻、隔声、坚固、密闭、耐用等特点，并可维护房间的正压或负压，门上开玻璃小窗，利于观察和采光；可设前、后门，前门通向内走廊，后门通向外走廊，不设边门。采用双层固定密闭玻璃窗，与墙面取平，避免积灰，两层玻璃之间可安有电控或手摇的百叶窗。旋转吊塔和墙上分别安装一式两套的氩气、二氧化碳、笑气（一氧化二氮）、压缩空气、氧气的管道和负压吸引等终端接口（每个终端要有明显标志，有不同颜色区分），总电源线，中央吸引及气体管道等装置都应设在墙内。

3）手术室设备要求：随着医学科技的发展，更人性化的先进设施逐步进入手术室。便捷的手术转运床，转运带在开启后可自动加温，具有安全、稳定、保暖的特点，且一定程度上可起到预防交叉感染的作用；电视教学系统便于随时了解手术进程以及教学示范，并有利于控制参观人员，保证室内空气质量。手术室室内照明灯一般为安装在天花板上的日光灯或白炽灯，要求光线分布均匀、不易导致眼睛疲劳，利于手术的进行；手术灯的要求是必须无影、光线均匀而集中、没有反光、可以调节焦距、不产生大量热量的冷光源灯，光源首选外形设计简单、流畅、表面平整无死角，易清洁消毒、全密封外壳的无影灯，并可在灯盘中央安装高分辨率摄像系统；手术室应有双相供电设施，有足够的电源插座，加盖密封并有防火花装置，手术间地面有导电设备；手术床应设计合理、稳定性好、床垫舒适，床体采用高质量不锈钢，耐高温、耐腐蚀，易操作、清洁、消毒，整床可透光；有条件者可安装传呼及计算机系统，如 PACS 移动工作机，直接与放射科电脑联网，以便调取患者的影像学资料，以及其他弱电系统如广播音乐，足够的信息网口，图像转播系统，保安摄像系统等。根据手术需要，手术室设置专用保温柜、保冷柜、冷冻柜，使手术过程中使用的生理盐水、药品、盖被，在手术前进行处理，以保证在手术过程中使用方便。

2. 洁净手术室建筑设计　生物净化控制的对象主要是空气中有生命的微粒、细菌、病毒及载体气溶胶。创建生物洁净手术室（简称：洁净手术室）是外科手术发展的需要，其功能性质要求建筑设计符合《医院洁净手术部建设标准》。此种手术室设置净化空调系统，对空气中的生物粒子和非生物粒子均可加以控制，达到一定的生物洁净标准。

洁污分开：手术间、洗手间及无菌物品存放间等都布置在手术室内走廊的周围，内走廊或厅仅供工作人员及无菌器械和敷料进出，在手术室外围设清洁走廊，供患者及污染器械和敷料进出，这样的人、物流线安排避免了交叉污染。

（1）手术室洁净原理和技术：引起手术感染的途径大致有三种，即直接接触感染、患者自身的感染和浮游于空气中的病菌落入伤口而引起的感染。据有关资料报道：25%的伤口感染是由浮游于空气中的病菌所引起的，包括病房、换药室和手术室多个环节，因此要注意控制带菌者出入无菌空间。手术室洁净措施就是要消除浮游于空气中的细菌，减少由此引起的术后感染。其方法有：控制浮游粒子发生量；迅速有效地排除室内已发生的游浮粒子；有效阻止室外粒子进入室内。

（2）洁净手术室标准：洁净手术室建筑布局要符合《医院洁净手术部建筑技术规范GB50333□2013》要求。根据每立方米中粒径大于或等于 0.5μm 空气灰尘粒子数的多少，洁净手术室可分为 5 级、6 级、7 级和 8.5 级 4 种。数字越高，净化级别越低。洁净手术室的用房分级标准见表 15-1，洁净辅助用房分级标准见表 15-2。

表 15-1　医院洁净手术室用房的分级标准

洁净用房等级	空气洁净度级别		沉降法（浮游法）细菌最大平均浓度		用途
	手术区	周边区	手术区	周边区	
Ⅰ	5 级	6 级	0.2CFU/30min·Φ90 皿（5 CFU /m³）	0.4 CFU /30min·Φ90 皿（10CFU/m³）	假体植入、某些大型器官移植、手术部位感染可直接危及生命及生活质量等手术
Ⅱ	6 级	7 级	0.75 CFU /30min·Φ90 皿（25 CFU /m³）	1.5 CFU /30min·Φ90 皿（50 CFU /m³）	涉及深部组织及生命主要器官的大型手术
Ⅲ	7 级	8 级	2 CFU /30min·Φ90 皿（75 CFU /m³）	4 CFU /30min·Φ90 皿（150 CFU /m³）	其他外科手术
Ⅳ	8.5 级		6 CFU /30min·Φ90 皿		感染和重度污染手术

注：浮游法的细菌最大平均浓度采用括号内数值。细菌浓度是直接所测的结果，不是沉降法和浮游法互相换算的结果。眼科专用手术周边区洁净度级别比手术区可低 2 级。

表 15-2　洁净辅助用房的分级标准

洁净用房等级	沉降法（浮游法）细菌最大平均浓度	空气洁净度级别
Ⅰ	局部集中送风区域：0.2 个/30min·Φ90 皿；其他区域：0.4 个/30min·Φ90 皿	局部 5 级，其他区域 5 级
Ⅱ	1.5 个/30min·Φ90 皿	7 级
Ⅲ	4 个/30min·Φ90 皿	8 级
Ⅳ	6 个/30min·Φ90 皿	8.5 级

各级医院应以洁净度 7 级洁净手术室为主，大型医院洁净度 5 级手术室一般不要超过两间。据调查 80% 以上的手术可在洁净度 8.5 级或 7 级洁净手术室内进行，因此不必把大量的财力用在投资大、使用效率低的 5 级层流洁净手术室建设中。通常一个三级甲等综合性医院洁净手术室数量以 10~12 间为宜；一个二级甲等综合性医院洁净手术室数量以 6~8 间为宜，洁净手术室数量不宜过多，关键在于提高手术室使用率。

（3）洁净手术室平面设置：洁净手术部必须分为洁净区与非洁净区。两区之间必须设缓冲间或传递窗。Ⅰ、Ⅱ级洁净手术室应处于手术部内干扰最小的区域。洁净区内按对空气洁净度级别的不同要求分区，不同区之间宜设置分区隔断门。根据医院具体平面，在尽端布置、中心布置、侧向布置及环状布置等形式中选取洁净手术部的适宜布局；选取合适的通道形式。洁净手术部人、物用电梯不应设在洁净区。当只能设在洁净区时，出口处必须设缓冲间。换车处、负压洁净手术室和产生严重污染的房间应设缓冲间。缓冲间的面积不小于 3m²，其洁净度级别与洁净度高的一侧同级，但不应高过 6 级。每 2～4 间洁净手术室应单独设立 1 间刷手间，刷手间不应设门；也可设在洁净走廊内。

3. 手术室布局与功能划分 随着装潢材料的现代化，仪器设备的先进化，手术室的布局也更趋合理化，功能划分明确。

（1）普通手术室：就整体而言，我国医院的手术室，以条状三通道式为多，国外医院则提出了中心岛式、多通道式等多种布局形式。对此各国的看法不尽相同，但原则都是：以明确划分洁污区等方法来改善与保证手术室环境，并以此促进提高工作效率。

1）布局：对于单个手术室单元，欧洲一些国家如英国、瑞典，习惯上在手术室与走廊间布置若干前室，分别用作麻醉间、术后通过间等，其认为以此可提高工作效率，便于监督，虽然需要占用较大的面积，但工作环境较佳；相反，美国、日本及我国则习惯于手术室边上直接与走道联系，反对设前室的专家认为：设计麻醉室需要布置两套麻醉管线，增加投资，而且具有患者在麻醉状态下移动不安全，以及前室占用面积较大的缺点。

2）手术室分区：手术室须严格划分为限制区、半限制区和非限制区。如将限制区与非限制区分设在不同楼层的两个部分，可以彻底进行卫生学隔离，但需配备两套设施，增加工作人员，管理不便；如在同一楼层的不同段设限制区和非限制区，中间由半限制区过渡，设备共用，这种设计管理较方便。各区域间应有明显标志。

A. 限制区包括：无菌手术间、洗手间、无菌物品存放室、贮药室等。

B. 半限制区包括：急诊手术间或污染手术间、器械敷料准备室、麻醉准备室、消毒室等。

C. 非限制区包括：更衣室、石膏室、标本间、污物处理间、麻醉复苏室和护士办公室、医护人员休息室、餐厅、手术患者家属休息室等，值班室和护士办公室，应设在入口处。

3）手术间分类：按手术有菌或无菌的程度，手术间可划分成以下 5 类。

A. Ⅰ类手术间：即无菌净化手术间，主要接受颅脑、心脏、脏器移植等手术。

B. Ⅱ类手术间：即无菌手术间，主要接受脾切除手术、闭合性骨折切开复位术、眼内手术、甲状腺切除术等无菌手术。

C. Ⅲ类手术间：即有菌手术间，接受胃、胆囊、肝、阑尾、肾、肺等部位的手术。

D. Ⅳ类手术间：即感染手术间，主要接受阑尾穿孔手术、脓肿切开引流等手术。

E. Ⅴ类手术间：即特殊感染手术间，主要接受铜绿假单胞菌、结核性脓肿、气性坏疽杆菌、破伤风杆菌等感染的手术。

由于专科手术往往需要配置专门的设备及器械，因此可以按不同专科将手术间划分为普外、骨科、妇产科、脑外科、心胸外科、泌尿外科、五官科、腔镜外科等手术间，并做相对固定。

（2）洁净手术室：创建生物洁净手术室（简称：洁净手术室）是外科手术发展的需要，近年来国内医院逐渐采用。此种手术室设置净化空调系统，对空气中的生物粒子和非生物粒子，以及温湿度、尘埃、细菌、有害气体浓度和气流分布均可加以控制，保证室内人员所需的新风量和室内合理的气流流向，并维持整个手术室合适的压力梯度分布及定向流动，达到一定的生物洁净标准，创造理想的手术环境，降低手术感染率，提高手术质量。

1）基本布局：洁净手术部内部平面和通道设计必须符合功能流程短捷、洁污流线分明并便于疏散的原则。有效地组织空气净化系统，满足空气洁净要求。高级别的手术间应设在手术室的尽端或干扰最小的区域。

A. 采取单通道布局，应具备污物可就地消毒和包装的条件，将手术后的污物经就地初步处理后，可进入洁净通道。

B. 采取多通道布局，应达到人和物均可分流的条件，当平面和面积允许时，多通道更有利于分区，减少人、物流量和交叉污染。

C. 采取洁、污双通道布局，可将医务人员、术前患者、洁净物品供应的洁净路线与术后患者、器械、敷料、污物等污染路线分开。

D. 中间通道宜为洁净走廊，并有净化设施，而外廊宜为清洁走廊。

E. 设置要求同普通手术室。

2）净化空调系统：是建立整个洁净手术部保障体系的重要一环。普通的空调系统尤其是其中热湿交换设备，常常是滋菌积尘的良好场所，而净化空调系统可通过控制室内细菌的浓度，来防止在手术过程中伤口感染，提高手术质量。具有以下特点：

A. 系统清洁、干燥、易清洗，将送风空气中所有的微生物粒子清除掉，确保送风空气的洁净和无菌。

B. 采取有效的除菌、防菌和抗菌的综合措施，防止系统中出现二次污染，使室内达到无菌无尘。

C. 保证不同区域之间及整个手术部合理的气流流向和压力分布。

D. 满足不同区域所需的温度（22～25℃）和湿度（40%～60%），实施湿度优先控制，以抑制细菌繁殖，降低人体发菌量，兼顾内部人员的舒适感。

E. 排出并处理室内废气和有害气体，在保持室内良好空气品质的同时，防止对外部环境的污染，有条件者可进行热回收。

可以根据手术量和手术需要选用集中式空调系统、分散式空调系统或半集中式空调系统，但前提是不能影响整个手术部有序的梯度压力分布，同时不宜采用走廊回风，以免引起交叉感染。

（3）负压手术室：负压手术室的空气洁净系统通过调节送风与排风量之间的差值，并结合送回风动态控制来实现。使室内的空气压力低于室外，形成压力差，迫使空气自室外向室内流动，使室内污染空气通过回风口的高效过滤器排出室外，排风口应远离人群和通风窗口的安全地带，有效控制了室内污染空气对外界环境的影响。主要功能：可阻止携带含气溶胶病毒的空气泄入附近区域，可稀释手术间内的有害气溶胶以保护医护人员免受感染。

1）建筑布局要求：负压手术室应位于手术室的一端，尽可能自成一区，有独立出入口，方便封闭隔离；应设缓冲间，减少开门时对手术室负压的影响。新风口和排风口要有一定距离，严防排风口空气泄露，导致送风口的空气污染。回风应选用下回风方式，对特殊性传染病应能切换到全排风、全新风。排风入口需安装低阻高效过滤器，确保环境不受污染。

2）适用范围：负压手术室主要适用于由污染气溶胶、飞沫核通过呼吸道传播的传染病，如肺结核、SARS、禽流感、麻疹、水痘等；特殊感染手术及病原体毒力抗力较强者，可造成周围环境严重污染，如铜绿假单胞菌感染伤口、气性坏疽、破伤风患者的手术等或患者不能经过卫生处理的急救手术。

二、手术室工作人员

手术室与病房不同的结构、功能、性质特点，决定了其自身的特殊性，要求如下：

（1）制订手术室的各项规章制度、工作流程、操作规范及人员的岗位职责。

（2）进入手术室必须遵守手术室的着装要求和行为规范，并严格执行各项无菌操作，防止术后感染的发生。

（3）医院手术室的管理人员、所有的工作人员和实施手术的医师，应当具备手术部医院感染预防与控制及环境卫生学管理方面的知识，接受相关医院感染管理知识的培训，严格执行有关制度和规范。

（4）医院手术室环境的卫生学管理，应是建筑布局符合合理功能流程和洁污区域分开的原则。各个区域应有明显的标志，区域间避免交叉污染。

（5）严格按照标准预防原则并根据致病微生物的传播途径采取相应的隔离措施，为传染病患者或者其他需要隔离的患者实施手术时，应当遵循《传染病防治法》有关规定。

（6）加强医务人员的防护和手术后物品、环境的消毒工作。

（7）重视清洁队伍的管理。应开展上岗培训和定期培训，建立一支稳定的清洁队伍，制订标准化操作规程，配备足够保洁人员，加强督促检查。

三、手术室医院感染管理

过去一直认为空气传播（菌尘传播）是手术室获得性感染的主要传播途径，但大量研究表明，菌尘传播只是途径之一，接触传播仍然是术后感染的主要传播方式，包括：手术人员和患者所携带的细菌透过潮湿的衣被、巾单等直接或间接传入手术野；使用未经彻底灭菌或在手术中被污染的器械、敷料、用品；空腔脏器切开后，细菌直接渗出或经手术者的手、器械、纱布垫、冲洗液等污染手术野。因此，除改善手术室设施、严格遵守各种规章制度外，必须全面加强日常管理，防患于未然。

1. 加强手术室环境质量控制

（1）物体表面：遵循先清洁、再消毒的原则，应有序进行，由上而下，由周边区域到中央区域，由相对清洁、轻度污染到重度污染。墙面、地面、天花板、桌面、电话、仪器设备等所有室内物品表面，应定时做湿式清洁，无明显污染时可采用清洁、消毒"一步法"完成的产品；遇有血液、体液等污染时，发生可见污染或疑似污染应及时清洁、消毒；对于少量的溅污，可先清洁再消毒或使用消毒湿巾直接擦拭；对于大量（>10ml）的溅污，先用可吸附材料覆盖，消毒剂作用30分钟，再清洁消毒；当天手术结束应对手术台及周边至少1~1.5m范围的物表进行清洁消毒，彻底清洁消毒所有地面、物面、2m以下的墙壁；每周做终末消毒（包括无影灯、手术床）；清洁用具应有不同使用区域的标志，使用后洗净、消毒、晾干。

（2）空气：具体内容见第十七章第三节。

（3）层流洁净空气净化设施采样。

1）采样时间：采用洁净技术净化空气的房间在洁净系统自净30分钟后于从事医疗活动前采样。

2）采样方法

A. 当天领取新鲜透亮、无污染的血平皿。

B. 待采样房间自净30分钟后，垫无菌巾或无菌纸，采样时将平皿盖打开，扣放于平皿旁，暴露30分钟后盖上平皿盖及时送检，防止污染。化验单标签贴于血平皿下侧。

C. 采样点布置：手术区：距离地面0~0.8m高的平面；周边区：地面或不高于地面0.8m的任意高度上。避开进出风口。

D. Ⅰ级洁净手术室手术区百级区（5级）13点，周边8点即两边各2点，见图15-1；Ⅱ～Ⅲ级洁净手术室手术区千级、万级（6~7级）5点，周边8点即两边各2点，见图15-2；Ⅳ级洁净手术室及分散布置送风口的洁净室（负压手术室），测点数=$\sqrt{面积平方米数}$，布点见图15-3。

E. 设置2次空白对照。第1次对用于监测的培养皿做对比试验，每批一个对照皿。第2次是在检测时，每室一个对照皿，对操作过程做对照试验：模拟操作过程，但培养皿打开后应立即封盖。两次对照结果都必须为阴性。整个操作过程应符合无菌操作要求。

F. 采样频率：每月采样一次，Ⅰ级、Ⅱ级洁净手术室一季度全覆盖，Ⅲ级、Ⅳ级洁净手术室及无菌物品存放室半年全覆盖。

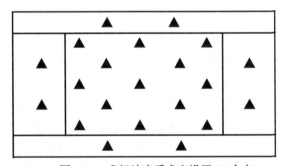

图15-1　Ⅰ级洁净手术室设置21个点

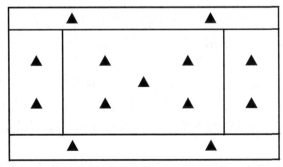

图15-2　Ⅱ～Ⅲ级洁净手术室设置13个点

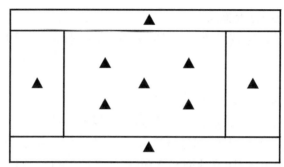

图 15-3　Ⅳ级洁净手术室及分散布置送风口的洁净室设置 9 个点

3）检测方法：采样后应立即置于 37℃ 条件下培养 24 小时，然后计数生长的菌落数。单个房间取所有平皿菌落数的平均值，四舍五入进入到小数点后一位。

2. 加强手术室物品质量控制

（1）清洁物品：除无菌物品外，所有手术室内的物品，无论是否与患者直接接触，都必须保持清洁。包括：患者推车和手术床单位应每日更换，医用气体钢瓶外套每周更换，患者保暖用品（如暖被、肩垫、脚套等）一人一换，体位垫每月更换，如有污染随时更换。进入手术室的物品、仪器设备应去除外包装、彻底清洁后方可进入。术中尽量减少抖动，不使用易产生棉絮的物品。使用后的污衣单直接包装。尽量避免使用致地板着色的物品，定期打蜡，清洁保护。不常用仪器不放手术间，壁柜物品尽可能量少，手术结束清洁后补充。术后医护人员对用物进行适当整理。

（2）无菌物品：多与患者直接接触，其质量的保证是降低伤口感染的前提。

1）消毒与灭菌：根据器械、敷料、内镜等物品的性质，选择合适的清洗消毒灭菌方法，并监测灭菌效果，合格后方可使用，如有疑问，弃之不用；规范一次性物品的采购及使用，发现包装、质量、安全性等问题时，保留物品，并及时向采购部门、医院感染控制办公室报告。

2）无菌物品的存放：无菌与非无菌物品应分开分室放置。无菌物品应存放于阴凉干燥、通风良好的物架上，放置时按有效期排放，从上到下，从左到右，从前到后。专室专用，专人负责，限制无关人员出入；一次性物品与包布类物品分别存放；软质内镜应垂直挂起在清洁、干燥、通风、温度适宜的房间橱柜内，可拆卸的部件要单独存放，以使内镜的各管道和管道开口持续充分干燥。

3）无菌物品的使用：使用前必须再次确认其有效期；无菌持物钳干燥保存、一人一用；外用冲洗溶液现开现用，未用完者于手术结束后弃去。

（3）外来器械：主要是指外单位（厂家）带到医院手术室临时使用的手术器械，如骨关节置换器械、内固定器械、各种动力系统等。它是在普通手术器械基础上增加的局部专项操作器械，这类器械具有手术针对性强、组织创伤小、省时、高效、预后好等特点。由于器械更新快、价格高，一般医院不作为常规配置，多采用临时借用，目前这类器械主要用于骨科手术。

1）手术室严格控制使用外来手术器械，由使用科室向医务处提出申请，征得手术室同意后方可使用。

2）使用前，器械公司应对手术医生、手术室护士进行专业培训，以掌握器械的基本性能、使用方法及维护。

3）厂商人员原则上不允许进入手术室，如必须进行现场指导时，需经手术室人员同意方可进入。

4）外来手术器械须在手术前一天16：00以前送至消毒供应中心，并与手术室供应室护士共同清点签名，经清洗、检查、包装、灭菌处理流程后，才能进入手术室使用。凡不能按时送到的，取消当天手术。使用后送至消毒供应中心处理，公司核对无误后及时取走。

5）消毒供应中心将消毒后的器械送至手术室，注明科室、床号、器械名称等，以便手术室使用。

6）对于使用频率较高的外来器械可固定存放于消毒供应中心，如需使用，应提前一天进行消毒。原则上手术室不保管和存储公司器械。

外来骨科手术器械管理需重视每个细节，包括器械的准入、接收、灭菌及术前、术中、术后的管理，以保证外来器械的安全性及正确性。加强手术器械管理的规范化、制度化、法律化，有效保证植入式医疗器械的安全，保障手术患者的健康，保证手术质量，有效降低医院感染率。

（4）医疗废物：分类收集、运输、存放，专人负责，遵循原则：防止污染扩散和传播感染性疾病。

3. 加强手术室操作技术质量控制　手术操作是控制伤口感染率的关键，而控制感染又是一个全过程控制的概念，一般的消毒灭菌措施只是提供了起点控制，在此后的整个手术过程中，随着人员的活动、操作的进行，无菌技术应贯穿其中直至结束，并进入下一个循环。

（1）全过程无菌：采用一系列规范的"预防"措施，切断所有污染途径，控制整个手术过程，阻止细菌等进入人体，达到患者受损伤最小的结果。过去只是单纯地达到"患者不感染"的结果，往往是细菌已经进入并损伤人体，再靠药物去控制感染，所采取的多数是一些补救措施，其实药物只是一种辅助手段。

（2）无菌技术：根据医院内获得性感染的定义，以及随着消毒隔离观念的进步，现代意义上的"无菌技术"，除了"无菌状态对待患者"的传统概念和操作外，还应包括使工作人员免于"菌群"干扰的技术理念，从而也避免了工作人员成为新的"传染源"。

手术者要穿戴帽子、口罩、衣、裤、鞋、防护眼镜和其他隔离措施；以手术巾来创造一个灭菌区；灭菌区的一切东西必须保持无菌；所有送往灭菌区的物品的开启、分发和转送应保持其灭菌性和完整性；灭菌区必须不断接受监测与维护；所有人在灭菌区内或周围移动，均要注意维持灭菌区的完整性；基本灭菌操作规划及步骤要写成文字，每年审查，并迅速予以实施。

4. 加强麻醉操作技术质量控制　作为麻醉师，在保障患者麻醉过程安全的同时，应随时保持麻醉区域的整洁，并严格实施无菌操作。

（1）操作前认真洗手，必要时外科洗手、戴无菌手套，严格执行各项无菌操作。

（2）麻醉仪器设备保持清洁，螺纹管、气囊、面罩、喉镜等予以高水平消毒，但心胸外科需灭菌；遇污染手术时使用一次性螺纹管，使用后焚烧；遇呼吸道传染性疾病时加用细菌过滤器，并于术后进行麻醉机消毒。

（3）最好采用一次性气管内插管，否则必须严格清洗灭菌。

（4）气管内润滑剂应分装在小型灭菌容器内，一人一用，避免交叉感染。

（5）使用的注射器、吸痰管等一人一用，所用药液以小包装为好，剩余药液于术后弃去。

（6）正确计算出入量，严格掌握异体输血指征，提倡自体输血。

（7）遇有特殊感染患者时，应配合实施各项隔离措施。

5. 加强感染性手术质量控制　感染手术包括脓肿切开引流、开放性骨折、烧伤、胰腺清创等手术，手术部位已有感染形成，以及一些特殊化验指标异常患者的手术。对于择期感染手术，手术室护士应从术前、术中、术后三个阶段做到全面护理，而对于急诊手术，除手术通知单上应注明感染情况外，尤其要注意手术过程中规范操作，术后正确处理用物及环境。

（1）术前访视，充分准备。尤其注意：异常化验指标，如 HBV（全套）、HIV、HCV、梅毒螺旋体抗体、谷丙转氨酶、谷草转氨酶等；手术部位有无感染性病灶；有无传染性疾病，如甲肝、乙肝、活动性结核、艾滋病、禽流感等，及其隔离情况，合理安排。

（2）规范操作，加强防范

1）推车：遇到艾滋病、外渗引流物较多（尤其是铜绿假单胞菌感染）、有皮肤感染性疾病等的情况时，可使用一次性床单，用后焚毁；推车用消毒液擦拭。

2）手术房间：放于专用污染手术房间内进行，如为空气传播者，应在负压手术室内进行，也可在其他手术结束后进行；室外设置醒目的隔离标志牌，限制人员进出。

3）用物：尽可能选择一次性用物。

4）工作人员：做好个人防护，注意防止锐利器械对自己及他人造成伤害，佩戴护目镜、手套、防护性口罩；已有感染的工作人员不应参与手术。

5）人员流动：除术前做好充分准备外，术中所需的其他物品由室外专门的护士提供，尽量减少进出房间的次数；谢绝参观。

6）门户管理：关闭窗户，进出时随手关门。

7）手术操作：严格无菌操作和无瘤操作，必要时可重新刷手，更换手术衣和手套，包括器械。

8）用药：遵医嘱合理使用抗菌药物。

（3）正确分类，合理处置。手术完毕，将所有物品在手术间内进行分类后方可出手术室，并根据不同的感染性质，相应做好术后的消毒处理，包括室内空气，注意个人防护。

6. 加强洁净手术室质量控制　除全体工作人员应掌握一定的相关知识外，设专职感染监控护士，负责手术室环境、物体表面及手术人员手培养的监测、结果分析、资料储存及信息上报工作，联络、协调相关部门，参与教学和咨询，并参与感染控制的研究。

（1）严格管理人流、物流

1）严格控制人员进出：另一方面，根据监测证实，手术室浮游菌降落的数量在手术过程中有明显变化，其特点为：手术开始时细菌降落量最大，结束时又出现一个峰值。因此，手术人员及参观者进入手术室后，迅速到指定位置，尽量减少人员走动；不可互串手术间；一台手术参观人员不超过3人，开展特殊手术，可设录像转播进行参观学习，特殊感染手术拒绝参观；患有呼吸道感染、疖、痈或手部有破溃的医务人员不得参与手术和进入手术室；手术间内禁止从事与本次手术无关的任何活动，如叠单、做敷料等。

2）严格着装管理要求：进入手术室的工作人员必须按规定穿戴手术室所备的衣、裤、鞋、帽、口罩等，避免大声交谈、打喷嚏，离开时将衣物放在指定位置；所穿衣物材料以不脱纤维、不落尘为宜；手术患者一律贴身穿干净病号服，由交换车接送，戴隔离帽。

3）限制手术台上翻动患者：患者术前一日尽可能沐浴，进入手术室前应脱去鞋袜，换穿清洁衣裤并戴帽子。手术前脱去衣裤，减少患者在手术台上的翻动，有必要翻动患者盖被时尽量轻柔，在安置完患者手术体位后方可开启无菌包，以免带菌漂浮物沉降于无菌区内。有条件的医院，可在准备室内对患者进行麻醉后再推入手术室。

4）严格管制手术间门户：随手关门，严禁术中门户敞开；按专科相对固定手术间，所用物品定位放置，减少进出手术间的次数。

5）严格分离洁、污流线：设立手术室工作人员通道、手术患者通道洁净物品和污物通道。将医护人员、患者以及洁净物品作为洁净流线；手术后器械、敷料、污物等作为污物流线，严格区分，以保证洁净手术室空气的洁净度及手术流程的需要。

6）划分无菌、急诊和感染手术间：急诊手术间在手术室的最外边；感染手术间靠近污物通道，有侧门、缓冲间，以便于隔离和消毒；接台手术应先做无菌手术再做感染手术；特殊感染手术必须在感染手术间施行。

（2）强化卫生清洁管理：保持清洁、无害是保证手术室内空气洁净的最基本、最重要的常规措施，洁净手术室的一切清洁工作必须采用湿式打扫，并在净化空调系统运行期间进行。手术间无影灯、手术床、器械车、壁柜表面及地面应在每天手术前、后用消毒液、清水各擦拭 1 次，每周进行彻底清洁 1 次，使用的清洁工具不宜使用易掉纤维的织物材料制作。设备、物品进入洁净手术室前，应安装完毕、擦拭干净。手术人员隔离鞋每日用消毒液清洗消毒 1 次。每月对洁净手术室空气、物体表面、手术人员的手进行细菌培养，每月对空气灰尘粒子数、噪声检测 1 次，并将结果记录备案。

（3）净化程序的管理：术前 1 小时将净化空调机调至低速运行状态，术前 30 分钟将开关调至高速运行状态，术毕再调回低速运行状态，以进行室内卫生清洁工作。接台手术时，手术室自净 20～30 分钟；一般感染手术（如化脓性感染、外伤性清创等）术后房间自净 2 小时；空气传播性疾病（如气性坏疽、破伤风、传染性非典型肺炎等）术后房间自净 6 小时，并连续三次空气培养合格后方可使用。若长时间不用的手术间，使用前除做好风口等处的清洁工作外，应提前开机 3 小时。应急手术间、限制区内走廊的净化空调机 24 小时处于低速运行状态，以备急诊手术和空气保洁。在进行臭氧空气消毒前，应关闭各手术间独立的净化空调机，以免臭氧排出，降低消毒效果。每日三次监测手术室温、湿度。实行动态控制，设置专职工程人员负责手术进行中的计算机动态监控。

（4）过滤器的维护（表 15-3）

1）新风机组每日检查一次，保持内部干净：粗效滤网每两天清洗一次；粗效过滤器 1～2 个月更换；中效过滤器 3 个月更换，亚高效过滤器每年更换。

2）高效过滤器每年检查一次，当阻力超过设计初阻力 160Pa 或已使用 3 年以上时予以更换。

3）非排风机组中的中效、高效过滤器每年更换，如遇特殊感染手术，每一例术后换下过滤器密封运出、焚烧处理。

4）吊顶送风天花每月检查并清洁内面。

5）回风口过滤器每周清洗，每年更换，如遇一般感染手术，术后用消毒液消毒并彻底清洗，而遇特殊感染手术，则密封运出、焚烧处理，并用消毒液擦拭回风口内外。

表 15-3 洁净手术部净化空调系统的维护保养

内容		周期
检查、清洁机组内表面		2 周
检查皮带松紧程度		2 周
粗效过滤器	清洗或清理	阻力已超过额定初阻力 60Pa 1~2 个月
	更换	清洗 3 次后
中效过滤器更换		阻力已超过额定初阻力 80Pa 3~4 个月
亚高效过滤器更换		阻力已超过额定初阻力 100Pa 1 年以上
高效过滤器		阻力已超过额定初阻力 160Pa 3 年或根据更换报警通知
高效送风口送风罩清洁		4 周
室内回风口过滤网清洗		1 周
空调机组灭菌灯表面擦洗		2 周
箱门、壁板密封检查		1 周
供水管上过滤器检查、清洗		2 周
电气设备	日常检查	每天
	全面安全检查	1 周
加湿系统检查		1 周

7. 负压手术室管理

（1）空气净化系统应在手术前 30 分钟开启，其风速、压力、相对湿度等指标应达到手术等级要求。

（2）负压手术室内壁柜、各种设备表面的消毒应在开机前和手术结束后进行，净化系统应连续运行到清洁、消毒工作完成后，才能进行连台手术；实施病原体不同的手术或需正负压转换时，术后手术间必须彻底消毒，并在转换后的第 1 台手术前进行环境微生物检测，使手术室达到规定的标准。

（3）负压手术室按照IV级洁净用房要求，实行环境污染控制指标日常动态及压差运行动态监测，并有监测数据记录。

（4）进入负压手术室工作人员应按照疾病的传播途径和病原体的毒力，采取适宜的防护措施，手术时站于顶棚送风口下主流区内，防止污染空气排放流向站位，以保护医务人员免受感染。

（5）过滤器和空调冷凝水处理方法：回风口高效过滤器每半年更换 1 次或每次特殊性传染病手术后更换，换下的过滤器放入医疗废弃物包装袋进行焚毁处理，空调冷凝水经消毒后排放。

（6）负压手术室保洁用具固定专用，用后需消毒晾干后备用。术中产生的医疗废物严格按照《医疗废物管理办法》处理。

（钱蒨健　孙惠华）

第三节　消毒供应中心医院感染管理

消毒供应中心（室）是医院内承担各科室所有重复使用诊疗器械、器具和物品清洗、消毒、灭菌以及灭菌物品供应的部门。消毒供应中心（室）无论规模大小，其工作直接影响着医疗质量、患者和医护人员的安全，与医院感染有着密切的关系。

消毒供应中心（室）应采取集中管理的方式，对所有需要消毒或灭菌后重复使用的诊疗器械、器具和物品由 CSSD 回收，集中清洗、消毒、灭菌和供应。内镜、口腔诊疗器械的清洗消毒，可以依据卫生部有关的规定进行处理，也可集中由 CSSD 统一清洗、消毒。外来医疗器械应按照 WS310.2 的规定由 CSSD 统一清洗、消毒、灭菌。应建立健全岗位职责、操作规程、消毒隔离、质量管理、监测、设备管理、器械管理（包括外来医疗器械）及职业安全防护等管理制度和突发事件的应急预案。

消毒供应中心（室）应建立质量管理追溯制度，完善质量控制过程的相关记录，保证供应的物品安全。

一、建筑设计与布局

消毒供应中心（室）合理的建筑与布局是减少医院感染的重要措施，是消毒供应的保障，是提高工作质量和效率的重要前提。

1. 建筑设计　医院 CSSD 的新建、扩建和改建，应遵循医院感染预防与控制的原则，遵守国家法律法规对医院建筑和职业防护的相关要求，进行充分论证。CSSD 宜接近手术室、产房和临床科室，或与手术室有物品直接传递专用通道，不宜建在地下室或半地下室。周围环境应清洁、无污染源，区域相对独立；内部通风、采光良好。建筑面积应符合医院建设方面的有关规定，并兼顾未来发展规划的需要。建筑布局应分为辅助区域和工作区域。辅助区域包括工作人员更衣室、值班室、办公室、休息室、卫生间等。工作区域包括去污区、检查、包装及灭菌区（含独立的敷料制备或包装间）和无菌物品存放区。若采用消毒供应中心管理模式，与手术室之间建立直接的通路，以提高工作的效率。

2. 布局　消毒供应中心（室）内部布局应符合物流、人流、气流洁污分开的消毒隔离管理原则。建筑面积应与医院的规模相适应，并适当考虑医院的发展。

工作区域严格按"三区制"划分，即去污区、检查、包装及灭菌区、无菌物品存放区，三区物品由污到洁，不交叉、不逆流；空气流向由洁到污；去污区保持相对负压，包装及灭菌区保持相对正压。平面设计应有利于消毒供应中心实现"由污到洁"的单向工作流程，不得出现洁污交叉和物品逆流。去污区与检查、包装及灭菌区之间应设立缓冲区，便于工作人员的流动，缓冲区内应设有洗手、更衣设施；去污区与检查、包装及灭菌区之间的物品交接，应通过双门互锁传递箱或传递窗完成。生活区应与工作区域分开，成为相对独立的区域。

工作区域温度、相对湿度、机械通风的换气次数应符合表 15-4 的要求；照明宜符合表 15-5 的要求。

表 15-4　工作区域温度、相对湿度及机械通风换气次数要求

工作区域	温度（℃）	相对湿度（%）	换气次数（次/小时）
去污区	16～21	30～60	10
检查、包装及灭菌区	20～23	30～60	10
无菌物品存放区	低于 24	低于 70	4～10

表 15-5　工作区域照明要求

工作面/功能	最低照度（lx）	平均照度（lx）	最高照度（lx）
普通检查	500	750	1000
精细检查	1000	1500	2000
清洗池	500	750	1000
普通工作区域	200	300	500
无菌物品存放区域	200	300	500

配合消毒供应中心（室）工作流程，应设立污染物品回收通道、清洁物品接收通道、无菌物品发放通道和工作人员出入通道。

3. 工作区域设计与材料要求

（1）去污区、检查、包装及灭菌区和无菌物品存放区之间应设实际屏障。

（2）去污区与检查、包装及灭菌区之间应设洁、污物品传递通道；并分别设人员出入缓冲间（带）。

（3）缓冲间（带）应设洗手设施，采用非手触式手龙头开关。无菌物品存放区内不应设洗手池。

（4）检查、包装及灭菌区的专用洁具间应采用封闭式设计。

（5）工作区域的天花板、墙壁应无裂隙，不落尘，便于清洗和消毒；地面与墙面踢脚及所有阴角均应为弧形设计；电源插座应采用防水安全型；地面应防滑、易清洗、耐腐蚀；地漏应采用防返溢式；污水应集中至医院污水处理系统。

4. 设备、设施

（1）清洗消毒设备及设施医院应根据 CSSD 的规模、任务及工作量，合理配置清洗消毒设备及配套设施。设备、设施应符合国家相关标准或规定。

1）应配有污物回收器具、分类台、手工清洗池、压力水枪、压力气枪、超声清洗装置、干燥设备及相应清洗用品等。

2）宜配备机械清洗消毒设备。

（2）检查、包装设备：应配有带光源放大镜的器械检查台、包装台、器械柜、敷料柜、包装材料切割机、医用热封机及清洁物品装载设备等。

（3）灭菌设备及设施：应配有压力蒸汽灭菌器，无菌物品装、卸载设备等。根据需要配备灭菌蒸汽发生器、干热灭菌和低温灭菌装置。各类灭菌设备应符合国家相关标准，并设有配套的辅助设备。

（4）储存、发放设施：应配备无菌物品存放设施及运送器具等。

（5）防护用品

1）根据工作岗位的不同需要，应配备相应的个人防护用品，包括圆帽、口罩、隔离衣或防水围裙、手套、专用鞋、护目镜、面罩等。

2）去污区应配置洗眼装置。

5. 工作流程

（1）消毒供应中心（室）的工作流程包括无菌物品生产供应流程和一次性医疗用品供应流程。

（2）无菌物品生产供应流程包括：污染物品的回收、分类、清洗消毒、配置包装、灭菌处理、无菌存放、发放。

（3）一次性物品供应流程包括：物品采购、审核验收、储存、发放。

二、消毒供应中心工作人员要求

医院应根据 CSSD 的工作量及各岗位需求，科学、合理配置具有执业资格的护士、消毒员和其他工作人员。CSSD 的工作人员应当接受与其岗位职责相应的岗位培训，正确掌握以下知识与技能：各类诊疗器械、器具和物品的清洗、消毒、灭菌的知识与技能；相关清洗、消毒、灭菌设备的操作规程；职业安全防护原则和方法；医院感染预防与控制的相关知识；建立 CSSD 工作人员的继续教育制度，根据专业进展，开展培训，更新知识。

三、清洗、消毒及灭菌的管理与监测

灭菌是指用化学或物理的方法杀灭或清除传播媒介上一切微生物，使之达到灭菌保证水平。正确、有效的灭菌方法是保证无菌物品质量的关键环节之一，也是消毒供应中心的重要工作内容。

1. 消毒灭菌效果的影响因素　微生物的数量和定位，微生物的固有抵抗力，消毒、灭菌剂的浓度或效力，理化因素（如温度、pH、相对湿度、水的硬度），有机物和无机物，暴露持续时间和生物膜（即黏附于物质表面的微生物群，有细胞外多聚物基质包裹，生物膜中的微生物与人体接触时会释放出细菌）等。

2. 清洗　就是用水和清洁剂将器械物品上有机物、无机物和微生物尽可能地降低到比较安全的水平。器械物品在灭菌前必须首先清洗，彻底清洗是保证消毒灭菌成功的关键。

（1）清洗步骤：包括冲洗、洗涤、漂洗、终末漂洗 4 个步骤。

（2）清洗方法：根据器械物品材质、结构、污染度选择清洗方法，清洗的常用方法包括手工清洗、机械清洗和超声波清洗。

1）手工清洗：对于无机械清洗设备或器械物品本身不耐热、不耐水及结构精密、复杂的器械，如各类内镜、电子光学器械、精细手术器械等可采用手工清洗，或采用手工清洗与机械清洗相结合的方法。

手工清洗时须控制水温<60℃；需有专门的清洗槽、清洗刷、清洁剂和清洗空间；刷洗时应在水面下操作避免水的泼溅和气溶胶的形成。手工清洗完毕后先用自来水漂洗，最

后用纯水漂洗，并添加专用水溶性器械润滑剂，不能使用液状石蜡等非水溶性润滑剂进行器械保养和润滑，以免影响以后的灭菌效果。漂洗完毕后，应尽快使器械物品干燥；通常金属类器械可采用机械烘干，温度为 70～90℃，时间 15～20 分钟；耐高温的塑胶类器械如呼吸机管路等也可采用机械烘干，温度为 70～90℃，时间 30～40 分钟；不适用高温干燥的器械，可采用 95% 乙醇擦拭干燥。不得采用放置在空气中自然干燥的方法。

手工清洗操作时工作人员需注意自身防护：穿防水衣服或穿围裙和袖套；帽子完全遮盖头发；戴厚的橡胶手套；戴面罩以保护眼、鼻、口黏膜。

2）机械清洗：对于耐热、耐湿的器械物品可采用机械清洗方法。机械清洗程序包括预洗、主洗、漂洗、消毒和干燥五个阶段，器械物品可达到中等水平消毒效果。

A. 预洗阶段：主要功能为去除器械表面的污渍。时间为 1 分钟，水温控制在 30℃左右，以防止蛋白质凝固。

B. 主洗阶段：器械去污清洗过程。时间约为 3 分钟左右，水温为 55～60℃，加入清洁剂清洗，若使用酶清洁剂则温度适当调低，以防止酶活性降低，并在 60℃左右维持 2～3 分钟使清洁剂充分发挥作用。

C. 漂洗阶段：去除器械上的清洁剂和污渍，达到良好的清洗效果。漂洗阶段的水温不低于 65℃，时间约为 1 分钟左右。如主洗阶段使用碱性清洁剂，在这个阶段中必须加入酸性中和剂，以避免碱性清洁剂对器械的腐蚀。

D. 终末漂洗：提高器械洁净度，添加器械润滑养护剂，完成器械消毒。时间约为 5 分钟左右，消毒温度在 90℃，保持 1 分钟，达到中等水平消毒。干燥阶段：器械干燥。干燥温度 80～90℃，时间 15～20 分钟。

3）超声波清洗：对于一些外形结构复杂、含有细小内腔的器械可采用超声波清洗。超声波清洗主要原理是由超声波发生器发出的高频振荡信号，通过换能器转换成高频机械振荡而传播到介质——清洗溶剂中，利用超声波在液体中的空化作用及直进流作用，使附在器械上的污垢松动分离，从而达到清洁的目的。超声波清洗前必须先手工初步清洗，以去除大的污染物。在使用超声波清洗之前，应先让机器运转 5～10 分钟以排除水中的空气；超声清洗时间通常为 20～40 分钟，温度在 40～45℃。在超声清洗过程中加入酶清洁剂可提高清洗的效果；因声波振动会造成精细尖锐器械尖锐部位的磨损，故精细尖锐器械不易使用超声清洗。

（3）注意事项：清洗前应避免污物变干，尽量缩短清洗前的时间；保证每次清洗彻底，以免污物凝固影响清洗效果和损坏器械物品；清洗过程中应将器械完全拆开，特别是复杂的组合器械；一般情况下先清洗后消毒，但必须注意自身保护，避免污物与身体的直接接触，因条件所限和其他原因不能很好地做到自身防护应先消毒后清洗。

（4）清洁剂：是指以去污为目的，由表面活性剂和辅助成分组成的化学制品，具有增强和提高清洗的效能。用于医疗器械的清洁剂应具有对器械材料有良好的清洁效果，有较强的生物降解性能，不残留，不产生新污渍，不影响器械的质量，对人体无毒性等特性。

使用时应根据器械的污染种类、器械的材质选择合适的清洁剂：酶清洗剂主要用于污染较重，尤其是有机物污染、物品结构复杂表面不光滑物品的清洗，适宜作用温度为 30～40℃，接触水后 2～3 小时活性降低；pH ＜ 7 的清洁剂主要用于无机污物的清洗如硬水垢；

pH＞7的清洁剂主要用于有机污物如血、脂肪和粪便的清洗；金属器械主要选择弱碱性洗涤剂。

（5）水质要求：不同的清洗消毒方法对水质的要求有所不同，在物品清洗消毒过程中常用的水包括自来水、软化水或纯水。水源水应符合生活饮用水卫生标准，纯水电导率应小于5 μs/cm（25℃）。

3. 检查保养与包装

（1）检查保养：检查包括清洗质量的检查和器械功能的检查。

1）清洗质量的检查：应采用目测或使用带光源的放大镜对干燥后的每件器械、器具和物品进行检查。器械表面及其关节、齿牙处应光洁，无血渍、污渍、水垢等残留物质和锈斑；功能完好，无损毁。

2）器械功能的检查：包括器械功能的完好性、关节的灵活性、齿端的咬合性以及对合功能是否良好；锐利器械应测试其锋利度；组合器械应检查配件和螺钉是否齐全、有无松脱现象等。

3）清洗质量不合格的，应重新处理；有锈迹，应除锈；器械功能损毁或锈蚀严重，应及时维修或报废。

4）带电源器械应进行绝缘性能等安全性检查。

5）应使用润滑剂进行器械保养。医疗器械润滑剂是指采用水溶性物质，其成分符合药典要求，与人体组织有好的相容性，用于医疗器械时不会破坏金属材料的透气性、机械性及其他性能。不应使用液体石蜡等非水溶性的产品作为润滑剂。

（2）包装

1）包装材料：应有利于灭菌过程中物品内部空气的排出和无菌剂的穿透，并能屏蔽细菌，防止灭菌后的再污染，有效保持灭菌物品的无菌状态，便于传送，且无毒、无易脱落微粒、不发生化学反应。常用的包装材料包括全棉布、无纺布、复合材料（一般由聚酯-聚丙烯层透明薄膜与特殊纸张复合而成）、硬质容器等；无纺布、复合材料必须经过国家相关行政部门批准后使用；包装材料使用前应在温度18～22℃、相对湿度35%～70%条件下放置2小时；新棉布应洗涤去浆后再使用；反复使用的包装材料和容器，应经清洗后才可再次使用；硬质容器的使用与操作，应遵循生产厂家的使用说明或指导手册。灭菌物品包装分为闭合式包装和密封式包装。手术器械采用闭合式包装方法，应由2层包装材料分2次包装。密闭式包装如使用纸袋、纸塑袋等材料，可使用一层，适用于单独包装的器械。

2）包装原则：包装层数不少于两层，大小应适合被包装物品；灭菌包不易过大，下排气压力蒸汽灭菌器的物品包，体积不得超过30cm×30cm×25cm，预真空和脉动真空压力蒸汽灭菌器的物品包，体积不得超过30cm×30cm×50cm，干热灭菌物品包，体积不得超过10cm×10cm×20cm；金属器械包的重量不超过7kg，敷料包重量不超过5kg；器械与敷料应分室包装；盘、盆、碗等器皿，宜单独包装；有盖的器皿应开盖，摞放的器皿间应用吸湿布、纱布或医用吸水纸隔开；管腔类物品应盘绕放置，保持管腔通畅；精细器械、锐器等应采取保护措施。物品应分类包装，金属类与布料类不可混合在一起；盘、盆、碗等器皿类物品，尽量单个包装；若必须多个包装在一起时，所用器皿的开口应朝向一个方向，器皿间用吸湿巾纱布或医用吸水纸隔开，以利蒸汽渗入；灭菌物品能拆卸的必须拆卸，必须暴露物品的各个表面（如剪刀和血管钳必须充分撑开）以利灭菌因子接触所有物体表面；有盖容器，应将盖打开，开口向下或侧放；包装松紧合适，无菌包的灭菌标记（化学指示胶带）应贴在封口处。纸塑包装袋包装，物品放入后，上下应留 2cm 的空间，封口宽度应达到 6mm；纸塑袋不易装载过重的器械，因其容纳、发散凝结水的能力有限，否则易致过量的凝结水滞留于袋内；不可在两端封口以内的纸面打印、书写，以免破坏纸面，影响有效的细菌隔离性。

4. 灭菌方法与管理　医院消毒供应中心常用的灭菌方法有：物理灭菌法、化学灭菌法。物理灭菌法主要有：压力蒸汽灭菌、干热灭菌。化学灭菌法主要有：低温环氧乙烷和过氧化氢低温等离子体灭菌。

（1）灭菌装载

1）装载量：下排气、预真空压力蒸汽灭菌器的装载量分别不得超过柜室容积的 80% 和 90%，预真空和脉动真空压力蒸汽灭菌器的装载量分别不得小于柜室容积的 10% 和 5%。

2）装载时物品不要堆放，应使用专用灭菌架或篮筐；各类器械应按要求摆放，器械类包应平放，盆盘碗类物品应当斜放或倒立，织物类物品应竖放，玻璃瓶等底部无孔的器皿类物品应倒立或侧放；灭菌包内容器开口应一致，以利于蒸汽进入和空气排出；灭菌包之间应间隔一定距离（≥2.5cm），以利于蒸汽置换空气。

3）尽量将同类物品一起灭菌，如果不同类物品必须同时灭菌，织物类物品应放置在上层，金属器械类物品放置在下层，以防止冷凝水流到下层物品上。使用下排气灭菌器时，较大的不易灭菌的包放上层，较易灭菌的小包放下层。

4）物品不能接触灭菌器的内壁及门，以防止吸入过多的冷凝水。

5）纸塑包装的装载要求：①压力蒸汽灭菌：纸塑包装的物品应当纸面向下放置在篮筐内，不能叠放；也可以将物品竖直或倾斜放置，物品间要有间隙，必要时使用架子；将盆盘碗等器皿的开口朝向纸面。②环氧乙烷灭菌：物品放置应与排气方向垂直，纸面对塑面依次放置；物品装载不可过密，保持一定的间隙，以利于环氧乙烷气体的透入和空气的排出。

（2）灭菌后的处理

1）灭菌物品取出后放置于远离空调或冷空气入口的地方，待冷却后再从搁架上取下。

2）物品在完全冷却前，不要放到金属或冷的表面上，防止产生冷凝水。冷却过程中的物品不要用手触碰。

3）检查灭菌包干燥情况，如果包装外表或胶带的表面上有明显的水滴或湿迹，应该被视为湿包即灭菌失败。

4）检查化学指示胶带是否达到已灭菌的色泽，未达要求到或有疑点者，不可作为无菌包。

5）检查包装的完整性，若有破损不可作为无菌包使用。

6）已灭菌的物品，不得与未灭菌物品混放；灭菌包掉地或误放不洁处，均视为污染，不得送往无菌物品储存区。

7）记录灭菌物品种类、数量、灭菌器编号、锅次、灭菌程序、灭菌温度、灭菌时间、灭菌日期、操作者并归档。

5. 无菌物品的储存与发放

（1）灭菌物品储存

1）无菌物品存放室应洁净通风干燥。温度应为 18～22℃，相对湿度应在 35%～68%。

2）无菌物品应存放于洁净的橱柜内或存放架上。

3）无菌物品存放架（柜）必须离地 20～25cm，距天花板 50cm，离墙 5～10cm。

4）无菌物品储存要求：根据物品分类放置、位置固定、标志清晰。

5）无菌物品按有效期排列：从上到下、从左到右、从前到后。

无菌物品储存的有效期受包装材料、封口的严密性、储存环境等诸多因素影响。棉布包装材料，一般建议在温度 25℃以下、湿度 60%以下的环境中，有效期为 10～14 天，梅雨季节为 7 天；使用一次性医用皱纹纸、医用无纺布包装的无菌物品，有效期宜为 6 个月；使用一次性纸塑袋包装的无菌物品，有效期宜为 6 个月。硬质容器包装的无菌物品，有效期宜为 6 个月。

6）若无菌物品一旦落地、与潮湿物接触、包装松散或筛孔未闭，一律作为污染包处理。

（2）无菌物品发放

1）根据各临床科室物品申领单进行无菌物品配备。

2）无菌物品必须装放在专用封闭式运送车或容器里进行发放。

3）发放无菌物品应定时并按规定线路进行，遵循先进先出的原则。发放时应确认无菌物品的有效性。植入物及植入性手术器械应在生物监测合格后方可发放。

4）发放无菌物品和回收污染物品的过程应做到洁污分开。

5）记录发放物品日期、科室、物品名称、规格、数量、发放者、接收者等内容。

6）发放记录应具有可追溯性，应记录一次性使用无菌物品出库日期、名称、规格、数量、生产厂家、生产批号、灭菌日期、失效日期等。

7）发放及回收物品的运送车、容器等工具应每日清洁，清毒后存放。

8）从无菌物品存放区发出的物品不能再退回存放区，必须重新消毒灭菌。

9）到期无菌物品须从存放区取出，需重新进行包装清洗和灭菌处理。

（3）一次性无菌物品使用管理

1）一次性无菌物品必须由设备部门统一集中采购，使用部门不得自行采购。

2）一次性无菌物品必须是证件齐全（三证）的合格品。

3）入库前检查物品外包装包括：标志清楚；包装清洁，没有污渍、水渍、霉变；包装没有破损、变形。

4）入库时检查并记录入库日期以及产品的名称、规格、数量、检验合格证、生产批号、灭菌日期、失效日期、生产厂家等。

5）存放库应环境清洁、通风干燥。

6）存放架必须离地 20～25cm，距天花板 50cm，离墙 5cm 处。以大包装形式存放。

7）一次性无菌物品应分类放置，位置固定、标志清晰。按失效日期顺序放置和发放。

8）发放时记录发送物品日期、科室、物品名称、规格、数量、发物人、接收人等。

9）定时进行物品盘点并记录，做到收发一致。

10）如发现产品不合格或质量有疑问，应立即停止发放和使用，并通知相关部门。

6. 被朊病毒、气性坏疽及突发原因不明的传染病病原体污染的诊疗器械、器具和物品的处理流程 见第十六章第五节相关内容。

（钱黎明　李文慧）

第四节　重症监护病房医院感染管理

重症监护医学是一门年轻的学科，近年来发展迅速。重症监护病房（ICU）是重危患者集中治疗的场所，在成功救治许多危重患者生命的同时，也因收治的患者病情危重、免疫功能低下及侵入性操作等原因使医院获得性感染的发生率明显增多，由此使患者住院时间延长，医疗费用增高，因此加强 ICU 感染的预防、控制与管理是保障患者安全、提高医疗护理质量的一项十分重要的措施，近年来已趋向专科重症监护发展。

一、ICU 建筑设计与布局

ICU 医院感染因其特殊环境、特殊诊疗对象和采用的特殊操作导致其危险因素众多、复杂。有内源性感染和外源性感染，其中污染环境所致的外源性感染环节是可以改善和避免的，因此 ICU 建筑设计与布局有其特殊要求。下面重点介绍 ICU 建筑设计布局要求。

1. ICU 的建筑设计要求 ICU 位置以便捷快速收治患者为原则，最好设置在靠近电梯通道的地方。

清洁区、半污染区和污染区要明确区分，符合工作流程，特别是污染物的处置流程从产生到送达处置室这一走向的单元架构设计必须避免回复、往返和穿梭清洁走道。墙壁以容易清洁擦拭和消毒的材料为宜，如人工合成的大理石材料既有丰富的颜色可以选择，又可以按照房子的结构进行拼接，污染后方便清洁。切勿采用吸附性强的装饰材料如墙布和墙纸，房间和墙壁转角处宜采用半圆形设计，以便于清洁。

ICU 必须安装空气净化装置或采取机械通风设施，每小时空气交换 8～20 次，保持室内空气新鲜，定期进行环境卫生学监测，结果必须达到医院消毒卫生标准要求（细菌菌落数卫生标准空气≤200CFU/m³；物体表面≤5CFU/cm²）。

室内温度应保持在 20～25℃，相对湿度在 40%～60% 为宜，空调过滤装置定期由专人负责清洁处理。

ICU 应设置独立隔离单元或小病室，用于收治特殊患者，如特殊感染患者、需保护性隔离等患者。以层流病房为例，收治保护性隔离患者要求房间内空气压力处于正压状态，即房间内清洁空气只能外流，外界未滤过的空气不可进入；而负压病房可收治特殊感染的患者，即病房内污染的空气不能流入外面。

设置足够的非手触摸式洗手装置和一次性擦手纸等设备，每个患者床旁均应配备快速洗手液以提高医护人员洗手的依从性。洗手设备最好设置在两个患者间或两个单独病房外走廊之间。

2. ICU 的布局要求

（1）护士站一般采用面对患者的扇形布局，以便医护人员及时观察、巡视患者。

（2）每张床位使用面积要满足抢救时所需空间，不得少于 $12m^2$，床间距 $1\sim2m$。

（3）ICU 与外部通道处应设置更衣、换鞋设施，准备清洁隔离衣、帽、口罩、鞋及外出衣鞋，以备出入时使用。

（4）要求每张床位必须配置足够的仪器，因为资源不足互相调配的同时容易造成仪器的终末消毒不能及时完成，而设备表面由于一直被接触患者的工作人员触碰而成为传播途径。

（5）配有清洗消毒器，可处理患者的分泌物、排泄物，医疗器具及物件，从送洗到消毒一次完成，避免反复消毒处理而增加污染的频率。

二、工 作 人 员

（1）工作人员上岗前应接受体格检查，尤其是结核和病毒性肝炎的检查；在岗人员还应定期进行体检，并应接受预防接种。

（2）ICU 医务人员应接受相关专业知识与医院感染知识的培训与考核，包括 ICU 感染管理的基本要求、规章制度、医院感染的诊断标准，ICU 医院感染的发生规律、预防控制感染的基本知识和技能、环境卫生学监测标准与临床微生物标本采集方法，医院感染的报告程序、医务人员的职业安全防护、手卫生知识、耐药菌的流行趋势和控制措施等。此外对工勤人员应进行消毒隔离等相关知识培训与考核，对患者、探视人员进行消毒隔离基础知识宣教。

（3）严格控制 ICU 进出人员，医务工作时应穿专用的工作服，换鞋，戴帽子、口罩，洗手，患有感染性疾病者不得进入 ICU。

（4）应有标准预防的意识，进行各项操作之前、进行体格检查、治疗和护理每个患者前后均应洗手或用快速手消毒液擦手，必要时戴手套，脱手套后应洗手。诊治特殊感染患者时按规定程序做好个人防护。

三、ICU 的医院感染管理

在普通病房医院感染管理的基础上，ICU 应重点做好以下管理：

（1）建筑布局与功能流程应达到防止院内交叉感染、防止污染环境的要求，功能流程做到洁污分开，防止不合理人流、物流导致的污染。布局合理，区域划分为治疗区和监护区，监护区感染患者、非感染患者以及高度易感患者分别置于不同区域，对可疑特殊感染患者应单间隔离。

（2）物体表面与地面应定期进行湿性清洁与消毒，保持洁净、干燥，遇有污染及时进行消毒，可选用酸性水或消毒灵处理。定期对环境进行细菌学监测。

（3）建立 ICU 预防控制医院感染管理制度、工作流程、操作规范、医疗废物处置制度、手卫生制度等。定期与不定期组织检查各项制度落实情况，每季度对手消毒效果进行监测。

（4）做好清洁、消毒灭菌与隔离、无菌操作技术、医疗废物管理，有效切断外源性感染的传播途径，最大限度降低外源性医院感染。

（5）加强基础护理，尤其是做好呼吸机导管、静脉导管、留置导尿管的护理，严格按消毒技术规范操作，防止医院感染的发生。

（6）合理应用抗菌药物，防止患者发生菌群失调，加强细菌耐药性监测。应掌握抗生素用药的时间，剂量应足够维持血中及组织中有效浓度。正确留取引流液的标本并送细菌培养及药敏，做到有针对性地应用抗生素药物。

（7）加强 ICU 各种急救物品、药品、器械、设备的管理，定期检查并记录，确保各种急救物品功能完好，呈备用状态。使用后的仪器设备及器械等及时做好相应的消毒或灭菌处理。

（8）加强医院感染的监测，通过监测评价预防控制措施有效性。

（9）对于特殊感染患者，采取针对性的护理措施，如 MRSA、VRE 等。

（10）创口的敷料保持清洁干燥，一旦有污染或渗出，及时处置。

（11）尽早启动肠内营养，给予必要的营养支持。选择适宜的温度、剂量、浓度和速度，保持营养管通畅，防止胃肠道的并发症。

（12）不同的 ICU 根据收治病种不同，防控重点有所不同。

呼吸 ICU 要确保床间距>1m，设置负压病房时，确保负压病房的负压符合要求。对于呼吸机严格管理，避免交叉感染。

移植 ICU 需重点做好保护性隔离工作，医务人员严格正确使用防护措施。对于免疫力极其低下的病人，其常规用品，如床单、毛巾、脸盆等也需要消毒灭菌。

烧伤 ICU 需严格管理被烧伤创面的血液、体液、分泌物污染物品的消毒，做好终末消毒。

心外 ICU 需重点做好床旁开胸的严格无菌操作。

外科 ICU 需重点做好外科换药时的无菌操作，对于各类引流管的更换要严格无菌操作。根据不同病人的不同感染部位，针对性地做好消毒隔离工作。

（钱培芬　李文慧）

第五节　内镜中心的医院感染管理

随着医学科学技术的不断发展，内镜已成为临床诊断、治疗及科学研究的重要工具。内镜在疾病诊治尤其是疑难危重患者的抢救方面发挥了重要作用。近年来内镜的种类也在不断增加，内镜手术器械的快速发展为微创手术的开展提供了有利的条件。但随着内镜应用范围的不断扩大，发生内镜相关感染的危险愈加明显。其中，由于清洗不到位或消毒灭菌不严引起内镜相关感染的病例时有发生。为此，许多国家制定了内镜相关感染的预防指南，我国卫生部于 2004 年颁布了《内镜清洗消毒技术操作规范》，加大了对内镜的清洗、消毒操作的管理力度，为规范我国医疗机构内镜室的医院感染管理，预防和控制内镜相关感染提供了法律依据。

一、建筑设计与布局

（1）医疗机构设有内镜诊疗中心的，其建筑面积应当与医疗机构的规模和功能相匹配，设立患者候诊室（区）、诊疗室、清洗消毒室、内镜储藏室等。

（2）诊疗室内的每个诊疗单位应当包括：床 1 张、主机（含显示器）、吸引器、治疗车等，每个诊疗单位的净使用面积不得少于 $20m^2$。

（3）不同部位内镜的诊疗工作应当分室进行。

（4）内镜的清洗消毒应当与内镜的诊疗工作分开进行，分设单独的清洗消毒室和内镜诊疗室，清洗消毒室应当保证通风良好。

（5）灭菌内镜的诊疗应当在达到手术标准的区域内进行，并按照手术区域的要求进行。

（6）手术操作间应有洗手池以及进行内镜操作时病员所需的一些辅助设备（如吸引器、氧气），应有放置图表、病案、操作规程及其他资料的设置。

二、工　作　人　员

（1）从事内镜诊疗和内镜清洗消毒工作的医务人员，应当具备内镜的清洁、消毒或灭菌,使用中消毒剂的监测、记录和保存，个人防护措施等方面的知识，接受相关的医院感染管理知识培训，具备内镜相关感染危险因素、感染暴发的处置、化学因子的危害、清洗消毒及职业防护等方面的知识，严格遵守相关规章制度。

（2）工作人员清洗消毒内镜时，应当注意个人防护，穿戴必要的防护用品，包括工作服、防渗透围裙、口罩、眼罩、帽子、手套等，必要时使用面罩，以防接触感染因子和有毒的化学因子。

（3）在内镜室工作的医务人员应进行必要的预防接种，以防止感染乙型肝炎、结核等传染性疾病。

三、内镜室医院感染管理

（1）内镜及附件的数量应当与医院规模和接诊患者数相适应，以保证所用器械在使用前能达到相应的消毒、灭菌合格的要求，以保障患者安全。

（2）配备内镜清洗消毒设备，包括专用流动水清洗消毒槽、负压吸引器、超声清洗器、高压水枪、干燥设备、计时器、通风设施，与所采用的消毒、灭菌方法相适应的必备的消毒、灭菌机器，50ml 注射器、各种刷子、纱布、棉棒等消耗品。配备相应的试剂如多酶洗液、内镜的消毒剂、75%乙醇等。

（3）内镜及附件的清洗、消毒或者灭菌必须符合卫生部《内镜清洗消毒技术操作规范》。

（4）内镜清洗消毒记录和监控

1）应对内镜清洗、消毒灭菌情况进行登记，登记内容包括就诊患者姓名、使用内镜的编号、清洗时间、消毒时间及操作人员姓名等事项，以方便出现内镜相关感染时进行追溯。

2）为保证内镜清洗消毒效果，必须每天使用前进行消毒剂浓度监测，并定期对消毒后内镜进行生物学监测，将监测结果记录保存。

3）内镜使用和清洗消毒质量的监督管理由医院感染管理部门负责。当发现内镜相关感染暴发时，要及时报告医院感染管控控制人员，开展对暴发原因的调查，并采取有效的控制措施。

（李文慧　徐贝黎）

第六节　口腔科医院感染管理

一、建筑设计与布局

1. 建筑设计　由于口腔科诊疗环境、设备、药物、材料及诊疗过程的特殊性，建设口腔科选址设计必须合理，控制医院内交叉感染。

2. 布局　口腔科要分区明确，满足诊疗工作和诊疗器械的清洗和消毒基本要求。建筑内至少应包括诊疗区（诊室、放射室等）、器械处理区、医疗辅助区（压缩空气设备区、负压吸引设备区、医疗废物暂存区和（或）污水处理区）、候诊区、工作人员办公区及生活区域等。

口腔科诊疗区域和器械清洗消毒区域要分开，口腔诊疗室分为治疗区、治疗边缘区和治疗外围区。

（1）建立正确通道：在规模较大的口腔科，要考虑无菌物品、医疗废物、工作人员和患者的通道。首先，诊疗后使用过的待清洗消毒的物品和器械经过专用通道进入消毒室，消毒灭菌处理后再通过另外的专用通道进入诊室。患者和工作人员进入口腔科后到达诊室或其他功能房间的通道，也尽量专用。

（2）口腔诊疗室是集检查、诊断、治疗为一体的空间。每台诊疗椅间隔至少 $5\sim6m^2$，两张诊疗椅之间由易擦洗、不改变诊室光线的色彩隔断分离开，保护患者隐私，又可防止患者间交叉感染。诊室内应设立手卫生设施（水池、皂液、干手设施等），至少每两台牙科综合治疗台配备 1 个洗手设施。

（3）口腔放射拍片室（科）是口腔诊疗的重要辅助部分，空间密闭，患者流量大，存在交叉感染的机会。因此要注意仪器和物表的清洁，每日检查结束后使用紫外线或空气消毒器消毒。拍摄数码全景片或锥形束 CT 时，患者接触的部件要覆盖一次性物品，保护隔离拍摄小牙片时，用一次性夹片夹或者用持针器夹取小牙片放入患者口内，持针器必须一人一用一消毒。

（4）口腔诊疗器械宜由消毒供应中心统一清洗、消毒和灭菌，如果不能送消毒供应中心处理的器械应在清洗消毒室进行。清洗消毒室应分为去污区、检查包装区、灭菌区、无菌物品存放区，各区相对独立，物品由污到净，不能交叉和逆流。

二、工 作 人 员

（1）从事口腔诊疗服务和口腔诊疗器械消毒工作的医务人员，应当掌握口腔诊疗器械消毒及个人防护等医院感染预防与控制方面的知识，遵循标准预防的原则，严格遵守有关的规章制度。

（2）在进行口腔诊疗过程中要注意规范诊疗操作。在根管冲洗选择平头专用冲洗器，在传递过程中应将针筒朝向接受方。注射器如需再次使用应采用单手套针帽。安装好牙科手机和车针后，应将手机头部向下挂于牙椅上，防止误伤。传递时车针朝向传出者，使用后应及时卸下车针。在传递扩大针等细小器械时，应将其固定于装有海绵等物体的容器中，治疗结束后，用镊子分拣小器械，避免使用手抓取。

（3）对口腔诊疗器械进行清洗、消毒或者灭菌的工作人员，在操作过程中应当做好个人防护工作。

（4）医务人员进行口腔诊疗操作时，应当戴口罩、帽子，可能出现患者血液、体液喷溅时，应当佩戴护目镜或面罩。每次操作前及操作后应当严格洗手或者手消毒。医务人员戴手套操作时，每治疗一个患者应当更换一副手套，脱手套后必须洗手或者手消毒。

三、口腔科医院感染管理

1. 常规管理

（1）口腔诊疗区域内应当保证环境整洁，每日对口腔诊疗、清洗、消毒区域进行清洁、消毒。对可能造成污染的诊疗环境表面及时进行清洁、消毒处理。每周对环境进行一次彻底的清洁、消毒。

每日定时通风或者进行空气净化。人体的口腔中寄居了常驻菌和暂住致病菌。这些大量的微生物在诊疗过程中常会伴随涡轮机、洁治器等设备的使用，参在气溶胶里留在诊室的空气中造成污染。①建议在患者治疗前要常规进行杀菌漱口水漱口，减少口腔中的细菌，真正从源头上有效减少微生物气溶胶的产生，降低交叉感染的风险。②及时使用牙科综合治疗台的强力吸引器将治疗时产生的血液、碎屑等吸除。③利用空气消毒机或者紫外线等方法进行空气消毒。④适时通风。根据季节、室外风力和气温，进行自然通风，每天开窗换气 2~3 次，每次不少于 30 分钟。如果不能自然通风或效果不佳时，要增加排风扇等辅助通风设备。

（2）进入患者口腔内的所有诊疗器械，必须达到"一人一用一消毒或灭菌"的要求。凡接触病人伤口、血液、破损黏膜或者进入人体无菌组织的各类口腔诊疗器械，包括牙科手机、车针、根管治疗器械、拔牙器械、手术治疗器械、牙周治疗器械、敷料等，使用前必须达到灭菌。

（3）接触患者完整黏膜、皮肤的口腔诊疗器械，包括口镜、探针、牙科镊子等口腔检查器械、各类用于辅助治疗的物理测量仪器、印模托盘、漱口杯等，使用前必须达到消毒。

（4）凡接触患者体液、血液的修复、正畸模型等物品，送技工室操作前必须消毒。

（5）牙科综合治疗台及其配套设施应每日清洁、消毒，遇污染应及时清洁、消毒。

（6）每次治疗开始前和结束后及时踩脚闸冲洗管腔 30 秒，减少回吸污染；有条件可配备管腔防回吸装置或使用防回吸牙科手机。

2. 清洗消毒要求

（1）口腔诊疗器械消毒工作包括清洗、器械维护与保养、消毒或者灭菌、储存等工作程序。

（2）口腔诊疗器械清洗时，要尽量做到：①口腔诊疗器械使用后，应当及时用流动水彻底清洗，其方式应当采用手工刷洗或者使用机械清洗设备进行清洗。②有条件的医院应当使用加酶洗液清洗，再用流动水冲洗干净；对结构复杂、缝隙多的器械，应当采用超声清洗。③清洗后的器械应当擦干或者采用机械设备烘干。

（3）口腔诊疗器械清洗干燥后应当对口腔器械进行维护和保养，对牙科手机和特殊的口腔器械注入适量专用润滑剂，并检查器械的使用性能。

（4）根据采用的消毒与灭菌的不同方式对口腔诊疗器械进行包装，并在包装外注明操作者姓名消毒日期、有效期。采用快速卡式压力蒸汽灭菌器灭菌器械，可不封袋包装，裸露灭菌后存放于无菌容器中备用；一经打开使用，有效期不得超过4小时。

（5）牙科手机和耐湿热、需要灭菌的口腔诊疗器械，首选压力蒸汽灭菌的方法进行灭菌，或者采用环氧乙烷、等离子体等其他灭菌方法进行灭菌。对不耐湿热、能够充分暴露在消毒液中的器械可以选用化学方法进行浸泡消毒或者灭菌。在器械使用前，应当用无菌水将残留的消毒液冲洗干净。

3. 消毒与灭菌效果监测

（1）医疗机构应当对口腔诊疗器械消毒与灭菌的效果进行监测，确保消毒、灭菌合格。灭菌效果监测采用工艺监测、化学监测和生物监测。工艺监测包括灭菌物品、洗涤、包装质量合格；灭菌物品放置灭菌器的方法合格；灭菌器的仪表运行正常；灭菌器的运行程序正常。

（2）新灭菌设备和维修后的设备在投入使用前，应当确定设备灭菌操作程序、灭菌物品包装形式和灭菌物品重量，进行生物监测合格后，方可投入使用。在设备灭菌操作程序、灭菌物品包装形式和灭菌物品重量发生改变时，应当进行灭菌效果确认性生物监测。灭菌设备常规使用条件下，至少每月进行一次生物监测。

（3）采用包装方式进行压力蒸汽灭菌或者环氧乙烷灭菌的，应当进行工艺监测、化学监测和生物监测；采用裸露方式进行压力蒸汽灭菌的，应当对每次灭菌进行工艺监测、化学监测，按要求定期进行生物学监测。

（4）使用中的化学消毒剂应当定期进行浓度和微生物污染监测。浓度监测：对于含氯消毒剂、过氧乙酸等易挥发的消毒剂应当每日监测浓度，对较稳定的消毒剂如2%戊二醛应当每周监测浓度。微生物污染监测：使用中的消毒剂每季度监测一次，使用中的灭菌剂每月监测一次。

4. 污水处置　口腔科产生的医疗污水须经过消毒处理，设立专用污水处理池符合《医疗机构污水排放要求》方可排放。

（张祎博）

第七节　静脉药物调配中心

静脉药物调配中心（PIVA）是在符合 GMP 标准、依据药物特性设计的操作环境下，由受过培训的药护人员，严格按照操作程序，进行包括全静脉营养液、细胞毒性药物和抗生素等静脉用药物的调配，为临床药物治疗与合理用药服务。引入 PIVA 的目的是加强对药品使用环节的质量控制，保证药品质量体系的连续性，提高患者用药的安全性、有效性；实现医院药学由单纯供应保障型向技术服务型转变，实现以病人为中心的药学服务模式，提高医院的现代化医疗质量和管理水平。

建立 PIVA，可以保证静脉滴注药物的无菌性，防止微粒污染；同时可解决不合理的用药现象，减少药物浪费，降低用药成本，确保药物相容性、稳定性，将给药错误降至最低。空气净化装置的防护作用，可大大降低毒性药物对医护人员的职业伤害。PIVA 作为医院的新设部门，对合理用药和加强药品管理具有非常重要的意义。

一、建筑设计与布局

1. 建筑设计　根据医院的实际情况确定 PIVA 的工作量，首先确定是建立集中式还是分散式静脉药物调配中心。两种形式类似于中心药房与卫星药房之分。在我国，绝大多数医院还是采用中心药房进行药品的管理。根据医院场地的情况，建议如下：

（1）对于新建大楼医院，PIVA 最好是与中心药房在一起，因为 PIVA 从某种意义上来说是一个注射剂中心药房，这样便于药剂科开展药品管理、储存、人员配备等工作。如共用一个二级药库，共用一个排药准备区等。可建小药梯连通病区，无需人员配送。

（2）对于老大楼，没有地方，但有输液制剂楼（室）的医院，可考虑采用制剂室的场地建立 PIVA。

（3）平面布局应符合功能流程，专设人流和物流通道。

（4）对于病区大楼较分散的医院，可考虑建立一个集中式 PIVA，服务主要病区楼，其他小病区楼可考虑建立卫星式 PIVA。运行模式为集中式 PIVA 调配批量大、稳定的标准处方，储存于卫星 PIVA，需要时由卫星 PIVA 发放。

（5）对于场地较充裕的医院，可在外科楼、内科楼各建一个 PIVA，方便运送。场地的选择最好符合以下几个条件：房型最好不要呈狭长形，宽度最好不少于 9m；大楼最好为框架结构，梁高不低于 3.5m；调配中心周围环境不可靠近污染源；在不影响大楼外观的前提下，应留有放置空调室外机的位置，且不可以离调配中心太远；如无法提供，则可考虑与手术室共用一套冷热源；应考虑新风口和排风口的位置，且不可离得太近。

2. 布局　应结合各医院场地的实际情况及用药调查结果进行设计布局。

（1）基本功能区的划分及净化级别见表 15-6。

表 15-6　静脉药物调配中心基本功能区划分及净化级别

功能区	功能	净化要求
排药准备间	摆放拆开外包装的输液、注射用药品等，不允许带有纸盒的药品进入；准备次日需要调配的药品	无，为控制区
审方打印间	审阅输液处方，确保药物的相容性、稳定性及合理性，打印输液标签	无，为控制区
核对、包装间	核对已配好的药品，确认药品种类、剂量无误，输液无沉淀、异物、变色等，输液袋无渗漏	无，为控制区
一次更衣间	洗手、换鞋、一次更衣等	十万级
二次更衣间	换洁净服，戴口罩、手套等	万级
药物调配间	摆放层流工作台，药物调配	万级
二级药库	储存药品	无

（2）辅助区域：在空间充足的情况下，应尽可能考虑配备一些其他区域，如办公室、男女更衣休息间、洁具间、洗衣间、冷藏间、推车间、机房、缓冲间、清洗间、会议室等。

各医院应根据场地的实际情况及用药调查结果进行设计，不能生搬硬套。

（3）设计参数：有关洁净室的设计应符合国家标准《洁净厂房设计规范》GBJ7384、《医药工业洁净厂房设计规范》，参考设计参数见表15-7。

表 15-7　静脉调配中心参考设计参数

测试项目	测试标准	
尘埃粒子（万级）	≥0.5μm/立方英尺	≥5μm/立方英尺
	≤10 000	≤57
细菌测试（万级）	沉降菌	浮游菌
	≤3	≤100
换气次数（万级）	≥30 次/小时	
尘埃粒子（十万级）	≥0.5μm/立方英尺	≥5μm/立方英尺
	≤100 000	≤570
细菌测试（十万级）	沉降菌	浮游菌
	≤10	≤500
换气次数（十万级）	≥15 次/小时	
尘埃粒子（三十万级，如有）	≥0.5μm/立方英尺	≥5μm/立方英尺
	≤300 000	≤1760
换气次数（三十万级，如有）	≥12 次/小时	
静压差	万级营养间	≥40Pa
	万级抗生素间	≥5Pa
	万级二更衣间	≥25Pa
	十万级一更衣间	≥10Pa
温度	18～24℃	
噪声	≤65dB	
工作区域亮度	400～500lx	
抗生素间的排风量	根据实际情况确定	

注：1 英尺=0.3048m。

3. 场所和设备　PIVA 应当在充分研究静脉用药情况和调配中心需要的规模、人员、设备的基础上进行。调配中心位置需尽量靠近病区药房，以便于管理和用药方便、及时供药。

（1）场所：一般包括排药间、准备间、调配间、成品间、药品周转库、办公区、更衣室等，其中调配间可根据需要分为细胞毒药物、抗生素类药物调配间和静脉营养药物及其他药物调配间。

（2）配备：配备层流工作台（冲配必须保证在 100 级的超净台内进行）、生物安全柜等净化设备；配备冰箱、货架、推车等储存运输设备；配备电脑、打印机、冰箱等办公设备，注意不要放置在调配区域，因为这些设备可能吸附或产生大量的微粒，影响调配质量。对 PIVA 设备的投入应当符合经济实用、易于清洗消毒、方便临床的原则。

（3）层流工作台要求

水平层流工作台：主要用于调配对人员没有危害的药物。必须有独立的风机、高效过滤器和适合的工作区域；最好采用不锈钢材料的工作台面，便于定时清洁；理想工作高度76cm，长度1.8m左右，适合双人同时进行操作。新风补充应从台顶进入，并经过一层过滤效率为20%、可清洗和更换的初效过滤器过滤。应有连续可调风量风机系统，始终保持送风风速处于理想状态。

生物安全柜：主要用于调配对人体有危害的药物，保护操作者和环境。吸入口风速0.5m/s、送风口风速0.45m/s，两者需保持稳定，所有吸入气流和垂直气流需经高效过滤。

二、工　作　人　员

PIVA工作量大、责任心强、风险性大，所有工作人员必须进行专门严格的岗前培训，采取准入制度。确保他们了解PIVA的工作意义，掌握各岗位技术操作技能。调配人员应有健康档案并定期体检。传染病、皮肤病患者和体表有伤口者不得从事药物调配工作。PIVA由药剂人员、护理人员、工勤人员组成（表15-8）。

表15-8　静脉药物调配中心工作人员要求

工作人员	要求	工作内容
药剂人员	熟悉了解注射药物的药理作用、配伍禁忌、相容性、稳定性和用法用量等	医嘱接收、审方、定批次、排药、校对、成品核查、包装、药品管理、药学服务
护理人员	熟悉了解注射药物的基本药理作用，熟练的技术和较强的无菌观念	药物调配、在药师指导下排药、工作间及用具的清洁消毒等
工勤人员	熟悉PIVA布局和医院科室分布情况，并有强烈的责任感	环境清洁、在药师指导下进行药物的拆包、上架、包装、运送、药库领药等非技术工作

三、PIVA感染预防与控制

我国传统输液调配存在的问题：护士在无空气净化装置治疗室内进行；病情较重致多药联用，新药层出不穷使药物之间的配伍越来越复杂；部分医生缺乏必要的输液配伍知识，很难确保用药方案的合理性；护士缺乏对药物稳定性概念的认识，不合理用药现象难以控制。PIVA的应用可以使医院能够统一、合理地调配静脉药物，提高用药的安全性和有效性，更为以病人为中心提供优质服务留下了可扩展的空间。

PIVA是控制院内感染的主要单位，药物的集中调配可以把广泛分布在各病区的污染源和危险源集中起来，实施科学的管理来预防和控制环境污染，并在一定程度上减少临床护士因调配输液发生锐器伤害而导致的血源性感染，有效降低职业健康安全风险。因此，加强PIVA消毒隔离、规范各项操作等工作的管理，对控制医院感染具有重大意义。

1. 调配操作流程　操作前准备：洁净服、口罩、手套穿戴规范；备齐用物，75%乙醇清洁层流台并湿润手套可减少微粒的产生。调配时严格无菌操作：仔细核对输液单、药物（做到三查七对）；75%乙醇消毒加药口，并同时消毒安瓿和粉针剂连接部位，锯安瓿、开瓶一次完成。层流台内抽液方法正确（安瓿、密封瓶），做到不余、不漏、不污染，通过已灭菌的加药口注入输液袋内，摇匀并挤压输液袋或瓶，检查是否渗漏、混浊、有异物。操作后再次核对输液单与空瓶，确认后盖章，最后将输液袋或瓶与空药瓶一起送出传递窗交药剂师复核。符合 PIVA 层流台操作安全要求。

2. 超净工作台规范操作要求　超净工作台中摆放的物体必须控制在最少数量：因为每个物体都会产生紊流；在无菌物体的上游不可有物体通过（勿跨越无菌区）：因为微粒会从上游物体上吹脱；无菌物体暴露时间最小化；水平层流工作台的空间和布局：大件物体相距最少 15cm，小件物体相距最少 5cm，距离工作台面边缘不少于 15cm；生物安全柜的空间和布局：所有的操作必须在离工作台外沿 20cm、内沿 8~10cm，并离台面至少 10~15cm 区域内进行；调配细胞毒性药物须戴活性炭口罩、两副手套及防护眼镜；生物安全柜的散流孔不允许有任何物体阻挡，防护玻璃开启不超过 18cm；定台调配细胞毒性药物及青霉素类药物。

3. PIVA 的感染控制措施

（1）出入洁净控制区人员的更衣要求和更衣程序

1）进入控制区：调配中心工作人员首先在更衣室内换上工作衣和工作鞋方可进入控制区；来访者和维修人员进入控制区前需得到同意；进入洁净区的任何人，都应遵从相关的更衣程序进入相关区域。来访者或维修人员进入前，必须得到调配中心负责人的同意。用于维修的工具在带入之前用乙醇消毒；非授权人员不得进入洁净区域。

2）进入洁净区规程

一更：首先在更衣室内换上工作衣、发帽和工作鞋；去除手及手腕上的所有饰物；使用消毒肥皂对双手和手臂进行消毒，搓揉 30 秒，用水冲洗 90 秒后将手吹干。

二更：戴上一次性口罩，发帽必须盖住所有头发；穿上选好的连体无尘无菌服，保证衣服不要接触到地板，头帽必须整齐，尽量减少毛发、裸露皮肤的暴露；穿上洁净服后选择一次性手套并戴上，并用乙醇消毒手套。在配药过程中应经常用乙醇消毒并保持手套湿润，以减少微粒的产生。

3）出洁净区规程：临时外出时，脱下洁净鞋，脱下连体服，并挂在挂钩上；出洁净区时，将一次性手套和口罩丢入更衣室外的垃圾箱内；重新进入洁净区必须按照相关的更衣程序进入洁净区域。

4）工作结束：将脱下的连体服放入更衣室内指定的运送箱里送去清洗。将一次性手套、口罩丢入更衣室外的垃圾箱内。

（2）监控制度：定期做空气培养（包括超净工作台、10 000 级洁净区，100 000 级洁净区）、超净台的物体表面培养、调配人员手的采样，检测结果符合要求。超净工作台操作前后用 75% 乙醇擦拭干净；每周 1 次清洁生物安全柜的排风口层，层流设施定期维护保养，每半年更换一次初效、中效过滤网，每年更换一次高效过滤网。细胞毒性药物废弃物按规定处理：两层封口、贴上"细胞毒废弃物"警示标签送出调配室；清洁程序：每天用清水拖地 2 次；洁净区一般区域：每天用 75% 乙醇擦拭座椅、门把手、垃圾桶、不锈钢设备；装药篮每天使用后用 75% 乙醇擦拭，每周用 5% 碘伏浸泡消毒一次；每周各室大扫除，做到清洁无积灰。

（3）静脉化疗药物在调配中的安全操作

1）保护材料的要求

手套与工作服：使用无粉乳胶手套（厚度应大于 0.007mm），通常每操作 60 分钟或遇到手套破损、刺破和被药物污染时需要更换手套。在戴手套之前和脱去手套之后都必须洗手。工作服必须由非透过性、无絮状物材料制成，最好是一次性可丢弃的。

呼吸保护装置：必须使用垂直气流生物安全柜，调配人员佩戴 N95 口罩。

眼睛和脸部的保护：调配人员佩戴化学防溅眼镜，普通眼镜不能提供足够的保护。

生物安全柜的准备：在柜台表面铺上一块塑料背面的无菌治疗巾，治疗巾必须 1 小时或被液滴污染时更换掉；在调配药物前应当准备好所有所需物品，以减少柜内气流的影响，减少对人员的污染。生物安全柜的清洁：由受污染的物品都必须放置在位于生物安全柜中的防漏防刺容器内；个人防护器材脱卸后放置在一更内的防漏防刺容器内，调配人员严禁将个人防护器材穿戴出准备区域。

2）器材的准备

针筒与容器：放置针筒与针拴分离；针筒中的液体不能超过针筒长度的 3/4，以防止针拴从针筒中意外滑落；在调配过程中，针筒和针头应避免挤压、敲打、滑落，在丢弃针筒时回套针帽，应立即丢入防刺容器中再处理，这样可以防止药物液滴的产生和防止针头刺伤；将被污染的器材丢弃在生物安全柜中的防漏防刺容器内。

个人防护器材的准备：一件消毒洁净服、两副没有粉末的乳胶手套（将袖口裹入手套中）、化学防溅眼镜、活性炭口罩（口罩内不要再佩戴其他口罩）。

3）操作注意事项：所有需调配肿瘤化疗细胞毒性药物的输液袋上贴黄色警示标志，明显区分其他输液；必须在专用生物安全柜装置内进行操作，以防与其他药物相互交叉感染。配药操作时，防护窗不可高于警戒线 18cm，以确保负压，防止气雾外散；折断安瓿前应轻拍，使安瓿内干燥药品置于瓶底，再包裹后折断，防止药物在空气中飞溅；调配肿瘤化疗细胞毒性药物必须戴活性炭口罩、两副手套及防护眼镜。细胞毒药物溢出的处理：备有细胞毒药物溢出急救箱，一旦发生溢出情况，应立即脱去被污染的外套及手套，用肥皂及清水清洗污染处，按小量溢出、大量溢出、生物安全柜内溢出等相关程序处理，并记录在册；调配人员每周进行轮换；增强操作人员自我防护意识，同时落实操作人员的保健措施。

4）细胞毒性药物废弃物的正确处理方法：肿瘤化疗输液调配完成后，将留有细胞毒的西林瓶、空安瓿以及被污染的一次性耗材、手套等弃于专用垃圾箱内，不传出调配室，待全天调配结束后，两层封口、贴上"细胞毒废弃物"警告标签送出调配室，按规定处理。

PIVA 建筑布局合理与否对医院感染的预防至关重要。完善的规章制度是长期工作实践经验的总结，是工作顺利进行的重要保证，同时也是监督检查各项工作的依据。

（唐　蕾）

第八节　血液净化中心医院感染管理

医院感染管理是现代医院管理中的一项重要内容，加强医院感染管理是全面控制医院感染、提高医疗护理质量、保证医疗安全的重要环节，必须有一套科学化的管理保障体系。

血液净化中心作为一个特殊的治疗场所，其环境、工作人员的综合素质、标准预防意识、消毒隔离观念、各项规章制度落实以及质量控制与医患双方和患者之间是否会发生交叉感染有着直接关系。为保障血液透析的安全，减少院内感染的发生，进行血液透析必须具备以下基本要求。

一、建筑设计与布局

1. 建筑设计 按 2010《血液净化标准操作规程》及《上海市医疗机构隔离消毒工作常规》，控制医院内交叉感染和血液传播性疾病，血液净化中心宜组成相对独立的单元，选址设计必须合理，周围无污染源。

2. 布局 血液净化中心应有足够的空间和场地，并应划分清洁区、半清洁区、污染区的顺序布置，防止交叉感染，防止疾病的传播。

（1）清洁区：医护人员办公室和生活区（工作人员更衣室、休息室、餐厅、浴室等），水处理间，清洁库房，配液间；半清洁区：透析准备室；污染区：患者更衣室，候诊室，血液透析治疗室，污物处理室。有条件的医院应设置专用置管室、接诊室。

（2）血液透析治疗室内地面墙面应光洁平整，便于消毒工作和清洁，设置的洗涤池应耐酸碱。

（3）血液净化中心应通风设备良好，并配有空气消毒装置。可采用循环风紫外线空气消毒器或静电吸附式空气消毒器。

（4）预防血源性疾病交叉感染，隔离病人时应有严格的隔离措施，设置隔离的透析治疗室和隔离的洗涤池。

（5）血液净化中心环境的卫生学管理，应是建筑布局符合合理功能流程和洁污区域分开的原则。各个区域应有明显的标志区域间，避免交叉污染。

二、血液净化中心工作人员

血液净化中心与病房不同的结构、功能、性质特点，决定了其自身的特殊性，要求如下：

（1）制订血液净化中心的各项规章制度、工作流程、操作规范、应急预案及人员的岗位职责。

（2）进入血液净化中心必须遵守着装要求和行为规范，并严格执行各项无菌操作，防止感染的发生。

（3）管理人员及所有的工作人员应当具备手术部医院感染预防与控制及环境卫生学管理方面的知识，接受相关医院感染管理知识的培训，严格执行有关制度和规范。

（4）严格按照标准预防原则并根据致病微生物的传播途径采取相应的隔离措施。

（5）加强医务人员的防护和手术后物品、环境的消毒工作。

三、血液透析的医院感染预防和控制

1. 预防和控制原则

（1）建立健全合理的消毒隔离制度，制订各项操作规程。

（2）工作人员上岗应更衣、换鞋、戴口罩，操作前后严格洗手；严格执行无菌操作。

（3）严格限制非医疗人员及患者家属进入血液净化中心。

（4）对首次行血液透析治疗或由其他中心转入的患者必须在治疗前常规进行肝功能、肝炎病毒（乙肝、丙肝）、梅毒、HIV 及有关血液传播性疾病指标的检测；长期透析病人每3~6 个月进行相应生化指标的检测。

（5）对透析中出现发热反应的病人及时进行血培养、查找感染源，采取控制措施。

（6）传染病患者血液透析应固定透析单元。

（7）加强透析专用器材的管理、提倡一次性使用透析器、透析管路等。

（8）加强透析机、透析供水系统的管理。

2. 细菌性感染的预防和控制

（1）常见感染来源

1）血管通路部位的感染：常见于临时性深静脉置管的患者如颈内静脉、锁骨下静脉、股静脉插管，深静脉永久性置管的患者。

2）透析供水系统、透析机、透析器的污染：透析供水系统中存在着细菌或其他代谢产物内毒素。透析患者发生的内毒素血症，常见原因主要是因设计不良的透析专用供水、供液系统或因操作不当，使革兰氏阴性菌在水处理系统、透析供水管路和透析液等处污染增殖。理论上细菌是不可能通过透析膜的，内毒素分子质量约为 1MDa，理应不能通过截流分子质量为 5MDa 的透析膜。然而有不少直接或间接证据提示在透析过程中，由于污染严重或者因膜的完整性有缺陷，细菌可通过透析膜进入血液引起菌血症；另外则由于透析器重复使用也增加了感染的危险性，复用透析器由于消毒不充分及质量控制标准不严密可引起微生物的感染。

（2）临时性及永久性血管通路感染的预防与控制：感染是临时性血管通路的主要并发症。在行深静脉留置导管穿刺时，必须严格执行无菌操作的原则，该操作最好设置在单独的治疗室内进行，穿刺前操作人员必须严格洗手，穿刺时必须戴口帽、灭菌手套，穿消毒隔离衣；同时深静脉导管留置的时间不宜过长，通常股静脉导管保留时间为 72 小时，颈内静脉及锁骨下导管保留时间为 3~4 周，如患者因透析治疗需要 3~4 周或更长时间，建议采用皮下隧道带涤纶套的深静脉留置导管或更换置管部位。

正确使用深静脉留置导管。建议在血液透析治疗前换药，血液透析治疗结束后视情况必要时再次换药，并用肝素帽封闭管口并用无菌敷料包扎；换药时必须洗手、戴口罩、戴消毒手套，用碘伏/氯己定消毒棉球由导管的入口处向外消毒，消毒范围直径必须大于 5cm，在导管的出口处覆盖透气性较好的伤口敷料或无菌纱布，同时在换药过程中应观察穿刺部位有无感染现象，以早期控制感染。

对每一根拔出的导管，建议常规做导管尖端部的细菌培养，以便发现亚临床感染，达到早期控制感染的目的。如患者有发热现象或感染征象的均需做导管尖端部的细菌培养+

药敏试验，以达到对症治疗、控制感染的目的。同时应该做好患者的健康宣教工作，使其养成良好的卫生习惯，保持置管部位干燥清洁，以防止感染。

永久性血管通路的感染预防：临床上较少见。有条件的血液净化中心可设置患者洗手池，以方便患者在透析穿刺前做内瘘手臂的局部清洗，穿刺时必须严格执行无菌操作，戴消毒手套，穿刺部位皮肤消毒直径必须>10cm，建议二次消毒，透析后4～6小时内穿刺部位用无菌敷料覆盖。如有明确感染时应给予菌药物控制感染，并暂时停用感染部位做透析，必要时结扎血管通路。

3. 透析供水系统、透析机污染的预防和控制 在透析供水系统中，反渗装置本身可以滤过细菌和内毒素，但是其截流侧细菌增殖太多且又未实施确实有效的消毒措施时则细菌可穿透，其后的致热原反应及细菌感染的危险性便会增加。一般情况下透析供水系统的专用管路、水处理系统的消毒，应根据生产厂商的要求进行。同时定时需进行透析供水系统内毒素检测及细菌培养，采样口为反渗膜的出水口、反渗膜的回路口、水路的中端（某个机器端口），反渗水的细菌培养应每月一次，要求细菌数<200CFU/ml，内毒素检测至少每3个月一次，要求内毒素<2EU/ml。

在日常的透析治疗结束后，必须对透析机器进行内部的消毒处理。如机器表面有血迹污染必须用2000mg/L的有效氯消毒剂进行消毒；上下两班透析间期，必须对机器内部进行有效消毒，如透析治疗时发生透析器破膜，动、静脉传感器保护罩渗漏，在透析结束后应对机器立即消毒，消毒后的机器方可再次使用，以防止交叉感染。

4. 血源性感染的预防和控制 血源性感染主要指乙型肝炎、丙型肝炎、艾滋病病毒的感染等。病毒性肝炎是维持性血液透析患者严重的感染并发症之一。它可以在血液透析患者间或血液透析患者与医务人员间发生交叉感染。据统计血液透析患者乙型肝炎感染率约为4%，丙型肝炎的感染率为15%～50%，血液透析工作人员的乙型肝炎感染率约为0.5%，丙型肝炎的感染率约为0.1%，经血液透析引起的艾滋病病毒感染已有发生，由此应加强传染源的管理，做好血液净化中心的血源性感染预防与控制工作已是势在必行之事。

（1）常见感染途径

1）接触或输注被病毒污染的血及血制品。

2）透析患者间或医患间的交叉感染。

3）血液透析设备的污染导致患者和工作人员的感染。

4）透析器、透析管路反复使用不当而造成的感染等。

（2）预防和控制

1）对首次进行血液透析的患者，透析前常规进行肝功能和肝炎病毒标志物、梅毒标志物（RPR）及HIV的检测；对长期进行血液透析的病人每月监测肾功能，每3～6个月监测肝炎病毒，并建立患者的治疗档案。对于HCV抗体阳性的透析患者，应进一步行HCV RNA及肝功能指标的检测。对于透析患者存在不能解释的肝脏氨基转移酶异常升高时应进行HBV DNA的和HCV RNA的定量检查。

2）对肝炎病毒标志物为阳性、肝功能异常或具有血源性传染的患者应积极采取隔离治疗，固定治疗区域、透析机、床、透析护士；冲洗管路的水池，阴性与阳性患者必须严格分开，以防止交叉感染。急诊病人固定专用机器进行透析治疗，以达到早期控制病原体传播的目的。

3）透析器材必须专人专用，标记清晰，提倡一次性使用，穿刺针严禁重复使用。

4）严格执行消毒隔离制度，行治疗性操作时必须戴手套。

5）被血液或体液污染的被服、仪器、地面等，均应经过消毒处理后再使用。

6）加强对透析机器表面及内部的消毒。对具有血源性传染的透析患者，透析结束后必须对机器进行表面及内部的消毒后方能给下一班病人继续进行透析治疗。

7）弃去的透析器材必须按规定处理。

8）加强血液透析中心的环境管理。每日两次进行空气消毒，每月做空气培养；每日1000～2000mg/L 有效氯擦地面、桌面。床单、被单必须专人专用。

9）加强工作人员的标准预防意识。严格洗手，杜绝针刺事故的发生，发现血液污染要进行及时有效的消毒处理。

10）严格控制患者血、血制品的应用。给予患者充分透析，以及促红细胞生成素及铁剂等药物的应用；合理的营养干预，以提高血液透析患者的机体免疫力，减少因输血、血制品而对血液透析患者及医护工作人员造成的健康危害。

5. 加强对工作人员感染的防治

（1）工作人员健康管理：医院工作人员直接或间接与病人或传染性污物接触，可致工作人员获得性感染，也可把获得的感染或携带的病原体再传给患者，并能在患者之间及工作人员之间传播。对工作人员的感染监测既是提供职业性的健康服务，预防被患者感染的重要措施，也是医院感染监控及管理措施的组成部分。按 2010《血液净化标准操作规程》及《上海市质控中心》要求对进入血液净化中心工作的工作人员需定期进行体格检查，建立健康档案，了解受感染情况，以便采取适当措施预防，血液净化中心的工作人员应做到相对稳定，工作人员在上岗前及以后每年进行一次定期体检（乙型肝炎和丙型肝炎感染指标），检测阴性的人员可注射乙型肝炎疫苗或每 3 个月注射一次高效价丙种球蛋白以进行免疫保护。处于乙肝或丙肝传染期的工作人员应避免直接从事血液净化中心的医疗护理工作。

（2）加强个人防护意识：在护理工作中常有机会直接接触患传染病的病人和带菌的污物，他们可能成为传染性病原微生物的携带者或宿主，当在工作中处置这类患者的血液和被血液污染的器械时应戴手套或应用不直接接触的操作技术。在从事各类穿刺技术时应戴口罩或佩戴眼防护罩，以保护工作人员自身。而一旦被尖锐器械刺伤，应立即采取措施。

（吴霞珺　陈　瑜）

第九节　产房、母婴、新生儿室医院感染管理

一、产　房

产房是新生命诞生的场所，它担负着母子生命安全的重任。在紧张的接生甚至抢救母婴的过程中，为了有效地防止感染，产房必须从多方面考虑，做到布局合理、设备先进、

制度严格，以及具有良好素质的医护人员。

1. 建筑设计与布局　产房的布局应以便于工作，有利于母婴的安全，符合消毒隔离流程和无菌技术为原则。

（1）产房应与产科病房、母婴室相邻近，有迅速向手术室转移产妇的条件，周围环境应清洁安静，无污染源，形成便于管理的相对独立的区域。

（2）产房应宽敞，光线充足，空气流通，墙壁及天花板无裂隙，不落尘。地面光滑，物品家具摆放无死角，氧气、负压管道应靠一侧走行，不影响无菌区域。同时有良好的排水系统，便于清洗和消毒。

（3）根据医院的规模和任务，产房应安装程控门，内分设待产室、隔离待产室、正常分娩室、隔离分娩室、洗手间、办公室、储藏室、杂物室、值班室等。产房应建立监测中心，具备现代化的监测手段。产房内设有双走廊，实施清洁与污染分流处理。

（4）产房应明确划分为非限制区、半限制区及限制区。非限制区应设在最外面，包括更衣室、产妇接收区、污洗室、卫生间、值班室、休息室、杂用室、换鞋及推车入室区，并设有防止感染设备及推车转换设备。半限制区包括办公室、待产室、洗涤间、敷料准备间、刷手间、器械室。限制区在内侧，主要包括分娩室、无菌物品放置处。各区之间必须有门隔开，标志明显。

（5）产房应备有温度及湿度控制设备。温度保持在 24～26℃，湿度以 50%～60%为宜，并配备空气净化装置。刷手间应处于两个分娩室之间，内设洗手池，备有无菌毛刷等。

2. 工作人员

（1）只有经上级批准的专业医护人员才能进入分娩室，专业医护人员包括专职产科医生、儿科医生、助产士和分配到儿科或产科的实习医生。经产科医生同意，认为对产妇分娩有帮助者（如直系亲属）可进入分娩室，并应按照医护人员要求着装。

（2）出入产房人员管理：严格参观、实习和陪产制度，最大限度地减少人员流动，认真执行出入管理要求，这是减少产房感染的重要方面。

（3）凡进入分娩室的工作人员必须在指定的区域更换衣裤及鞋子，戴好帽子、口罩，口罩每次更换，必须罩住口鼻和胡须，头发必须用帽子完全罩好。离开产房时应脱去产房专用着装。

（4）在进行接生或助产前，必须进行外科洗手。先检查双手表面有无伤、裂口，如有则不能进行接生。外科手消毒后，保持双手高过肘部，避免接触身体其他部位，以背开门进入室内，穿无菌手术衣，戴无菌手套后方可接生或助产。在处理脐带和缝合伤口前，应更换新的无菌手套。连续接生时，在接生之前重复外科洗手。

（5）除了送病人到产科病室外，产房人员不得穿产房制服到分娩室外。转送病人到其他地方必须先穿隔离衣。

3. 医院感染预防与控制

（1）产妇入室除更换全部衣服外，也必须换鞋；个人物品不准带入室内。

（2）当疑患或已患某种感染的产妇临产时，其隔离程序如下所述。

1）安排到有隔离措施的待产室或待产床。

2）如果待产室接产不合适，可以将病人转移到隔离分娩室或分娩床。

3）按照污染手术规定，剖宫产应安排到指定的手术室，接送患病孕产妇时应避免不必要的停留。

4）根据感染种类和医院隔离条例规定，进行产后的清洁和消毒。

5）根据医院条件，产后将产妇转入原待产室或隔离病房，并采取适当的隔离措施。

6）隔离分娩室用物应齐全，实行专室专用。助产是按规定操作，胎儿娩出后，须更换手套再处理新生儿，新生儿用无菌巾保护直接送隔离婴儿室。分娩后，所有布类、器械均消毒浸泡单独处理后再分别送洗。用后的一次性用品及胎盘放入医疗垃圾袋内，密闭送运，无害化处理。

7）产妇分娩离开产房后，严格终末消毒。

（3）新生儿

1）需要观察或隔离的新生儿不得放入正常新生儿室，而从分娩室直接入新生儿隔离室。

2）如条件允许，可在单人房内设母婴室。

3）院外出生的新生儿，通常收入新生儿观察室。

（4）产后

1）已患或疑患感染的产妇，在产科病室进行隔离或送传染病室隔离。

2）患有其他流行性传染病，如麻疹，流行性腮腺炎等，应单房隔离或在感染科隔离，母婴间也应该隔离。

3）发热待查的产妇，应酌情隔离。

4）由于尿道感染、静脉炎、子宫内膜炎和奶胀所致的发热，不要隔离。

5）如果产科没有单人房，必须将病人转出时，最好转到妇科病房。

6）在转科前，应将隔离类型预先通知接收病房，以便做好准备。

（5）阴道分娩者的阴道和会阴部的准备工作

1）先用消毒液清洗会阴，最后擦洗肛门周围，再用生理盐水冲洗会阴。

2）做好产妇的个人清洁卫生，在待产期间，应用肥皂水反复清洗会阴周围。

3）在检查产妇时必须严格执行无菌操作，减少不必要的肛检次数，如需阴检，必须严格消毒外阴，应戴无菌手套，手套涂以无菌润滑剂。

4）会阴部消毒及使用一次性剃毛刀做好会阴部准备，并按规定完成腹部皮肤准备。

5）对于监护设备的消毒措施，可根据厂商包装说明书进行。

（6）分娩室消毒制度

1）分娩室每日通风，对空气、物体表面、地面进行消毒。定期进行环境微生物检测。

2）接生前按规定刷手，刷手用物一次性使用。

3）接生完毕，用含有效氯的消毒液擦洗产床上的血迹，更换油布。接生用的臀垫，应用杀菌剂浸泡后再刷洗晾干，备用。

4）必须更换待产床上的全部被服后才能接受新的待产妇。

5）产床每次使用后，用含有效氯的消毒液擦洗后方可重复使用。

6）凡需隔离者，使用过的包布类和物品均应在待产室和分娩室先经消毒处理后，方可送出清洗灭菌。

7）各类物品包括体温表、输氧系统、指甲钳、毛刷等均应要求清洁消毒或灭菌处理。

8）对于各类器械盒、敷料罐均应每日灭菌 1 次。对于浸泡的消毒器械，应有时间标记。

9）新生儿出生时使用的吸痰管应一婴一用，吸痰用生理盐水一婴一瓶，磅秤上铺的消毒巾，每个新生儿一用一换，新生儿衣物、包被均应高压灭菌。

10）一切无菌物品发现没有灭菌日期和灭菌标志等均不可使用。使用前认真检查是否符合灭菌要求。

11）餐具每次使用后均应刷洗干净，经流通蒸汽消毒后方可使用。

12）便器使用后必须刷洗干净，用含有效氯的消毒液浸泡后方可使用。

（7）保洁制度

1）保持工作鞋清洁，每周至少彻底清洁 1 次。

2）卫生用具包括拖把、抹布等，按待产室、隔离室等分区专用。

3）每日用浸有消毒液的抹布擦拭全部家具上的灰尘。每班用湿式的拖把擦拭地板 1～2 次。

4）对分娩室和待产室每周应进行 1 次大扫除，并对室内空气和所有家具彻底消毒 1 次。

二、母 婴 室

实行母婴室、母乳喂养可增强婴儿的抵抗力，促进产妇的康复。同时也给防止新生儿感染带来了新的问题。预防母婴室的新生儿感染，需要建立一个以预防为主的综合措施。

1. 建筑设计与布局　母婴室的开展主要目的是为了建立和巩固母乳喂养，提高新生儿的免疫力、增强新生儿的抗病能力。但母婴室的开展，使新生儿自母体直接进入医院的大环境，由于医院条件的因素，新生儿与外界及感染源接触的机会增加。对此，医院应采取科学的管理措施，改善母婴室的环境，增加每张床位的面积和空间。母婴室房间每间 18～20m^2，每张产妇床位的使用面积不应少于 5.5～6.5m^2，每位婴儿应有 1 张床位，占地面积不少于 0.5～1m^2，每个房间不超过 3 组母婴床位。要求房间宽敞明亮，通风条件好，室内无灰尘，环境清洁，空气清新。

2. 工作人员

（1）母婴室工作人员必须身体健康，无传染性疾病。乙型肝炎病毒表面抗原阳性者不得在母婴室区工作。

（2）每年对医务人员进行健康检查 1 次，每半年进行 1 次鼻咽拭子和大便培养。

（3）凡有急性呼吸道感染、胃肠炎、皮肤渗出性病灶和多重耐药菌株携带者不得在母婴室区工作。

（4）工作人员进入母婴室前应戴好帽子、口罩，每次护理新生儿前后洗净双手；离开时脱去专用着装。

（5）孕期工作人员应测试对风疹病毒的敏感性，必要时接种风疹疫苗；在接触每一位新生儿尿布后要认真洗手。

3. 医院感染预防与控制

（1）母婴室每日上下午各开窗通风 1 次，每次 15～30 分钟；必要时进行室内空气消毒。

（2）产妇及新生儿出院后，应进行彻底终末消毒，定期做空气和物体表面的微生物监测等。

（3）母婴室中婴儿的医疗护理用品必须是一婴一用一消毒，药膏必须是一婴一专用。所有器械、物品应固定专用。对医疗仪器设备要进行彻底消毒。

（4）任何人接触新生儿前均必须使用流动水、皂液认真洗手。

（5）产妇哺乳前应洗手，弃去最初 1～2 滴奶后再哺乳，以防病菌经口传播。

（6）如产妇发生急性呼吸道感染、病毒性肝炎、活动性单纯疱疹病毒感染或病因不明的发热等症状时，应根据情况决定终止哺乳与母婴同室，以防感染扩散。

（7）新生儿沐浴时，所有沐浴用品应一婴一用一消毒，或私用一次性用品，禁止交叉使用。

4. 母婴室探视制度

（1）严格执行探视制度，控制探视人员，在规定的探视时间内探视，最好每次每床只限 1 人入室探视。

（2）探视人员必须洗手、换鞋、穿隔离衣，避免婴儿接触脏手及脏衣服。凡患有呼吸道感染、皮肤感染及其他传染病者，一律不得入室。

（3）探视人员不得随意触摸新生儿及将新生儿抱出室外，以防交叉感染。

（4）每次探视结束后，应开窗通风并进行相应的清洁消毒。

三、新 生 儿 室

1. 建筑设计与布局

（1）新生儿病室应位于医院清洁的环境中，远离传染源，靠近产科病室及产房，形成相对独立区域。

（2）新生儿室设计应注意通风、采光和向阳，室内墙壁和天花板应无裂隙、不落尘，地面应选择防滑、便于清洗和消毒的材料。各新生儿室之间应装有大型玻璃窗以利观察。

（3）新生儿床间距不小于 1m。无陪护病室每床净使用面积不少于 $3m^2$，床间距不小于 1m。有陪护病室应当一患一房，净使用面积不低于 $12m^2$。根据需要设普通新生儿室、隔离新生儿室、办公室、治疗室、配奶室、新生儿沐浴室、母亲哺乳室、出院处置室、杂用室、储藏室及工作人员沐浴更衣室、值班室等。

（4）新生儿病室应当配备必要的清洁和消毒设施，每个房间内至少设置 1 套洗手设施、干手设施或干手物品，洗手设施应当为非手触式。

2. 工作人员　新生儿医务人员在诊疗过程中应当实施标准预防，并严格执行手卫生规范和无菌操作技术。诊疗和护理操作应当以先早产儿后足月儿、先非感染性患儿后感染性患儿的原则进行。接触血液、体液、分泌物、排泄物等操作时应当戴手套，操作结束后应当立即脱掉手套并洗手。

一般来说，有下列情况者不适于在新生儿室工作：

（1）患有急性呼吸道感染，包括咽炎、百日咳和结核等。

（2）非特异性发热。

（3）胃肠炎。

（4）开放性或引流性的皮肤病变。

（5）活动性疱疹病毒感染。

（6）健康带菌（如痢疾杆菌、伤寒杆菌、沙门杆菌及 e 抗原阳性）者。

3. 医院感染预防与控制

（1）新生儿病人的感染控制：发现特殊或不明原因感染患儿，要按照传染病管理有关规定实施单间隔离、专人护理，并采取相应消毒措施。所用物品优先选择一次性物品，非一次性物品必须专人专用专消毒，不得交叉使用。

新生儿病室使用器械、器具及物品，应当遵循以下原则：

1）手术使用的医疗器械、器具及物品必须达到灭菌标准。

2）一次性使用的医疗器械、器具应当符合国家有关规定，不得重复使用。

3）呼吸机湿化瓶、氧气湿化瓶、吸痰瓶应当每日更换清洗消毒，呼吸机管路消毒按照有关规定执行。

4）蓝光箱和暖箱应当每日清洁并更换湿化液，一人用后一消毒。同一患儿长期连续使用暖箱和蓝光箱时，应当每周消毒一次，用后终末消毒。

5）接触患儿皮肤、黏膜的器械、器具及物品应当一人一用一消毒，如雾化吸入器、面罩、氧气管、体温表、吸痰管、浴巾、浴垫等。

6）患儿使用后的奶嘴用清水清洗干净，高温或微波消毒；奶瓶由配奶室统一回收清洗、高温或高压消毒；盛放奶瓶的容器每日必须清洁消毒；保存奶制品的冰箱要定期清洁与消毒。

7）新生儿使用的被服、衣物等应当保持清洁，每日至少更换一次，污染后及时更换。患儿出院后床单元要进行终末消毒。

（2）新生儿病室的管理

1）新生儿病室应当保持空气清新与流通，每日通风不少于 2 次，每次 15～30 分钟。有条件者可使用空气净化设施、设备。新生儿病室工作人员进入工作区要换（室内）工作服、工作鞋。

2）新生儿室内床头柜、桌椅每日应用消毒液擦洗，新生儿出院时，新生儿床单位应进行终末消毒。

3）婴儿以母乳为主，非用奶瓶不可的情况下，用毕及时清洗，做到一人一瓶一消毒，牛奶要现吃现配。婴儿毛巾、手帕须一人一巾。

4）严格执行探视时间，有感染性疾病者严禁入内探视。探视家属每次只进入 1 人，入室时应更衣、换鞋，认真实施手卫生。

（倪　颖　张祎博）

第十节　传染科医院感染管理

半个世纪以来我国在消灭与控制传染病方面取得了巨大成就，特别是以免疫手段控制的传染病，如白喉、麻疹、百日咳、脊髓灰质炎等的发病率已大幅度下降。但由于各方面条件所限，有的传染病发病率尚高，如病毒性肝炎、细菌性痢疾；一些传染病死灰复燃，在新的形势下具备了传播条件，发病率明显升高，如性病；有的则潜伏着广泛传播的隐患，如艾滋病、军团病；有的传染病由于病原体变异，流行特点随之变化，如流感。这些具有传染性的疾病一旦肆虐，将对人民健康造成严重危害。

一、建筑设计与布局

（1）感染科病房应设在建筑物的一端，远离儿科、新生儿、母婴室、ICU 等病房，单独出入，外围必须设有明显标志。有条件的医院应设单独的感染科病区，与普通病房之间应设隔离区，有供传染病病人活动的场所。

（2）设两、三个出入口，做到工作人员与病人进出分开；病人出院与入院分开；工作人员进出口处应设更衣室，病人进出处应分别设出、入院卫生处理室。

（3）病人入院时应按不同病种分室收治，同一间病房内不得收治两种不同病种的传染病病人。每间病室不超过 4 人，床间距应≥1.1m；严格隔离病室入口，应设缓冲间，室内设卫生间（含盥洗、浴、厕设施），卫生间应有单独的出入口。

（4）病房内污染区、半污染区、相对清洁区应分区明确。另设工作人员值班室、通过间（包括更衣室、浴室及厕所等卫生设施）；此外应设消毒室或消毒柜（箱）及消毒员浴室；各病室应有流动水洗手设施。

1）清洁区范围：医护人员更衣室、值班室、病区配餐室、库房等清洁区必须保持清洁。

2）半污染区范围：医护人员办公室、治疗室、一般消毒室、走廊、出院卫生处理室，这些区域必须每天用消毒液喷雾或洗擦消毒 2 次。

3）污染区范围：病室、厕所、污染消毒室、入院卫生处理室等。这些区域应定时进行消毒。

二、工　作　人　员

（1）医务人员严格执行各病种消毒隔离制度。在诊治护理不同病种的病人间应严格洗手与手消毒。

（2）工作人员着装必须严格按照传染病房隔离要求，进入病房要穿隔离衣、戴口罩，必要时戴手套、穿围裙等防护用具。

（3）加强消毒隔离相关知识培训，培训对象除医务人员外，还应包括配餐员、护工、保洁员等。

三、感染科医院感染控制

（1）对可疑传染病患者按照标准预防措施执行。

（2）传染病分级和分类管理参照卫生部《传染病防治法》。

（3）对已明确诊断的传染病患者，按照其传播方式进行相应隔离，具体隔离方式和措施参照第十二章内容。

（4）病房环境包括空气、物体表面及地面等应常规消毒，方法见《医院消毒技术规范》。病人的排泄物、分泌物及病房污水必须经消毒处理后方可排放；病人吐泻物的容器、垃圾等一切固体污物应进行无害化处理或焚烧。

（5）教育病人食品、物品不混用，住院期间应在指定范围内活动，不得随意外出，不互串病房。病人用过的医疗器械、饮食器具、用品等均应先消毒后清洗，然后根据要求再消毒或灭菌；抹布、拖把等清洁用具要分病区、按病种分室使用，并定期消毒。

（6）出院病人必须做好出院卫生处置，换穿清洁衣服。病人换下的衣服连同自带一切物品，必须消毒处理后方可交家属带回。出院病人用过的被单、床单、枕套等必须经消毒后清洗。病床、床边柜等做消毒处理。严格执行各项消毒隔离制度。医务人员在诊治不同病种的病人间应严格洗手与手消毒。

（7）严格陪护探视制度。陪护者应穿隔离衣及鞋套；探视者应穿一次性鞋套及用一次性坐垫，根据病种隔离要求及有条件医院的探视者可穿隔离衣。

（张心平　钱珠萍）

第十一节　医学检验科（临床实验室）的医院感染管理

医学检验科（临床实验室）是医院感染控制中需要特别关注的领域。实验室人员在病人标本的采集、运输、处理和检测的全过程中都可能接触或暴露感染源。因此，了解实验室获得性感染病原的流行病学、感染风险和危险因子特征并采取合适的预防控制措施，是医院感染管理的重要工作。

一、实验室风险评估

实验室应依据《人间传染的病原微生物名录》，对生物因子已知或未知的特性，如生物因子的种类、来源、传染性、传播途径、易感性、潜伏期、剂量-效应（反应）关系、致病性（包括急性与远期效应）、变异性、在环境中的稳定性、与其他生物和环境的交互作用、预防和治疗方案等进行评估。实验室工作的每一方面都应考虑风险评估和风险管理的5个"P"，即 Pathogen（病原体）——危险的生物因子；Procedures（规程）——推荐的实验操作和安全的操作规范；Personnel（人员）——相应的培训和技能；Protective equipment（防护设备）——合适的防护装备和正确的使用；Place（地点）——实验室所在位置。参加风险评估的人员不仅需要具备专业技术的判断能力，而且要有很强的安全意识及责任心。

通常医院临床微生物实验室检测的乙类传染病病原菌伤寒和副伤寒沙门菌、志贺菌等能够引起人类或者动物疾病，但一般情况下对人、动物或者环境不构成严重危害，传播风险有限，实验室感染后很少引起严重疾病，并且实验室具备有效治疗和预防措施的微生物，属于第三类病原微生物。鼠疫杆菌、炭疽芽孢杆菌、鼻疽伯克霍尔德菌、布鲁杆菌、粗球孢子菌等可能引起人类或者动物严重疾病，比较容易直接或者间接在人与人、动物与人、动物与动物间传播的微生物，属于第二类病原微生物，医院实验室不能从事该类细菌的培养，须送至疾控中心或公共卫生机构。

实验室风险评估内容包括：

（1）常规活动和非常规活动过程中的风险（不限于生物因素），包括所有进入工作场所的人员和可能涉及的人员（如外来参观人员）的活动。

（2）设施、设备使用等相关的风险。

（3）人员相关的风险，如身体状况、能力、可能影响工作的压力等。

（4）意外事件、事故带来的风险。

（5）被误用和恶意使用的风险。

（6）风险的范围、性质和时限性。

（7）危险发生的概率评估。

（8）可能产生的危害及后果分析。

（9）确定可接受的风险和消除、减少或控制风险的管理措施与技术措施，以及采取措施后残余风险或新带来风险的评估。

（10）对风险、需求、资源、可行性、适用性等的综合评估。

实验室根据风险评估报告建立安全管理体系和制订安全管理程序和操作规程，并监控其所要求的活动，以确保相关要求及时并有效地得以实施。

二、实验室建筑设计与布局

按《实验室生物安全通用要求》（GB 19489—2008）和《人间传染的病原微生物名录》，医院临床化学实验室通常为生物安全一级实验室（BSL-1），适用于操作在通常情况下不会引起人类或者动物疾病的微生物；临床微生物和基因扩增实验室为生物安全二级实验室（BSL-2），适用于操作能够引起人类或者动物疾病，但一般情况下对人、动物或者环境不构成严重危害，传播风险有限，实验室感染后很少引起严重疾病，并且具备有效治疗和预防措施的微生物。

实验室设施和设备基本要求如下。

（一）BSL-1 实验室

（1）实验室的门应有可视窗并可锁闭，门锁及门的开启方向应不妨碍室内人员逃生。

（2）应设洗手池，宜设置在靠近实验室的出口处。

（3）在实验室门口处应设存衣或挂衣装置，可将个人服装与实验室工作服分开放置。

（4）实验室的墙壁、天花板和地面应易清洁、不渗水、耐化学品和消毒灭菌剂的腐蚀。

地面应平整、防滑，不应铺设地毯。

（5）实验室台柜和座椅等应稳固，边角应圆滑。

（6）实验室台柜等和其摆放应便于清洁，实验台面应防水、耐腐蚀、耐热和坚固。

（7）实验室应有足够的空间和台柜等以摆放实验室设备和物品。

（8）应根据工作性质和流程合理摆放实验室设备、台柜、物品等，避免相互干扰、交叉污染，并应不妨碍逃生和急救。

（9）实验室可以采用自然通风。如果采用机械通风，应避免交叉污染。

（10）如果有可开启的窗户，应安装可防蚊虫的纱窗。

（11）实验室内应避免不必要的反光和强光。

（12）若操作刺激或腐蚀性物质，应在30m内设洗眼装置，必要时应设紧急喷淋装置。

（13）若操作有毒、刺激性、放射性挥发物质，应在风险评估的基础上，配备适当的负压排风柜。

（14）若使用高毒性、放射性等物质，应配备相应的安全设施、设备和个体防护装备，应符合国家、地方的相关规定和要求。

（15）若使用高压气体和可燃气体，应有安全措施，应符合国家、地方的相关规定和要求。

（16）应设应急照明装置。

（17）应有足够的电力供应。

（18）应有足够的固定电源插座，避免多台设备使用共同的电源插座。应有可靠的接地系统，应在关键节点安装漏电保护装置或监测报警装置。

（19）供水和排水管道系统应不渗漏，下水应有防回流设计。

（20）应配备适用的应急器材，如消防器材、意外事故处理器材、急救器材等。

（21）应配备适用的通信设备。

（22）必要时，应配备适当的消毒灭菌设备。

（二）BSL-2 实验室

在符合 BSL-1 实验室要求基础上，BSL-2 实验室还需要满足如下要求：

（1）实验室主入口的门、放置生物安全柜实验间的门应可自动关闭；实验室主入口的门应有进入控制措施。

（2）实验室工作区域外应有存放备用物品的条件。

（3）应在实验室工作区配备洗眼装置。

（4）应在实验室或其所在的建筑内配备高压蒸汽灭菌器或其他适当的消毒灭菌设备，所配备的消毒灭菌设备应以风险评估为依据。

（5）应在操作病原微生物样本的实验间内配备生物安全柜。

（6）应按产品的设计要求安装和使用生物安全柜。如果生物安全柜的排风在室内循环，室内应具备通风换气的条件；如果使用需要管道排风的生物安全柜，应通过独立于建筑物其他公共通风系统的管道排出。

（7）应有可靠的电力供应。必要时，重要设备（如培养箱、生物安全柜、冰箱等）应配置备用电源。

三、实验室防护

（1）实验室安全设计应保证对技术工作区域中微生物、化学、放射和物理危害的防护水平控制与二级生物安全风险程度相适应，并为关联的办公区域和邻近的公共空间提供安全的工作环境，以降低周围环境的风险。通向出口的走廊和通道应无障碍，应设置紧急喷淋、洗眼、洗手池（非接触式水龙头）。除此之外还应考虑以下因素：照明、温度、通风、噪声、工效学因素、门标及其他因素。

（2）实验室分污染区、半污染区和清洁区。污染区：已被病原微生物污染的区域；半污染区：可能被病原微生物污染的区域如更衣室、缓冲间等；清洁区：没有被病原微生物污染的区域，如办公区、会议室等。

（3）工作人员凭 IC 门禁卡进出实验室。严格控制外来人员的进入，非本科人员未经许可不得随意进出实验室。允许进入者，需接受实验室工作人员的指引，注意安全并避免生物污染，并登记记录。儿童不应被批准或允许进入实验室工作区域。

（4）实验室的门应保持关闭。在处理危险度 2 级或更高危险度级别的微生物时，在实验室门上应标有国际通用的生物危害警告标志（图 15-4）。

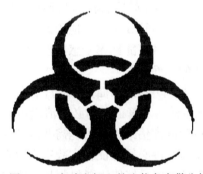

图 15-4 实验室门上的生物危害警告标志

（5）与实验室工作无关的物品不得带入实验室。

（6）实验室人员须严格按照清洁区—半污染区—污染区进入，污染区—半污染区—清洁区退出，不可逆向而行。

四、人 员 防 护

（1）在实验室工作时，任何时候都必须穿着实验工作服、隔离服或连体衣。

（2）在进行可能直接或意外接触到血液、体液以及其他具有潜在感染性的材料或感染性动物的操作时，应戴上合适的手套。手套用完后，应先消毒再摘除，随后必须洗手。

（3）在处理完感染性实验材料和动物后，以及在离开实验室工作区域前，都必须洗手。

（4）为了防止眼睛或面部受到泼溅物、碰撞物或人工紫外线辐射的伤害，适当时戴安全眼镜、面罩（面具）或其他防护设备。

（5）严禁穿着实验室防护服离开实验室（如去餐厅、咖啡厅、办公室、图书馆、员工休息室和卫生间）。

（6）不得在实验室内穿露脚趾的鞋子。

（7）禁止在实验室工作区域进食、饮水、吸烟、化妆和处理隐形眼镜。

（8）禁止在实验室工作区域储存食品和饮料。

（9）在实验室内用过的防护服不得和日常服装放在同一柜子内。

五、微生物安全操作技术规范

（1）应使用移液辅助器，严禁用口吸取；所有移液管应带有棉塞，以减少移液器具的污染；不能向含有感染性物质的溶液中吹入气体；感染性物质不能使用移液管反复吹吸混合；不能将液体从移液管内用力吹出。严禁将实验材料置于口内。

（2）为了避免感染性物质从移液管中滴出而扩散，在工作台面应当放置一块浸有消毒液的布或吸有消毒液的纸，使用后将其按感染性废弃物处理。

（3）所有的技术操作要按尽量减少气溶胶和微小液滴形成的方式来进行。微生物操作中释放的较大粒子和液滴（直径>5μm）会迅速沉降到工作台面和操作者的手上。实验室人员在操作时应戴一次性手套，并避免触摸口、眼及面部。

（4）应限制使用皮下注射针头和注射器。除了进行肠道外注射或抽取实验动物体液外，皮下注射针头和注射器不能替代移液管或用作其他用途。

（5）出现溢出、事故以及明显或可能暴露于感染性物质时，必须向实验室主管报告。实验室应保存这些事件或事故的书面报告。

（6）必须制订关于如何处理溢出物的书面操作程序，并予以遵守执行。

（7）污染的液体在排放到生活污水管道以前必须清除污染（采用化学或物理学方法）。根据所处理的微生物因子的危险度评估结果，可能需要准备污水处理系统。

（8）需要带出实验室的手写文件必须保证在实验室内没有受到污染。

（9）标本容器可以是玻璃的，但最好使用塑料制品。标本容器应当坚固，正确地用盖子或塞子盖好后应无泄漏。在容器外部不能有残留物。容器上应当正确地粘贴标签以便于识别。标本的要求或说明书不能够卷在容器外面，而是要分开放置，最好放置在防水的袋子里。

（10）为了避免意外泄漏或溢出，应当使用盒子等二级容器，并将其固定在架子上并使装有标本的容器保持直立。二级容器可以是金属或塑料制品，应该可以耐高压灭菌或耐受化学消毒剂的作用。密封口最好有一个垫圈，要定期清除污染。

（11）接收和打开标本的人员应当了解标本对身体健康的潜在危害，并接受过如何采用标准防护方法的培训，尤其是处理破碎或泄漏的容器时更应如此。标本的内层容器要在生物安全柜内打开，并准备好消毒剂。

（12）为了避免接种物洒落，微生物接种环的直径应为 2～3mm 并完全封闭，柄的长度应<6cm，以减小抖动。

（13）使用封闭式微型电加热器消毒接种环，能够避免在本生灯的明火上加热所引起的感染性物质爆溅。最好使用不需要再消毒的一次性接种环。

（14）可能产生气溶胶的操作应在生物安全柜内进行。生物安全柜的操作遵循厂商要求，每年对性能进行检测。

（15）准备高压灭菌和（或）将被处理的废弃标本与培养物应当放置在防漏的容器内（如实验室废弃物袋）。在丢弃到废弃物盛器中以前，顶部要固定好（如采用高压灭菌胶带）。

（16）在每一阶段工作结束后，必须采用适当的消毒剂清除工作区的污染。

六、实验室应急处理

（1）感染性物质溢出

1）立即用布或纸巾覆盖受感染性物质污染或受感染性物质溢洒的破损物品。

2）倒上消毒剂，作用适当时间（15分钟以上），然后将布、纸巾及破损物品清理到盛放污染性废弃物的容器内，玻璃碎片应用镊子清理。

3）用消毒剂擦拭污染区域。

4）如用簸箕清理破损物，应对它们进行高压灭菌或放在有效的消毒液内浸泡。

5）用于清理的布、纸巾和抹布等应放在盛放污染性废弃物的容器内。

6）如果实验表格或其他打印或手写的材料被污染，应将信息复制后，将原件置于盛放污染性废弃物的容器内。

7）以上操作均必须佩戴手套进行。

（2）离心机内盛有潜在感染性物质的离心管发生破损（无密闭离心杯时）

1）如果机器正在运行，应立即关闭机器电源，机器保持密闭30分钟以使气溶胶沉积。

2）如果机器已经停止，应立即将盖子盖上，并密闭30分钟。

3）所有的操作都应戴厚橡胶手套，清理玻璃碎片时，应当使用镊子。

4）所有破损的离心管、玻璃碎片、离心桶、安全杯、十字轴和转子都应放在无腐蚀性、已知对相关微生物具有杀灭活性的消毒剂内。未破损的带盖离心管应放在另一个装有消毒剂的容器中，然后回收。

5）离心机内腔应用适当浓度的同种消毒剂擦拭，并重复擦拭一次，然后用水冲洗并干燥。

6）清理时使用的所有材料都应按感染性废弃物处理。

（3）个人防护失败（手套或口罩破裂、脱落）时马上停止实验，皮肤表面用75%乙醇消毒并彻底清洗后，更换备用手套或口罩。

（4）当遭遇火灾、水灾、地震等自然灾害时应立即停止实验，切忌惊慌失措，在保障生物安全的情况下，按紧急撤离程序相互帮助、有序撤离现场。

（5）其他：如有必要应就实验室建筑内和（或）附近建筑物的潜在危险，向当地或国家紧急救助人员提出警告，救助人员只有在受过训练的实验室工作人员的陪同下才能进入这些地区。

（吴文娟　张祎博）

参 考 文 献

陈惠华，肖正辉. 2004. 医院建筑与设备设计. 北京：中国建筑工业出版社.

陈香美. 2010. 血液净化标准操作规程. 北京：人民军医出版社.

郭莉. 2014. 手术室护理实践指南. 北京：人民卫生出版社.

居丽雯，胡必杰. 2006. 医院感染学. 上海：复旦大学出版社.

梅长林，叶朝阳. 2009. 实用透析手册. 2 版. 北京：人民卫生出版社.

钱蒨健，周嫣. 2005. 实用手术室护理. 上海：上海科学技术出版社.

王辉，周国庆，杨凌辉. 2012. 医院感染预防与控制. 北京：人民军医出版社.

俞雪芬，谷志远. 2013. 口腔门诊医院感染控制图谱. 北京：人民卫生出版社.

原卫生部医院消毒供应中心：第 1 部分：管理规范. WS310.1-2009.

原卫生部医院消毒供应中心：第 2 部分：清洗消毒及灭菌技术操作规范. WS310.2-2009.

原卫生部医院消毒供应中心：第 3 部分：清洗消毒及灭菌效果监测标准. WS310.3-2009.

中华人民共和国，国家中医药管理局，中国人民解放军总后勤部卫生部. 2011. 医疗机构药事管理规定.

中华人民共和国卫生部，2012. 医疗机构消毒技术规范（2012 年版）. 北京：中国标准出版社.

中华人民共和国卫生部. 2004. 卫生部关于印发《内镜清洗消毒技术操作规范（2004 年版）》的通知.

中华人民共和国卫生部. 2005. 医疗机构口腔诊疗器械消毒技术操作技术规范.

中华人民共和国卫生部. 2006. 人间传染的病原微生物名录.

中华人民共和国卫生部. 2009. 新生儿病室建设与管理指南（试行）.

中华人民共和国住房和城乡建设部，中华人民共和国国家质量监督检验检疫总局. 2013. 医院洁净手术部建筑技术规范.

周庭银，倪语星. 2015. 临床微生物检验标准化操作. 上海：上海科学技术出版社.

朱丹，周力. 2008. 手术室护理学. 北京：人民卫生出版社.

WHO. 2004. 实验室生物安全手册. 3 版.

思 考 题

1. 了解各个重点部门的建筑布局要求。

2. 了解手术室如何分区。

3. 掌握 ICU 常见医院感染的类型、危险因素及其预防。

第十六章 医院感染与消毒灭菌

医院消毒学主要是研究和研讨消毒在医院这一特定环境内的应用范围、使用方法、消毒药械及其科学管理。医院消毒的目的是切断医院感染的传播途径以达到预防和控制医院感染的发生。医院感染主要通过侵入性操作、污染物品的接触、空气传播、给药等途径传播，所以做好上述各环节的消毒和灭菌是预防和控制医院感染的重要手段。

人类有意识地使用消毒技术预防医院感染始于 1847 年，首创者是奥地利医师Semmelweis，他提出产科医师在接产和检查患者之前，必须用含氯石灰（漂白粉）溶液消毒双手。这一措施使他的病房产褥热发病率由 9.9%下降到 1.2%。他还提出医疗器械和敷料均需事先消毒才可使用。19 世纪下半叶，英法学者先后将苯酚等化学消毒剂用于医院消毒，继而研制成功压力蒸汽灭菌器，使医疗器械消毒进入压力蒸汽灭菌时代。

20 世纪初相继将环氧乙烷、戊二醛、过氧乙酸等新型高效消毒剂用于医院消毒和灭菌，近年来又先后研制成功了预真空和脉动真空压力蒸汽灭菌器及微波灭菌装置和低温等离子体新技术。这些都标志着医院消毒技术与现代医学达到同步发展的水平。

第一节 概　　述

一、基 本 概 念

1. 清洁（cleaning）　去除物体表面有机物、无机物和可见污染物的过程。

2. 清洗（washing）　去除诊疗器械、器具和物品上污物的全过程，流程包括冲洗、洗涤漂洗和终末漂洗。

3. 清洁剂（detergent）　洗涤过程中帮助去除被处理物品上有机物、无机物和微生物的制剂。

4. 消毒（disinfection）　清除或杀灭传播媒介上病原微生物，使其达到无害化的处理。

5. 消毒剂（disinfectant）　能杀灭传播媒介上的微生物并达到消毒要求的制剂。

6. 高效消毒剂（high-efficacy disinfectant）　能杀灭一切细菌繁殖体（包括分枝杆菌）、病毒、真菌及其孢子等，对细菌芽孢也有一定杀灭作用的消毒制剂。

7. 中效消毒剂（intermediate-efficacy disinfectant）　能杀灭分枝杆菌、真菌、病毒及细菌繁殖体等微生物的消毒制剂。

8. 低效消毒剂（low-efficacy disinfectant）　能杀灭细菌繁殖体和亲脂病毒的消毒制剂。

9. 灭菌（sterilization）　杀灭或清除医疗器械、器具和物品上一切微生物的处理。

10. 灭菌剂（sterilant） 能杀灭一切微生物（包括细菌芽胞），并达到灭菌要求的制剂。

11. 无菌保证水平（sterility assurance level，SAL） 灭菌处理后单位产品上存在活微生物的概率。SAL通常表示为 10^{-n}。医学灭菌一般设定SAL为 10^{-6}，即经灭菌处理后在一百万件物品中最多只允许一件物品存在活微生物。

12. 灭菌水平（sterilization level） 杀灭一切微生物（包括细菌芽胞），达到无菌保证水平。达到灭菌水平常用的方法包括热力灭菌、辐射灭菌等物理灭菌方法，以及采用环氧乙烷、过氧化氢、甲醛、戊二醛、过氧乙酸等化学灭菌剂在规定条件下，以合适的浓度和有效的作用时间进行灭菌的方法。

13. 高水平消毒（high level disinfection） 杀灭一切细菌繁殖体（包括分枝杆菌、病毒、真菌及其孢子和绝大多数细菌芽胞），达到高水平消毒常用的方法包括采用含氯制剂、二氧化氯、邻苯二甲醛、过氧乙酸、臭氧、碘酊等以及能达到灭菌效果的化学消毒剂，在规定的条件下，以合适的浓度和有效的作用时间进行消毒的方法。

14. 中水平消毒（middle level disinfection） 杀灭除细菌芽胞以外的各种病原微生物（包括分枝杆菌），达到中水平消毒常用的方法包括采用碘类消毒剂（碘伏、氯己定碘等）、醇类和氯己定的复方制剂、醇类和季铵盐类化合物的复方制剂、酚类等消毒剂，在规定的条件下，以合适的浓度的和有效的作用时间进行消毒的方法。

15. 低水平消毒（low level disinfection） 能杀灭细菌繁殖体（分枝杆菌除外）和亲脂病毒的化学消毒方法，以及通风换气、冲洗等机械除菌法。如采用季铵盐类消毒剂（苯扎溴铵等）、双胍类消毒剂（氯己定）等，在规定的条件下，以合适的浓度和有效的作用时间进行消毒的方法。

16. 有效氯（available chlorine） 与含氯消毒剂氧化能力相当的氯量，其含量用 mg/L 或%（g/100ml）浓度表示。

17. 消毒产品（disinfection products） 包括消毒剂、消毒器械（含生物指示物、化学指示物和灭菌物品包装物）和卫生用品。

18. 卫生用品（sanitary products） 为达到人体生理卫生或卫生保健目的，直接或间接与人体接触的日常生活用品。

二、微生物对消毒灭菌因子的敏感性

不同的微生物对于消毒剂具有不同程度的抵抗力，细菌繁殖体和包膜病毒对于消毒因子一般更为敏感，而朊病毒、细菌芽胞和原生动物对于消毒因子则具有极强的抵抗力。一般认为，微生物对消毒因子的敏感性从高到低的顺序如下：

1. 亲脂病毒（有胞膜的病毒） 如乙型肝炎病毒、流感病毒、冠状病毒等。

2. 细菌繁殖体 如大肠埃希菌、铜绿假单胞菌、金黄色葡萄球菌等。

3. 真菌 包括酵母（如白色念珠菌等）与霉菌（如黑曲霉菌等）。

4. 亲水性病毒（无包膜的病毒） 如甲型肝炎病毒、脊髓灰质炎病毒等。

5. 分枝杆菌 如结核分枝杆菌、龟分枝杆菌等。

6. 细菌芽孢　如炭疽杆菌芽孢、枯草杆菌黑色变种芽孢等。

7. 朊毒体，亦称朊病毒（感染性蛋白质）　如疯牛病病原体、克雅病病原体等。

三、医院常用消毒与灭菌方法概述

医院消毒与灭菌方法主要包括物理消毒与灭菌方法、化学消毒与灭菌方法、生物消毒与清洗方法和消毒与灭菌效果监测等 4 项技术。

（一）物理消毒与灭菌方法

1. 物理消毒方法的共同特点

（1）杀菌效果可靠，性能稳定。如热力、射线、电磁波等都是通过一定的专用设备所产生，以能量形式作用，对生物因子都有固定作用机制，这些都决定了它们可靠稳定的性能。

（2）可以准确控制剂量。由于它们由仪器设备生产，所以能人为控制生产量，容易标化。

（3）对自然环境无污染。用于杀菌的物理因子都会遵守能量守恒定律，不会转化成其他有害物质留在自然界，因而不污染环境。

（4）便于生产、管理。物理消毒灭菌设备均可工业化生产，在使用寿命范围内，给以适当的维护，即可达到正常的使用，可变因素少，外界影响相对比较容易控制。

（5）便于操作自动化。用于消毒与灭菌的物理因子其产品形式都是仪器设备，几乎所有因子控制、条件控制、剂量控制和操作都可设定成全自动控制程序，为准确控制剂量和使用条件提供了方便。

2. 物理消毒灭菌方法主要包括 4 个方面

（1）热力消毒与灭菌。

（2）紫外线消毒法。

（3）低温等离子体消毒法。

（4）微波方法。

（二）化学消毒与灭菌方法

化学消毒剂（chemical disinfectant）是指用于杀灭病原微生物的化合物及其制剂。利用化学药品杀灭病原微生物以达到预防感染与传染病的传播与流行的方法称为化学消毒法。化学消毒方法是工业、农业、医疗卫生等各行各业常用的消毒方法。

1. 化学消毒方法的主要特点

（1）使用方便，无需特殊设备。

（2）适用范围广，各种物品、空气、水、人体和环境等均可使用。

（3）节约，一次性投资少。

（4）使用方法多样，可浸泡、擦拭、刷洗、喷雾、熏蒸以及与物理因子协同作用等。

（5）存在毒性、腐蚀性、有污染环境的可能性。

2. 化学消毒剂分类

（1）按物理状态分类

1）固体消毒剂：主要有漂白粉、二氯异氰尿酸钠、二（三）氯异氰尿酸、氯（溴）海因、聚甲醛、邻苯二甲醛、氯己定、聚六亚甲基胍、氯羟二苯醚等。

2）液体消毒剂：主要有过氧乙酸（现已有固体）、过氧戊二酸（也有固体）、戊二醛、过氧化氢、乙醇、异丙醇、正丙醇等。

3）气体消毒剂：主要有环氧乙烷、环氧丙烷、臭氧等。

（2）按杀菌能力分类

1）灭菌剂：指能完全杀灭包括细菌芽孢在内的各种微生物，达到灭菌水平的化合物。其主要包括环氧乙烷、过氧乙酸、过氧化氢、甲醛、戊二醛。

2）高效消毒剂：是指能杀灭包括细菌芽孢在内的各种微生物达到高水平消毒要求的一类化学消毒剂，主要有过氧戊二酸、臭氧、二氧化氯、次氯酸钠、次氯酸钙、优氯净、三氯异氰尿酸、碘酊、邻苯二甲醛、含溴消毒剂等。

3）中效消毒剂：是指能杀灭除细菌芽孢之外的各种微生物的消毒剂，主要有酚类消毒剂、碘伏、乙醇、异丙醇、正丙醇等。

4）低效消毒剂：只能杀灭部分细菌繁殖体、部分真菌和病毒，不能杀灭细菌芽孢和结核分枝杆菌，对亲水性病毒灭活效果较差，这类消毒剂主要有氯己定、聚六亚甲基胍、氯羟二苯醚、单双链季铵盐类等。

上述各类消毒剂以单药形式使用只占少部分，以某种成分为主配制的各种复方消毒剂包括了大部分在用的消毒剂。

3. 化学消毒剂有效成分含量表示

（1）质量分数：固体对固体以质量百分数表示，其含义为每 100g 固体消毒剂中含有效成分多少克（g）。书写时为某物含质量分数百分之多少，如优氯净含有效氯 55%、二溴海因含有效溴 45%。

（2）体积分数：液体对液体以体积百分数表示，其含义为每 100ml 溶剂中含有效成分多少毫升（ml）。书写时为某物含体积分数百分之多少，如乙醇消毒剂溶液含乙醇为体积分数 70%。

（3）质量浓度：固体对液体以克/升（g/L）或毫克/升（mg/L）表示，意为每升溶剂中含有效成分多少克（g）或毫克（mg）。书写时为某消毒剂含有效成分多少克/升（g/L）或毫克/升（mg/L），如配制 1000mg/L 过氧乙酸水溶液、20g/L 戊二醛消毒剂。

4. 使用化学消毒剂应注意的问题

（1）医务人员对化学消毒剂的认识程度：医院的医务人员、管理人员和采购人员对化学消毒剂的基本性质和使用方法的了解直接影响他们对化学消毒剂的使用、管理和选购。医院常使用消毒剂的人员对消毒和灭菌仅凭说明书上的知识是不够的，需要有比较完整的知识。

（2）选择化学消毒剂的标准：①杀菌谱广；②作用快速；③无毒、无味、无刺激、无腐蚀；④性能稳定、易储存、便于运输；⑤易溶于水、使用方便。

（3）选择消毒剂的原则：必须是经国家卫生行政部门审核批准并持有国家卫生行政部门颁发的卫生许可批件；产品标签上必须标有批准文号、生产日期、有效期、注册商标、厂名厂址、有效成分、有效浓度和使用方法等；说明书上的内容应与卫生许可批件批准内容及抽检结果一致。效果第一原则，选用化学消毒剂必须有效果依据，在确保效果的前提下考虑其他条件。

（4）加强管理和技术培训：首先要认真贯彻国家有关消毒法规和标准，消毒剂使用剂量和范围不能随意改变；医院消毒专业人员和感染管理人员必须经过消毒专业技术培训，使他们对消毒基本知识和技术有比较熟练的掌握，这是搞好医院消毒的关键。

（5）正确掌握化学消毒剂使用浓度及计算方法：加强配制的准确性。医院使用消毒剂问题最多的是浓度不准，化学消毒剂浓度以其有效成分含量为准。多数化学消毒剂都不是纯品，而且多不稳定，所以不能以商品原药作为100%计算使用浓度，这样极容易出现浓度不足的问题。如含氯消毒剂以有效氯为准，优氯净有效氯含量为60%左右，次氯酸钠只有10%左右；过氧乙酸产品含量为160～200g/L。因此，使用消毒剂首先查看有效成分含量是否相符，所注稀释倍数是否在有效范围内，使用前或配制后用容量分析法或试纸法监测浓度是否达到要求。

化学消毒剂浓度计算均可参考以下公式。计算g/L或mg/L浓度，公式为g/L数×L数÷原液g/L数或mg/L数×ml数÷原液mg/L数。

例：欲配制5g/L的过氧乙酸水溶液2L，需要200g/L的过氧乙酸原液多少升？

$$5g/L×2L÷200g/L=10÷200=0.05L$$

（6）不得过期使用：化学消毒剂应遵循多少配多少、何时用何时配的原则。容易出现的问题是配制后未能及时使用，使用时不考虑超期减效问题，如过氧乙酸应当天配制当天使用，但配制好已经放置1日再继续使用就不能保证效果；戊二醛一般可以连续使用1~2周，但需要根据实际情况来掌握，如用于胃镜等内镜消毒，需要每天测定浓度，戊二醛浓度低于2%时需及时更换；如用于保存无菌器械，则可以连续使用2周。戊二醛一经加入防锈剂应该随即使用，虽说可以存放4周，但4周后再连续使用2周可能导致浓度不足。另外，化学消毒剂经过稀释其稳定性急剧下降，所以应坚持现配现用，同时定期进行监测。

防止消毒剂污染：消毒剂的功能就是杀灭微生物，但应注意两种误解，一是认为消毒剂中不会有存活细菌；二是认为消毒剂中有存活细菌可照常使用。这两种观点都是片面的。化学消毒剂分为高效、中效和低效，中低效消毒剂不能将所有微生物都杀灭。所以，中低效消毒剂在使用过程中检出存活细菌不足为怪，但应在规定的数量范围内不得检出致病菌。作为灭菌用的高效消毒剂内不得检出存活菌，否则就不能用于器材的灭菌处理。如何防止消毒剂污染，关键是配制正确，消毒时要做到：浓度足够；盛放容器清洁，并要加盖；放入物品要干燥，不能带有水分；按时更换，不过期使用。

四、最新进展

进入21世纪以来，我国消毒学内容不断发展，主要有以下进展。

（一）新的发展理念

首先是在研究思路上突破传统观念，提出了消毒学研究新的发展理念。化学消毒剂研究由过去的强调高效、安全为主要指标发展为不仅强调高效安全，还加入了环保概念；从合理有效的使用，发展到科学有效、规范和人性化使用；从以物理化学消毒因子研究为主，发展到为追求环保，进行了大量生物因子杀菌方法的研究等。产品研究比较明显的有：二氧化氯消毒剂研究出现稳定型一元制剂，碘伏类消毒剂、双胍类消毒剂和季铵盐类消毒剂都有新的化合物进入市场；有关生物消毒剂、酸性氧化电位水、三氯羟基二苯醚、邻苯二甲醛、溴海因类、新型过氧化物混合物、纳米光触媒类研究都取得了进展。

（二）新的发展条件

21 世纪初不断出现的新的病毒性传染病疫情，把人们的思路引向了病毒病流行病学、免疫学及病毒病治疗和预防医学的研究热潮中。国家在预防医学领域加大投资，这极大地改变了预防医学的研究条件。国内生物医学实验室人才、硬件设施明显改善和提高，具有硕士和博士学历的人才大量进入消毒研究领域，生物 II 级实验室得到普及，生物 III 级甚至 IV 级实验室也相继投入使用。我们已经有条件对 SARS 病毒、高致病性禽流感病毒甚至更烈性的致病病毒开展直接的灭活效果观察。

（三）烈性传染病致病菌杀灭研究取得进展

近年来，国内不仅对 SARS 病毒和高致病性禽流感病毒等进行了体外抗力测定、灭活效果观察和空气飞沫传播介质阻留材料（生物防护服、防护口罩等）的效果观察等，还相继在实验室和现场条件下研究了炭疽芽孢杆菌、鼠疫杆菌、霍乱弧菌等烈性传染病疫情和应对突发公共卫生事件提供了直接可靠的数据。

（四）医院消毒技术取得明显进展

在 21 世纪之初，国家卫生部重新修订颁布《消毒管理办法》和新版《消毒技术规范》，还出台了并将继续出台一系列消毒与灭菌方面的国家标准和行业标准，极大地加快了医院消毒与灭菌规范化和标准化的进程。在广大消毒学工作的积极努力下，我国医院消毒新技术研究取得了多方面的成就。

1. 内镜消毒技术逐渐成熟　目前，国内自主开发或从国外引进多种内镜清洗、消毒机或灭菌器。对于无菌内镜及其附件等不耐热器械灭菌相继引入环氧乙烷灭菌技术、低温蒸汽甲醛灭菌技术及低温等离子体灭菌技术。

2. 口腔器械消毒与灭菌技术得到提高和规范　口腔器械消毒与灭菌日益受到重视，国家卫生部也颁布了相应的法规。口腔器械消毒研究涉及我国口腔器械消毒现状调查研究、口腔器械传播医源性感染的研究、新型口腔器械消毒与灭菌技术研究等。目前，在三级甲等医院口腔科普通器械灭菌基本采用压力蒸汽灭菌法，部分周转快速的器械采用干热灭菌法，这些消毒方法效果可靠，为控制血液传播性疾病提供了保证；但牙钻手机消毒与灭菌存在问题比较突出，主要是由于基层诊所和个体口腔诊所多数不消毒或达不到消毒要求。

3. 医院室内空气消毒新技术　医院室内空气质量控制是医院感染管理的重要环节，同时也是医院消毒难点之一。医院室内空气消毒主要困难有三：一是持续性消毒问题；二是有人在消毒空间时的消毒问题；三是消毒方法无毒无害问题。解决上述三大困难国内外研究主要采用两项技术途径：一是层流洁净技术；二是多因子组合循环风洁净技术。目前，层流洁净技术主要在Ⅰ类环境即医院手术室内使用，多因子组合循环风洁净技术主要在医院Ⅲ类环境推广使用。

第二节　清　洗

清洗是用物理或化学方法使无生命物体上污染的有害微生物达到安全水平以便安全地操作，是医疗用品再处理的一个必要的过程。器械物品在灭菌前必须首先清洗，彻底清洗是保证消毒灭菌成功的关键。

一、清洗的作用

（1）清洗的过程最显而易见的是去除可见的污染和污渍。

（2）清洗可以大大降低手术器械上的生物负荷，尤其是对内镜等结构复杂、精细且带有细、长管腔的器械。

（3）清洗可以清除细菌、内毒素。

（4）提高了灭菌成功率，确保灭菌时达到无菌保障水平（SAL）10^{-6}。

二、清洗的原则

（1）通常情况下应遵循先清洗后消毒的处理程序。被朊病毒、气性坏疽及突发不明原因的病原体污染的诊疗器械、器具和物品应先按照《医疗机构消毒技术规范》（WS/T367—2012）中具体规定进行处理。

（2）手术器械清洗前应根据器械物品材质、精密程度等进行分类处理，尤其应将精细尖锐的器械放在专门的防刺容器内并注意保护，防止器械受损或刺伤工作人员。

（3）使用后的手术器械应尽快清洗，防止污物（尤其是血液等有机物）变干。如不能及时清洗，应浸泡在清洁水中或含酶清洁剂中。浸泡可防止污物变干和软化或去除污物；对于有大量有机物污染或污染物已干的手术器械可先用含酶洗液浸泡2分钟以上。

（4）无论采用手工清洗还是机械清洗，应先用冷水漂洗。由于自来水很难去除有机污物，冷水漂洗后必须用含酶清洁剂进行酶洗，以分解和去除有机物。

（5）打开并清洗手术器械卡锁部位，复杂的器械能拆开的部件必须拆开进行清洗。

机械清洗不能代替手工清洗，如结构复杂、精细带管腔的器械。

三、清　洗　方　法

清洗方法包括机械清洗、手工清洗。机械清洗适用于大部分常规器械的清洗。手工清洗适用于精密、复杂器械的清洗和有机物污染较重器械的初步处理。

（一）手工清洗

1. 操作程序

（1）冲洗：将器械、器具和物品置于流动水下冲洗，初步去除污染物。

（2）洗涤：冲洗后，应用酶清洁剂或其他清洁剂浸泡后刷洗、擦洗。

（3）漂洗：洗涤后，再用流动水冲洗或刷洗。

（4）终末漂洗：应用软水、纯化水或蒸馏水进行冲洗。

2. 注意事项

（1）手工清洗时水温宜为15~30℃。

（2）去除干固的污渍应先用酶清洁剂浸泡，再刷洗或擦洗。

（3）刷洗操作应在水面下进行，防止产生气溶胶。

（4）管腔器械应用压力水枪冲洗，可拆卸部分应拆开后清洗。

（5）不应使用钢丝球类用具和去污粉等用品，应选用相匹配的刷洗用具、用品，避免器械磨损。

（6）清洗用具、清洗池等应每天清洁与消毒。

（7）注意自身防护：戴厚的橡胶手套，戴面罩以保护眼、鼻、口黏膜，穿防水衣或穿围裙和袖套，头套完全遮盖头发。

（二）清洗消毒器

操作程序应遵循生产厂家的使用说明或指导手册。使用注意事如下。

（1）设备运行中，应确认清洗消毒程序的有效性。观察程序的打印记录，并留存。

（2）被清洗的器械、器具和物品应充分接触水流；器械轴节应充分打开；该拆卸的零部件应拆开；管腔类器械应使用专用清洗架。

（3）精细器械和锐利器械应固定放置。

（4）冲洗、洗涤、漂洗时应使用软水，终末漂洗、消毒时应使用纯化水。预洗阶段水温应≤45℃。

（5）金属器械在终末漂洗过程中应使用润滑剂。塑胶类和软质金属材料器械，不应使用酸性清洁剂和润滑剂。

（6）定时检查清洁剂泵管是否通畅，确保清洁剂用量准确。

（7）设备舱内、旋臂应每天清洁、除垢。

（三）超声波清洗器（台式）

超声波清洗器（台式）适用于精密、复杂器械的洗涤。

1. 操作程序

（1）冲洗：于流动水下冲洗器械，初步去除污染物。

（2）洗涤：清洗器内注入洗涤用水，并添加清洁剂。水温应≤45℃。应将器械放入篮筐中，浸没在水面下，腔内注满水。超声清洗时间宜为3~5分钟，可根据器械污染情况适当延长清洗时间，但不宜超过10分钟。

（3）终末漂洗：应用软水或纯化水。

（4）超声清洗操作，应遵循生产厂家的使用说明或指导手册。

2. 注意事项

（1）清洗时应盖好超声清洗机盖子，防止产生气溶胶。

（2）应根据器械的不同材质选择相匹配的超声频率。

四、医用清洁剂

医用清洁剂指用于增强水对医疗器械、器具及其他相关物品上污物清洗效果的化学制剂。包括：碱性清洁剂、中性清洁剂、酸性清洁剂与酶清洁剂。

1. 碱性清洁剂 在应用浓度下，pH≥7.5 的医用清洗剂称为碱性清洁剂。碱性清洁剂对油脂类污染有较强的去除能力，不适用于塑胶制品、橡胶、软式内镜、含软金属（金、银、铜、铁、铝）的高精微手术器械（清洗后器械易发黑）。

2. 中性清洁剂 在应用浓度下，pH 6.5～7.5 的医用清洗剂称为中性清洁剂，以表面活性剂为主。在相同手段和条件下，它的清洗效果不如其他的清洗剂，中性洁剂适用于所有医疗用品，包括塑胶制品、软式内镜、含软金属（金、银、铜、铁、铝）的高精微手术器械。

3. 酸性清洁剂 酸性清洁剂就是我们通常说的除锈剂、除垢剂，pH≤6.5，对无机固体粒子（锈渍、水垢）有较好的溶解去除作用。虽然用砂纸、钢丝球、去污粉之类的物品借助摩擦的物理方法也能去除无机固体粒子，但这种方法严重损坏器械的金属表面涂层，造成不可逆的永久性损坏，并且会加快返锈的速度。而酸性清洁剂则通过与锈渍、水垢产生化学反应，使不溶于水的锈渍、水垢分解成溶于水的物质，对金属器械的损害远小于物理方法。

4. 酶清洁剂 加入了酶制剂，能分解相应有机污染物的医用清洗剂称为酶清洗剂。酶是一种具有催化活性的蛋白质，少量、短时间内就能分解大量的底物。有研究证明酶能有效地分解有机物和蛋白质，特别对于管腔类器械，酶清洁剂可以进入管腔深部，渗透至管腔的所有表面，并分解有机物，降低物体表面生物负荷 3～5 个对数级水平，从而提高清洗效果，并且酶清洁剂有去除内毒素和热原的作用。

酶清洗剂有单酶、多酶之分。好的酶清洁剂应是多酶、低泡、稳定，外观色泽清澈，无异味，无腐蚀性，可完全生物降解。根据剂型不同，酶清洁剂分为固体和液体两类。固体酶技术含量低，成本低，稳定性差，使用时易溶解不彻底，保存不当易受潮失活，如不慎吸入可能会损伤呼吸道。液体多酶清洗液技术含量高，稳定性高，成本也相应高，是目前国内外医用清洗剂中使用最多的剂型。

酶对各种理化因素（温度、强酸、强碱等）敏感，低温反应慢，耗时长，高温蛋白质易变性而失活，耗时短，反应不彻底，适宜作用温度为 30℃～40℃。稀释后 2～3h 活性明显降低，故稀释后即使不用，时间长以后也应更换。多酶分配器使得酶清洁剂能够现配现用，解决了久置后酶清洁剂活性下降的问题。

第三节 物理消毒灭菌方法

一、热力灭菌方法

热力消毒和灭菌方法是一种应用历史久、效果可靠、应用广泛、使用方便的方法。热力消毒法分为干热方法和湿热方法，干热方法包括普通干热和远红外干热及碘钨灯热源干热；湿热方法包括煮沸法、流通蒸汽法和压力蒸汽法。

热对微生物杀灭的机制主要是对蛋白质的凝固和氧化、对细胞膜和细胞壁的直接损伤、对细菌生命物质核酸的作用等。

（一）干热

干热是由热源通过空气传导、辐射对物体进行加热，是在有氧而无水条件下作用于微生物的灭菌方法。干热包括焚烧、烧灼和干烤，医疗物品消毒与灭菌通常用干烤的方法。

1. 适用范围 适用于耐热、不耐湿、蒸汽或气体不能穿透物品的灭菌，如玻璃、金属等医疗用品和油类、粉剂等制品的灭菌。

2. 灭菌方法 采用干热灭菌器进行灭菌，灭菌参数一般为：150℃，150 分钟；160℃，120 分钟；170℃，60 分钟；180℃，30 分钟。

3. 注意事项

（1）灭菌过程中不要开干烤箱，防止玻璃器皿剧冷破裂；灭菌结束时，需要待灭菌箱内温度降至 40℃以下才可打开。

（2）灭菌包体积不应超过 10cm×10cm×20cm，粉剂和油脂类厚度不超过 0.6cm，凡士林油纱条厚度不超过 1.3cm，转载高度不应超过灭菌器内腔高度的 2/3，物品间应留有空隙。

（3）玻璃器皿切勿与箱壁、箱底接触，以防损坏。

（4）设置灭菌温度应充分考虑灭菌物品对温度的耐受力；灭菌有机物品或用纸质包装的物品时，温度应≤170℃。

（二）湿热

医院所用煮沸消毒是指在专用的煮沸消毒器内，将水加热至 100℃，在此温度下，能有效杀灭包括细菌芽孢在内的各种微生物。

1. 适用范围 煮沸消毒适合于金属器械、玻璃器材、棉织品、陶瓷制品及餐具茶具等的消毒与灭菌。

2. 灭菌方法 煮沸消毒方法是在煮沸消毒器内加蒸馏水，将消毒物品完全淹没其中，然后加热待水达到 100℃时，沸腾后维持≥15 分钟。

3. 注意事项

（1）物品在消毒前应清洗干净，所消毒的物品应全部浸没于水中，可拆卸物品应拆开。

（2）待水沸腾时开始计消毒时间，中途加入物品应重新计时。

（3）高海拔地区，应适当延长煮沸时间。

（4）煮沸消毒用水宜使用软水。

（三）压力蒸汽灭菌

压力蒸汽灭菌主要特点是杀菌谱广、杀菌作用强、效果可靠、作用快速、无任何残余毒性。

1. 适用范围　适用于包括液体在内的各种不怕热的物品的灭菌。不能用于凡士林等油类和粉剂的灭菌。

2. 设备分类　压力蒸汽灭菌设备根据其冷空气排除方法不同分为下排气式压力蒸汽灭菌器和预真空式压力蒸汽灭菌器及正压排气灭菌器等不同类型；预真空包括普通型和快速型。

（1）下排气式压力蒸汽灭菌器

1）基本原理：利用重力置换原理，使热蒸汽在灭菌器中从上而下将冷空气由下排气孔排出，排出的冷空气由饱和蒸汽取代，利用蒸汽释放的潜伏热使物品达到灭菌状态。需要注意的是，这种排气方式排气不太彻底，会残留少量冷空气，控制不好会影响灭菌效果。

2）仪器类型：目前，下排气式压力蒸汽灭菌器除在制造工艺和用材上有所改进之外，基本没有大的变化，但大型消毒设备都采用全自动控制程序。可选择的下排气式压力蒸汽灭菌器有以下几种：手提式压力蒸汽灭菌器、小型台式灭菌器、立式压力蒸汽灭菌器、卧式压力蒸汽灭菌器。

（2）预真空压力蒸汽灭菌器

1）基本原理：在灭菌前先将灭菌器柜室内冷空气抽去（可排出 98%的冷空气）以达到灭菌的目的。灭菌前，利用机械抽真空的方法使灭菌柜室内形成负压，蒸汽得以迅速穿透到物品内部进行灭菌。

2）仪器类型：预真空压力蒸汽灭菌器冷空气排出的方式，包括一次性抽真空和脉动真空，前者一次性将柜室内抽真空，灭菌周期比较短，但对密封条件及真空泵性能要求高，抽真空比较难；后者采用多次抽真空方法即脉动真空法将冷空气排出，空气排出更彻底，效果更可靠。

3. 灭菌前物品的准备

（1）物品清洗与干燥：凡需压力蒸汽灭菌的医疗用品必须先行清洗处理，目的是除污染、除脏物、除热源。污染严重的物品应先消毒达到安全无害，然后再进行清洗。清洁后的物品要进行晾干或烘干。

（2）物品包装

1）包装材料：应有利于灭菌过程中物品内部空气的排出和蒸汽的穿透，并能屏蔽细菌防止灭菌后的再污染，有效保持灭菌物品的无菌状态，便于传送，且无毒、无易脱落微粒、不发生化学反应。常用材料包括全棉布、无纺布、复合材料、硬质容器等。

2）包装原则：包装层数不少于两层，大小应适合被包装物品；灭菌包不宜过大，下排气式压力蒸汽灭菌器的物品包体积不得超过 30cm×30cm×25cm，预真空压力蒸汽灭菌器的物品包体积不得超过 30cm×30cm×50cm；金属器械包的重量不超过 7kg，敷料包重量不超过 5kg；物品应分类包装，金属类与布料类不可混合在一起；碗、盘和盆等器皿类物品，尽量单个包装；若必须多个包装在一起时，所有器皿的开口应朝向一个方向，摆放的器皿间用吸湿巾或吸湿纸隔开，以利于蒸汽渗入；管腔类物品底盘绕放置，保持管腔通畅；精细器械、锐器等应采用保护措施；灭菌物品能拆卸的必须拆卸，必须暴露物品的各个表面（如剪刀和血管钳必须充分撑开）以利灭菌因子接触所有物体表面；有盖容器，应将盖打开，开口向下或侧放；包装松紧合适，无菌包外可用化学指示胶带贴封。

纸塑包装袋大小适中，物品放入后，上下应留 2cm 的空间，封口宽度应达到 6mm；纸塑袋不宜装载过重的器械，因其容纳、发散凝结水的能力有限，否则易致过滤的凝结水滞留于袋内；不可在两端封口以内的纸面打印、书写，以免破坏纸面，影响有效的细菌隔离性。

（3）灭菌装载

装载量：下排气、预真空压力蒸汽灭菌器的装载量分别不得超过柜室容积的 80%和 90%，预真空和脉动真空压力蒸汽灭菌器的装载量分别不得小于柜室容积的 10%和 5%，以防止"小装量效应"。

物品摆放原则：物品不要堆放，使用专用灭菌架或篮筐。金属包应平放，盘、碟、碗等应处于竖立的位置；纤维织物应使折叠的方向与水平面呈垂直状态；玻璃瓶等应开口向下或侧放以利蒸汽进入和空气排出；启闭式筛孔容器，应将筛孔的盖打开。尽量将同类物品一起灭菌，如果不同类物品必须同时灭菌，同类物品摆放在一起，织物类物品应放置在上层，金属器械类物品放置在下层。物品装放时，上下左右相互间均应间隔一定距离以利蒸汽置换空气。使用下排气压力蒸汽灭菌器时，较大的不易灭菌的包放上层，较易灭菌的小包放下层。物品不能接触灭菌器的内壁及门，以防止吸入过多的冷凝水。

4. 灭菌后处理 ①检查包装的完整性，若有破损不可作为无菌包使用。②检查灭菌包干燥情况，如果包装外表或胶带的表面上有明显的水滴或湿迹，应该被视为湿包即灭菌失败。③检查化学指示胶带变色情况，未达到或有可疑点者，不可作为无菌包发放至科室使用；开包使用前应检查包内指示卡是否达到已灭菌的色泽或状态，未达到或有疑点者，不可作为无菌包使用。④灭菌包掉落在地，或误放不洁之处或沾有水液，均应视为受到污染，不可作为无菌包使用。⑤已灭菌的物品，不得与未灭菌物品混放。⑥合格的灭菌物品，应标明灭菌日期、合格标志。⑦每批物品灭菌处理完成后，应按流水号登记，记录灭菌物品包的种类、数量、灭菌温度、作用时间、灭菌日期和操作者并归档。⑧运送无菌物品的工具应每日清洗并保持清洁干燥；当怀疑或发现有污染可能时，应立即进行清洗消毒；物品顺序摆放，并加防尘罩，以防再污染。⑨灭菌后的物品，应放在无菌区的柜橱内（或架子上，推车内）；柜橱或架子应由不易吸潮、表面光洁的材料制成，表面再涂以不易剥蚀脱落的涂料，使之易于清洁和消毒；灭菌物品应放于离地高 20～25cm，离天花板 50cm，离墙远于 5cm 处的搁物架上，顺序排放，分类放置，并加盖防尘罩；无菌物品储存室关闭并设清洁与消毒实施，专室专用，专人负责，限制无关人员出入。⑩无菌物品储存环境的温度、湿度达到《医院消毒供应中心管理规范（WS310.1—2010）》的规定时，使用纺织品材料包装的无菌物品有效期宜为 14 日，未达到环境标准时，有效期宜为 7 日。对于其他包装材料如一次性无纺布、一次性纸塑包装材料，如证实该包装材料能阻挡微生物渗入，其有效期宜为 6 个月。

二、紫外线消毒法

紫外线属电磁辐射中的一种，为一种不可见光，所以又称紫外光。根据紫外线的波长，将其分为 3 个波段，即 A 波、B 波、C 波。在消毒领域主要使用 C 波段，紫外线消毒灯所采用的波长为 253.7nm。

（一）适用范围及条件

（1）紫外线可以杀灭各种微生物，包括细菌繁殖体、芽孢、分枝杆菌、病毒、真菌、立克次体和支原体等，凡被上述微生物污染的表面，水和空气均可采用紫外线消毒。

（2）紫外线辐照能量低，穿透力弱，除石英玻璃可以穿透 80% 之外，大多数物质不能透过或只能透过少量紫外线。因此消毒时必须使消毒部位充分暴露于紫外线。

（3）紫外线对不同介质中的微生物杀灭效果不同，对空气中微生物杀灭效果比较好。

（4）紫外线消毒的适宜温度范围是 20～40℃，温度过高过低均会影响消毒效果，可适当延长消毒时间，用于空气消毒时，消毒环境的相对湿度以低于 80% 为好，否则应适当延长照射时间。

（5）紫外线对物体表面进行消毒受很多因素的影响，首先是粗糙的表面不适宜用紫外线消毒；表面污染有血迹、痰迹、脓迹等严重污染用紫外线消毒效果亦不理想；形状复杂的表面亦不适合用紫外线消毒。

（二）使用方法

（1）对物品表面的消毒

1）照射方式：最好使用便携式紫外线消毒器近距离移动照射，也可采取紫外灯悬吊式照射。对小件物品可放紫外线消毒箱内照射。

2）照射剂量和时间：不同种类的微生物对紫外线的敏感性不同，用紫外线消毒时必须使用照射剂量达到杀灭目标微生物所需的照射剂量。

杀灭一般细菌繁殖体时，应使照射剂量达到 $10\,000\mu W \cdot s/cm^2$；杀灭细菌芽孢时应达到 $100\,000\mu W \cdot s/cm^2$；病毒对紫外线的抵抗力介于细菌繁殖体和芽孢之间；真菌孢子的抵抗力比细菌芽孢更强，有时需要照射到 $600\,000\mu W \cdot s/cm^2$，但一般致病性真菌对紫外线的抵抗力比细菌芽孢弱；在消毒的目标微生物不详时，照射剂量不应低于 $100\,000\mu W \cdot s/cm^2$。辐照剂量是所用紫外线灯在照射物品表面处的辐照强度和照射时间的乘积。因此，根据紫外线光源的辐照强度，可以计算出需要照射的时间。例如，用辐照强度为 $70\mu W/cm^2$ 的紫外线表面消毒器近距离照射物品表面，选择的辐照剂量是 $100\,000\mu W \cdot s/cm^2$，则需照射的时间是：$100\,000\mu W \cdot s/cm^2 \div 70\mu W/cm^2 = 1429\,s \div 60s \approx 24min$。

（2）对室内空气的消毒

1）间接照射法：首选高强度紫外线空气消毒器，不仅消毒效果可靠，而且可在室内有人活动时使用，一般开机消毒 30 分钟即可达到消毒合格。

2）直接照射法：在室内无人条件下，可采取紫外线灯悬吊式或移动式直接照射。采用室内悬吊式紫外线消毒时，室内安装紫外线消毒灯（30W 紫外灯，在 1.0m 处的强度>70μW/cm²）的数量为不少于 1.5W/m³，照射时间不少于 30 分钟。

3）对水和其他液体的消毒，采用水内照射法时，紫外光源应装有石英玻璃保护罩，无论采取何种方法，水层厚度均应小于 2cm，根据紫外光源的强度确定水流速度。消毒后水必须达到国家规定标准。

（三）注意事项

（1）在使用过程中，应保持紫外线灯表面的清洁，每两周用酒精棉球擦拭一次，发现灯管表面有灰尘、油污时，应随时擦拭。

（2）用紫外线灯消毒室内空气时，房间内应保持清洁干燥，减少尘埃和水雾，温度低于20℃或高于40℃、相对湿度大于60%时，应适当延长照射时间。

（3）用紫外线消毒物品表面时，应使消毒物品表面充分暴露于紫外线。

（4）不得使紫外线光源直接照射到人，以免引起损伤。

（5）照射强度监测应每半年 1 次，生物监测必要时进行，经消毒后的物品或空气中的自然菌应减少 90.90%。

（6）紫外线强度计至少 1 年标定 1 次。

（7）不应在易燃、易爆的场所使用。

（8）不应使紫外线光源直接照射到人。

三、低温等离子体消毒法

等离子体（plasma）是一种高度电离的气体云，是气体在高温或者强烈的电磁场作用下达到一定的电离度（0.1%）而产生的。在这种状态下，物质发生一系列物理和化学变化，如电子交换、电子能量转换、分子碰撞、化学解离和重组等。这种变化使电离气体云产生出电子、离子和其他活性物质等组合成的带电状态云状物质。在等离子体系中，一方面是能量激发打开了气体分子键生成激发态原子、亚稳态原子、单原子分子并伴随辐射出紫外线、γ 射线、β 粒子等固体颗粒；另一方面可产生·OH、H_2O_2 等自由基及 O_3 等强氧化性分子。等离子体主要靠这些成分起到杀菌作用，如自由基、单态氧、紫外线等都具有很强的杀菌作用。

（一）适应范围

等离子体灭菌技术的突出特点是作用快速、杀菌效果可靠、作用温度低、清洁而无残留毒性。目前，等离子体灭菌技术已在许多国家得到应用，主要用于怕热医疗器材的消毒灭菌。其不适用于布类、纸类、水、油类、粉剂等材质的灭菌。

1. 内镜灭菌 低温过氧化氢等离子体灭菌技术能在 45～75 分钟内达到对怕热内镜的灭菌要求，真正实现无毒、快速和灭菌彻底的要求。

2. 不耐热器材灭菌 某些直接进入人体内的高分子材料对消毒方法要求极高，既怕湿，亦不可有毒，如心脏外科材料、一些人工器官及某些需植入到体内的医疗用品。这些器材都可以用低温等离子体进行灭菌处理。

3. 各种金属器械、玻璃器械和陶瓷制品等的灭菌　现使用的 Sterrad 低温过氧化氢等离子体灭菌装置可用于各种外科器械的灭菌处理，某些玻璃和陶瓷器材也可以用等离子体进行灭菌。试验证明，外科使用的电线、电极、电池等特殊器材均可用低温等离子体灭菌处理。

（二）临床应用

1. 过氧化氢等离子低温灭菌器　适用范围同上。特别对重复使用的精密器械、电子仪器和光子配件的损害性小，能延长其使用寿命，一般消毒灭菌过程为 55～75 分钟，较环氧乙烷灭菌时间短，无毒性，费用也较低。但吸收性材料纤维素、纸、布等能阻止其穿透，必须选择特定的包装材料；对灭菌物的长度和直径有所限制，灭菌细物品长度不超过31cm，内径不能<6mm；不能用于处理尼龙和聚纤维制品；不能处理液体；不能使血清与盐污染的医疗用品达到灭菌状态。

2. 微波等离子体灭菌器　用于各种特殊玻璃器皿，如输血输液瓶、药用及其他特殊玻璃器皿的灭菌和去热源。还可用于心血管科和呼吸科的一些塑料、硅橡胶等高分子材料制品的灭菌，如血液氧合器这样形状复杂的设备，人工瓣膜、人工肾、假关节、心脏起搏器等体内人工植入器材。用环氧乙烷或甲醛气体灭菌，可能在仪器表面残留毒性，但等离子体进行灭菌可弥补此缺陷。

（三）注意事项

（1）不能用于被血和氯化钠污染器械的灭菌，尤其是狭窄腔体，如内镜的灭菌，如要使用，应先将器械清洗干净。

（2）等离子体中 γ 射线、β 粒子、强紫外光子对人体是有害的，可引起生物体的损伤。操作时，应注意灭菌腔门内衬及垫圈的绝缘性，以防外泄。

（3）气体等离子体的毒性与气体的种类有关，如氯气、溴和碘蒸气会产生对人有毒的残留气体，使用时应充分注意。

四、微　　波

微波是一种频率高（300～3 000 000 MHz）、波长短（1mm～1m）的电磁波。干燥和消毒采用 915MHz 和 2450MHz 两个专用频率。微波对不同性质的材料具有不同反应，对各种金属材料几乎全部反射，不吸收亦不穿透；对玻璃、陶瓷、塑料几乎全部穿透、较少吸收；对生物体、水及含水材料具有良好吸收性能并可产生热能转换。微波的这些特性在消毒灭菌方面具有重要作用。

（一）杀菌机制

微波按其波长可分为分米波、厘米波和毫米波。目前,消毒中常用的 2450MHz±50MHz

与915MHz±25MHz微波，其波长均属分米波段。其热效应多以被消毒物品分子内部激烈运动、相互碰撞、彼此摩擦而发热，故从而内外加热均匀，速度快，杀菌作用强。另外，杀菌作用除热效应外，还来自非热效应作用，所以消毒灭菌的所需温度亦较电热或红外线为低（100～120℃）。一般物品在5～10kW的微波炉中，持续3～15分钟即可达灭菌要求。

（二）影响因素

1. 输出功率和照射时间 在其他条件固定不变的情况下，微波杀菌作用随输出功率加大或照射时间延长而显著增强，特别是在低功率区更为明显。输出功率由90W增加到320W，其杀菌速度可提高20倍。微波输出功率和照射时间直接反映了微波杀菌的剂量强度，并且在两者之间存在着确定的交互作用关系，输出功率不变而延长时间或时间不变增加输出功率都可以提高杀菌速度，增强杀菌效果。

2. 包装方法 灭菌物品的包装材料不仅需要能无阻留地透过微波和防止微生物的透入，而且需要防止热量扩散。研究证明，棉布包表层污染的细菌要比包中心部位污染菌难以杀灭，杀菌速度相差4倍。若用不透气的塑料膜把棉布包再进行密封包装，可完全消除内层和表层的差别，达到内外消毒效果一致。这种现象可能是密封隔热包装可防止热扩散，充分发挥热效应的缘故，其明显改善包内外灭菌的均匀性。

3. 材料含湿率 水是微波最好的吸收材料，吸收微波是微波杀菌的必要条件，所以灭菌物品含水率对消毒效果影响明显。不含水分的材料难以用微波灭菌已被大量研究证实。含湿率可因微波输出功率大小和照射时间长短而最佳范围不同，微波快速灭菌器在650W功率下照射时间<10分钟，以200g吸湿载体为例其含湿率可为30%～50%。在其他条件不变的情况下，含湿率过大亦即负载率过大，使得能量分布密度降低，从而使微波杀菌效果降低。

4. 场强均匀性 用微波炉消毒物品时存在冷点位置，在这个位置上的消毒物品不能接受像其余位置的微波辐射。因此，在使用微波炉时应注意避开微波炉中的冷区域，放在其电热转动器上，使其受到充分的微波照射。

（三）临床应用

1. 应急性器械的快速灭菌 根据微波特性，微波对金属器材的消毒只能借助于吸收微波的材料包裹进行灭菌处理。由于微波作用快速，特别适合于应急性器材的灭菌。Cardoso VH等报道，用1000W微波消毒30秒可显著抑制多种细菌生长。还有些研究发现，用2450MHz±50MHz微波炉对医用插管、导管照射5～7分钟即可达到灭菌。可用WXD-650A型微波快速灭菌器2450MHz±50MHz、650W微波和0.5%氯己定协同作用5分钟灭菌，并可在手术台边进行灭菌。通常微波不能处理金属物品，但金属器械以湿布包裹后，用2450MHz±50MHz、3.0kW微波照射5分钟可达灭菌。

2. 不耐热器材的灭菌 某些不耐高温的医疗器材，用环氧乙烷气体灭菌不仅时间长而且有残留毒性。用微波灭菌，既快又不损坏器材。如医院中由高分子整合材料制成的各种导管、手套、各种人工器官及手术缝线、刀片等用微波快速灭菌器处理5分钟即可达灭菌。对污染严重的麻醉装置，用720W微波照射4分钟，可杀灭细菌和病毒。

3. 口腔科器材灭菌　口腔科小型器械如口镜、牙托、注射器、小金属器械及输液瓶等置于含 0.5%氯己定溶液的塑料盒里，以 2450MHz±50MHz（650W）微波照射 5 分钟可达灭菌。牙钻手机与钻针采用 WBy-1 型微波牙钻消毒器，用微波与增效液协同作用，只需照射 1 分钟即可杀灭细菌繁殖体、细菌芽孢，并可将 HBsAg 抗原性完全破坏。该法对牙钻手机与钻针无腐蚀，使用性能无影响。Ribeiro DG 等研究发现微波照射义齿 3 分钟可杀灭念珠菌、葡萄球菌、变形链球菌等多种微生物，可预防交叉污染的发生。

4. 儿科器材的处理　乳胶奶头、玻璃奶瓶、药杯、毛巾、纱布、棉签等均可用微波消毒。用 ER-692 型家用微波炉 2450MHz±50MHz 对毛巾、玻璃奶瓶作用 20 分钟，对药杯、纱布和棉签照射 15 分钟，对乳胶奶嘴照射 10 分钟均能将类炭疽杆菌杀灭，除聚乙烯药杯经 10 次处理后开始变黄外，其余物品只要预湿水量适当均无损坏。

第四节　化学消毒灭菌方法

一、醛类消毒剂

（一）戊二醛

戊二醛属灭菌剂，具有广谱、高效杀菌作用，对金属腐蚀性小，受有机物影响小。市售的戊二醛含量为 250g/L 和 500g/L，是无色或淡黄色的油状液体，沸点为 187～189℃，挥发性低，有轻度醛刺激性气味。临床上常用灭菌浓度为 2%。也可使用卫生行政机构批准使用的浓度。碱性戊二醛杀菌作用比酸性戊二醛强，对物品的腐蚀性比酸性弱，但稳定性较酸性差，活化后，保存时间为 2 周。

1. 适用范围　适用于不耐热的医疗器械和精密仪器等消毒与灭菌。

2. 使用方法

（1）诊疗器械、器具与物品的消毒与灭菌：常用浸泡法。将洗净、干燥的诊疗器械、器具与物品放入 2%的碱性戊二醛溶液中完全浸没，并应去除器械表面的气泡，容器加盖，温度 20～25℃，消毒作用到产品使用说明的规定时间，灭菌作用 10 小时。无菌操作取出，用无菌水冲洗干净，并无菌擦干后使用。

（2）内镜消毒与灭菌：戊二醛对不同种类内镜的消毒和灭菌不仅要求不同，而且内镜处理严格程度也不同，因此应严格按照不同内镜的操作程序进行消毒。

3 注意事项

（1）诊疗器械、器具与物品在消毒前应彻底清洗、干燥。新启用的诊疗器械、器具与物品先除去油污及保护膜，再用清洁剂清洗去除油脂，干燥后及时消毒或灭菌。

（2）戊二醛对人有毒性，应在通风良好的环境中使用。对皮肤和黏膜有刺激性，使用时应注意个人防护。不慎接触，应立即用清水连续冲洗干净，必要时就医。

（3）戊二醛不应用于物体表面的擦拭或喷雾消毒、室内空气消毒、手和皮肤黏膜的消毒。

（4）强化酸性戊二醛使用前应先加入 pH 调节剂（碳酸氢钠），再加防锈剂（亚硝酸钠）

充分混匀。

（5）戊二醛应密封，避光，置于阴凉、干燥、通风的环境中保存。

（二）邻苯二甲醛

邻苯二甲醛为高效消毒剂，具有戊二醛优良的杀灭微生物的能力、使用浓度低、作用快速、无需二次活化、腐蚀性低、刺激性与毒性较低并且对污染在医疗器械上的血液与组织无凝固和固定作用等特点。

1. 适用范围　适用于不耐热诊疗器械、器具与物品的浸没消毒。

2. 使用方法

（1）将待消毒的诊疗器械、器具与物品完全淹没于含量为 5.5g/L、pH 为 7.0～8.0、温度 20～25℃的邻苯二甲醛溶液中浸泡，消毒容器加盖，作用 5～12 分钟。

（2）用于内镜的消毒应遵循国家有关要求。

3. 注意事项

（1）诊疗器械、器具与物品消毒前应彻底清洗、干燥。新启用的诊疗器械、器具与物品先除去油污及保护膜，再用清洁剂清洗去除油脂，干燥后及时消毒或灭菌。

（2）使用时应注意通风。直接接触到本品会引起眼睛、皮肤、消化道、呼吸道黏膜损伤。接触皮肤、黏膜会着色，处理时应谨慎、戴手套；当溅入眼内时应及时用水冲洗，必要时就诊。

（3）配制使用应采用专用塑料容器。

（4）消毒液连续使用应≤14 日。

（5）应确保使用中的浓度符合产品使用说明的要求。

（6）邻苯二甲醛应密封，避光，置于阴凉、干燥、通风的环境中保存。

（三）低温甲醛蒸汽灭菌

1. 适用范围　适用于不耐湿、热的诊疗器械、器具和物品的灭菌，如电子仪器、光学仪器、管腔器械、金属器械、玻璃器皿、合成材料物品等。

2. 灭菌方法

（1）低温甲醛蒸汽灭菌程序应包括：预热、预真空、排气、蒸汽注入、湿化、升温，反复甲醛蒸发、注入，甲醛穿透，灭菌（在预设的压力、温度下持续一定时间），反复蒸汽冲洗灭菌腔内甲醛，反复空气冲洗、干燥、冷却，恢复灭菌仓内正常压力。

（2）根据低温甲醛蒸汽灭菌器的要求，采用 2%复方甲醛溶液或福尔马林溶液（35%～40%甲醛）进行灭菌，每个循环的 2%复方甲醛溶液或福尔马林溶液（35%～40%甲醛）用量根据装载量不同而异。灭菌参数为：温度 55～80℃，灭菌维持时间为 30～60 分钟。

3. 注意事项

（1）应采用取得卫生部消毒产品卫生许可批件的低温甲醛蒸汽灭菌器，并使用专用灭菌溶液进行灭菌，不应采用自然挥发或熏蒸的灭菌方法。

（2）低温甲醛蒸汽灭菌器操作者应培训上岗，并具有相应的职业防护知识和技能。

（3）低温甲醛蒸汽灭菌器的安装及使用应遵循生产厂家使用说明书或指导手册，必要时应设置专用的排气系统。

（4）运行时的周围环境甲醛浓度应＜0.5mg/m³，排水内的甲醛浓度应符合国家有关规定，灭菌物品上的甲醛浓度均值≤4.5μg/cm²。在灭菌器内经过甲醛残留处理的灭菌物品，取出后可直接使用。

（5）灭菌包装材料应使用与压力蒸汽灭菌法相同或专用的纸塑包装、无纺布、硬质容器，不应使用可吸附甲醛或甲醛不易穿透的材料如布类、普通纸类、聚乙烯膜、玻璃纸等。

（6）装载时，灭菌物品应摊开放置，中间留有一定的缝隙，物品表面应尽量暴露。使用纸塑包装材料时，包装应竖立，纸面对塑面依序排放。

（7）消毒后，应去除残留甲醛气体，采用抽气通风或用氨水中和法。

二、氧化物类消毒剂

（一）过氧乙酸

过氧乙酸属灭菌剂，具有广谱、高效、低毒、对金属及织物有腐蚀性，受有机物影响大，稳定性差等特点。其浓度为16%～20%（*W/V*）。

1. 适用范围　适用于耐腐蚀物品、环境及皮肤等的消毒与灭菌。

2. 使用方法

（1）浸泡法：凡能够浸泡的物品均可用过氧乙酸浸泡消毒。消毒时，将待消毒的物品放入装有过氧乙酸的容器中，加盖。对一般污染物品的消毒，用 0.1%～0.2%（1000～2000mg/L）过氧乙酸溶液浸泡 30 分钟；对耐腐蚀医疗器械的高水平消毒，采用 0.5%（5000mg/L）过氧乙酸冲洗作用 10 分钟，用无菌方法取出后采用无菌水冲洗干净，无菌巾擦干后使用。

（2）擦拭法：对大件物品或其他不能用浸泡法消毒的物品用擦拭法消毒。消毒使用的浓度和作用时间同浸泡法。

（3）喷洒法：用于环境消毒室，用 0.2%～0.4%（2000～4000mg/L）过氧乙酸溶液喷洒，作用 30～60 分钟。

（4）喷雾法：采用电动超低容量喷雾器，使用 5000mg/L 过氧乙酸溶液，按照 20～30ml/m³ 的用量进行喷雾消毒，作用 60 分钟。

（5）熏蒸法：使用 15% 过氧乙酸（7ml/m³）加热蒸发，相对湿度 60%～80%，室温熏蒸 2 小时。

（6）使用以过氧乙酸为灭菌剂的专用机械消毒设备灭菌内镜时，应遵循卫生部消毒产品卫生许可批件的使用范围及操作方法。

3. 注意事项

（1）过氧乙酸不稳定，应贮存于通风阴凉处，用前应测定有效含量，原液浓度低于 12% 时禁止使用。

（2）稀释液临用前配制，使用时限≤24 小时。

（3）过氧乙酸对多种金属和植物有很强的腐蚀和漂白作用，金属制品与织物经浸泡消毒后，及时用符合要求的水冲洗干净。

（4）接触过氧乙酸时，应采取防护措施；不慎溅入人眼中或皮肤上，应立即用大量清水冲洗。

（5）空气熏蒸消毒时，室内不应有人。

（二）过氧化氢

过氧化氢属高效消毒剂，具有广谱、高效、速效、无毒、对金属及织物有腐蚀性，受有机物影响很大，纯品稳定性好，稀释液不稳定等特点。

1. 适用范围 适用于外科伤口、皮肤黏膜冲洗消毒，室内空气的消毒。

2. 使用方法

（1）伤口、皮肤黏膜消毒：采用3%（30g/L）过氧化氢冲洗、擦拭，作用3～5分钟。

（2）室内空气消毒：使用气溶胶喷雾器，采用 3%（30g/L）过氧化氢溶液按照 20～30ml/m^{3}的用量喷雾消毒，作用 60 分钟。

3. 注意事项

（1）过氧化氢应避光、避热，室温下储存。

（2）过氧化氢对金属有腐蚀性，对织物有漂白作用。

（3）喷雾时应采取防护措施；谨防溅入眼内或皮肤黏膜上，一旦溅上及时用清水冲洗。

（三）二氧化氯

1. 适用范围 适用于物品、环境、物体表面及空气的消毒。

2. 使用方法

（1）浸泡法：将待消毒物品浸没于装有二氧化氯溶液的容器中，加盖。对细菌繁殖体污染物品的消毒，用 100～250mg/L 二氧化氯溶液浸泡 30分钟；对肝炎病毒和结核分枝杆菌污染物品的消毒，用500mg/L 二氧化氯溶液浸泡 30分钟；对细菌芽孢污染物品的消毒，用1000mg/L 二氧化氯溶液浸泡 30分钟。

（2）擦拭法：大件物品或其他不能用浸泡法消毒的物品用擦拭法消毒。消毒使用的浓度和作用时间同浸泡法。

（3）喷洒法：对细菌繁殖体污染的表面，用 500mg/L 二氧化氯溶液均匀喷洒，作用 30分钟；对肝炎病毒和结核杆菌污染的表面，用 1000mg/L 二氧化氯溶液均匀喷洒，作用 60分钟。

（4）室内空气消毒：使用气溶胶喷雾器，采用 500mg/L 二氧化氯溶液按照 20～30ml/m^{3}的用量喷雾消毒，作用 30～60 分钟；或采用二氧化氯溶液按照 10～20mg/m^{3}加热蒸发或加激活剂熏蒸消毒。消毒剂用量、消毒时间、操作方法和注意事项等应遵循产品的使用说明。

3. 注意事项

（1）置于干燥、通风处保存。

（2）稀释液应现配现用，使用时限≤24 小时。

（3）对碳钢、铝有中度腐蚀性，对铜、不锈钢有轻度腐蚀性。金属制品经二氧化氯消毒后，应及时用符合要求的水冲洗干净、干燥。

三、环氧乙烷消毒剂

环氧乙烷能够在不损害灭菌物品的情况下保持强穿透力，故多数不宜用一般方法灭菌的物品均可用环氧乙烷消毒和灭菌。环氧乙烷是目前最主要的低温灭菌方法之一。

1. 适用范围　适用于不耐热、不耐湿的诊疗器械、器具和物品的灭菌，如电子仪器、光学仪器、纸质制品、化纤制品、塑料制品、陶瓷及金属制品等诊疗用品。其不适用于食品、液体、油脂类、粉剂类等灭菌。

2. 灭菌方法　灭菌程序包括预热、预湿、抽真空、通入气体环氧乙烷达到预定浓度、维护灭菌时间、清除灭菌柜内环氧乙烷气体、解析灭菌物品内环氧乙烷的残留等过程。

灭菌时应采用100%纯环氧乙烷或环氧乙烷和二氧化碳混合气体，不应使用氟利昂。

应按照环氧乙烷灭菌器生产厂家的操作使用说明或指导手册，根据灭菌物品种类、包装、装载量与方式不同，选择合适的温度、浓度和时间等灭菌参数，采用新的灭菌程度、新类型诊疗器械、新包装材料使用环氧乙烷气体灭菌前，应验证灭菌效果。

除金属和玻璃材质以外的灭菌物品，灭菌后应经过解析，解析时间：50℃，12小时；60℃，8小时；残留环氧乙烷应符合GB/T 16886.7的要求。解析过程应在环氧乙烷灭菌柜内继续进行，输入的空气应经过高效过滤（滤除≥0.3μm粒子99.6%以上），或放入专门的通风柜内，不应采用自然通风法进行解析。

3. 灭菌前物品准备与包装

（1）灭菌物品应彻底清洗干净。

（2）包装应采用专用的包装材料，包括纸、包装袋（纸袋、纸塑袋等）、非织造布、硬质容器、包装材料应分别符合YY/T 0698.2、YY/T 0698.4、YY/T 0698.5和YY/T 0698.8的要求，新型包装材料应符合GB/T 19633的有关规定。包装操作要求应符合WS 310.2的要求。

4. 灭菌物品装载　灭菌柜内装载物品周围应留有空隙，物品应放于金属网状篮筐内或金属网架上；纸塑包装应侧放。物品装载量不应超过柜内总体积的80%。

5. 注意事项

（1）灭菌器安装应符合要求，包括通风良好，远离火源，灭菌器各侧（包括上方）应预留51cm空间。应安装专门的排气管道，且与大楼其他排气管道完全隔离。

（2）应有专门的排气管道系统，排气管应为不通透环氧乙烷的材料如铜管等制成，垂直部分长度超过3m时应加装集水器。排气管应至室外，并于出口处反转向下；距排气口7.6m范围内不应有易燃易爆物和建筑物的入风口如门或窗；排气管不应有凹陷或回圈。

（3）环氧乙烷灭菌气瓶或气罐应远离火源和静电，通风良好，无日晒，存放温度低于40℃，不应置于冰箱中。应严格按照国家制定的有关易燃易爆物品储存要求进行处理。

（4）每年对于作环境中环氧乙烷浓度进行监测记录。在每日8小时工作中，环氧乙烷浓度TWA（时间加权平均浓度）应不超过1.82mg/m³（1ppm）。

（5）消毒员应经专业知识和紧急事故处理的培训。过度接触环氧乙烷后，迅速将其移离中毒现场，立即吸入新鲜空气；皮肤接触后，用水冲洗接触处至少15分钟，同时脱去脏衣服；眼睛接触液态环氧乙烷或高浓度环氧乙烷气体至少冲洗眼10分钟，并均应尽快就诊。

（6）应在环氧乙烷灭菌器内进行，火菌器应取得卫生部消毒产品卫生许可批件。

四、含氯消毒剂

含氯消毒剂属高效消毒剂，具有广谱、速效、低毒或无毒、对金属有腐蚀性、对织物有漂白作用，受有机物影响很大，粉剂稳定而水剂不稳定等特点。常用的含氯消毒剂：①液氯：含氯量>99.5%（g/100ml）。②漂白粉：含有效氯 25%（g/100g）。③漂白粉精：含有效氯 80%（g/100g）。④三合二，含有效氯 56%（g/100g）。⑤次氯酸钠，工业制备的含有效氯 10%（g/100g）。⑥二氯异氰尿酸钠，含有效氯 60%（g/100g）。⑦三氯异氰尿酸，含有效氯 85%～90%（g/100g）。⑧氯化磷酸三钠，含有效氯 2.6%（g/100g）。

1. 适用范围　适用于物品、物体表面、分泌物、排泄物等的消毒。

2. 使用方法

（1）浸泡法：将待消毒的物品浸没于装有含氯消毒剂溶液的容器中，加盖。对细菌繁殖体污染物品的消毒，用含有效氯 500mg/L 的消毒液浸泡>10 分钟，对经血传播病原体、分枝杆菌和细菌芽孢污染物品的消毒，用含有效氯 2000～5000mg/L 消毒液，浸泡>30 分钟。

（2）擦拭法：大件物品或其他不能用浸泡消毒的物品用擦拭法消毒，消毒所用的浓度和作用时间同浸泡法。

（3）喷洒法：对一般污染的物品表面，用含有效氯 400～700mg/L 的消毒液均匀喷洒，作用 10～30 分钟；对经血传播病原体、结核杆菌等污染表面的消毒，用含有效氯 2000 mg/L 的消毒液均匀喷洒，作用>60 分钟。喷洒后有强烈的刺激性气味，人员应离开现场。

（4）干粉消毒法：对分泌物、排泄物的消毒，用含氯消毒剂干粉加入分泌物、排泄物中，使有效氯含量达到 10 000mg/L，搅拌后作用>2 小时；对医院污水的消毒，用干粉按有效氯 50mg/L 用量加入污水中，并搅拌均匀，作用 2 小时后排放。

3. 注意事项

（1）粉剂应于阴凉处避光、防潮、密封保存；水剂应于阴凉处避光、密闭保存。使用液应现配现用，使用时限≤24 小时。

（2）配置漂白粉等粉剂溶液时，应戴口罩、手套。

（3）未加防锈剂的含氯消毒剂对金属有腐蚀性，不应用于金属器械的消毒。加防锈剂的含氯消毒剂对金属器械消毒后，应用无菌蒸馏水冲洗干净，干燥后使用。

（4）对织物有腐蚀和漂白作用，不应用于有色织物的消毒。

五、碘类消毒剂

碘类消毒剂可卤化菌体蛋白形成沉淀，具渗透性，杀菌谱广、快速，对各种微生物的杀灭剂量比较接近。

（一）碘伏

1. 适用范围　适用于手、皮肤、黏膜及伤口的消毒。

2. 使用方法

擦拭法：皮肤、黏膜擦拭消毒，用浸有碘伏消毒液原液的无菌棉球或其他替代物品擦拭被消毒部位。外科手消毒用碘伏消毒液原液擦拭揉搓作用至少 3 分钟。手术部位的皮肤消毒，用碘伏消毒液原液局部擦拭 2~3 遍，作用至少 2 分钟。注射部位的皮肤消毒，用碘伏消毒液原液局部擦拭 2 遍，作用时间遵循产品的使用说明。口腔黏膜及创面消毒，用含有效碘 1000~2000mg/L 的碘伏擦拭，作用 3~5 分钟。

冲洗法：对阴道黏膜创面的消毒，用含有效碘 500mg/L 的碘伏冲洗，作用到使用产品的规定时间。

3. 注意事项

（1）应置于阴凉处避光、防潮、密封保存。

（2）含乙醇的碘制剂消毒液不应用于黏膜和伤口的消毒。

（3）碘伏对二价金属制品有腐蚀性，不应做相应金属制品的消毒。

（4）碘过敏者慎用。

（二）碘酊

1. 适用范围　适用于注射及手术部位皮肤的消毒。

2. 使用方法

使用碘酊原液直接涂擦注射及手术部位皮肤 2 遍以上，作用时间 1~3 分钟，待稍干后再用 70%~80 %（体积比）乙醇脱碘。

3. 注意事项

（1）不宜用于破损皮肤、眼及口腔黏膜的消毒。

（2）不应用于碘酊过敏者；过敏体质者慎用。

（3）应置于阴凉处避光、防潮、密封保存。

（三）复方碘伏消毒液

1. 适用范围　主要适用于医务人员的手、皮肤消毒，有些可用于黏膜消毒。应遵循卫生部消毒产品卫生许可批件规定的使用范围。

2. 使用方法

（1）含有乙醇或异丙醇的复方碘伏消毒剂可用于手、皮肤消毒，原液擦拭 1~2 遍，作用 1~2 分钟，不可用于黏膜消毒。

（2）含有氯己定的复方碘伏消毒剂，用途同普通碘伏消毒剂，应遵循该消毒剂卫生许可批件的使用说明，慎用于腹腔冲洗消毒。

3. 注意事项　同碘伏，使用中应注意复方物质的毒副作用。

六、醇类消毒剂

醇类消毒剂杀菌作用快、性质稳定、无腐蚀性、基本无毒，可与其他药物配制成酊剂起增效作用；能去污起清洁作用，价廉。缺点：不易杀死细菌芽孢、受有机物影响较大、有效浓度较高等。醇分子能进入蛋白质肽链使菌体蛋白变性、干扰微生物代谢和溶菌。醇类消毒剂包括乙醇、异丙醇、正丙醇，或两种成分的复方制剂。

1. 适用范围 适用于手、皮肤、物体表面及诊疗器械的消毒。

2. 使用方法

（1）手消毒：使用符合国家有关规定的含醇类手消毒剂，手消毒方法遵循 WS/T 313 的要求。

（2）皮肤消毒：使用 70%～80%（体积比）乙醇溶液擦拭皮肤 2 遍，作用 3 分钟。

（3）物体表面的消毒：使用 70%～80%（体积比）乙醇溶液擦拭物体表面 2 遍，作用 3 分钟。

（4）诊疗器具的消毒：将待消毒的物品浸没于装有 70%～80%（体积比）的乙醇溶液中消毒≥30 分钟，加盖；或进行表面擦拭消毒。

3. 注意事项

（1）醇类易燃，不应有明火。

（2）不应用于被血、脓、粪便等有机物严重污染表面的消毒。

（3）用后应盖紧，密闭，置于阴凉处保存。

（4）醇类过敏者慎用。

七、胍类消毒剂

胍类消毒剂包括醋酸氯己定、葡萄糖酸氯己定和聚六亚甲基胍等。其均属低效消毒剂，具有速效杀菌作用，对皮肤黏膜无刺激性、对金属和织物无腐蚀性，受有机物影响轻微，稳定性好等特点。

1. 适用范围 适用于手、皮肤、黏膜的消毒。

2. 使用方法

擦拭法：手术部位及注射部位皮肤和伤口创面消毒，用有效含量≥2g/L 氯己定-乙醇（70%，体积比）溶液局部擦拭 2～3 遍，作用时间遵循产品的使用说明；外科手消毒用有效含量≥2g/L 氯己定-乙醇（70%，体积比）溶液，使用方法及作用时间应遵循产品使用说明。

冲洗法：对口腔、阴道或伤口创面的消毒，用有效含量≥2g/L 氯己定溶液冲洗，作用时间遵循产品的使用说明。

3. 注意事项 不应与肥皂、洗衣粉等阴性离子表面活性剂混合使用或前后使用。

八、季铵盐类消毒剂

本类消毒剂包括单链季铵盐和双长链季铵盐两类，前者只能杀灭某些细菌繁殖体和亲脂病毒，属低效消毒剂，如苯扎溴铵；后者可杀灭多种微生物，包括细菌繁殖体、某些真菌和病毒。季铵盐类可与乙醇或异丙醇配成复方制剂，其杀菌效果明显增加。季铵盐类消毒剂的特点是对皮肤黏膜无刺激，毒性小，稳定性好，对消毒物品无损害等。

1. 适用范围　适用于环境、物体表面、皮肤与黏膜的消毒。

2. 使用方法　环境、物体表面消毒一般用 1000～2000mg/L 消毒液，浸泡或擦拭消毒，作用时间 15～30 分钟。

皮肤消毒：复方季铵盐消毒剂原液皮肤擦拭消毒，作用时间 3～5 分钟。

黏膜消毒：采用 1000～2000mg/L 季铵盐消毒液，作用到产品使用说明的规定时间。

3. 注意事项　不宜与阴离子表面活性剂如肥皂、洗衣粉等使用。

第五节　消毒与灭菌方法的应用

一、医疗用品对人体的危险性分类

医用物品对人体的危险性是指物品污染后造成危害的程度。根据危害程度可将其分为三类。

（一）高度危险性物品

这类物品是穿过皮肤或黏膜而进入无菌组织或器官内部的器材，或与破损的组织、皮肤、黏膜密切接触的器材和用品。例如，手术器械和用品、输血与输液器材、穿刺针、注射药物和液体、透析器、血液和血液制品、导尿管、膀胱镜、腹腔镜、脏器移植物和活体组织检查钳等。

（二）中度危险性物品

这类物品仅和皮肤、黏膜相接触，而不进入无菌组织内。例如，呼吸机管道、胃肠道内镜、喉镜、气管镜、麻醉机管道、子宫帽、避孕环、压舌板、体温表等。

（三）低度危险性物品

虽有微生物污染，但在一般情况下无害，只有当受到一定量的病原微生物污染时才造成危害的物品。这类物品和器材仅直接或间接地和健康无损的皮肤接触，包括生活卫生用品和患者、医护人员生活和工作环境中的物品。例如，毛巾、面盆、痰盂（杯）地面、便器、餐具、茶具、墙面、桌面、床面、被褥、一般诊断用品（听诊器、听筒、血压计袖带）等。

二、选择消毒、灭菌方法的原则

（1）使用经卫生行政部门批准的消毒药品、器械，并严格按照批准使用的范围和方法进行消毒、灭菌。

（2）根据物品污染后的危害程度选择消毒、灭菌方法高度危险性物品，必须选用灭菌方法处理。

中度危险性物品，一般情况下达到消毒即可，可选用中水平或高水平消毒法。但中度危险性物品的消毒要求并不相同，有些要求严格，如内镜、体温表等必须达到高水平消毒，需采用高水平消毒法消毒。

低度危险性物品，一般可用低水平消毒方法，或只做一般的清洁处理即可，仅在特殊情况下，才做特殊的消毒要求。例如，在有病原微生物污染时，必须针对所污染病原微生物的种类选用有效的消毒方法。

（3）根据物品上污染微生物的种类、数量和危害性选择消毒、灭菌的方法

1）对受到细菌芽孢、真菌孢子、分枝杆菌、经血传播病原体（如乙型肝炎病毒、丙型肝炎病毒、艾滋病病毒等）以及对人体危害大的病原体（如 SARS 病毒等）污染的物品，选用高水平消毒法或灭菌法。

2）对受到真菌、亲水病毒、螺旋体、支原体、衣原体和病原微生物污染的物品，选用中水平以上的消毒方法。

3）对受到一般细菌和亲脂病毒等污染的物品，可选用中水平或低水平消毒法。

4）对存在较多有机物的物品消毒时，应加大消毒药剂的使用剂量和（或）延长消毒作用时间。

5）消毒物品上微生物污染特别严重时，应加大消毒药剂的使用剂量和（或）延长消毒作用时间。

（4）根据消毒物品的性质选择消毒方法

选择消毒方法时需考虑，一是要保护消毒物品不受损坏；二是使消毒方法易于发挥作用。应遵循以下基本原则：

1）耐高温、耐湿度的物品和器材，应首选压力蒸汽灭菌；耐高温的玻璃器材、油剂类和干粉类等可选用干热灭菌。

2）不耐热、不耐湿的物品及贵重物品，可选择环氧乙烷或低温蒸汽甲醛气体消毒、灭菌。

3）器械的浸泡灭菌，应选择对金属基本无腐蚀性的消毒剂。

4）选择表面消毒方法，应考虑表面性质，光滑表面可选择紫外线消毒器近距离照射，或液体消毒剂擦拭；多孔材料表面可采用喷雾消毒法。

三、不同种类物品消毒、灭菌方法的选择

（一）高度危险性物品的灭菌

手术器械、器具和物品的灭菌叙述如下。

（1）灭菌前准备：清洗、包装、装载遵循本书第十五章第三节消毒供应中心医院感染管理中相关要求。

（2）灭菌方法

1）耐热、耐湿手术器械：应首选压力蒸汽灭菌。

2）不耐热、不耐湿手术器械：应采用低温灭菌方法。

3）不耐热、耐湿手术器械：应首选低温灭菌方法，无条件的医疗机构可采用灭菌剂浸泡灭菌。

4）耐热、不耐湿手术器械：可采用干热灭菌方法。

5）外来医疗器械：医疗机构应要求器械公司提供清洗、包装、灭菌方法和灭菌循环参数，并遵循其灭菌方法和灭菌循环参数的要求进行灭菌。

6）植入物：医疗机构应要求器械公司提供植入物的材质、清洗、包装、灭菌方法和灭菌循环参数，并遵循其灭菌方法和灭菌循环参数的要求进行灭菌；植入物灭菌应在生物监测结果合格后放行；紧急情况下植入物的灭菌，应遵循医院消毒供应中心清洗消毒及灭菌效果监测标准（WS 310.3-2012）的要求。

7）动力工具：分气动式和电动式，一般由钻头、锯片、主机、输气连接线、电池等组成。应按照使用说明的要求对各种部件进行清洗、包装与灭菌。

1. 手术敷料的灭菌

（1）灭菌前准备

1）手术敷料灭菌前应存放于温度18～22℃、相对湿度35%～70%的环境。

2）棉布类敷料可采用符合YY/T 0698.2要求的棉布包装；棉纱类敷料可选用符合YY/T 0698.2、YY/T 0698.4、YY/T 0698.5要求的医用纸袋、非织造布、皱纹纸或复合包装袋，采用小包装或单包装。

（2）灭菌方法

1）棉布类敷料和棉纱类敷料应首选压力蒸汽灭菌。

2）符合YY/T 0506.1要求的手术敷料，应根据材质不同选择相应的灭菌方法。

2. 手术缝线的灭菌

（1）手术缝线分类：分为可吸收缝线和非吸收缝线。可吸收缝线包括普通肠线、铬肠线、人工合成可吸收缝线等。非吸收缝线包括医用丝线、聚丙烯缝线、聚酯缝线、尼龙线、金属线等。

（2）灭菌方法：根据不同材质选择相应的灭菌方法。

（3）注意事项：所有缝线不应重复灭菌使用。

3. 其他高度危险性物品的灭菌 应根据被灭菌物品的材质，采用适宜的灭菌方法。

（二）中度危险性物品的消毒

1. 消毒方法

（1）中度危险性物品如口腔护理用具等耐热、耐湿物品，应首选压力蒸汽灭菌，不耐热的物品如体温计（肛表或口表）、氧气面罩、麻醉面罩应采用高水平消毒或中水平消毒。

（2）通过管道间接与浅表体腔黏膜接触的器具如氧气湿化瓶、胃肠减压器、吸引器、引流瓶等的消毒方法如下。

1）耐高温、耐湿的管道与引流瓶应首选湿热消毒。

2）不耐高温的部分可采用中效或高效消毒剂如含氯消毒剂等以上的消毒剂浸泡消毒。

3）呼吸机和麻醉机的螺纹管及配件宜采用清洗消毒机进行清洗与消毒。

4）无条件的医院，呼吸机和麻醉机的螺纹管及配件可采用高效消毒剂如含氯消毒剂等以上的消毒剂浸泡消毒。

2. 注意事项

（1）待消毒物品在消毒灭菌前应充分清洗干净。

（2）管道中有血迹等有机物污染时，应采用超声波和医用清洗剂浸泡清洗。清洗后的物品应及时进行消毒。

（3）使用中的消毒剂应监测其浓度，在有效期内使用。

（三）低度危险性物品的消毒

诊疗用品的清洁与消毒：诊疗用品如血压计袖带、听诊器等，保持清洁，遇有污染应及时先清洁，后采用中、低效的消毒剂进行消毒。

1. 患者生活卫生用品的清洁与消毒 患者生活卫生用品如毛巾、面盆、痰盂（杯）、便器、餐饮具等，保持清洁，个人专用，定期消毒；患者出院、转院或死亡进行终末消毒。消毒方法可采用中、低效的消毒剂消毒；便器可使用冲洗消毒器进行清洗消毒。

2. 患者床单元的清洁与消毒

（1）医疗机构应保持床单元的清洁。

（2）医疗机构应对床单元（含床栏、床头柜等）的表面进行定期清洁和（或）消毒，遇污染应及时清洁与消毒；患者出院时应进行终末消毒。消毒方法应采用合法、有效的消毒剂如复合季铵盐消毒液、含氯消毒剂擦拭消毒，或采用合法、有效的床单元消毒器进行清洗和（或）消毒，消毒剂或消毒器使用方法与注意事项等应遵循产品的使用说明。

（3）直接接触患者的床上用品如床单、被套、枕套等，应一人一更换；患者住院时间长时，应每周更换；遇污染应及时更换。更换后的用品应及时清洗与消毒。消毒方法应合法、有效。

（4）间接接触患者的被芯、枕芯、褥子、病床隔帘、床垫等，应定期清洗与消毒；遇污染应及时更换、清洗与消毒。甲类及按甲类管理的乙类传染病患者、不明原因病原体感染患者等使用后的上述物品应进行终末消毒，消毒方法应合法、有效，其使用方法与注意事项等遵循产品的使用说明，或按医疗废物处置。

（四）朊病毒、气性坏疽和突发不明原因传染病的病原体污染物品和环境的消毒

1. 朊病毒

（1）消毒方法

1）感染朊病毒患者或疑似感染朊病毒患者宜选用一次性使用诊疗器械、器具和物品，使用后应进行双层密闭封装焚烧处理。

2）可重复使用的被感染朊病毒患者或疑似感染朊病毒患者的高度危险组织（大脑、硬脑膜、垂体、眼、脊髓等组织）污染的中度和高度危险性物品，可选以下方法之一进行消毒灭菌，且灭菌的严格程度逐步递增：

A. 将使用后的物品浸泡于 1mol/L 氢氧化钠溶液内作用 60 分钟，然后按 WS 310.2 中的方法进行清洗、消毒与灭菌，压力蒸汽灭菌应采用 134～138℃ 18 分钟，或 132℃ 30 分钟，或 121℃ 60 分钟。

B. 将使用后的物品采用清洗消毒机（宜选用具有杀朊病毒活性的清洗剂）或其他安全的方法去除可见污染物，然后浸泡于 1mol/L 氢氧化钠溶液内作用 60 分钟，并采用压力蒸汽灭菌 121℃ 30 分钟；然后清洗，并按照一般程序灭菌。

C. 将使用后的物品浸泡于 1mol/L 氢氧化钠溶液内作用 60 分钟，去除可见污染物，清水漂洗，置于开口盘内，下排气压力蒸汽灭菌器内 121℃灭菌 60 分钟或预排气压力蒸汽灭菌器 134℃灭菌 60 分钟。然后清洗，并按照一般程序灭菌。

3）被感染朊病毒患者或疑似感染朊病毒患者高度危险组织污染的低度危险物品和一般物体表面应用清洁剂清洗，根据待消毒物品的材质采用 10 000mg/L 的含氯消毒剂或 1mol/L 氢氧化钠溶液擦拭或浸泡消毒，至少作用 15 分钟，并确保所有污染表面均接触到消毒剂。

4）被朊病毒患者或疑似感染朊病毒患者高度危险组织污染的环境表面应用清洁剂清洗，采用 10 000mg/L 的含氯消毒剂消毒，至少作用 15 分钟。为防止环境和一般物体表面污染，宜采用一次性塑料薄膜覆盖操作台，操作完成后按特殊医疗废物焚烧处理。

5）被感染朊病毒患者或疑似感染朊病毒患者低度危险组织（如脑脊液、肾、肝、脾、肺、淋巴结、胎盘等组织）污染的中度和高度危险物品，传播朊病毒的风险还不清楚，可参照上述措施处理。

6）被感染朊病毒患者或疑似朊病毒患者低度危险组织污染的低度危险物品、一般物体表面和环境表面只可采取相应常规消毒方法处理。

7）被感染朊病毒患者或疑似感染朊病毒患者其他无危险组织污染的跨度和高度危险物品，采取以下措施处理：

A. 清洗并按常规高水平消毒和灭菌程序处理。

B. 除接触中枢神经系统的神经外科内镜外，其他内镜按照国家有关内镜清洗消毒技术规范处理。

C. 采用标准消毒方法处理低度危险性物品和环境表面，可采用 500～1000mg/L 的含氯消毒剂或相当剂量的其他消毒剂处理。

（2）注意事项

1）当确诊患者感染朊病毒时，应告知医院感染管理科及诊疗涉及的相关临床科室。培训相关人员朊病毒相关医院感染、消毒处理等知识。

2）感染朊病毒患者或疑似感染朊病毒患者高度危险组织污染的中度和高度危险物品，使用后应立即处理，防止干燥；不应使用快速灭菌程序；没有按正确方法消毒灭菌处理的物品应召回重新按规定处理。

3）感染朊病毒患者或疑似感染朊病毒患者高度危险组织污染的中度和高度危险物品，不能清洗和只能低温灭菌的，宜按特殊医疗废物处理。

4）使用的清洁剂、消毒剂应每次更换。

5）每次处理工作结束后，应立即消毒清洗器具，更换个人防护用品，进行手的清洁与消毒。

2. 气性坏疽病原体

（1）消毒方法

1）伤口的消毒：采用 3%过氧化氢溶液冲洗，伤口周围皮肤可选择碘伏原液擦拭消毒。

2）诊疗器械的消毒：应先消毒，后清洗，再灭菌。消毒可采用含氯消毒剂 1000～2000mg/L 浸泡消毒 30～45 分钟，有明显污染物时应采用含氯消毒剂 5000～10 000mg/L 浸泡消毒≥60 分钟，然后按规定清洗，灭菌。

3）物体表面的消毒：手术部（室）或换药室，每例感染患者之间应及时进行物体表面消毒，采用 0.5%过氧乙酸或 500mg/L 含氯消毒剂擦拭。

4）环境表面的消毒：手术部（室）、换药室、病房环境表面有明显污染时，随时消毒，采用 0.5%过氧乙酸或 1000mg/L 含氯消毒剂擦拭。

5）终末消毒：手术结束、患者出院、转院或死亡后应进行终末消毒。终末消毒可采用 3%过氧化氢或过氧乙酸熏蒸，3%过氧化氢按照 20ml/m^3 气溶胶喷雾，过氧乙酸按照 1g/m^3 加热熏蒸，湿度 70%～90%，密闭 24 小时；5%过氧乙酸溶液按照 2.5ml/m^3 气溶胶喷雾，湿度为 20%～40%。

6）织物：患者用过的床单、被罩、衣物等单独收集，需重复使用时应专包密封，标识清晰，压力蒸汽灭菌后再清洗。

（2）注意事项

1）患者宜使用一次性诊疗器械、器具和物品。

2）医务人员应做好职业防护，防护和隔离应遵循 WS/T 311 的要求；接触患者时应戴一次性手套，手卫生应遵循 WS/T 313 的要求。

3）接触患者创口分泌物的纱布、布垫等敷料和一次性医疗用品以及切除的组织如坏死肢体等双层封装，按医疗废物处理。医疗废物应遵循《医疗废物管理条例》的要求进行处置。

3. 突发不明原因传染病的病原体　突发不明原因的传染病病原体污染的诊疗器械、器具与物品的处理应符合国家届时发布的规定要求。没有要求时，其消毒的原则为：在传播途径不明时，应按照多种传播途径，确定消毒的范围和物品；按病原体所属微生物类别中抵抗力最强的微生物，确定消毒的剂量（可按杀芽孢的剂量确定）；医务人员应做好职业防护。

（五）皮肤与黏膜的消毒

1. 皮肤消毒

（1）穿刺部位的皮肤消毒

1）消毒方法

A. 用浸有碘伏消毒液原液的无菌棉球或其他替代物品局部擦拭 2 遍，作用时间遵循产品的使用说明。

B. 使用碘酊原液直接涂擦皮肤表面 2 遍以上，作用时间为 1～3 分钟，待稍干后再用 70%～80%乙醇（体积分数）脱碘。

C. 使用有效含量≥2g/L 氯己定-乙醇（70%，体积分数）溶液局部擦拭 2～3 遍，作用时间遵循产品的使用说明。

D. 使用 70%～80%（体积分数）乙醇溶液擦拭消毒 2 遍，作用 3 分钟。

E. 使用复方季铵盐消毒剂原液皮肤擦拭消毒，作用时间 3～5 分钟。

F. 其他合法、有效的皮肤消毒产品，按照产品的使用说明书操作。

2）消毒范围：肌肉、皮下及静脉注射、针灸部位和各种诊疗性穿刺等消毒方法主要是涂擦，以注射或穿刺部位为中心，由内向外缓慢旋转，逐步涂擦，共 2 次，消毒皮肤面积应≥5cm×5cm。中心静脉导管如短期中心静脉导管、PICC、植入式血管通路的消毒范围直径应>15cm，至少应大于敷料面积（10cm×12cm）。

（2）手术切口部位的皮肤消毒

1）清洁皮肤：手术部位的皮肤应先清洁；对于器官移植手术和处于重度免疫抑制状态的患者，术前可用抗菌或抑菌皂液或 20 000mg/L 葡萄糖酸氯己定擦拭洗净全身皮肤。

2）消毒方法

A. 使用浸有碘伏消毒液原液的无菌棉球或其他替代物品局部擦拭 2 遍，作用≥2 分钟。

B. 使用碘酊原液直接涂擦皮肤表面，等稍干后再用 70%～80%乙醇（体积分数）脱碘。

C. 使用有效含量≥2g/L 氯己定-乙醇（70%，体积分数）溶液局部擦拭 2～3 遍，作用时间遵循产品的使用说明。

D. 其他合法、有效的手术切口皮肤消毒产品，按照产品使用说明书操作。

3）消毒范围：应在手术野及其外扩展≥15cm 部位由内向外擦拭。

（3）病原微生物污染皮肤的消毒

1）彻底冲洗。

2）消毒：采用碘伏原液擦拭作用 3～5 分钟，或用乙醇、异丙醇与氯己定配制成的消毒液等擦拭消毒，作用 3～5 分钟。

2. 黏膜、伤口创面消毒

（1）擦拭法

1）使用含有效碘 1000～2000mg/L 的碘伏擦拭，作用到规定时间。

2）使用有效含量≥2g/L 的氯己定-乙醇（70%，体积分数）溶液局部擦拭 2～3 遍，作用时间遵循产品的使用说明。

3）采用 1000～2000mg/L 季铵盐，作用到规定时间。

（2）冲洗法

1）使用有效含量≥2g/L 的氯己定溶液冲洗或漱洗，至冲洗液或漱洗液变清为止。

2）采用 3%（30g/L）过氧化氢冲洗伤口、口腔含漱，作用到规定时间。

3）使用含有效碘 500mg/L 的消毒液冲洗，作用到规定时间。

（3）注意事项

1）其他合法、有效的黏膜、伤口创面消毒产品，按照产品使用说明书进行操作。

2）如消毒液注明不能用于孕妇，则不可用于妊娠妇女的会阴部及阴道手术部位的消毒。

（六）地面和物体表面的清洁与消毒

（1）清洁和消毒方法

1）地面的清洁与消毒：地面无明显污染时，采用湿式清洁。当地面受到患者血液、体液等明显污染时，先用吸湿材料去除可见的污染物，再清洁和消毒。

2）物体表面的清洁与消毒：室内用品如桌子、椅子、凳子、床头柜等的表面无明显污染时，采用湿式清洁。当受到明显污染时，先用吸湿材料去除可见的污染物，然后再清洁和消毒。

3）感染高风险的部门其地面和物体表面的清洁与消毒：感染高风险的部门如手术部（室）、产房、导管室、洁净病房、骨髓移植病房、器官移植病房、重症监护病房、新生儿室、血液透析病房、烧伤病房、感性染疾病科、口腔科、检验科、急诊等病房与部门的地面与物体表面，应保持清洁、干燥，每天进行消毒，遇明显污染随时去污、清洁与消毒。地面消毒采用 400～700mg/L 有效氯的含氯消毒液擦拭，作用 30 分钟。物体表面消毒方法同地面或采用 1000～2000mg/L 季铵盐类消毒液擦拭。

（2）注意事项：地面和物体表面应保持清洁，当遇到明显污染时，应及时进行消毒处理，所用消毒剂应符合国家相关要求。

（七）清洁用品的消毒

（1）手工清洗与消毒

1）擦拭布巾：清洗干净，在 250mg/L 有效氯消毒剂（或其他有效消毒剂）中浸泡 30 分钟，冲净消毒液，干燥备用。

2）地巾：清洗干净，在 500mg/L 有效氯消毒剂中浸泡 30 分钟，冲净消毒液，干燥备用。

（2）自动清洗与消毒：使用后的布巾、地巾等物品放入清洗机内，按照清洗器产品的使用说明进行清洗与消毒，一般程序包括水洗、洗涤剂洗、清洗、消毒、烘干，取出备用。

（3）注意事项：布巾、地巾应分区使用。

第六节 一次性使用医疗器械、器具管理

（1）采购部门应根据临床需要、医院感染管理部门的审核意见以及产品招标意见统一采购，使用科室不得擅自采购。

（2）医院购入的一次性使用医疗器械、器具，必须从取得省级以上国家食品药品监督管理总局颁发的《医疗器械生产企业许可证》、《医疗器械产品注册证》和生产企业或取得《医疗器械经营许可证》的经营企业购进。

（3）各科使用的一次性使用医疗器械、器具（三类）进口的一次性使用无菌医疗用品，应具有国家食品药品监督管理总局颁发的《医疗器械产品注册证》。

（4）采购部门验货

1）建立采购、质量验收制度并做好记录。采购记录包括：购进产品的企业名称、购进日期、产品名称、型号规格、数量、产品批号、消毒或灭菌日期、产品有效期、注册证号、生产厂家（产地）、供货人签名等。按照记录应能追查到每批医疗器械、器具的进货来源。

2）产品大、中、小包装均应标注生产厂址和医疗器械产品注册证号等信息。

3）产品包装信息与相关证件一致，并在有效期内。

4）进口一次性无菌产品应有灭菌日期和失效期等中文标识。

5）查验产品合格证。

（5）储存：库房整洁、干燥。产品按有效期的先后顺序储存于货架上，距地＞20cm，距墙＞5cm，距天花板＞50cm。

（6）发放：小包装破损、过期、不洁的产品不得发放。

（7）使用中的管理

1）进入限制区的产品必须拆除外包装。

2）科室使用前应检查小包装有无破损、失效，产品有无不洁等。

3）不得重复使用一次性医疗器械、器具。

4）发现不合格产品，应立即停止使用、封存，并在 24 小时内报告所在地国家食品药品监督管理总局，不得擅自处理。

5）使用产品发生不良反应，应立即停止使用，封存、留取相关标本送检，并在 24 小时内报告所在地国家食品药品监督管理总局和卫生行政部门。

（8）使用后处理：应按《医疗废物管理条例》的要求处理。

第七节　消毒药械管理

（1）消毒药械包括消毒剂和消毒器械。

（2）购入消毒药械前，医院感染管理部门应根据消毒药械的类别，审核相关证件并查验其分类与产品性质、审批机构是否相符，并签署审核意见。

（3）采购部门应根据临床需要、医院感染管理部门的审核意见，以及产品招标意见统一采购，使用科室不得擅自采购。

（4）采购部门验货

1）建立进货检查验收制度并做好记录，按照记录能追查到每次进货来源。

2）产品大、中、小包装上均应标注实际生产厂址和卫生许可证号。

3）产品包装信息与相关证件一致，并在有效期内。

（5）储存：库房整洁、干燥。产品按有效期的先后顺序摆放于货架上。

（6）发放：小包装破损、过期、不洁的产品不得发放。

（7）使用中的管理

1）科室使用前应检查小包装有无破损、过期、不洁等情况。

2）严格按照卫生许可批件审批的方法、范围等使用。

3）怀疑使用产品与医院感染暴发有关时，应立即停止使用、封存、送检，并在 24 小时内报告所在地卫生行政部门。

4）大批量不合格消毒剂（过期、污染）应按照《医疗废物管理条例》中化学性废物的要求处理。

（王　群　杨　莉）

参 考 文 献

居丽雯，胡必杰. 2006. 医院感染学. 上海：复旦大学出版社.
卫生部. 2009. 医院消毒供应中心.
卫生部. 2012. 医疗机构消毒技术规范.
徐秀华. 2007. 临床医院感染学. 长沙：湖南科学技术出版社.
薛广波. 2012. 现代消毒学进展. 北京：人民卫生出版社.
杨华明，易滨. 2008. 现代医院消毒学. 2 版. 北京：人民军医出版社.

思 考 题

1. 什么是消毒灭菌？
2. 清洗的作用有哪些？
3. 下排气式压力蒸汽灭菌和预真空压力蒸汽灭菌的原理是什么？
4. 紫外线消毒的适用范围及条件是什么？
5. 试述医疗用品对人体的危险性分类。

第十七章　医院环境与医院感染

第一节　医院环境与环境卫生学

一、人类与环境

环境是指人群赖以生活和劳动并与健康有密切关系的自然环境和社会环境的总体。人类的健康和疾病与环境密切相关。自然环境是直接或间接影响人群健康或致病的自然条件，通常由自然界中的水、空气、气候、土壤和生物等要素组合而成。社会环境是指人类长期有意识的社会行为所创造的与人群健康有关的人为环境的统称。对健康能产生正负效应的物理性、化学性、生物性及社会性因素都称为环境因素。物理因素是指环境中的气温、气湿、气流、气压及空气离子的变化，电离辐射、电磁辐射、噪声和振动等。过强的物理因素作用，对生物将产生一定的效应，甚至产生职业危害。化学因素是指物体从外环境中摄取空气、水、食物等生命必需物质，生物体内与环境中化学组成，保持着相对稳定、动态平衡的状态。生物因素是指生物圈中的生物（包括人类）之间的物质转换和能量传递，通过食物链使人类与多种生物及其生存的环境发生密切的关系。各种病原生物性疾病的发生和流行都是由于环境生物因素中的致病因素，通过各种环境介质作用于机体产生的结果。社会心理因素是指文化教育、风俗习惯、生活方式、个人行为及精神心理状态都与健康和疾病有关。心理因素在疾病的发生、发展和预防过程中都起着重要的作用。

二、医院环境卫生学与医院环境管理

医院环境卫生学是研究医院环境与医院人群健康关系，重点是研究医院中的各种有害因素，如物理因素、化学因素、生物因素等对病人、医务人员、社会人群的危害及预防措施的科学。研究利用医院环境中有利因素，控制不利因素，防止疾病而增进健康，提高医疗效果是研究医院环境卫生学的主要目的。创造良好的医院环境卫生条件、减少和防止医院环境污染，降低医院感染的发病率，防止医院生物学有害因素对社会传播，是医院环境卫生学的主要内容。

医院主要服务对象是病人，而病人来自社会的四面八方，病种复杂，病情各异，特别是一些具有传染性的感染病人，其分泌物、排泄物及其他代谢产物，极易对医院环境造成污染，而引起医院外源性感染的发生。医院自身功能和环境条件也成为各种病原微生物易

于引起医院感染的发生。医院在诊疗活动中产生的各种废弃物、垃圾、污水等含有大量细菌、病毒、原虫、寄生虫等，处理不当也极易引起社会公害。因此做好医院环境卫生管理，积极建设绿色医院，对防止医院感染，减少社会公害、保障人民身体健康有着十分重要的意义。

1. 有利于病人恢复健康，提高医院管理质量　合理的医院设计，符合卫生学要求的建筑布局、科学的医院管理、适宜的微小气候、充足的绿化环境、安静美观无噪声的场所，完善的室内卫生设施和消毒灭菌条件、良好的采暖通风照明设备，以及科学的膳食、周到的心理保健等，都是提高病人机体抵抗力，促进病人康复和提高医院整体医疗质量管理的必要条件。

2. 防止医院感染　由于医院存在着各种传染源和大量免疫力低下的易感人群，加之医院特定环境，为微生物学因素，如细菌、真菌、病毒、寄生虫等提供了各种侵入途径，极易造成医院感染的发生。据测算我国医院感染率为 8.4% 左右。传染病院或综合医院传染病房医院感染率为 11%～20%，而免疫力低下病人，如再生障碍性贫血医院感染率高达 42.42%，慢性粒细胞白血病为 34.88%，肝硬化为 32.32%，恶性肿瘤为 26.97%。外科 ICU（SICU）病人医院感染率美国为 35.20%，德国为 27.60%，我国某医院为 38.64%。由于医院环境常易被污染，而成为各种病原微生物的环境储源。其中葡萄球菌即广泛存在于医院空气、土壤及水中。据对北京东城区 6 所医院的调查，在医院婴儿室外环境中金黄色葡萄球菌检出率为 27.8%、休养室为 11.7%、产科病房为 22.3%、婴儿室操作台为 40.4%、婴儿推车为 31.3%。在金黄色葡萄球菌感染中，特别是 MRSA 常易引起医院感染的暴发流行。其他如 A 群链球菌、鼠伤寒沙门杆菌、铜绿假单胞菌、克雷伯菌、沙雷菌、曲霉菌、蜡样芽孢杆菌、柯萨奇病毒等常可通过医院空气、水、食物、诊疗用品等途径传播。因此做好医院环境卫生管理，则可减少或消除医院环境中病原微生物储存繁殖场所，切断其传播途径，从而有效地控制医院感染的发生。

3. 保障医疗安全和防止社会公害　医院环境卫生及其管理可以防止和减少医院内各种化学、物理、生物学等因素对病人、医务人员等的危害，也可以防止各种有害物质对社会人群引起的社会公害。调查显示，北京 18 所医院污水中细菌总数每毫升高达 9000～3000 万个，大肠菌群每升 5500～200 万个。在 1L 未经处理污水中至少含有传染性病毒 50 万个。结核病院未经处理污水中每升含结核菌 150 万个。新鲜污水沉淀物中每升含结核菌 1 亿个，在粪便中可含 100 多种肠道病毒，每克粪便即可含病毒 100 多万个。因此不做好医院污物、污水处理也极易污染社会环境造成社会公害。医院一次性医疗用品处理不当也极易引起医院感染，危及医疗安全和社会环境。如我国江西、陕西、湖南等某些医疗单位由于使用个人提供的不洁一次性注射器而造成注射部位感染。仅湖南省常德市第一人民医院就收治了 16 个臀部深部脓肿病人，其中 11 人进行了局部清创手术，危及了病人健康和医疗安全，造成了不良社会影响。

4. 预防为主，提高社会与经济效益　做好医院环境卫生管理是医院精神文明与物质文明建设的重要内容。舒适的就医环境、良好的住院条件、完善的各种卫生设施等，是维护病人身心健康、促进人们精神文明的重要条件。良好的医院环境、优质的医疗服务、低水平的医院感染发生率可以吸引病人就诊、增加医院信誉和经济效益。相反，医院感染的发生不仅造成病人的经济支出，也会危及病人健康和生命安全以及对医院信誉产生不良影响。据《华尔街日报》报道，美国因医院感染一年要增加医疗经费 100 亿美元，马来西亚一年约 200 万美元，英国 1987 年统计因医院感染增加 1.15 亿英磅。我国某医院调查发生医院感染病例平均每例增加住院日 35.66 天，增加住院费用 2370.96 元，粗略估计每年全国医疗费用支出约 51 亿元人民币。又如我国某医院 1993 年因柯萨奇病毒感染造成 49 名新生儿发病、15 名死亡，不仅造成了医院经济赔偿损失，而且也严重影响了病人生命的安危，对医院信誉也造成了不良影响。

三、医院环境卫生管理及其监督

医院环境卫生管理是在主管院长领导下，医院爱国卫生委员会和医院感染管理委员会共同负责医院环境卫生的宏观管理，根据医院卫生学标准，提出管理策略，出台各项制度，评价卫生管理效果，提出改进措施等。医院各部门应分别对所属医院环境卫生进行责任管理，如护理部、总务处等。医院感染管理科负责落实医院感染管理委员会关于医院环境卫生管理方面的具体工作，按照有关法律、规范和标准，对医院环境卫生进行指导、监测、监督及效果评价，并提出改进措施等。具体内容有：

（1）制订医院环境卫生学各项标准、考核评价卫生管理效果的方法，依据国家颁布的有关法律法规、政策指南等进行卫生学监督。

（2）制订医院卫生管理规划并组织实施。不断提高医院环境卫生质量，为病人创造良好的就医环境，提高医疗、护理、康复效果。

（3）制订严格的清洁卫生制度、消毒隔离制度、污物和污水处理制度等，采取科学措施防范医院有害因素对环境的污染，减少公害，防止医院感染，保护病人、工作人员及社会人群健康。

（4）做好病人生活卫生和心理卫生管理，尤其要做好医院高危人群及易感染人群的防护管理。如对危重病人、手术病人，长期使用激素、化疗、放疗及免疫力低下等病人的卫生学管理。

（5）加强对医院工作人员的卫生学防护宣传和教育培训。

（6）进行医院环境卫生学检测，开展对医疗作业环境及劳动卫生学的监督。

（7）开展医院环境卫生管理的科学研究，不断提高管理水平。

四、医院环境及其清洁

医院建筑物的科学布局是保障医院环境卫生的先决条件，也是医院环境保洁，防止医院感染和社会公害发生的基础保证。医院建筑总体设计是否符合医院卫生学标准，是否具备良好的环境布局、适宜的地理位置和自然条件，就显得非常重要。

医院环境的美化绿化：医院不仅要为病人创造优美、清新、舒适的环境，有助于病人早日康复，且对于减少和防止空气污染，净化空气，预防医院感染的发生也有重要意义。医院应根据所处地理环境、气候情况、院落大小、建筑布局等因地制宜进行绿化。一般要求医院绿化面积应占总面积的 50% 左右。医院树木中常青树应占 1/3 左右。选用树种首先要适应本地土壤条件，最好选用抗污染、净化空气能力强的树种，再结合功能要求进行绿化。绿化可以起到调节气温、减少风速、减少和净化尘埃、吸收大气中二氧化碳及二氧化硫、释放氧气等作用，且可种植一些可产生植物杀菌素的树种。绿化还可以增加空气中负离子数，可改善人体各系统生理功能，也可减少强光、风沙、噪声等不良刺激，有利于病人身心健康的恢复。

医院外环境保洁：医院外环境可以直接影响医院形象和医院管理质量。因此要求专人负责管理；制订个人分片保洁、管理责任制度和保洁标准，并有定期监督检查制度，以创建清洁、优美、文明、无害化的医院环境，具体要求如下：

（1）坚持每日定时清扫制度，经常保持医院外环境整洁，防止"脏、乱、差"。

（2）防止空气污染，坚持湿式清扫，庭院清扫必须在早晨上班前进行，严禁在医院内焚烧树叶、纸屑等杂物。

（3）清扫地面，清除痰迹、污物、废弃物、积水，制止随地吐痰和乱扔、乱倒废弃物。

（4）按照园林部门和医院特点规划布置医院绿化，管理好树木花草、水池和绿化设施。

（5）禁止在医院内乱堆杂物、乱摆摊点、乱停车辆、乱搭乱建、乱贴乱挂，制止扰乱社会秩序的行为。

（6）划定专门地点存放垃圾，禁止在垃圾容器内倾倒污水、粪便和渣土，生活垃圾与医疗废物必须分类存放。

（7）对医院环境易受病原微生物污染地段要定期消毒处理，并做好防蝇、防蚊、防鼠等卫生措施。

医院室内环境保洁：医院室内环境是病人医疗、护理、康复、生活及医务人员工作的重要场所。良好的室内环境，如适宜的微小气候，光线充足、空气清新、安静整洁、和谐的颜色装潢等对病人均是良性刺激，可使中枢系统处在正常状态，有利于提高机体各系统的生理功能，增强抵抗力，防止医院感染的发生，从而有利于医护质量的提高和病人的早日康复。

为做好医院室内环境的保洁，要求医院对病室建筑应有良好的规划设计；符合卫生学要求的建筑面积；合理的区域划分，建筑物出入口、交通道路及流线；良好的就医流程；以及良好的日照通风；完善的卫生设备；完善的污物清除处理系统等。

医院环境的优劣是有关热、光、声、噪声、空气清新度、温度、湿度、洁净度和绿化美化等因素之间相互作用的结果。这些因素不仅对人的工作效率、舒适感和健康有重要的影响，而且对医院感染也有着直接或间接的影响。因此，在控制医院感染过程中，应综合考虑这些因素，并在这些因素之间求得最理想的平衡。

（索继江　邢玉斌　王建荣　刘运喜）

第二节　医院建筑与医院感染

医院建筑的规划与设计是建筑学、医学、预防医学、环境保护学、医疗设备工程学、信息科学、医院管理学等多学科、多领域应用成果的综合。而医院感染管理是一门新兴的多学科交叉渗透的综合学科。医院对病人的安全管理和感染的预防、控制贯穿在医院运行的每个环节，体现于病人诊疗的全过程。医院建筑作为医疗活动的最主要的载体，必然对医院感染的发生、发展和预防、控制起到十分重要的作用。因此，提高医院建筑规划设计的科学性、合理性、有效性、安全性，以最大限度地预防医院感染，已被作为衡量医院管理水平的重要标志之一。

一、医院建筑的特点

医院建筑功能齐全、要求各异、设施先进、职能复杂、部门繁多，尤其医技部门发展极为迅速，是民用建筑中功能要求最复杂的类型。它除了应具有一般民用建筑使用功能外，还要求具有适应医院进行医疗、教学、科研、保健等活动以及符合预防医学和卫生学的特殊功能，因而具有功能复杂、建筑多变、环境特殊、设备制约等特点。

1. 功能复杂 医院建筑是一个具有特定功能的综合体和聚集特定人群的公共场所，科室繁多，人（车）流量大，病种多，功能关系和交通流线复杂，要求既要保证各功能区间特别是主体建筑间的密切联系，又要排除各种干扰和污染；既要方便病人，又要利于管理。如果规划不周，设计不善，必将产生交通、候诊拥挤、交叉感染以至射线危害，影响医院的洁净和安静、降低工效、污染院内外环境，甚至危害病人和工作人员安全。

2. 建筑多变 医院建筑的形态主要取决于医学医术水平、地区医疗要求和医院管理机制三个要素。因此，医院建筑虽能在一定期限内满足使用要求，但随着医学医术、医院管理学、建筑技术设备的发展和医疗需求量的增加、疾病结构的变化、高科技医疗设备的开发应用、医疗服务范围的扩大、建筑与建筑设备标准的提高，医院建筑形态必然发生变化，即采用增加面积与调整功能的手段进行扩建改造。这就要求医院建筑特别是医院总体规划和主体建筑设计具有一定的扩展度和灵活性，使其既能满足近期医疗要求，又能适应中远期发展需要。

3. 环境特殊 医院环境对病人的诊治、护理和康复有特殊的心理影响，同时，医院是各种病人密集之地，容易产生交叉感染和成为社会污染源。这就要求医院环境设计既有利于病人健康，又能防止交叉感染，消除院外疾病在院内的流行机会。随着医学模式的转变，医院不再是单纯满足病人的生理治疗需求，还要满足病人心理和社会需求，以病人为核心，创造为病人服务的高品质的医疗环境，也是现代医院建筑设计必须致力于研究解决的重要课题。

4. 设备制约 医院建筑与设备有密切的关系。一方面建筑需要安全可靠的高效能设备，如中央空调、消防报警自动喷洒、自控、电梯等，另一方面设备对建筑有特殊要求，如 PET（正电子对撞扫描仪）、磁共振、脑电图机、X 线诊断治疗机、核医学检查仪器、听力检测室和理疗射频治疗室等均要进行屏蔽并采取可靠防护设施等。由于医院建筑设计、施工和使用均受到设备严格制约，因而设备在很大程度上影响到医院的经济、社会效益和建筑使用功能，而且随着智能化、精密化、自动化医疗设备的广泛应用和更新周期缩短，设备对医院的制约和影响将越来越大。这就要求医院建筑特别是主体建筑设计不但能满足现代设备对建筑的不同要求，而且要具有将来更新设备的应变能力。

二、医院建筑与医院感染的关系

在医院建筑是病人和医院工作人员集中活动的区域，尤其是大型综合医院，收治病人的疾病种类繁多，人员流动量大，各类人员接触频繁。从感染传播环节的角度讲，病人既是感染源，也是易感人群；医院建筑本身和相关因素是重要的传播媒介之一。

在医院每天接诊的大量病人中，有很多尚未确诊的病人在院内活动。其中不少感染性疾病病人，包括法定传染病病人，大多先在内科、儿科等科室就诊，才能在确诊后转到相关专科或专科医院，有时需要经过多次检查和诊断才能确诊。而大部分传染病在发病初期就具有很强的传染性，病人携带着各种病原体多次往返于各类诊室、检查室等部门。在此过程中，这些病人在医院内通过各种形式接触到其他病人和医院工作人员。医院建筑在其中起到了十分重要的作用。就诊路线不合理、建筑隔离不到位、通风系统不科学、卫生设施不完善等，都会大大增加感染传播的机会。在病人住院过程中，也可以由于建筑原因获得医院感染。

在医院建筑规划设计阶段，就必须从预防医院感染角度进行仔细论证，使建筑设计符合"以人为本"的原则，同时尽量符合医院卫生学的要求，最终达到"以病人为中心"的目的。否则，医院就有可能在治疗疾病的同时，成为疾病在院内外传播的"传染源"，危害病人、工作人员和社会。在2003年传染性非典型肺炎（SARS）暴发与流行期间，曾出现过这种现象。因此，医院建筑设计的最终目的，一方面是保证其本身功能的实用性；另一方面就是要保证在其中活动人员的安全性。

三、医院建筑预防医院感染的原则与相关因素

1. 预防医院感染是医院建筑规划的基本原则之一 国内外的医院建筑标准和规范，都将预防医院感染（或交叉感染）提到了非常重要的位置，这是医院建筑与其他建筑区别最明显的特点之一，是包含在标准和规范中的最基本原则之一。

近年来，国外医院建筑提倡基于循证的设计（evidence-based design，EBD），主要基于以下理念：建筑环境的设计会从根本上影响病人、医务人员，以及医院的运营结果（即降低感染率、住院天数、坠床、镇痛药的作用和运营成本），同时提高病人和医务人员的感受和满意度。与循证医学相似，EBD使用最好的证据贯穿于决策制订过程中，并包括对结果的测量。EBD是一个多步骤的过程：一是制订基于目标和模式的整体框架；二是整合各类医疗设施建设指南；三是制订规划并设计；四是实施。其中感染预防在每一个步骤中部起着关键作用。美国JCI医院评审标准（第三版）PCI.7.5要求，医疗机构降低拆除、建设、装修场所的感染风险。要求医疗机构使用风险标准评估装修和新建设的影响，评估和管理装修或建筑对空气质量和感染控制工作的风险和影响。

在我国，建设部和国家质量监督检验检疫总局于2004年联合发布的《综合医院建筑设计规范（征求意见稿）》，在各个相关的章节都涉及预防医院感染的规定。尤其在"总则"

中明确提出："医院建筑设计应满足医疗工艺的要求，有效保障控制医院感染、节约能源、保护环境，创造以人为本的就医环境。"在医院新建、改建及扩建医疗用房的时候，必须牢记这一原则。卫生部负责修订的《综合医院建设标准》，由住房和城乡建设部、国家发展和改革委员会于 2008 年颁布实施。其第二十六条规定，综合医院的规划布局与平面布置，应符合布局合理，功能分区明确，科学地组织人流和物流，避免或减少交叉感染。

2. 医院感染管理人员必须对医院建筑规划进行专业把关 医院感染管理专业人员必须参与医院建筑的新建、改建或扩建工程的规划论证工作。《医院感染管理办法》第七条第二款规定，医院感染管理委员会的职责是：根据预防医院感染和卫生学要求，对本医院的建筑设计、重点科室建设的基本标准、基本设施和工作流程进行审查并提出意见。WHO医院获得性感染预防控制实用指南中也要求：感染控制人员必须是医院新建或改建的计划小组成员之一。在新建或改建过程中，感染控制人员的职责是检查和证实建造设计图，保证达到标准，减少医院感染。

指南指出，感染控制人员需要考虑以下内容：交通流程应尽量减少高危人群的暴露，利于运送病人；充分的病人空间隔离；有足够数量和类型的隔离病房；合适的洗手设施；易于清洁的材料；隔离病房和特殊病人护理区（手术室、移植病房）有合适通气设备；改建时预防病人暴露于真菌芽孢；合适的饮用水、医疗用水系统以减少军团菌的污染。

感染控制人员的职责是利用专业知识，检查建筑设计方案，提出自己的改进建议和意见，以最大限度地减少因医院建筑引发的医院感染。

3. 医院建筑必须分区明确，洁污分开 医院建筑应根据病人获得感染的危险性来对医院建筑的功能进行分区。医院隔离技术规范（WS/T311—2009）规定，医院根据危险性可分为 4 级：A（低危险区），如行政管理区。B（中等危险区），如普通病房。C（高危险区），如隔离病房、重症监护病房。D（极高危险区），如手术室。根据建筑分区明确的要求，同一等级分区的科室宜相对集中，高危险区的科室宜相对独立，宜与普通病区和生活区分开；通风系统应区域化，防止区域间空气交叉污染。保证感染病人和免疫力低下的病人分开，这时就需要配备合适数量和类型的隔离病房，对病人进行适当的空间隔离。在 2006 年的FGI（facilities guidelines institute）指南要求，美国所有新建医院只包括单间病房，不仅可减少病原体传播，同时也可保护患者隐私，增加医患沟通机会。同样，在消毒供应中心或医院食堂，污染区绝不能危及非污染区。

4. 医院建筑必须有良好的流程规划 流程规划一般包括以下内容：交通流程应尽量减少高危人群的暴露，利于快速运送病人；内部所有的流程都应体现洁污分开的原则，使与感染密切相关的人员流向、物品流向、气体流向等尽量科学合理，防止因人流、物流的流程交叉导致污染。

在这个过程中，不仅要考虑"清洁"回路和"污染"回路，还应考虑如果物品得到合适保护后，它能在不同的流程回路交叉而没有危险。只要上述每类物品都经过正确处理，电梯可供医院工作人员、探视者使用，可用于灭菌器械和废弃物的运行。灭菌物品和废弃物必须封闭在安全容器内，这些容器的外表必须体现出没有生物污染的危险。

在整体布局中，可以通过建筑中的通路的导向和隔离门的设置，体现流程的方向，保证洁污分开的实现。

5. 医院建筑材料的选择必须有利于预防感染 对建筑材料,特别是内部表面建筑材料的选择是非常重要的。地面、墙面材料必须易于清洁和耐消毒处理。这些要求也适用于病人环境中的所有物品。对建筑材料的要求包括:确定材料的采购计划;确定危险水平(分区);描述功能性的流程方式(流动和隔离);区分修建材料和改建材料。

6. 细节设计与施工必须体现预防感染原则 很多细节的实施将非常有利于预防控制感染,如室内的墙面与地面的阴阳角设计成圆角,配备合适的洗手设施,具备合适的水处理装置以减少军团菌感染,在普通病区设置带缓冲间的隔离病房,隔离房间和特护病区具有合适的通风设备等。

四、医院建筑设计要点

医院建筑的规划与设计应符合《综合医院建设标准》、《综合医院建筑设计规范》和《医院隔离技术规范(WS/T311—2009)》的要求,以最大程度上预防因建筑不合理引起的医院感染。

1. 选址与总平面

(1)选址:综合医院选址,应符合当地城镇规划、区域卫生规划和环保评估的要求。基地选择应符合下列要求:交通方便,宜面临两条城市道路;便于利用城市基础设施,便于院内部分服务的社会化;环境安静,远离污染源;地形宜规整;应远离易燃、易爆物品的生产和储存区,并应远离高压线路及其设施,避免强电磁场干扰;不应邻近少年儿童活动密集场所;不应污染、影响城市的其他区域。

(2)总平面:总平面设计要求如下。功能分区合理,各种流线组织清晰;洁污、医患、人车等路线清楚,避免交叉感染;建筑布局紧凑,交通便捷,管理方便;减少能耗;最大可能保持可持续发展的空间;应保证住院部、手术部、功能检查部、教学科研用房等处的环境安静;病房楼应获得良好朝向或景观;应留有发展或改、扩建余地,并做出拟发展或扩建规划;应有完整的绿化规划;对废弃物的处理,应符合有关环境保护法令、法规的规定,采用分类集中处理,减少对环境的污染。

同时,医院出入口不应少于两处,人员出入口不应兼作尸体和废弃物出口。在门诊部、急诊部、住院部等入口附近应设足够的车辆停放场地。太平间、病理解剖室应设于医院隐蔽处,并应与主体建筑有适当隔离。尸体运送路线应避免与出入院路线交叉。环境设计应充分利用地形、防护间距和其他空地布置绿化,并应有供病人康复活动的专用绿地。应对绿化、装饰、建筑内外空间、环境和室内外标识导向系统等作综合性处理。在儿科用房及其入口附近,宜采取符合儿童生理和心理特点的环境设计。病房的前后间距应满足日照要求,且不宜小于 12m,并符合有关规定的要求。在医院基地内不得建职工住宅;如用地毗连时,必须分隔,另设出入口。

2. 建筑设计

(1)一般规定

1)主体建筑的平面布置和结构形式,机电设计应为今后发展、改造和灵活分隔创造条件。

2）医院的分区和医疗用房应设置明显的导向标识。

3）建筑物出入口：门诊、急诊、急救、住院应分别设置出入口，出入口均应为无障碍出入口，主要出入口处必须有机动车停靠的平台及雨棚。如设坡道时，人行坡道坡度按无障碍坡道设计。

4）电梯：两层及两层以上的医疗用房宜设电梯，三层及三层以上的医疗用房应设电梯，且不得少于两台，其中一台为无障碍电梯。供病人使用的电梯和污物梯，应采用"病床梯"。电梯井道不得与主要用房相邻。

5）楼梯：楼梯的位置应同时符合防火疏散和功能分区的要求。踏步宽度不得小于0.28m，高度不得大于0.16m。疏散楼梯宽度不得小于1.30m。平台深度，不宜小于2m。门宽度应与疏散楼梯宽度相匹配，门的开启不应影响疏散。

6）两层无电梯的病房楼以及观察室与抢救室不在同一层又无电梯的急诊部，均应设置坡道，坡道坡度按无障碍坡道设计，并应有防滑措施。

7）通行推床的室内走道，净宽不应小于2.40m；有高差者必须用坡道相接，坡道坡度按无障碍坡道设计。

8）半数以上的病房，应获得良好日照及景观。

9）门诊、急诊和病房，应充分利用自然通风和天然采光。

10）室内净高不应低于下列规定：诊查室2.60m，病房2.80m；医技科室2.80m，或根据需要而定。公共走道高度2.30m。

11）医院建筑的热工要求应符合有关规范要求。

12）护理单元的配餐室、浴厕、盥洗室等辅助用房的位置，应力求减少噪声对病房的影响。

13）病房的允许噪声级（A声级）昼间应≤50dB，夜间应≤40dB，隔墙与楼板的空气声的计权隔声量应≥40dB，楼板的计权标准化撞击声压级宜≤75dB。

14）室内装修和一般防护要求：一般医疗用房的地面、踢脚板、墙裙、墙面、顶棚，应便于清扫、冲洗，不污染环境，其阴阳角宜做成圆角。踢脚板、墙裙应与墙面平。手术室、烧伤病房、洁净病房等洁净度要求高的用房，其室内装修应满足易清洁、耐腐蚀的要求。生化检验室和中心实验室的部分化验台台面，通风柜台面，采血与血库的灌液室和洗涤室的操作台台面，病理科的染色台台面，均应采用耐腐蚀、易冲洗、耐燃烧的面层；相关的洗涤池和排水管亦应采用耐腐蚀材料。药剂科的配方室、储药室、中心药房、药库均应采取防潮、防鼠等措施。太平间、病理解剖室，均应采取防蚊虫、防雀、防鼠及其他动物侵入的措施。

15）厕所：病人使用的厕所隔间的平面尺寸不应小于1.10m×1.40m，门朝外开，门闩应能里外开启。病人使用的坐式大便器的坐圈宜采用"马蹄式"，蹲式大便器宜采用"下卧式"，或有消毒功能的大便器；大便器旁应装置"助力拉手"。厕所应设前室，并应设非手动开关的洗手池。如采用室外厕所，宜用连廊与门诊、病房楼相接。应设无障碍专用厕所。男、女公共厕所应各设一个无障碍隔间厕位。无障碍专用厕所和公共厕所的无障碍设施与设计要求应符合有关的无障碍设计规范。卫生间应设输液吊钩。

16）有条件时可考虑医院的物流传输系统。

（2）门诊用房

1）设置位置与平面布置：门诊部应设在靠近医院交通入口处，与急诊部、医技部近旁，并应有直通医院内部的联系通路。应处理好门诊部内各部门的相互关系，使病人尽快到达就诊位置，避免往返迁回，防止交叉感染。

2）用房组成

必须配备的用房：公共部分包括门厅、挂号、问讯、病历室、预检分诊、记账、收费、药房、候诊处、采血室、检验室、输液室、注射室、门诊办公室、厕所、为病人服务的公共设施；各科包括诊查室、治疗室、护士站、值班更衣室、污洗室、杂物储藏室、厕所等。

各科酌情设置：换药室、处置室、清创室；可单独设置、公用或利用医技科室的用房及设施：X线检查室、功能检查室。

3）候诊处：门诊宜分科候诊，门诊量小的可合科候诊。利用走道单侧候诊者，走道净宽不应小于 2.40m，两侧候诊者，净宽不应小于 2.70m。有条件时，可采用医、患专用通道，电子叫号，预约挂号，分层挂号收费等。

4）诊查室：一般诊查室的开间净尺寸不应小于 3m，进深净尺寸不应小于 3.90m，面积不小于 12m²。单人诊查室的开间净尺寸不应小于 2.60m，进深净尺寸不应小于 3m，面积不小于 8m²。

5）妇产科、儿科、耳鼻喉科、眼科、口腔科、门诊手术室等应增设的用房及布局，应根据各专科特点按相关要求进行设置。

（3）急诊部用房

1）设置位置与平面布置：急诊部应自成一区，单独设置出入口，应便于急救车、轮椅车的停放。如设直升机停机坪，应与急诊部有快捷的通道。急诊部与门诊部、医技部、手术部应有便捷的联系。急诊、急救应分区设置。有条件的医院应设置急诊绿色通道。

2）用房组成

应配备的用房：①急救部分：抢救室、抢救监护室；②急诊部分：诊查室、治疗室、清创室、换药室；③共用部分：接诊分诊、护士站、输液室、观察室、污洗室、杂物储藏室、值班更衣室、厕所。

单独设置或利用门诊部、医技科室的用房及设施：挂号室、病历室、药房、收费室、化验室、X线诊断室、CT检查室、B超检查室、功能检查室、手术室、重症监护室。

输液室由治疗间和输液间组成，应配供氧终端。门厅兼作分诊时，其面积不宜小于 24m²。

3）抢救室：应直通门厅，有条件时宜直通急救车停车位，面积不应小于每床 30m²，门的净宽不应小于 1.10m。应配置供给氧气、吸引等医疗气体的设备管道。抢救监护室内平行排列的观察床净距不应小于 1.20m，有吊帘分隔者不应小于 1.40m，床沿与墙面的净距不应小于 1m。有条件的医院应设立隔离抢救间，用于抢救患有传染性疾病的患者。

4）观察室：平行排列的观察床净距不应小于 1.20m，有吊帘分隔者不应小于 1.40m，床沿与墙面的净距不应小于 1m。根据需要设隔离观察室或单元。并应设单独出入口，入口处应设缓冲区及就地消毒设施。应配置供给氧气、吸引等医疗气体的设备管道。

（4）传染门诊

1）消化道、呼吸道等传染病均应自成一区，并单独设置出入口。

2）必须配备的用房：预检分诊、挂号、收费、药房、观察室、检验室、诊查室、治疗室、医护人员更衣换鞋处、专用厕所。有条件的医院可设 X 线诊断室。

3）设计要求应符合有关的传染病医院建筑设计规范。

（5）住院用房

1）出入院

必须配备的用房：登记、结算、探望病人管理处。

可单独设置或利用其他科室的用房及设施：为病人服务的公共设施。

2）护理单元的规模：一般为 35～45 床。专科病房或因教学科研需要者可小于 30 床。综合医院如设传染病房，宜单独设置，自成一区。

3）护理单元用房的配备

必须配备的：病房、抢救室；病人厕所、盥洗室、浴室；护士站、医生办公室、处置室、治疗室、男女更衣值班室、医护人员厕所；配餐室、库房、污洗室。

根据需要配备的：病人餐室兼活动室、主任医生办公室、换药室、病人、家属谈话室、探视用房、教学医院的示教室。

4）病房：病床的排列应平行于采光窗墙面。单排一般不超过 3 床，特殊情况不得超过 4 床；双排一般不超过 6 床，特殊情况不得超过 8 床。平行两床的净距不应小于 0.80m，靠墙病床床沿与墙面的净距不应小于 0.60m。单排病床通道净宽不应小于 1.10m，双排病床（床端）通道净宽不应小于 1.40m。病房门应直接开向走道，不应通过其他用房进入病房。抢救室宜靠近护士站。病房门净宽不得小于 1.10m，门扇应设观察窗。病房走道两侧墙面应设置靠墙扶手及防撞杆。儿科病房走道的扶手应符合儿童高度。

5）护士站宜以开敞空间与护理单元走道连通，到最远病房门口不宜超过 30m，并宜与治疗室以门相连。护士站宜通视护理单元走廊。

6）配餐室应靠近餐车入口处，并宜有烧开水和热饭菜的设施。

7）护理单元的盥洗室和浴厕：病房厕所宜设置于每间病房内。集中设置使用厕所的护理单元，男女病人比例一般为 1∶1，男厕每 16 床设一个大便器和一个小便器；女厕每 16 床设两个大便器。医护人员厕所应单独设置。设置集中使用盥洗室和浴室的护理单元，每 12～15 床各设一个盥洗水嘴和淋浴器，但每一护理单元均不应少于各 2 个。盥洗室和淋浴室应设前室。病房内的浴厕面积和卫生洁具的数量，根据使用要求确定。并应有紧急呼叫设施和输液吊钩。同时设置无障碍病房、厕位。

8）污洗室应近污物出口处，并应有倒便设施和便盆、痰杯的洗涤消毒设施。

9）重症监护：重症监护病房（ICU）宜与手术部、急诊部、放射诊断部就近布置，并有快捷联系。心血管监护病房（CCU）宜与急诊部、介入治疗部就近布置，并有快捷联系。必须配备的用房：监护病房、治疗室、处置室、仪器室、护士站、污洗室。护士站的位置宜便于直视观察病人。监护病床的床间净距不应小于 1.20m。监护单元每床不小于 $12m^2$。应配置供给氧气、吸引、压缩空气的设备管道及多个电源插座。有条件的医院应设置探视走廊（或视频探视系统），减少病人家属进入重症监护病房内，探视走廊还可承担污物通道的作用。

10）儿科病房：宜设在四层或四层以下。必须增设的用房：配奶室、奶具消毒室、隔离病房和专用厕所。可单独设置或利用其他科室的用房及设施：监护病房、新生儿病房、儿童活动室。每间隔离病房不得多于2床。病房的分隔墙宜采用玻璃隔断。浴厕设施应适合儿童使用。儿童用房的窗和散热器等的安全防护措施应参照有关安全防护规范。

11）妇产科病房：妇科必须增设的用房为检查室、治疗室。产科必须增设的用房为产前检查室、待产室、分娩室、隔离待产室、隔离分娩室、产期监护室、产休室。如条件限制，隔离待产室和隔离分娩室可兼用。妇、产两科合为一个单元时，妇科的病房、治疗室、浴厕应与产科的产休室、产前检查室、浴厕分别设置。产科宜设手术室。产房应自成一区，入口处应设卫生通过室和浴厕。待产室应邻近分娩室，宜设专用厕所。一般分娩室平面净尺寸宜为4.20m×4.80m，剖宫产手术室宜为5.40m×4.80m。洗手池的位置必须使医护人员在洗手时能观察临产产妇的动态。母婴室或家庭产房应增设家属卫生通过，并与其他区域适当分隔。家庭产房的病床宜采用可转换为产床的病床。

12）婴儿室：应靠近分娩室。必须配备的用房：婴儿室、洗婴池、配奶室、奶具消毒室、隔离婴儿室、隔离洗婴池、护士室。婴儿室宜朝南，应设观察窗，并应有防鼠、防蚊蝇等措施。洗婴池应贴邻婴儿室，水嘴离地面高度为1.20m，并应有防止蒸汽窜入婴儿室的措施。配乳室与奶具消毒室不得与护士室合用。婴儿室应有良好的通风和空气消毒设备。

13）烧伤病房：应设在环境良好、空气清洁之处。必须增设的用房：入口处的医护人员卫生通过室，包括换鞋、更衣、厕所和淋浴设施室，换药室、浸浴间、单人隔离病房、重点护理病房、护士室、洗涤消毒室、消毒品储藏室。可酌情配备的用房：烧伤专用手术室、洁净病房。烧伤病房可设于外科护理单元的尽端，自成一区，或单独建立一个单元。

14）血液病区：血液病房可设于内科护理单元内，亦可自成一区。其可根据需要设置洁净病房，洁净病房应自成一区。洁净病区必须配备的用房：入口处的医护人员卫生通过室，包括换鞋、更衣、厕所和淋浴设施，准备室、病人浴厕、净化室、护士室、洗涤消毒处和消毒品储藏柜。病人浴厕应单独设置，同时设有淋浴器和浴盆。洁净病房仅供一位病人使用，应符合三级净化标准，并在入口处设第二次换鞋、更衣处。应设观察窗。

15）血液透析室：可设于门诊部或住院部内，自成一区。必须配备的用房：医务人员卫生通过室，包括换鞋、更衣处，病人换鞋、更衣处，以及透析间、隔离透析治疗室、治疗室、复洗间、污物室、配药间、水处理设备间。治疗床（椅）之间的净距离不得小于1.20m，通道净距离不得小于1.30m。

（6）手术部

1）手术部设置分为一般手术部与洁净手术部。手术部的环境要求必须符合GB15982《医院消毒卫生标准》，洁净手术部应按《医院洁净手术部建筑技术规范》GB50333—2002有关规定设计。

2）设置位置及平面布置：手术部应自成一区，并宜与外科护理单元邻近，宜与相关的介入治疗科、ICU、病理科、中心供应室、血库等路径短捷。手术部不宜设在首层或高层建筑的顶层。平面布置应符合功能流程和洁污分区要求，入口处应设医护人员卫生通过区；换鞋处应有防止洁污交叉的措施；宜有推床的洁污转换措施。通往外部的门应采用弹簧门或自动启闭门。

3）用房组成：应配备的包括手术室、刷手处、术后苏醒室、换床处、护士室、麻醉师办公室、换鞋处、男女更衣室、男女浴厕、消毒敷料和消毒器械储藏室、清洗室、消毒室、污物室（廊）、库房。根据需要宜配备的包括洁净手术室、手术准备室、石膏室、冷冻切片室、医护休息室、男女值班室、敷料制作室、麻醉器械储藏室、教学设施、家属等候处。

4）手术室平面尺寸：应根据分科需要，选用手术室平面尺寸，无体外循环装备的手术部，不应设特大手术室。洁净手术部各类手术室的平面尺寸不应小于以下规定：特大型7.5m×5.7m，大型5.7m×5.4m，中型5.4m×4.8m，小型4.8m×4.2m。

5）刷手间：每2～4间手术室宜单独设立1间刷手间，刷手间不应设门；刷手间也可设于清洁区走廊内。洁净手术室的刷手间不得和一般手术室共用。每间手术室不得少于2个洗手水嘴，并应采用非手动开关，并配备干手设施。

6）手术室的门窗：推床进入手术室的门，净宽不宜小于1.4m，宜设置自动启闭门。手术室可采用天然光源或人工照明，当采用天然光源时，窗洞口面积与地板面积之比不得大于1：7，并应采取有效遮光措施。

7）手术室内基本设施：观片灯联数可按手术室大小类型配置，观片灯应设置在术者对面墙上。手术台长向宜沿手术室长轴布置，台面中心点宜与手术室地面中心点相对应。头部不宜置于手术门侧。手术室的净高宜为2.8～3m。应设置医用气源装置。手术室应采取防静电措施。手术室、清洁辅助用房不应有明露管线。手术室的吊顶及吊挂件，必须采取牢固的固定措施，手术室吊顶上不应开设入孔。病人视线范围内不应装置计时器。手术室内不应设地漏。

（7）消毒供应中心

1）设置位置与平面布置：应自成一区，设置在医疗区，宜靠近手术部，并有直接联系。严格按"三区制——污染区、清洁区、无菌区"设置，并应按单向流程布置。工作人员辅助用房，自成一区。进入污染区、清洁区和无菌区的人员应卫生通过。

2）基本设施：满足清洗、消毒、灭菌、设备安装、室内环境要求。

（8）其他科室：放射科、磁共振（MRI）检查室、放射治疗科、核医学科、介入治疗室、检验科、病理科、功能检查室、内镜室、理疗科、输血科（血库）、药剂科、营养厨房、洗衣房、太平间等科室和功能区应按照规范要求进行设计和设置。

3. 给水排水和污水处理　根据规范的要求，与医院感染相关的内容如下。

（1）给水

1）下列场所的用水点应采用非接触性或非手动开关，并应防止污水外溅：公共卫生间的洗手池、小便斗、公共卫生间的大便器；产房、手术刷手池室、护士站室、治疗室、洁净无菌室、供应中心、ICU、血液病房和烧伤病房等房间的洗手池；诊室、检验科和配方室等房间的洗手池；其他有无菌要求或需要防止交叉感染的场所的卫生器具。

2）采用非接触性或非手动开关的用水点宜符合下列要求：公共卫生间的洗手池应采用感应自动水龙头，小便斗应采用自动冲洗阀，蹲式大便器宜采用脚踏式自闭冲洗阀或感应冲洗阀；产房、手术刷手池、护士站、治疗室、洁净室和消毒供应中心、ICU和烧伤病房等房间的洗手池应采用感应自动水龙头、膝动或肘动开关水龙头；其他有无菌要求或防止交叉感染场所的卫生器具应按照上述要求选择水龙头或冲洗阀。传染病房或传染病门急诊的洗手池水龙头应采用感应自动水龙头。

（2）排水

1）医院医疗区污废水的排放应与非医疗区污废水分流排放，非医疗区污废水可直接排入城市污水排水管道。

2）当医院病床数不小于 100 床、病房设有卫生间和淋浴，且医疗区生活污水最终排入有城市污水处理厂的城市污水排水管道时，医院医疗区污水排水管道宜采用污（粪便污水）、废分流制的排水系统。

3）医院医疗区下列场所应采用独立的排水系统或间接排放：综合医院的传染病门急诊和病房的污水应单独收集处理；放射性废水应单独收集处理；牙科废水应单独收集处理；医院专用锅炉排污、中心供应消毒凝结水等应单独收集并设置降温池或降温井。医院检验科等处分析化验采用的有腐蚀性的化学试剂应单独收集综合处理再排入院区污水管道或回收利用。其他医疗设备或设施的排水管道为防止污染而采用间接排水。

4）当医院病房为暗卫生间或建筑高度超过 10 层时，卫生间的排水系统宜采用专用通气立管系统；医院公共卫生间排水横管超过 10m 或大便器超过 3 个时，宜采用环形通气管；当对卫生间空气质量要求较高时，卫生间排水系统宜时可采用器具通气系统。

5）医院地面排水地漏的设置宜符合下列要求：地漏宜采用带过滤网的无水封直通型地漏加存水弯，存水弯的水封不得小于 50mm，且不得大于 100mm，地漏的通水能力应满足地面排水的要求；卫生间、浴室和空调机房等经常有水流的房间应设置地漏；护士站室、诊室和医生办公室等地面不宜产生水流的场所不宜设置地漏；对于空调机房等季节性地面排水，以及需要排放冲洗地面废水的场所如手术室、急诊抢救室等房间应采用可开启式密封地漏；地漏附近有洗手池时，宜采用洗手池的排水给地漏水封补水。

（3）饮用水

1）当医院饮用水采用开水系统时，宜符合下列要求：采用蒸汽间接加热时，蒸汽开水炉宜集中设置。采用电开水器时，可每层或每个护理单元、每个科室设置电开水器；自来水进开水器前应设置机械过滤器，且机械过滤器具有定期清洗的功能；医院开水系统也可采用瓶装水饮水机。

2）当医院采用管道直饮水系统时，宜满足下列要求：管道直饮水水处理工艺为一级砂滤＋二至三级膜过滤（最后一级 0.20～0.45μm 的膜）＋紫外线和联合消毒＋蓄水箱＋变频供水泵；直饮水应循环，循环水的流速不应小于 0.6m/s，回水经膜滤和消毒后再用；管网末端盲管的最大长度不宜超过 0.5m；设有直饮水系统的医院应有水质分析室，直饮水水质分析每班不应小于 2 次；管道直饮水蓄水箱的有效容积不宜小于最大日用水量的 1.2 倍。

3）饮用水设备和龙头应设置在卫生条件良好、通风的场所，不应设置在卫生间或盥洗间内。

（4）污水

1）医院医疗区污水应满足《综合污水排放标准》中关于医院污水排放的规定，并符合下列要求：当医院医疗区污水排入有城市污水处理厂的城市排水管道时可仅采用消毒处理；当医院医疗区污水直接或间接排入自然水体时，宜采用生化污水处理工艺；医院医疗区污水不得作为中水水源；综合医院的传染病门诊和病房的污水宜单独收集处理，经灭活消毒二级生化消毒处理后再排入城市污水管道。

2）放射性污水的排放应符合《电离辐射防护与辐射源安全基本标准》GB18871—2002的要求。

4. 采暖、通风及空调系统

（1）一般规定

1）医院应根据其所在地区的气象条件、医院性质以及其各部门、各房间的功能要求，确定在全院或局部实施采暖与通风（自然的与机械的），或一般空调，或净化空调。

2）用散热器采暖的，应采用热水作为介质，不应采用蒸气。散热器应做封闭装饰处理。

3）Ⅱ级以下洁净用房采用散热器时应采用平板或光管式散热器，并采取封闭装饰处理。

4）室内采暖计算温度推荐值可参照相关规定。

5）在平面布置、开窗方式等方面应充分注意利用自然通风，有中庭的必须保证其无障碍的自然通风，或辅之以机械排风。气候条件合适地区可利用穿堂风，应注意保持清洁的区域位于通风的上风侧。

6）凡是产生有味气体、水汽和潮湿作业的用房，必须设机械排风。

7）一般空调系统应根据医院各房间的室内空调设计参数、设备概况、卫生学要求、使用时间、空调负荷等要求合理分区。各功能区域宜独立分区，采用独立的系统，并要注意各空调分区能互相封闭、避免空气途径交叉感染的原则，有洁净度要求的房间、严重污染的房间应单独成为一个系统。

8）医院空调系统除能确保各功能单元的温湿度与洁净度外；还应考虑到系统的初投资、运行费用、室内噪声和振动、污染的排除能力等，以及系统（包括冷、热源）独立性、灵活性并留有备量。

9）医院冷热源选择应基于合理利用能源、提高能源利用率和节约能源的基本策略。冷热源设备及其组合还应考虑到减少环境负荷并具有可靠性、安全性，经济性，以及维护、管理方便的特点。

10）医院的通风与空调机应采用容易消毒、清洗，停机后容易保持干燥、无积水的专用医用通风空调机组。没有特殊要求不应在机组内安装紫外线灯等消毒装置。不得使用淋水式空气处理装置。

11）空调机房位置设置和机组安置应考虑到机组的日常检查、维修及更新等因素。尽量将空调机设置在机房或技术夹层内。

12）一般空调系统的回风口必须设低阻中效过滤器，选用空调机时应考虑到回风过滤器的阻力。

13）新风采集口应远离冷却塔排风口、烟囱排烟口等所有排气口，新风采集口与排气口间应有足够的距离。新风采集口的下端应距地面3m以上。设在屋顶时应距屋面1m以上。

14）对放疗室、核医学检查室、传染病病房等含有有害微生物、有害气溶胶等污染物质的排风，当超过排放浓度上限值时应在排风入口设高效过滤器。

15）没有特殊要求的排风机应设在排风管路末端，使整个管路为负压。

（2）洁净用房的通用要求

1）医院应根据需要和条件，在某些科室选用洁净用房。

2）医院洁净用房在空态或静态条件下，细菌浓度（沉降菌法浓度或浮游菌法浓度）和空气含尘浓度应按表15-1分级。换气次数不应超过表17-1规定上限的1.2倍。

表17-1　洁净用房的分级标准（空态或静态）

| 等级 | 细菌最大平均浓度 | | 换气次数（次/h） | 表面最大染菌密度（个/cm²） | 空气洁净度 |
	沉降法 [个/（30min · φ90 皿）]	浮游法 （个/m³）			
I	局部[1] 0.2	5	[2]	—	局部：100级
	其他区域 0.4	10	—	5	其他区域：1000级
II	1.5	50	17～20	5	10 000级[3]
III	4	150	10～13	5	100 000级[3]
IV	5	175	8～10	5	300 000级[3]

①当为局部集中送风时的标准。若为全室单向流，则此局部标准即为全室标准。②I级的截面风速视房间功能而定，在相关具体条文中给出。③当采用局部集中送风时，局部洁净度级别可高一级。

3）I、II级洁净用房的送风末端应设高效过滤器，III、IV级洁净用房的送风末端可设亚高效过滤器。

4）洁净用房不得使用静电空气净化装置作为房间送风末端。

5）净化空调系统至少设置三级空气过滤。

6）洁净用房内严禁采用普通的风机盘管机组或空调器。在III、IV级洁净用房内可采用带亚高效过滤器或高效过滤器的净化风机盘管机组，或立柜式净化空调器，新风可以集中供给，也可设立独立的新风机组。

7）洁净用房室内（不含走廊）不应采用上送上回气流组织。

8）净化空调系统所使用的过滤器，不得采用木质品。

9）洁净用房的患者通道上不得设吹淋室。

10）手术室和病房的噪声均不应大于50dB。

（索继江　邢玉斌　刘运喜　王建荣）

第三节　医院空气与医院感染

空气是人类赖以生存的主要外界环境因素之一。空气质量体现在空气的温度、湿度、流速、清洁度（生物与化学污染情况）、新鲜度、各种气体成分的比例等多项参数的综合水平。在医院里，这些参数形成了医院环境的微小气候。良好的微小气候不仅可使人体温调节功能处于正常状态，改善温热感觉，有利于病人体力恢复，提高机体抗病能力，也可减少医院内病原微生物的生长繁殖，防止和减少疾病传播机会，控制医院感染发生，有利于提高医院工作人员的工作效率和医疗质量。

医院室内空气的生物污染是医院环境污染的重要方面，也是医院感染的重要因素。许多疾病因子均可经过空气扩散传播。在医院这个特殊的环境里，污染来源多，空气中致病微生物种类多，医院内易感人群多，所以医院空气质量治理是控制医院感染的重要措施之一。

本节主要讨论空气的生物污染与医院感染及其预防、控制问题。

一、医院空气与医院感染的关系

医院空气与医院感染的关系，其中最主要的是医院内空气被病原体（微生物为主）污染，进而通过各种传播方式（呼吸作用为主）进入人体而导致感染性疾病。

1. 空气微生物的污染 空气介质中的微生物一般情况下不能繁殖，所以空气中的微生物全部来自不同的污染源，呈现出无特定的种群、种类和固定的数量，而是随污染源情况而变化的特点。

（1）医院室内空气微生物的来源

1）土壤和灰尘：土壤中含有数量和种类繁多的微生物。因风力作用、人员走动携带等因素，会将土壤或灰尘带入医院室内，附着于室内各种表面，其中的微生物也转化为空气微生物。

2）大气和气体：大气中的微生物同样多种多样，医院周围大气中的微生物也可影响到医院内的空气，特别是位于闹市区或医院外环境污染严重时，医院内空气会受到明显污染，随之而来的微生物会进入医院室内。

3）水体和液体：医院的自来水、各种途径产生的污水等液体环境中都不同程度地存在着各种微生物，通过喷洒、蒸发等作用，形成空气微生物。

4）生物体：动物、植物、人体不仅是微生物极大的储存体、繁殖体，也是巨大的散发源。在医院内，人体微生物转化为空气微生物的过程对于感染的传播最具有实际意义。人员的活动是病房空气污染的主要因素。由于医院人群的特殊性，他们是各类病原体的携带者，集中在一起，致使医院成为致病微生物集中的场所。

（2）空气微生物的种群特点：除了高度专性厌氧菌的繁殖体外，土壤中有多少种微生物，空气中就可能有多少种微生物，所形成的微生物气溶胶就会种类繁多。医院空气微生物，除了有院内大气的自然微生物外，还包括特有的各种病原微生物，如细菌、真菌、病毒等。不同医院空气中病原微生物种类和含量不同，与医院内病人带菌情况有直接关系。在医院空气微生物监测中对一些空气菌群应予以注意。

1）葡萄球菌：重点是金黄色葡萄球菌和表皮葡萄球菌。

2）其他球菌：如肺炎球菌、脑膜炎球菌、化脓性链球菌等。

3）假单胞菌：如铜绿假单胞菌等。

4）革兰氏阴性菌：如大肠埃希菌、沙门菌、肺军团菌等。

5）真菌：如白色念珠菌、毛霉菌、曲霉菌等。

6）呼吸道病毒：如鼻病毒、黏液病毒、腺病毒、柯萨奇病毒及某些肠道病毒（如诺如病毒）。

（3）医院空气微生物污染的重点部位：室外空气不是传染病的重要传播媒介，因为病原体在室外空气中的浓度很低，而且生存时间不长（组织胞浆菌病和球孢子菌病等真菌病例除外，它们都是由在土壤中繁殖的真菌引起的）。但室内空气不同，其中常含有致病性和非致病性的细菌、病毒、立克次体、放线菌及真菌等。特别是医院的病室、急诊室、注射室、候诊室等场所，由于各种病人聚集和多种疾病的病员混杂，加之门窗不常开启，通风不良等原因，室内空气被污染的情况是经常存在的，见表17-2。

表17-2　北京某医院门诊楼不同时段各区域空气微生物含量

科室部位	上午9：00～9：30		下午15：00～15：30	
	人数	空气微生物含量（CFU/m³）	人数	空气微生物含量（CFU/m³）
门诊挂号厅	300	16 980	80	6 400
急诊治疗区	30	7 200	20	4 100
内科诊室	6	7 600	1	500
外科诊区内走廊	30	12 900	15	3 200
妇科诊室	6	1 700	3	1 200
儿科候诊区	20	4 800	3	2 100
眼科候诊区	20	9 300	5	1 000
口腔科走廊	10	3 600	2	1 100
放射科过道	30	4 200	2	400
血液净化中心治疗区	30	2 000	10	400
消化内镜候诊区	100	4 350	22	1 000

注：采样时间为8月初；使用LWC-Ⅰ型采样器采样；以细菌总数计算；采样当时人员活动状态均有差异；其他空气参数及空气处理措施略。

目前，我国医院建筑大多是开放式自然流通空气，除几所20世纪90年代后新建现代化医院外，都没有建设整体空气洁净系统。多数医院的情况是建筑空间小，病房人员拥挤，人满为患，空气质量差，很容易造成空气传播感染的发生。能够达到局部空气洁净标准的只是少数重点部位，如骨髓移植病房、肾移植病房及ICU病房等使用空气洁净度100级的空气洁净技术。一般手术室、新生儿室、产房等重点部位的空气污染的控制应成为医院感染管理中特别关注的部位。

2. 微生物气溶胶的传播　空气微生物污染的传播是以微生物气溶胶的方式进行的。微生物气溶胶是指悬浮于空气中的微生物所形成的胶体体系。它包括分散相的微生物粒子和连续相的空气介质，它是双相的。而空气微生物是指悬浮于空气中的微生物，不包括空气介质，是单相的。

（1）微生物气溶胶的特性

1）来源的多相性：如前所述，土壤和灰尘、大气和气体、水体和液体、生物体是空气微生物的四大类来源（如将动物、植物、人体分别讨论，则是六大来源）。

2）种类的多样性：亦如前述。

3）活力的易变性：微生物气溶胶的活力从它形成的瞬间开始就处在不稳定的状态，

会受到紫外线照射、热辐射等作用而发生氧化、脱水、变性、结晶等情况，很快失活。微生物气溶胶的存活率随时间的推移而降低。因而空气只是微生物的暂栖环境。

4）播散的三维性：微生物气溶胶发生后，按三维空间规律播散、运行。在医院的小环境中，主要受气流影响，使房间内由污染源形成的微生物气溶胶不断和周围空气混合，并不断进行三维空间的运动，扩散到整个房间，进而播散到室外及相邻的房间，甚至一切空气可到达的环境。

5）悬浮的再生性：空气微生物粒子通过沉降、黏附等作用，会附着在地面、各种物体表面、生物体表，溶解于液体之中，成为"附着菌"；由于风吹、清扫、震动和其他各种机械作用，都会使它们再次扬起、悬浮，成为"悬浮菌"或"浮游菌"，产生再生微生物气溶胶。在一定条件下，这种"附着→悬浮→再附着→再悬浮"的运动会不停地进行下去，或者说"附着菌"与"悬浮菌"的相互转化在不断进行，直至微生物粒子失去活性。因此微生物气溶胶导致的感染与接触感染有时是统一的、无法分开的。有研究者提出"凡能经空气传播的也能经接触传播"的观点，明确指出了两者的密切关系，也为这类感染指出了预防和控制原则。

医院室内微生物气溶胶再生（空气微生物再悬浮）的常见情况：

人员活动散发：每个人都在不断地向周围环境排出微生物。据检测，人体即使在静止状态下每分钟也可向环境（空气）中散发500～1500个细菌。活动时散发的细菌更多。空气微生物污染动态变化与人员活动有密切关系，每次病人家属探视之后有一个污染高峰，要比探视之前高出100%或更多。

卫生清扫：病房内卫生清洁和扫床对病房内空气影响明显。干扫可引起尘土飞扬，可增加空气污染100%以上，改用湿式清扫，只增加25%左右。

污物处理：收集处理换下的隔离服、床单、病号服，处理病人的分泌物、排泄物等，都会散发出大量微生物到空气中，当然也包括致病微生物。美国Wallis等研究发现，用病毒人工污染粪便并冲水后，进行其现场空气采样分析，当便池水中病毒含量为480～2000CFU/ml时，空气中回收病毒可达1%～3%。

机械散布：医院内使用加湿器、喷淋器、水龙头、空调器等均可产生气溶胶散发微生物。另外，医疗操作使用骨科钻、牙钻、机械冲洗、吸引器、离心机、振荡器等，也可产生大量气溶胶。

6）感染的广泛性：微生物气溶胶可以通过黏膜、皮肤损伤、呼吸道等部位侵入机体，但主要是通过呼吸道感染。人类一刻也不能离开空气，同时呼吸道的易感性、人类接触微生物气溶胶的密切性与频繁性，都决定着其感染的广泛性。

（2）微生物在空气中存在的方式：主要有3种。

1）灰尘：主要来自扫地、拂尘、抖衣服、叠被、整理床单等活动和不断脱落的皮屑、头发和排泄物。灰尘是空气微生物的重要载体。例如，在患者或带菌者床前地板的灰尘中发现有白喉杆菌和溶血性链球菌，从结核病院的灰尘中分离出结核杆菌。对尘菌共存的机制进行的研究确认，空气中的细菌一般以群体存在，而且是附着在灰尘上的。这不仅是因为空气中的细菌主要来自于土壤，或是来自于人和动物的机体等，并随着灰尘、液滴及皮屑、毛发等被传播，且液滴与灰尘中有细菌所需要的营养，离开了营养，除某些细菌可以形成芽孢外，细菌是不能生存的。此外，一般来说，空气中的灰尘越多，细菌与灰尘接触并附着的机会越大，传播的概率增加。

2）飞沫或液滴：当人们讲话、咳嗽和打喷嚏时，来自气管、喉、鼻咽部和唇齿间的冲力，作用于上呼吸道分泌的液体，形成飞沫。微生物附于从呼吸道喷出来的飞沫小液滴中，易感者吸入有病原体的飞沫颗粒就可能受感染。例如，流行性脑脊髓膜炎、百日咳、流行性感冒等的病原体就是借飞沫传播的。

世界卫生组织（WHO）在中国香港淘大花园 SARS 传播的环境卫生报告中认为，造成 SARS 病毒传播的可能原因是：①SARS 暴发期间，多个单元地面排水口的聚水器已经干涸多时，失去阻隔作用，为污水管内气体及液滴提供了出口。当浴室排风扇启动及厕所门关闭时，液滴从污水管进入浴室，使之污染。②淘大花园住宅使用海水冲厕系统。2003年 3 月 21 日，8 号单元冲厕水管破损，冲厕水供应中断。排污管内污物流动可能减慢，有利于污水管内液滴产生和挥发。此外，用水桶冲厕亦会增加浴室内液滴的产生。③启动的排气扇会将浴室内受污染的液滴带至天井中。这些液滴会因天井的气流动力而继续移动，直至吸附在外墙表面。液滴很可能随天井内天然气流上升，在上升至最高层的过程中，可能从打开的窗户进入其他单元。WHO 工作组认为淘大花园 SARS 病毒传播的原因很可能是当时一连串的环境及卫生问题同时发生的结果。

在装备大型空气温湿调节器，尤其是用雾化式空调器的室内空气中常带有微生物。已证实铜绿假单胞菌、军团杆菌可以存在于喷出的雾化水或空调器的冷却水中。当这些细菌进入空气则构成医院感染的一个极其危险的传染来源。已有许多报道提出军团菌病是经过空气吸入而感染的，患病者常为使用空调者。

（说明：飞沫或液滴传播是兼有空气传播和接触传播部分特点的一种相对独立的感染传播方式。有研究者倾向于将其划归为接触传播方式，但其传播的过程又与空气动力学密不可分。）

3）飞沫核：在空气中飘浮的飞沫，由于表层液体蒸发，形成一个由蛋白质包围的干外壳，其中含有病原体，称为飞沫核。飞沫核体积较小，由于气体的流动，附着于飞沫核上的微生物可迅速散布于室内空气中。白喉杆菌、结核杆菌及有芽孢的细菌，对外界抵抗力比较强，在飞沫核内能存活很久，甚至在散播者不在场的情况下，仍可使进入病房的人受到感染。

（3）微生物气溶胶在呼吸道的分布：通过呼吸作用，微生物气溶胶进入人体呼吸道后，根据其粒子直径大小分布如下。

1）直径小于 1μm 的粒子，一部分停留于肺部，其余部分粒子随呼吸而呼出。

2）1～5μm 的粒子大部分可以到达肺泡。

3）6～10μm 的粒子易沉着于小支气管。

4）10～30μm 的粒子会沉积在支气管。停留在支气管黏膜上的微生物，可被纤毛上皮细胞的纤毛运动推向上方，随咳痰而咯出，或吞入消化道。

5）更大的粒子，被阻隔于气管、咽、喉、鼻腔等部位。

当然，也有研究者提出的呼吸道各段分布粒子的直径大小与上述有差异，但基本规律是相近的。

3. 空气微生物导致的医院感染　空气是许多疾病的传播媒介。由于空气中微生物是以气溶胶形式存在的，颗粒小、可随气流运动，因而空气传播疾病的特点是传播速度快，涉及面广，控制困难，后果严重。空气微生物粒子浓度、大小和微生物毒力是造成感染的主要因素。除可直接造成医院感染外，空气微生物还可以通过附着形式污染其他物品，包括各种诊疗器械，进而引起医院感染。因此，消除和控制空气中的病原微生物，对预防和控制医院感染有着十分重要的意义。

（1）呼吸道感染：由微生物气溶胶所造成的医院感染主要是通过呼吸道感染的。空气中微生物被吸入呼吸道之后，无论停留在哪个部位都有引起感染的可能，但 5μm 以下的颗粒引起肺部感染的可能性最大。引起呼吸道感染除了常见的致病性球菌之外，目前最受关注的是革兰氏阴性杆菌和真菌的不断增加，肺军团杆菌感染亦时有发生。

2003 年 8 月国家卫生部医院感染监测中心对 159 所医院 94 723 名住院患者的调查显示，下呼吸道仍是我国最常见的医院感染部位，其次为上呼吸道，分别占所有感染部位的 33% 和 18%。两者之和，超过一半的医院感染是呼吸道感染。国外医院感染中泌尿道感染比例最高。这可能与我国医院内环境空气中微生物含量居高不下有密切关系。呼吸道感染的病死率很高，是医院感染中十分突出的问题，应加大防治力度。

呼吸道感染还有以下特点：

1）呼吸道的易感性。多年的实践证实，大部分致病微生物都可以通过气溶胶的方式造成呼吸道感染。如沙门菌为消化道感染菌，而有研究者发现小儿病房呼吸道感染的病例。呼吸道的易感染性还表现在感染剂量大大低于其他途径。如人食入 1 亿兔热杆菌才能感染；若吸入 10～50 个菌就会发病。1961 年 Tigertt 用志愿者试验证明，只要呼吸道内沉积 1 个 Q 热立克次体就可以发生感染。

2）呼吸道感染的暴发性。微生物气溶胶能在短时间内造成大量人群感染，甚至世界性大流行。2003 年 SARS 暴发与流行是很明显的例子，其中医院感染占了相当大的比例。这是微生物气溶胶与呼吸道的特点决定的。

3）临床表现的复杂性。医院内的呼吸道感染往往出现多种病原体引起的混合感染，表现复杂多样。

4）预防治疗的艰巨性。呼吸道微生物气溶胶的感染比其他途径感染的预防困难得多，主要是无法保证人体一直呼吸无污染空气的有效措施；如果病原体变异或产生耐药性，将会给防治带来更大困难。

（2）非呼吸道感染

1）手术切口感染：研究显示，对普通手术室微生物气溶胶污染的监测中，发现手术切口感染菌与手术室中空气微生物种类有直接关系。从 7 例感染者的脓性分泌物和渗出物中分离到金黄色、白色、柠檬色葡萄球菌，还分离到大肠埃希菌、铜绿假单胞菌、枯草杆菌、曲霉及白色念珠菌，而这些菌在手术室的空气中均采集到。将切口感染和采集到的大肠菌进行生化鉴定，两者有半数完全相同，证明空气微生物是切口感染菌的重要来源。调查发现，普通手术室空气中微生物含量多数超标，只有洁净手术室才能保证空气质量。临床实践证明，在普通手术室进行骨关节等无菌手术后切口感染率达到 2%～5%，而在洁净手术室进行这种手术术后切口感染率可下降到 0.5% 以下。

2）创面感染：大面积创伤、烧伤等，其创面、创口会不同程度地暴露在微生物气溶胶之中，无论是直接沉降附着，还是间接接触的微生物气溶胶粒子，都有可能在其上定植、繁殖，导致感染。烧伤创面感染最多的当属铜绿假单胞菌，很多监测证据表明，来源于病房环境中的铜绿假单胞菌是医院感染菌株，包括空气中的菌株。

3）其他情况：调查显示，空气不洁与输液液体微粒多少密切相关。病房空气对输液的污染程度与输液时清扫病房、空间小而病人多、工作人员进出操作的频度等有关；污染液体的微粒多是大于 5μm 的微粒，其次为 10～25μm 的微粒。就此推测，带入输液液体的微粒中如果含有适量的致病微生物，就有可能引起相应的感染。

二、医院空气的消毒与净化

随着医学科学的飞速发展，医疗技术水平的不断提高以及人们对医疗卫生服务需求的日益增加，尤其是最近几年，我国大型综合性医院急剧扩张，医院新建、扩建和改建任务越来越重，对医疗机构各区域的洁净条件和功能要求也越来越高。特别是 SARS 等新发经空气传播的呼吸道传染病的不断出现，医疗机构的空气消毒净化问题已成为突出的公共卫生问题。为预防和控制由于空气微生物污染引起的医院感染，必须对医院室内空气进行必要的消毒和净化。医院空气的消毒与净化包括物理方法、化学方法。

1. 物理方法

（1）通风

1）自然通风：指利用建筑物内外空气的密度差引起的热压或风力造成的风压来促使空气流动而进行的通风换气，是一种自然清除微生物的有效方法。医疗机构的门诊室和病房可根据室外风力的大小与气温的高低，适时地开窗通风，如每天上、下午各开窗通风 1～2 次，每次 15～30 分钟，以达到净化空气的目的。自然通风简单，不需要动力，运行管理方便，其通风量随气候条件和室外风速适时调节。主要有以下三种方式：稀释通风、置换通风和单向流通风。

2）机械通风：自然通风不良时，必须安装通风设备，利用风机、风扇等运转产生的通风动力，致使空气流动的通风方法，以达到通风换气的目的。机械通风可分为三种方式：①机械送风与自然排风：这种通风方式只能保持正压，不能保持负压。由于送风的结果，会使室内的有害气体扩散，故这种通风方式适用于污染源分散及室内污染并不严重的场所。②自然送风与机械排风：这种方式会有效地使室内保持负压，适用于室内散发较多污秽气体的房间，但在任何情况下，不宜在手术室、分娩室及 ICU 等处采用。③机械送风与机械排风：这种方式效果最好，适用于要求卫生条件较高的场所。不论是增加换气次数或保持室内外正、负压状态等都可以满足通风要求。

（2）集中空调：医院的空气调节是用以控制室内的温度、湿度、气流、灰尘、细菌及有害气体等，使之达到卫生学要求。中央空调是将主要的空气处理及输送设备设置在集中的空调机房内的系统，一般多为低速、单风道、定风量系统，它是最典型、应用最广泛的空调系统，常见的集中空调系统主要有直流式、一次回风式、二次回风式空调系统。使用集中空调通风，必须对其进行规范地管理，防止因空调使用不当造成室内污染和疾病传播。

（3）紫外线照射

1）消毒原理：紫外线通过破坏微生物体内的核酸、蛋白质、核糖等成分达到杀菌作用。紫外线消毒波长范围是200～275nm，杀菌作用最强的波段是250～270nm。

2）消毒方法

紫外线直接照射法：在无人条件下，采取紫外线灯悬吊式或移动式直接照射。安装时紫外线灯（30W紫外线灯，在1.0m处的强度≥70μw/cm²）应均匀分布，强度平均不少于1.5W/m³，照射时间不少于30分钟。此法是目前常用的消毒方法，适用于病房、治疗室等室内终末空气消毒。

紫外线间接照射法：在有人条件下，采用低臭氧紫外线灯间接照射法进行空气消毒。将具有倒"V"形反光罩下的紫外线安装在室内距地面1.8～2.2m的高度，转向天花板照射，对上部空气进行消毒，利用上下空气不断交流以达到室内空气消毒的目的。

（4）空气消毒净化机（器）：主要用于有人存在时室内空气的消毒和净化。使用各型空气消毒净化机，无论用于静态消毒还是动态持续消毒，均要求关闭门窗。所用消毒机的循环风量（m³/h）必须是房间体积的8倍以上。正确选择和合理使用空气消毒器，才能达到良好的空气消毒效果。

1）循环风紫外线空气消毒机：由高强度紫外线灯和过滤系统组成，可以有效地滤除空气中的尘埃，并可将进入消毒器的空气中的微生物杀死。消毒原理主要有以下几种：①过滤除尘除菌：以物理的方法滤除空气中的尘埃和微生物，协同紫外线进行空气消毒。同时有效阻止尘埃对紫外线灯管辐射强度的影响。消毒机的过滤器可清洗重复使用。②高强度紫外线杀菌：采用低臭氧紫外线灯管组合成一个辐射强度达10 000μw/cm²以上的高强度紫外线杀菌器，室内空气在风机的作用下，循环通过紫外线辐射区而被消毒处理。③静电吸附除菌：采用静电场截获并杀灭细胞，协同高强度紫外线对空气进行循环消毒。

2）静电吸附式空气消毒器

消毒原理：静电吸附式空气消毒器采用静电吸附原理和过滤，以高频高压恒流电压，形成组合式静电场，造成正离子效应。足够的正离子会穿透细胞壁，渗透到细胞内部，破坏细胞内电解质，损害细胞膜，导致细菌死亡。由于存在高压静电场，使用环境应加以注意。

使用方法：根据房间大小，按照厂家的安装要求，确定安装静电吸附式空气消毒器的数量。静电吸附式空气消毒器操作简便，程控自动运行，具有预约开机和关机功能，可实现面板操作和遥控器操作双重控制。

3）其他原理的空气消毒净化机：纳米光催化空气消毒净化机（可在人员活动状态连续消毒）、等离子体空气消毒净化机（对人员和环境的影响有待进一步评估）。

2. 化学方法

（1）气溶胶喷雾法

1）消毒原理：气溶胶喷雾器能够将消毒剂溶液雾化成20μm以下的微小粒子，在空气中雾化均匀，不留死角，形成消毒剂浓雾，与空气中微生物颗粒有充分接触，形成气溶胶-蒸发分子体系，使空气、暴露物体、隐蔽物体等都能均匀得到消毒，以达到杀灭空气和物体表面微生物的目的。

2）适用范围：适合于在无人状态下的室内空气终末消毒。

3）消毒方法：将软管安装在喷雾器的插入口，喷头插入导气管另一端，药液瓶拧在喷头上，接通电源，即可喷雾。消毒前关好门窗，消毒时按先上后下、先左后右、由里向外的顺序依次均匀喷雾。作用到相应时间后，打开门窗通风，去除残留。

4）常用化学消毒剂

A. 过氧乙酸。使用方法：过氧乙酸一般为二元包装，A 液为冰醋酸和硫酸的混合液，B 液为过氧化氢，使用前按照产品说明书要求将 A、B 两液混合后室温放置 24 小时。以 0.5%的过氧乙酸气溶胶喷雾，用量 20～30ml/m^3 对室内空气进行消毒，作用 1 小时。注意事项：过氧乙酸不稳定，其溶液极易分解，应储存于通风阴凉处，用前应测定有效含量，原液浓度低于 12%时禁止使用。稀释液临用前配制。配制溶液时，忌与碱或有机物混合。对多种金属和有机物有强烈的腐蚀和漂白作用。接触高浓度溶液时，谨防溅入眼内或皮肤黏膜上，一旦溅上，即时用清水冲洗，必要时应采取相应的防护措施。

B. 过氧化氢。使用方法：1.5%～3.0%过氧化氢气溶胶喷雾，用量 20～30ml/m^3 对室内空气进行消毒，作用 1 小时。注意事项：过氧化氢应储存于通风阴凉处，用前应测定有效含量。稀释液不稳定，临用前配制。配制溶液时，忌与还原剂、碱、碘化物、高锰酸钾等强氧化剂混合。过氧化氢对多种金属有腐蚀作用，对织物有漂白作用。使用浓溶液时，谨防溅入眼内或皮肤黏膜上，一旦溅上，即时用清水冲洗。

5）注意事项：喷雾有刺激性或腐蚀性消毒剂时，消毒人员应做好个人防护，配备防护手套、口罩，必要时要戴防毒口罩、防护眼镜，穿防护服；室内喷雾时，喷前将怕腐蚀的仪器设备，如监护仪、显示器等物品盖好；气溶胶喷雾难以湿透表面，对尘埃多及隐蔽表面应清洁卫生和充分暴露，或加大喷量；消毒表面时，喷雾距离应大于 1.5～2m，防止局部表面用药过量或喷雾不匀。

（2）熏蒸法

1）消毒原理：利用化学消毒剂具有的挥发性，在一定空间内通过加热或其他方法帮助挥发完成空气消毒的过程。

2）消毒方法：将过氧乙酸稀释成 3%～5%水溶液，加热蒸发，在 60%～80%相对湿度、室温下，对细菌繁殖体过氧乙酸用量按 1g/m^3 计算，熏蒸 2 小时。

3）注意事项：所用化学消毒剂必须有卫生许可批件，且在有效期内。消毒前一定要检查房间的密闭性，如有缝隙，必须封严，以防漏气。消毒时室内不能有人。盛放药品的容器要足够大，并耐腐蚀。消毒房间的温度和湿度要适宜。消毒剂的浓度和比例合适。保证一定的消毒时间。消毒后要充分通风换气，人员方可进入。

（3）臭氧消毒：臭氧属强氧化剂，利用氧化作用杀菌。要求达到臭氧浓度≥20mg/m^3，在 RH≥70%条件下，消毒时间≥30 分钟。消毒时人必须离开房间。消毒后待房间内闻不到臭氧气味时才可进入（在关机后 30 分钟左右）。

3. 洁净技术　由于洁净技创造了高度洁净的空间，使得对免疫力低下病人和开放性治疗病人的救治极大地降低了空气微生物暴露的危险，获得了巨大成功。

（1）基本原理：从原理上讲，洁净技术属于物理方法，依靠高效或超高效过滤设备，向特定的环境内输送洁净空气并保持空气的洁净度。原理包括网截阻留、筛孔阻留、静电吸引阻留、惯性碰撞和布朗运动阻留等作用。空气洁净室所采用的滤材级别多数为高效或超高效滤材。高效滤材对空气中 0.5m 的颗粒的阻留率最高可达 99%，超高效滤材可阻留 0.3m 的颗粒达 99.9% 以上。

（2）空气洁净室分类

1）按照送风方式分类：可分为单向流洁净室（层流洁净室）、非单向流洁净室（乱流型洁净室）和辅流洁净室（矢流洁净室）。

2）按照空气洁净度分类：可分为百级、千级、万级、10 万级和 30 万级等级别。它们的特点见表 17-3。

表 17-3　洁净室的洁净度级别规定

洁净级别	≥0.5μm 的粒子数（N）/m³	≥5μm 的粒子数（N）/m³
100 级	350＜N≤3 500	0
1 000 级	3 500＜N≤35 000	N≤300
10 000 级	35 000＜N≤350 000	300＜N＜3 000
100 000 级	350 000＜N≤3 500 000	3 000＜N≤30 000
300 000 级	3 500 000＜N≤10 500 000	30 000＜N≤90 000

（3）按照洁净室压力差分类：按照房间压力差可分为正压洁净室和负压洁净室。一般洁净室保持正压，有污染危险的洁净室应保持相对负压。正负压由送风量与回风、排风量调节。

4. 医院空气消毒净化效果监测

（1）《医院空气净化管理规范》（WS/T 368—2012）中第八部分——空气净化效果的监测规定：未采用洁净技术净化空气的部门，其监测方法及结果的判定应符合《医院消毒卫生标准》（GB 15982）的要求。

（2）洁净手术室净化效果的监测：《医院空气净化管理规范》（WS/T 368—2012）中第八部分——空气净化效果的监测规定如下。洁净手术部（室）及其他洁净场所，根据洁净房间总数，合理安排每次监测的房间数量，保证每个洁净房间每年至少监测一次，其监测方法及结果的判定应符合《医院洁净手术部建筑技术规范》（GB50333—2013）的要求。

1）准备事项：Ⅰ级洁净手术室检测前，系统应已运行 15 分钟，其他洁净房间应已运行 40 分钟。在确认风速、换气次数和静压差的检测无明显问题之后，再检测含尘浓度。

2）采样方法：①布点方法：Ⅰ级洁净手术室手术区和洁净辅助用房局部 100 级区最少测点数为 5 点（双对角线布点）。Ⅰ级：周边区最少测点数为 8 点（每边内 2 点）。Ⅱ～Ⅲ级：洁净手术室手术区最少测点数为 3 点（单对角线布点）。Ⅱ级周边区最少测点数为 6 点（长边内 2 点，短边内 1 点）。Ⅲ级：周边区最少测点数为 4 点（每边内 1 点）。Ⅳ级洁净手术室及分散布置送风口的洁净室，当面积＞30m²时，最少测点数为 4 点（避开送风口正下方）；当面积≤30m²时，最少测点数为 2 点（避开送风口正下方）。②采样方法：细菌浓度采用沉降法及浮游法。含尘浓度检测仪器应为流率不小于 2.83L/min 的光散射式粒子计数器。当送风口集中布置时，应对手术区和周边区分别检测，测点数和位置应符合上述规定；当附近有显著障碍物时，可适当避开。当送风口分散布置时，按全室统一布点检测，测点可均布，但不应布置在送风口正下方。每次采样的最小采样量：100 级区域为 5.66L，以下各级区域为 2.83L。测点布置在距地面 0.8m 高的平面上，在手术区检测时应无手术台。当手术台已固定时，测点高度在台面之上 0.25m。在 100 级区域检测时，采样口应对着气流方向；在其他级别区域检测时，采样口均向上。当检测含尘浓度时，检测人员不得多于 2 人，都应穿洁净工作服，处于测点下风向的位置，尽量少动作。当检测含尘浓度时，手术室照明灯应全部打开。

3）结果判定：如表 10-2 所示。

（3）空调系统的卫生要求：国家卫生部《公共场所集中空调通风系统卫生规范》的相关要求如下。

1）集中空调通风系统冷却水和冷凝水中不得检出嗜肺军团菌。

2）集中空调通风系统送风应符合表 17-4 的要求。

表 17-4　送风卫生要求

项目	要求
PM10	≤0.08mg/m³
细菌总数	≤500CFU/m³
真菌总数	≤500CFU/m³
β-溶血性链球菌等致病微生物	不得检出

3）集中空调通风系统风管内表面应符合表 17-5 的要求。

表 17-5　风管内表面卫生要求

项目	要求
积尘量	≤20g/m²
致病微生物	不得检出
细菌总数	≤100CFU/cm²
真菌总数	≤100CFU/cm²

（4）采样器材：空气微生物采样器材的主要组成是采样仪器和采样介质。

1）沉降法的采样器材：一般采用直径 90mm 的平板（或称平皿），材质可为玻璃或塑料，经灭菌处理。根据采集目标菌选择相应的固体采样介质，如细菌总数的检测使用普通营养琼脂，真菌的采集使用沙氏培养基。将灭菌熔化后的培养基在无菌环境倾注入平板，加盖，待凝固后，反向放置于 37℃温箱培养 24 小时，选择无污染者备用。

2）浮游菌（悬浮菌）的常用采样器材：根据进入采样器的气流形式及其与采样介质的相互作用方式，可以将采样器分为撞击式、离心式、气旋式、过滤式、静电沉降式等类型。各型采样器采样效率不尽相同，实际应用各有特点，可根据需要进行选择。最常用的如六级筛孔撞击式空气微生物采样器，代表产品是 Andersen 采样器，由于其采样效率高、采集粒谱范围宽、生物失活率低、敏感性高和应用范围广等特点，其被有关专家推荐为国际标准空气微生物采样器。采样介质主要有固体和液体两种形态，其成分根据所采样的目标微生物的不同而不同，主要起到支撑、黏附、保护和生长的作用。操作方便、采样效率高的国产采样器为 LWC 离心式空气微生物采样器。

（邢玉斌 索继江 刘运喜）

第四节 食品卫生与医院感染

由食物引起的医院感染即在医院内获得的细菌性食物中毒。在对病人进行医疗护理工作过程中，保证食物安全，防止食物中毒是医院的一项非常重要的工作。

一、细菌性食物中毒

1. 食物中毒

（1）食物中毒的概念：凡是经口进食正常数量"可食状态"的有致病菌或其毒素或化学性污染以及动植物天然毒素食物而引起的、以急性感染或中毒为主要临床特征的疾病，统称为食物中毒。

（2）食物中毒的临床特点：发病急骤，呈暴发过程，潜伏期短，在短时间内可能有多数病人同时发病。所有病人都有类似的临床表现，多为急性胃肠炎症状；患者在相同的时间内都食用过同一种食物，发病范围局限在食用该种有毒食物的人群；一旦停止食用这种食物，发病立即停止；人与人之间不直接传染，发病曲线呈现突然上升又迅速下降的趋势，一般无传染病流行时的余波；以上特点在集体暴发性食物中毒时比较明显，而在个体散发性病例就不一定明显，因此易被忽视。

2. 细菌性食物中毒

（1）概念、特点与分类

细菌性食物中毒：是由于食入被致病菌或其毒素污染的食物引起的一种急性、亚急性感染或中毒反应。

细菌性食物中毒是食物中毒中最常见的一类，一般表现为急性胃肠炎症状，如腹痛、腹泻，伴或不伴呕吐和发热。症状在进食污染食品后 1 小时内至 48 小时以后的时间里都可以出现。细菌性食物中毒全年皆可发生，但在夏秋季节发生较多，有较明显的季节性。引起细菌性食物中毒的食物主要为动物性食品如肉、鱼、奶、蛋类等及其制品。常为集体突然暴发，发病率较高而病死率较低。但医院病人对于细菌性食物中毒更加敏感，造成的后果比健康人更加严重。

由活菌引起的食物中毒称感染型，另一种是由菌体产生的毒素引起的食物中毒称毒素型。有的食物中毒既有感染型，又有毒素型。从引起食物中毒的细菌进行分类，可以分为沙门菌属食物中毒、副溶血性孤菌食物中毒、葡萄球菌肠毒素食物中毒、蜡样芽孢杆菌食物中毒、致病性大肠埃希菌食物中毒等。由某些病毒、寄生虫感染引起的食物中毒也包括在细菌性食物中毒范畴内。表 17-6 列举了引起食物中毒的生物。

表 17-6　引起食物中毒的生物

细菌	沙门菌属，金黄色葡萄球菌，肉毒杆菌，蜡样芽孢杆菌和其他需氧芽孢杆菌，大肠埃希菌，空肠弯曲菌，小肠结肠炎耶尔森菌，副溶血性弧菌，霍乱弧菌，嗜水气单胞菌，链球菌属，产单核细胞李斯特菌
病毒	轮状病毒，杯状病毒
寄生虫	蓝氏贾第鞭毛虫，溶组织内阿米巴原虫

（2）引起细菌性食物中毒的因素：经食物传播的疾病发生率日益上升，这是由于现代食品加工的日益复杂（特别是公共餐厅），以及从其他国家进口的潜在污染食品的不断增加而导致的。

细菌性食物中毒发生的基本条件：①细菌污染食物；②在适宜的温度、水分、pH 等条件下，细菌急剧大量繁殖或产毒；③进食前食物加热或相关处理不充分，未能杀灭细菌或破坏其毒素。

许多不正确的食物处理方法导致了污染、感染细菌的存活和生长，包括：以室温储藏；以不正确的方法冷藏；使用污染方法加工食物（如熟肉、奶制品、糕点）；提前较长时间准备食物，而不是在食用时准备；未煮熟；原材料与熟食交叉污染；食物加工者造成污染。

二、预防细菌性食物中毒

1. 预防细菌性食物中毒的原则与工作要点

（1）医院必须高度重视食品卫生工作，从各个环节把好食品卫生关，才能做好细菌性食物中毒的预防工作。预防细菌性食物中毒的关键措施是防止食物被细菌污染；控制细菌在食物中的繁殖或产毒，杀灭食物中的细菌及破坏其毒素。在这些环节中，切实控制其中一个环节，即可有效地预防细菌性食物中毒的发生。

（2）世界卫生组织（WHO）在其医院感染控制指南中提出预防食物中毒的原则和注意事项如下。

1）遵守食品卫生的基本原则，可以避免食物中毒。这些原则是：减少污染源，如手、原材料和环境。注意采购、储存、冷藏、烹饪、个人卫生、清洁、虫害控制。

2）应将以下食物准备制度制订成为医院的政策，并严格遵守执行：工作区保持清洁。将原材料和烹饪好的食物分开（生熟分开），避免交叉感染。采用正确的烹饪技术，遵守推荐的建议以预防食物中微生物的繁殖。食物操作者应保持严格的个人卫生，特别是要注意洗手，因为手是污染的主要途径。工作人员至少每天换一次工作服，并将头发罩起来。食物加工人员受到感染时（感冒、流行性感冒、腹泻、呕吐、喉部和皮肤感染），应停止处理食物，并将受到感染的人员一个不漏地向上级报告。

3）质量控制的其他重要因素：采购的食物必须是优质的（经监控的），且在细菌学上是安全的。储藏设备必须合适，符合食物类型的要求。易腐食物的加工数量不应超过一天的消耗。干货、防腐和罐装的食物应储存在干燥、通风良好的储藏室，并按储存时间的先后顺序予以食用。冷冻食品的储藏和准备必须按厂家规定温度，保持在-18℃以下，不应重复冷冻。餐厅的环境必须经常清洗，并使用自来水和合适的清洁剂（或消毒剂）。准备好的食物样品必须根据指定的时间进行储存，发生感染暴发时允许取出进行检测。食物加工者应不断接受安全教育。

2. 医院营养室的卫生学要求

（1）营养室建筑设计的卫生学要求

1）防止周围环境对营养室的污染：营养室周围环境不能存在污染源。

2）室间布局符合食品加工程序：应有与产品品种、数量相适应的食品原料处理、加工、包装、储存场所以及配套的辅助用房和生活用房；各部分建筑物要根据生产工艺顺序，从原料、半成品到成品保持连续性，避免原料和成品、清洁食品和污秽物的交叉污染；内部也要注意污染和被污染问题。卫生间应有排臭、防蝇、防鼠措施。垃圾箱、卫生间应以不透水材料建造，垃圾箱（台）结构要密闭，严防漏水，漏臭气。

3）地面、墙壁的建筑卫生：地面应为耐水、耐热、耐腐蚀材料。地面要平整无裂纹，但不宜太光滑，并有一定坡度以利排水。地面要设有排水沟，明沟须盖有水泥或铁箅子盖板，暗沟管径应粗些并多设地漏以利排水。排水沟须与卫生间、通向外界下水系统的沟线分开，在会合处应采取措施防止卫生间的污水受堵回流的可能。墙壁、墙面要光滑便于清洗，离地面 1.5～2m 以下用瓷砖、水磨石、磨光水泥等不渗水材料铺贴成墙裙，墙壁应着浅色，墙角、墙与地面接合处抹成弧形以减少积灰。防蝇设施要齐全，除使用纱窗、纱门外，还可安装强风幕防蝇灭蝇设备。防鼠设施在打地基时就应应用坚固的鼠类不能侵入的材料砌成，地基应深入地下 0.5～0.8m，操作间门窗结构要严密，缝隙不能大于 1cm，排水沟出口、下水道出入口，要安装网口小于 1cm 的金属丝。

4）食品仓库的建筑卫生：食品仓库可分为常温库、冷藏库和高温库三种。建筑上除参照食品操作间的卫生要求外，尚需注意以下几个问题：①防潮：建筑结构中有足够的防潮材料；库容积应足够大；还应安装通风设备，保持库房通风。②保持低温和恒温：库房内应有调节温度和湿度的设备。③隔离：应设置单间或隔离室，使食品做到分类和分库存放，防止相互串味和污染。④冷藏库应设置预冷间：大块食品要先行预冷，因为在冰点以下，大块食物中心不能及时冷却，在夏季易发生腐蚀变质。

（2）卫生设备的卫生要求

1）通风换气设备：通风分自然通风和机械通风两种。不论是哪一种，都应保证足够的换气量，以驱除烹调操作产生的蒸汽、油烟，以及人体呼出的二氧化碳，从而保证空气新鲜。采用自然通气应注意：建筑物间距应大于建筑物高度一倍以上；门窗朝向应与夏季主导风向一致。寒冷地区应避免与冬季主导风向垂直；可开窗的面积与地面比例不少于 1∶6；单层建筑的食品车间可开设天窗；车间应有足够容积，除设备外，工作人员占地面积不得少于 1.5m²，室高不得小于 3m。采用机械通风应注意：进风口应选择室外空气洁净处，离地面 2m 以上，位于其他排风口上风侧；高度洁净的操作间，吸入的空气需经预处理，使其在夏季能向室内送入清洁的冷风，消除湿、热的干扰和保证清洁度；在冬季能送入清洁的热风，补偿室内损耗的热量，保持舒适的生产环境。易腐食品加工车间，以不超过 15℃ 为宜；风量必须满足冲淡室内的二氧化碳浓度和达到维持室内正压的要求。

2）采光照明设备：①采用自然照明要注意：窗与地面比例一般为 1∶5 为宜；房间的深度和窗前是否有影响采光效果的遮光物；墙壁、天花板涂色浅可增加采光强度；楼梯处应有足够的采光。②采用人工照明应注意：照度要足够，一般为 50Lux，检验操作台应达到 300Lux；采用保护角大的灯罩，调整照射距离、方向或在光泽物体表面涂不反光的漆等措施避免眩目；照明要均匀，防止闪烁；照明源本身要便于清洁，安装在保护罩内，以免灯泡碎坏时污染食品。

3）防尘、防蝇、防鼠设备：①防尘：必须在室内制作食品，对卫生要求高的食品（乳、肉等）应密封门窗，不得与外界直接相通。②防蝇：生产车间应装有纱门、纱窗。在繁琐货物出入口不能装纱门时，可安装强风幕或防蝇暗道等设施。③防鼠：车间门窗结构要严密，缝隙不能大于 1cm，所有出入口包括排水管出入口，下水道深入地下 0.5～0.8m，地面上 60cm 以下部分均应用坚固的鼠类不能侵入的材料砌成，墙身光滑，墙角做成弧形。

4）卫生通过设施：卫生通过室可按每人 0.3～0.4m^2，分边房式和脱开式两种。其内部布局应有更衣柜和男女卫生间。工人穿戴工作服、帽、口罩和工作鞋后，应先进入洗手消毒室，在双排多个水龙头（脚踏式）的洗手槽中用肥皂洗手和使用快速手卫生消毒液进行消毒。卫生室内，卫生间外面应设置衣钩或衣架。卫生间便池下水管应有"U"形水封，室内有通风装置，防止臭气返味和扩散，下水管要直接接室外阴沟线。

5）工具、器具、容器洗刷消毒设计：每个营养室，必须有与产品数量、品种相适应的工具、器具、容器、洗刷消毒间，这是保证食品卫生质量的重要环节，消毒间内要有泡洗、刷剔、冲洗、消毒四道工序的设备。消毒后的工具、容器要有足够的储存室，严禁露天堆放，同时还要有回收容器待刷场所。

6）污水、垃圾和废弃物的排放处理设备：建筑设计时，要考虑污水和多种废弃物的处理设备，为防止污水反溢，下水管直径至少大于 10cm，铺管要有一定斜度，以便污水排放，油脂含量高的废水管径应更粗一些，并加上除油装置。有污染的废水还应在室外增加处理装置，有机垃圾及废弃物应密封存放，及时清运，少量废弃物可用塑料袋、垃圾箱、垃圾桶盛装，有大量废弃物的单位应设垃圾台或垃圾间。

7）生产设备和用具、容器的卫生要求：食品生产设备和工具、用具、容器直接与食品接触，在不良卫生条件下可污染食品，故在预防监督管理工作中，应重视对生产设备、容器的卫生审查，使其符合卫生要求。食品机械设备的布局和工艺流程应合理，符合流水作业，防止交叉污染，食品机械和设备管道应便于洗消和拆卸。

3. 食品采购、运输与储藏的卫生学要求

（1）食品采购的卫生要求

1）不得采购禁售食品：采购食品是食品生产中的重要环节，要严格遵守《中华人民共和国食品卫生法》（以下简称《食品卫生法》）规定，禁止生产经营各类不符合食品卫生标准和要求的食品，如腐败变质，含有毒、有害物质，掺假，影响营养、卫生的食品。

2）现场感官鉴别验收：定型包装食品和食品添加剂，要符合《食品卫生法》规定，必须在产品标识或者产品说明书上根据不同产品分别按照规定标出品名、产地、厂名、生产日期、批号或者代号、规格、配方或者主要成分、保质期限、食用或者使用方法等。食品包装标识必须清楚，容易识别。在国内市场销售的食品，必须有中文标识。保健食品标签和说明书必须符合《保健食品管理办法》的规定。

3）对食品的感官性状进行鉴别：依靠感觉器官对食品的质量做出客观的评价。主要指对食品的色泽、气味、滋味和外观形态做出评价。

4）采购食品索取产品合格证明：《食品卫生法》规定，食品生产经营者采购食品及其原料，应当按照国家有关规定索取卫生检验合格证或者化验单并保存备查，销售者应当保证提供。食品卫生监督机构实施卫生监督，可向采购者索取资料，可进行抽检复查。

5）采购保健食品应索取《保健食品批准证书》。根据《保健食品管理办法》规定，国家卫生部对保健食品、保健食品说明书实行审批制度。经营者采购保健食品时应向供货者索取《保健食品批准证书》复印件和产品检验合格证，采购进口保健食品应索取《进口保健食品批准证书》复印件及口岸进口食品监督检验机构的检验合格证。

6）采购进口食品、食品添加剂索取检验合格证书：《食品卫生法》规定，进口的食品、食品添加剂、食品容器、包装材料和食品用工具及设备，必须符合国家卫生标准和卫生管理办法的规定。进口上述产品时，由口岸食品卫生监督检验机构进行卫生监督、检验。采购上述产品时，应向供货者索取口岸食品卫生监督检验机构所开具的检验合格证，在国内市场销售的食品，必须有中文标识。

7）采购食品时，如果发现供货者提供腐败变质、掺假掺杂、超过保质期限《食品卫生法》规定禁止生产经营的食品，采购者应当拒绝接受，并有义务向当地食品卫生监督机构报告或举报。

（2）食品运输的卫生要求

1）食品运输车辆应做到专门运输食品，严禁装运其他有毒有害物质，避免食品与非食品、易于吸附气味的食品与有特别气味的食品同时运输，防止造成食品的污染或影响食品特有的风味，食品车要保持清洁，定期洗刷消毒。

2）食品运输的装卸场地、环境条件要求清洁卫生，远离有害、有毒场所，禁止无包装食品直接落地，避免食品与非食品、食品与有毒物品在同处堆放。

3）运输易腐食品或融化冷食必须使用冷藏车、保证冷藏温度。

4）运输熟肉、豆制品、糕点等直接入口食品的车辆应密闭防尘，运送散装直接入口食品要使用清洁的容器盛放，容器上使用清洁的苦布苦盖。

5）装卸、押运食品的从业人员应按照《食品卫生法》规定，每年必须进行健康检查，新参加工作人员和临时工也必须体检，取得健康证后方可参加工作。上述从业人员在装卸、运输食品过程中不得品尝食品，不得脚踏和坐在食品上，以免污染食品。

（3）食品保管储藏的卫生要求

1）接收登记制度：采购的食品入库要经有经验的人员验货、登记，检查食品标识内容是否符合《食品卫生法》的规定，需索证范围内的食品确认已向供货者索取了合格证明，感官检查食品的色泽、气味、滋味和外观形态有无异常。验收食品用的工具容器应做到生熟分开。详细登记采购日期、供货单位、生产厂名、保质期限等。

2）常温库的卫生要求：常温库储藏的食品一般是不易腐败的包装食品、粮食、干货、罐头等。储存有挥发性气味的食品，应密封储存，以免气味外溢，降低自身质量并影响其他食品的品质。储存淀粉、面粉等易吸收水分、易霉变的食品，应保持干燥、通风。储存茶叶等既有挥发性气味又有吸湿性的食品,应单独存放,严格密封。库房地面、墙壁、屋顶要选用不透水、防潮的建筑材料,通风良好,库房设玻璃和纱窗两层,门口设挡鼠板,库房内定期灭蝇灭鼠,要做到无鼠迹、无蟑螂、无虫害。食品摆放应隔墙20cm,离地30cm,分类上架,挂牌表明品名、数量、进货日期、保质期限等,做到先进先出,由保管人员定期清库。

3)冷库的卫生要求:冷藏库内壁应使用不透水、无毒建筑材料,地面保持一定坡度,以便清洗消毒、排水。同一冷藏库内不应存放不同类别的食品,如水产品有腥味,各种畜禽肉也有各自不同的气味,放在一起会串味。冷藏库温度应保持在0~10℃,要有显示温度装置。食品存放在垫板或架子上,每垛之间有一定距离,便于货物进出,也可保证冷气进入食品垛,以保证冷藏温度。冷藏库要定期化霜,清洗消毒。不得存放有毒有害物质,不得存放私人物品。冷冻库温度要求在-18℃以下,主要储存畜禽肉类和水产品等,在-18℃以下可保存8~10个月。

4. 食品加工卫生制度与个人卫生要求

(1)食品粗加工卫生制度

1)不加工已变质、有臭味的蔬菜,肉、鱼、蛋、禽等加工后的半成品,如不及时使用应存放在冷库内储存,但保持时间不宜太长。

2)加工用的刀、墩、案板、切割机、绞肉机、洗菜池、盆、盘等用具,用后要洗刷干净,定位存放,定期消毒,达到刀无锈、墩无毒、炊事机械无污物、无异味,菜筐、菜池无泥垢、无残渣,要做到荤素分开加工,废弃物按时处理,放在专用容器内,不积压、不暴露。

3)各种蔬菜要摘洗干净,无虫、无杂物、无泥沙,蔬菜要先洗后切,发芽的土豆要挖去芽窝,剥去发绿的皮肉。

4)鸡、鸭、鱼、肉、头、蹄、内脏等食品做到随进随加工。掏净、剔净、洗净并及时冷藏。绞肉不带血块、不带毛、不带淋巴、不带皮。鲜活水产品加工后要立即烹调食用。

5)允许生食的水产品(生鱼片)、半生不熟的(半成熟)肉食品(如牛肉扒),粗加工时要制订专门的卫生管理办法,限制食用品种,严格卫生要求,防止食物中毒。

(2)热菜烹调的卫生制度

1)不使用不符合卫生标准的原材料,对不能充分加热烹调的菜肴,选挑要精,操作过程要严格防止污染,半成品二次烹调时要做到烧熟煮透。

2)调(佐)料符合卫生要求,盛装调(佐)料的容器清洁卫生,使用后加盖。使用食品添加剂要符合现行的《食品添加剂卫生管理办法》,不得以掩盖食品腐败变质或伪造等目的而使用食品添加剂。

3)煎炸食用油高温(230℃以上)多次使用,凡颜色变深有异味的油脂要废弃。

4)品尝食品要用专用工具,剩余食品要妥善保管,豆腐食品要冷藏,食用前应再次加热,使内部温度达80℃以上。禁止销售宾客吃剩的食品。

5)锅、勺、铲、碗、盆、抹布等用具容器做到生熟分开,用后洗净,定位存放保洁。配菜盘要有明显标志,不得盛装熟食品,切配熟食品的刀、墩、板等用具要专用,做到餐前消毒，餐后洗净。

（3）主食面点间卫生制度

1）不使用生虫、霉变、有异味、污秽不洁的米、面、黄油、果酱、果料豆馅等原料。面点用的禽蛋，要先洗净消毒后方可使用，不用变质散黄蛋或破损蛋。使用添加剂、强化剂要符合国家卫生标准。

2）糕点生产：生产、加工、储存、运输、销售使用的工具、机械、台案、包装材料、车辆等应符合卫生要求，并应在使用前后洗刷消毒，经常保持清洁。食品盖被要专用，保持清洁。

3）面肥（引子）不得变质、发霉，有异味的发面缸、点心模子认真洗刷，保持清洁，做馅用的肉、蛋、水产品、蔬菜等要符合卫生要求。

4）主食、糕点等要以销定产，存放糕点应有专库，做到通风、干燥、防尘、防蝇、防鼠、防毒。将奶油、含水分较大和带馅的糕点入冰箱，应做到生熟分开保存。剩余原料要摊开放在阴凉通风处保存。

5）加工直接入口的面点（如奶花西点、豌豆黄、冷食点心等）用具、工作台、容器等要专用，制作人员应穿戴干净的工作服、帽、围裙，操作前应彻底洗手消毒。

（4）制作冷饮冷食的卫生制度

1）做到专人、专室、专工具、专消毒、专冷藏。机械设备，工具容器用前认真消毒，用后彻底洗净消毒，工作间入口处地面要有消毒地，工作前要用紫外线灯进行室内空气消毒。操作台、地面清洁无污物。

2）鸡蛋要新鲜并洗净消毒。牛奶、奶制品符合卫生要求，使用添加剂要符合国家标准，使用牛奶、鸡蛋配料制作冰激凌时，加热温度要达到80℃以上，冰激凌的冷藏温度要在-10℃以下，已融化的冰激凌不能出售，也不能复制。

3）产品做到分批检验，合格后出售，不出售色泽、滋味、气味不正的产品。

4）制作冰块用水要符合饮用水卫生标准，取冰块的工具要专用、消毒、定位存放，制作冰块要有专人负责。

（5）餐具洗刷消毒的卫生制度

1）坚持洗消工序：坚持去残渣、洗涤剂洗刷、净水冲、热力消毒四道工序。消毒温度达到90℃以上1分钟，感官检查为光、洁、涩、干，达到消毒要求。药物消毒要达到药物规定的消毒浓度、时间，感官检查为光、亮、涩、干。

2）消毒后的备用餐具：茶、酒具有专柜储存，整洁有序，碗柜防尘，无杂物、无油垢。

3）洗碗机要保持干净，热力洗消用水、气要达到规定的温度，洗碗池专用，用后洗刷干净，无残渣，桌面、地面清洁无污物。

4）废弃物应用专用容器盛放，做到不暴露、不积压、不外溢。

5）西餐用的刀、叉、勺及大玻璃酒杯、水杯等洗消后，要用消毒专用擦布擦拭，达到光亮无水痕。

（6）个人卫生制度

1）坚持四勤（勤洗手、剪指甲；勤洗澡、理发；勤换洗衣服、被褥；勤洗换工作服、帽）。

2）仪容仪表符合要求，不得留长指甲、涂指甲油，不戴戒指；应当穿着整洁的工作服，厨房操作人员应当穿戴整洁的工作衣帽，头发应梳理整齐并置于帽内。

3）操作时不吸烟、工作时不做有碍服务形象的动作，如抓头发、剪指甲、掏耳朵、伸懒腰、剔牙、揉眼睛、打哈欠。咳嗽或打喷嚏时，要用手帕掩住口鼻等。

4）每年必须进行健康检查，新参加工作和临时工也必须进行体检，取得健康证后方可参加工作。

5）凡患有五种传染病，即痢疾、伤寒、病毒性肝炎（包括病毒携带者）、活动性肺结核、化脓性或渗出性皮肤病者，及时停止操作食品工作，进行治疗，经医生证明确已治愈无传染性后才能恢复工作。有其他有碍食品卫生的疾病如流涎症、肛门瘘者，不得参加接触直接入口食品的工作。

（索继江　邢玉斌　刘运喜　王建荣）

第五节　医院水污染与医院感染

一、医院饮用水卫生标准及消毒处理

充足的水量，符合卫生学标准的水质，不仅可以满足医务人员及病人的生活饮用需要，而且在保证医疗用水、维持个人卫生、改善环境卫生、防止医院感染、促进病人的康复都有十分重要的意义。

我国医院生活饮用水的提供方式主要有城市集中给水、分散式给水和自备给水。大、中城市医院多采用公共集中给水，其卫生学要求已由专门机构实行监督。但医院供水系统主要是二次供水（集中式供水在入户之前经再度储存、加压和消毒或深度处理，通过管道或容器输送给用户的供水方式），蓄水池或贮水塔常是造成饮水污染的主要环节。如医院需自建集中式给水站时，必须具备必要的净化处理设备和消毒设施。要求蓄水、配水和输水设备必须封盖严密，不得与排水设施直接相连，凡与水接触的原材料及净水剂均不得污染水质，并要制订切实可行的严格管理制度。

1. 医院饮用水卫生标准　国家《生活饮用水卫生标准》（GB 5749—2006）（以下简称《饮用水卫生标准》）规定了生活饮用水水质必须符合的基本卫生要求：生活饮用水中不得含有病原微生物、生活饮用水中化学物质不得危害人体健康、生活饮用水中放射性物质不得危害人体健康、生活饮用水的感官性状良好，外观对人体的感官无不良刺激、透明、无色、无臭、无异味，生活饮用水应经消毒处理，水量充足，使用方便，从而达到保证用户饮用安全的目的。生活饮用水水质应符合《饮用水卫生标准》中的表17-7和表17-8的要求。集中式供水出厂水中消毒剂限值、出厂水和管网末梢水中消毒剂余量均应符合表17-9要求。集中式供水单位的卫生要求应按照卫生部《生活饮用水集中式供水单位卫生规范》执行。

表 17-7　水质常规指标及限值

指标	限值
1. 微生物指标[①]	
总大肠菌群（MPN/100ml 或 CFU/100ml）	不得检出
耐热大肠菌群（MPN/100ml 或 CFU/100ml）	不得检出
大肠埃希杆菌（MPN/100ml 或 CFU/100ml）	不得检出
菌落总数（CFU/ml）	100
2. 毒理指标	
砷（mg/L）	0.01
镉（mg/L）	0.005
铬（六价，mg/L）	0.05
铅（mg/L）	0.01
汞（mg/L）	0.001
硒（mg/L）	0.01
氰化物（mg/L）	0.05
氟化物（mg/L）	1.0
硝酸盐（以 N 计，mg/L）	10，地下水源限制时为 20
三氯甲烷（mg/L）	0.06
四氯化碳（mg/L）	0.002
溴酸盐（使用臭氧时，mg/L）	0.01
甲醛（使用臭氧时，mg/L）	0.9
亚氯酸盐（使用二氧化氯消毒时，mg/L）	0.7
氯酸盐（使用复合二氧化氯消毒时，mg/L）	0.7
3. 感官性状和一般化学指标	
色度（铂钴色度单位）	15
浑浊度（NTU-散射浊度单位）	1，水源与净水技术条件限制时为 3
臭和味	无异臭、异味
肉眼可见物	无
pH（pH 单位）	不小于 6.5 且不大于 8.5
铝（mg/L）	0.2
铁（mg/L）	0.3
锰（mg/L）	0.1
铜（mg/L）	1.0
锌（mg/L）	1.0
氯化物（mg/L）	250
硫酸盐（mg/L）	250
溶解性总固体（mg/L）	1 000
总硬度（以 $CaCO_3$ 计，mg/L）	450
耗氧量（COD_{Mn} 法，以 O_2 计，mg/L）	3（水源限制，原水氧耗量＞6mg/L 时为 5）
挥发酚类（以苯酚计，mg/L）	0.002
阴离子合成洗涤剂（mg/L）	0.3

续表

指标	限值
4. 放射性指标[②]	指导值
总 α 放射性（Bq/L）	0.5
总 β 放射性（Bq/L）	1

①MPN 表示最可能数；CFU 表示菌落形成单位。当水样检出总大肠菌群时，应进一步检验大肠埃希杆菌或耐热大肠菌群；水样未检出总大肠菌群，不必检验大肠埃希杆菌或耐热大肠菌群。②放射性指标超过指导值，应进行核素分析和评价，判定能否饮用。

表 17-8 水质非常规指标及限值

指标	限值
1. 微生物指标	
贾第鞭毛虫（个/10L）	<1
隐孢子虫（个/10L）	<1
2. 毒理指标	
锑（mg/L）	0.005
钡（mg/L）	0.7
铍（mg/L）	0.002
硼（mg/L）	0.5
钼（mg/L）	0.07
镍（mg/L）	0.02
银（mg/L）	0.05
铊（mg/L）	0.000 1
氯化氰（以 CN⁻计，mg/L）	0.07
一氯二溴甲烷（mg/L）	0.1
二氯一溴甲烷（mg/L）	0.06
二氯乙酸（mg/L）	0.05
1，2-二氯乙烷（mg/L）	0.03
二氯甲烷（mg/L）	0.02
三卤甲烷（三氯甲烷、一氯二溴甲烷、二氯一溴甲烷、三溴甲烷的总和）	该类化合物中各种化合物的实测浓度与其各自限值的比值之和不超过 1
1，1，1-三氯乙烷（mg/L）	2
三氯乙酸（mg/L）	0.1
三氯乙醛（mg/L）	0.01
2，4，6-三氯酚（mg/L）	0.2
三溴甲烷（mg/L）	0.1
七氯（mg/L）	0.000 4
马拉硫磷（mg/L）	0.25
五氯酚（mg/L）	0.009
六六六（总量，mg/L）	0.005
六氯苯（mg/L）	0.001
乐果（mg/L）	0.08
对硫磷（mg/L）	0.003
灭草松（mg/L）	0.3

续表

指标	限值
2. 毒理指标	
甲基对硫磷（mg/L）	0.02
百菌清（mg/L）	0.01
呋喃丹（mg/L）	0.007
林丹（mg/L）	0.002
毒死蜱（mg/L）	0.03
草甘膦（mg/L）	0.7
敌敌畏（mg/L）	0.001
莠去津（mg/L）	0.002
溴氰菊酯（mg/L）	0.02
2，4-滴（mg/L）	0.03
滴滴涕（mg/L）	0.001
乙苯（mg/L）	0.3
二甲苯（mg/L）	0.5
1，1-二氯乙烯（mg/L）	0.03
1，2-二氯乙烷（mg/L）	0.05
1，2-二氯苯（mg/L）	1
1，4-二氯苯（mg/L）	0.3
三氯乙烯（mg/L）	0.07
三氯苯（总量，mg/L）	0.02
六氯丁二烯（mg/L）	0.000 6
丙烯酰胺（mg/L）	0.000 5
四氯乙烯（mg/L）	0.04
甲苯（mg/L）	0.7
邻苯二甲酸二（2-乙基己基）酯（mg/L）	0.008
环氧氯丙烷（mg/L）	0.000 4
苯（mg/L）	0.01
苯乙烯（mg/L）	0.02
苯并（a）芘（mg/L）	0.000 01
氯乙烯（mg/L）	0.005
氯苯（mg/L）	0.3
微囊藻毒素-LR（mg/L）	0.001
3. 感官性状和一般化学指标	
氨氮（以N计，mg/L）	0.5
硫化物（mg/L）	0.02
钠（mg/L）	200

表 17-9 饮用水中消毒剂常规指标及要求

消毒剂名称	与水接触时间	出厂水中限值（mg/L）	出厂水中余量（mg/L）	管网末梢水中余量（mg/L）
氯气及游离氯制剂（游离氯）	至少30分钟	4	≥0.3	≥0.05
一氯胺（总氯）	至少120分钟	3	≥0.5	≥0.05
臭氧（O₃）	至少12分钟	0.3		0.02（如加氯，总氯≥0.05）
二氧化氯（ClO₂）	至少30分钟	0.8	≥0.1	≥0.02

2. 医院饮用水消毒处理　为使医院饮用水符合细菌学标准，经沉淀和过滤的水，还必须进行消毒处理。常用的消毒方法有：

（1）物理消毒：煮沸消毒的最简便而效果最可靠的饮用水消毒方法。其适用于少量水消毒。水加热到 70℃数分钟可杀灭肠道传染病的致病菌。当水加热到 100℃沸腾时，就可以杀灭细菌芽孢。

医院应保证病人开水供应。对重症及行动不便病人应按时送水。门诊的水杯应采用一次性水杯。

（2）化学消毒

1）氯消毒：有效氯具有杀菌作用。常用氯制剂有液态氯、无机氯制剂和有机氯制剂。

A. 常氯消毒：是目前常用消毒方法。其适用于水源卫生防护情况较好，水质澄清，没有严重污染的情况下的常规消毒。要求加氯量为 1～3mg/L，不超过 5mg/L。加氯后经一定的消毒时间（常温 15 分钟，低温 30 分钟），水中维持余氯量在 0.5～1mg/L。其多用于自来水厂及医院井水、缸水消毒。

B. 超氯消毒：加氯量是常氯消毒的 10 倍或以上，余氯量可达 1～5mg/L。其适用于紧急情况下或地面水有严重污染时。

C. 析点消毒法：常用于较大自来水厂的饮水消毒。

2）碘、溴消毒：适用于紧急情况的一时性饮水消毒；或用于医院赴灾区、野外小集体。

3）其他如臭氧消毒、二氧化氯消毒、紫外线消毒等在医院饮水消毒中均不常用。

二、医疗用水与医院感染

饮用水被认为是许多感染暴发的宿主。最常见的是，不太重要的设备用饮用水冲洗，可造成设备污染及随后的医院感染。在某新生儿监护病房中，用自来水给婴儿洗澡同院内黏质沙雷菌菌血症有关，一起分枝杆菌感染与用饮用水清洗手术设备有关，采用分子生物学分析方法发现一次黑曲霉感染同制冰机有关，一例烟曲霉感染同所住医院的淋浴有关。

同水宿主相关的最常见病原体包括革兰氏阴性杆菌（尤其是铜绿假单胞菌）、军团菌、非结核分枝杆菌，它们可称为水源性环境微生物。一些非棒状细菌可以在较纯净的水中繁殖，如铜绿假单胞菌、洋葱伯克霍尔德菌（Burkholderia cepacia）、黏质沙雷菌、不动杆菌属、黄质菌属、气单胞菌属以及某些非结核分枝杆菌见表 17-10。

污染的冰和冰箱有时可成为医源性感染的来源，Bangshorg 等认为 2 例心肺移植者的医源性感染同污染的冰箱有关，Gahrn-Hansen 等将肾移植病房发生的医源性军团菌感染归因于冰箱和淋浴水污染。美国疾病预防控制中心（CDC）已经颁布了一套用于尽量降低冰和冰箱相关感染的指导建议，推荐使用冰箱的定期消毒，Burnett 提供了维护冰箱的卫生指南。

水一直是卫生保健相关感染的宿主和传染来源，医院重要的水宿主包括饮用水、水池、龙头、淋浴、浴盆、厕所、透析液、漱口液、冰和冰箱、喷壶、洗眼装置和牙科用水。

表 17-10 水相关医源性病原体的预防与控制

蓄积地	相关病原体	传播途径	重要性	预防与控制
饮用水	铜绿假单胞菌、分枝杆菌属、军团菌属、真菌	接触，食入，吸入	高度	遵循公共卫生指南，为严重免疫缺陷病人提供无菌饮用水，不只使用自来水
冰和冰箱	军团菌属、铜绿假单胞菌、肠杆菌属、隐孢子原虫、沙门菌属	接触，食入	中度	定期清洁，避免在病人活动区域内打开柜式冰箱
水池	铜绿假单胞菌	接触，飞沫	低度	使用独立水槽洗手，处理污染液体
通风装置	铜绿假单胞菌、军团菌属	接触，飞沫	低度	考虑器官移植病房拆除、清洁和消毒通风装置
淋浴	军团菌属	吸入	低度	避免免疫缺陷病人用被军团菌污染的水淋浴
洗眼装置	铜绿假单胞菌、军团菌属	接触	低度	提供眼部冲洗用无菌水
牙科用水	铜绿假单胞菌、军团菌属、不动杆菌属	接触	低度	清洁供水系统
水浴	铜绿假单胞菌、不动杆菌属	接触	中度	在水中加入杀菌剂，或血制品使用塑料透明外包装纸
热稀释导管的冰浴	金黄色葡萄球菌	接触	低度	使用无菌水，或改用可在室温下适用于无菌水的导管
浸泡用池	爱文菌属	接触	中度	每次使用后排空、消毒可考虑在水中
厕所	革兰氏阴性杆菌	—	极低	保持良好的洗手部卫生习惯
花	革兰氏阴性杆菌、曲霉属	—	极低	避免在免疫缺陷病房和特护病房里放花

三、医院污水的处理

1. 医院污水的危害性 医院污水是指医院产生的含有病原体、重金属、消毒剂、有机溶剂、酸、碱以及放射性等物质污染的水。医院在诊疗活动中，常年不断地排出大量污水，污水的水质成分较复杂，水质指标的波动也较大。就其污染物的种类及其浓度而言，与一般城市污水相近。随着医院现代化建设的发展，人民生活和文化水平的提高，医院用水量也日益增多。但由于医院自身的特点，医院污水中更含有大量的细菌、病毒，如沙门菌、志贺菌、脊髓灰质炎病毒、柯萨奇病毒、埃可病毒、腺病毒等。同时尚可发现寄生虫卵和部分化学物质。各级各类医院的污水排放量有很大差别。一个医院在一周内，每日污水排放量也不一样。在一年里，由于季节不同，污水量差别也大，夏季污水量大，其他季节则相对较少。掌握医院污水的变化规律，特别是掌握日平均最大耗水量和最大小时耗水量，是进行医院污水处理的重要依据。

通过对北京市 20 多家医院和兰州、成都、武汉、沈阳等地医院的调查，各医院的耗水量每张病床为 1000L/d 左右，个别医院可达 2000L/d 左右，郊区医院一般为 700L/（日·床）。近年来，国外有人提出高级医院耗水量为1000L/（日·床），而其中80%是以污水形式排出。医院污水来源复杂，不同性质医院产生的污水也有很大不同，不同部门科室产生的污水成分和水量各不相同。其成分也非常复杂，含有病原性微生物、有毒、有害的物理化学污染物和放射性污染等，具有空间污染、急性传染和潜伏性传染等特征，不经有效处理会成为一条疫病扩散的重要途径并严重污染环境。

医院污水中一般有机物质约占污染总量的 60%，不溶物质占 40%。医院污水来源：

（1）生活污水：来源于医院办公室、单身宿舍、家属宿舍、浴室、食堂等污水及天然雨水。这类污水性质与居民生活污水相似。

（2）含病原体污水：来源于病房、诊疗室、手术室、化验室、病理解剖室、供应室、洗衣房、动物室、实验室、厕所等。污水中含有多种病毒、细菌、寄生虫卵等，是医院污水处理的重点。

（3）有毒污水：主要来源于临床检验、药物制剂室等，含有各种废试剂药液、消毒洗涤剂、有机溶剂，以及含酸碱、放射性和重金属等有毒污水。

医院污水受到粪便、传染性细菌和病毒等病原性微生物污染，具有传染性，可以诱发疾病或造成伤害。医院污水中含有酸、碱、悬浮固体、BOD、COD 和动植物油等有毒、有害物质。牙科治疗、洗印和化验等过程产生污水含有重金属、消毒剂、有机溶剂等，部分细胞毒性物质具有致癌、致畸或致突变性，危害人体健康并对环境有长远影响。同位素治疗和诊断产生放射性污水。放射性同位素在衰变过程中产生 α-放射性、β-放射性和 γ-放射性，在人体内积累而危害人体健康。

2. 医院污水的净化处理与消毒　医院污水的净化与消毒，就是把医院排出的有害污水，经处理后使之符合排放条件的无害化水。欧洲、北美和日本等国家在医院污水的管理与处理方面都是执行世界卫生组织的要求，有的国家规定还严于上述要求。发达国家对医疗机构污水的管理控制十分严格，不仅建立了医院内的卫生安全管理体系，而且对不同条件下医院污水的处理方法也有明确的规定。我国医院污水处理还处于较低水平，据国家环保总局 2003 年对全国各地 50 张床位以上的医院污水处理的调查，废水排放总量达 853 487.56m³/d，处理总量达 707 396.13m³/d，占 83%，达标处理量为 614 724.68m³/d，占 87%。北京、江苏等地的医院污水处理设施的拥有率较高，在 90% 以上，处理率达 90%。内蒙古、陕西和西藏等地的医院污水处理设施的拥有率较低，为 10%～30%。

（1）医院污水处理原则

1）全过程控制原则：对医院污水产生、处理、排放的全过程进行控制。医院病区与非病区污水应分流，严格医院内部卫生安全管理体系，严格控制和分离医院污水与污物，不得将医院产生污物随意弃置排入污水系统。新建、改建和扩建的医院，在设计时应将可能受传染病病原体污染的污水与其他污水分开，现有医院应尽可能将受传染病病原体污染的污水与其他污水分别收集。

2）减量化原则：严格医院内部卫生安全管理体系，在污水和污物发生源处进行严格控制和分离，医院内生活污水与病区污水分别收集，即源头控制、清污分流。严禁将医院的污水和污物随意弃置排入下水道。传染病医院（含带传染病房综合医院）应设专用化粪池。被传染病病原体污染的传染性污染物，如含粪便等排泄物，必须按我国卫生防疫的有关规定进行严格消毒。消毒后的粪便等排泄物应单独处置或排入专用化粪池，其上清液进入医院污水处理系统。不设化粪池的医院应将经过消毒的排泄物按医疗废物处理。

3）就地处理原则：为防止医院污水输送过程中的污染与危害，在医院必须就地处理。

4）分类指导原则：根据医院性质、规模、污水排放去向和地区差异等，对医院污水处理进行分类指导。医院的各种特殊排水，如含重金属废水、含油废水、洗印废水等应单独收集，分别采取不同的预处理措施后排入医院污水处理系统。同位素治疗和诊断产生的放射性废水，必须单独收集处理。

5）达标与风险控制相结合原则：全面考虑综合性医院和传染病医院污水达标排放的基本要求，同时加强风险控制意识，从工艺技术、工程建设和监督管理等方面提高应对突发性事件的能力。

6）生态安全原则：有效去除污水中有毒有害物质，减少处理过程中消毒副产物产生和控制出水中过高余氯，保护生态环境安全。

（2）医院污水净化处理的工艺流程：医院污水的净化处理或预处理，可先使水质得到改善，节省消毒剂的使用和提高消毒效果。

1）医院污水排入市政下水管道的要求：世界卫生组织关于医院污水排放的导则中指出，医院污水在下游城市污水处理厂具备以下条件时，可以只经消毒后排入市政下水管道。

A. 下游有运行良好的城市污水厂，其二级生物处理系统可以有效地去除 95%以上的致病微生物。

B. 城市污水处理厂的污泥经过有效的厌氧生物处理，处理后的污泥中的寄生虫卵少于 1 个/L。

C. 医院有严格的卫生安全管理体系，确保有害化学品、药剂、抗生素和放射性物质不被排入市政下水道。

D. 病人的排泄物被单独收集，并采用足量的消毒剂进行消毒后妥善处理。

如果不能满足以上条件，则医院需要建立单独的污水处理设施进行处理。

2）医院污水处理的流程：包括初级处理、二级生化处理、深度处理和消毒。传染病医院必须采用二级处理，并需进行预消毒处理。处理出水排入城市下水道（下游设有二级污水处理厂）的综合医院推荐采用二级处理。医院污水处理产生的污泥中含有大量的致病菌和寄生虫卵，要求应进行厌氧消化，也可以干燥后与医院的固体废物一起焚烧。对处理技术的规定如下所述。

A. 初级处理：去除随污水带来的固体污物。

B. 二级生物处理：通过沉淀，可去除绝大部分的寄生虫及虫卵，去除 95%以上的致病菌和病毒。但处理后的出水由于还含有少量病菌和病毒仍具有传染性。

医院污水的一级处理：也称机械处理，是指经过滤或沉淀方法去除污水中悬浮物、有机物病原体的净化方法，如设置化粪池或沉淀池。一级处理一般可去除悬浮物 40%～70%、有机物 25%～24%、细菌 2.5%～7.5%、病毒 3%。

C. 深度处理：二级处理的出水一般含有 20mg/L 左右的悬浮固体，这对于消毒来说悬浮固体的浓度还是太高。推荐采用快速过滤或氧化塘的技术将水中的悬浮固体去除到小于 10mg/L，以便进行消毒。

二级处理：也称生化处理，是利用生物氧化法净化污水。其原理是利用需氧微生物群的自身新陈代谢过程，使污水中有机物分解、氧化成无机物，从而除去污水中溶解的胶状有机物和病原体，使污水得到净化。此法常用的设施有曝气池、生物滤池、生物转盘、生物接触氧化池、氧化渠等。经二级处理可去除有机物 50%～80%、细菌 90%～95%、病毒 90%～96%。

D. 消毒：深度处理的出水应进行消毒。消毒剂可用二氧化氯、次氯酸钠或氯气，加氯至折点。另一种可采用的消毒方法是紫外线消毒。以达到杀灭病原微生物的目的。

对于综合医院（不带传染病房）污水处理可采用"预处理→一级强化处理→消毒"的工艺。医院污水经化粪池进入调节池，调节池前部设置自动格栅，调节池内设提升水泵。污水经提升后进入混凝沉淀池进行混凝沉淀，沉淀池出水进入接触池进行消毒，接触池出水达标排放。调节池、混凝沉淀池、接触池的污泥及栅渣等污水处理站内产生的垃圾集中消毒外运。消毒可采用巴氏蒸汽消毒或投加石灰等方式，也可采取二级处理，工艺流程为"调节池→生物氧化→接触消毒"。医院污水通过化粪池进入调节池。调节池前部设置自动格栅。调节池内设提升水泵，污水经提升后进入好氧池进行生物处理，好氧池出水进入接触池消毒，出水达标排放。调节池、生化处理池、接触池的污泥及栅渣等污水处理站内产生的垃圾集中消毒外运焚烧。消毒可采用巴氏蒸汽消毒或投加石灰等方式。

传染病医院的污水和粪便宜分别收集。生活污水直接进入预消毒池进行消毒处理后进入调节池，病人的粪便应先独立消毒后，通过下水道进入化粪池或单独处理。各构筑物须在密闭的环境中运行，通过统一的通风系统进行换气，废气通过消毒后排放，消毒可采用紫外线消毒系统。

（3）医院污水常用消毒技术：医院污水消毒是医院污水处理的重要工艺过程，其目的是杀灭污水中的各种致病菌。医院污水消毒常用的消毒工艺有氯消毒（如氯气、二氧化氯、次氯酸钠）、氧化剂消毒（如臭氧、过氧乙酸）、辐射消毒（如紫外线、γ射线）。表 17-11 对常用的氯消毒、臭氧消毒、二氧化氯消毒、次氯酸钠消毒和紫外线消毒法的优缺点进行了归纳和比较。

表 17-11 常用消毒方法比较

	优点	缺点	消毒效果
氯	具有持续消毒作用；工艺简单，技术成熟；操作简单，投量准确	产生具致癌、致畸作用的有机氯化物（THMs）；处理水有氯或氯酚味；氯气腐蚀性强；运行管理有一定的危险性	能有效杀菌，但杀灭病毒效果较差
次氯酸钠	无毒，运行、管理无危险性	产生具致癌、致畸作用的有机氯化物；使水的 pH 升高。	与氯杀菌效果相同
二氧化氯	具有强烈的氧化作用，不产生有机氯化物（THMs）；投放简单方便；不受 pH 影响	二氧化氯运行、管理有一定的危险性；只能就地生产，就地使用；制取设备复杂；操作管理要求高	较氯杀菌效果好
臭氧	有强氧化能力，接触时间短；不产生有机氯化物；不受 pH 影响；能增加水中溶解氧	臭氧运行、管理有一定的危险性；操作复杂；制取臭氧的产率低；电能消耗大；基建投资较大；运行成本高	杀菌和杀灭病毒的效果均很好
紫外线	无有害的残余物质；无臭味；操作简单，易实现自动化；运行管理和维修费用低	电耗大；紫外灯管与石英套管需定期更换；对处理水的水质要求较高；无后续杀菌作用	效果好，但对悬浮物浓度有要求

调查显示 1997 年北京地区综合医院中 89 个医院对排放污水进行了处理，处理率为

92%，有 3 个医院采用二级生化加消毒的处理工艺，86 个医院采用一级消毒处理。消毒剂的使用情况为：用液氯消毒的占 55%；用次氯酸钠发生器消毒的占 17%；用商品次氯酸钠溶液消毒的占 9%；用二氧化氯消毒的占 8%；用臭氧消毒的占 3%，使用其他消毒剂的（主要是漂粉精）占 8%。使用的医院污水消毒专用设备主要有：真空加氯机及其配套设备、次氯酸钠发生器、二氧化氯发生器、氯片消毒器、臭氧发生器等。

（4）医院污泥和废气的处理

1）医院污泥的处理：粪池污泥来自医院医务人员及患者的粪便，污泥量取决于化粪池的清掏周期和每人每日的粪便量。每人每日的粪便量约为 150g。处理放射性污水的化粪池或处理池每半年清掏一次，清掏前应监测其放射性，达标方可处置。

医院污泥处理工艺流程以污泥消毒和污泥脱水为主。水处理工艺产生的剩余污泥在污泥消毒池内，投加石灰或漂白粉作为消毒剂进行消毒。若污泥量很小，则消毒污泥可排入化粪池进行储存；污泥量大，则消毒污泥需经脱水后封装外运。根据国家环境保护总局危险废物分类，污泥属于危险废物的范畴，必须按医疗废物处理要求进行集中（焚烧）处置。

2）医院废气的处理：为防病毒从医院水处理构筑物表面挥发到大气中而造成病毒的二次传播污染，将水处理池加盖板密闭起来，盖板上预留进、出气口，把处于自由扩散状态的气体组织起来。通过阻截、过滤吸附、辐照或杀死病毒、细菌的设备，经过有效处理后再排入大气。废气处理可采用臭氧、过氧乙酸、含氯消毒剂、紫外线、高压电场、过滤吸附和光催化消毒处理对空气传播类病毒进行有效的灭活。

（5）放射性废水处理技术：放射性废水主要来自诊断、治疗过程中患者服用或注射放射性同位素后所产生的排泄物，分装同位素的容器、杯皿和实验室的清洗水，标记化合物等排放的放射性废水。

放射性废水的水质水量和排放标准：放射性废水浓度范围为 $3.7 \times 10^2 \sim 3.7 \times 10^5$ Bq/L。废水量为 $100 \sim 200$ L/（床·日）。医院放射性废水排放执行新制定的《医疗机构污染物排放标准》规定：在放射性污水处理设施排放口监测其总 $\alpha < 1$ Bq/L，总 $\beta < 10$ Bq/L。

放射性废水系统及衰变池设计：放射性废水应设置单独的收集系统，含放射性的生活污水和试验冲洗废水应分开收集，收集放射性废水的管道应采用耐腐蚀的特种管道，一般为不锈钢管道或塑料管。放射性试验冲洗废水可直接排入衰变池，粪便和生活污水应经过化粪池或污水处理池净化后再排入衰变池。衰变池根据床位和水量设计或选用。衰变池按使用的同位素种类和强度设计，衰变池可采用间歇式或连续式。间歇式衰变池采用多格式间歇排放；连续式衰变池，池内设导流墙，推流式排放。衰变池的容积按最长半衰期同位素的 10 个半衰期计算，或按同位素的衰变公式计算。

监测和管理：间歇衰变池在排放前监测；连续式衰变池每月监测一次。收集处理放射性污水的化粪池或处理池每半年清掏一次，清掏前应监测其放射性，达标方可处置。

3. 医院污水、污泥排放标准　《医疗机构水污染物排放标准》（GB18466—2005）要求：凡新建、扩建、改建的医院，其污水处理设施必须按规定与主体工程同时设计，同时施工，同时使用。要求处理后的医院污水应达到下列排放标准。上述标准为强制性标准，自 2006 年 1 月 1 日起实施。《医疗机构水污染物排放标准》（GB18466—2005）规定了医疗机构污水及污水处理站产生的废气和污泥的污染物控制项目及其排放限值、处理工艺与消毒要求、取样与监测和标准的实施与监督等。

（1）污水排放标准：传染病和结核病医疗机构污水排放执行表 17-12 的规定。县级及县级以上或 20 张床位及以上的综合医疗机构和其他医疗机构污水排放执行表 17-13 的规定。直接或间接排入地表水体和海域的污水执行排放标准，排入终端已建有正常运行城镇二级污水处理厂的下水道的污水，执行预处理标准。带传染病房的综合医疗机构，应将传染病房污水与非传染病房污水分开。传染病房的污水、粪便经过消毒后方可与其他污水合并处理。采用含氯消毒剂进行消毒的医疗机构污水，若直接排入地表水体和海域，应进行脱氯处理，使总余氯小于 0.5mg/L。

表 17-12　传染病、结核病医疗机构水污染物排放限值（日均值）

序号	控制项目	标准值
1	粪大肠菌群数（MPN/L）	100
2	肠道致病菌	不得检出
3	肠道病毒	不得检出
4	结核杆菌	不得检出
5	pH	6～9
6	化学需氧量（COD） 浓度（mg/L） 最高允许排放负荷（g/床位）	60 60
7	生化需氧量（BOD）浓度（mg/L） 最高允许排放负荷（g/床位）	20 20
8	悬浮物（SS）浓度（mg/L） 最高允许排放负荷（g/床位）	20 20
9	氨氮（mg/L）	15
10	动植物油（mg/L）	5
11	石油类（mg/L）	5
12	阴离子表面活性剂（mg/L）	5
13	色度（稀释倍数）	30
14	挥发酚（mg/L）	0.5
15	总氰化物（mg/L）	0.5
16	总汞（mg/L）	0.05
17	总镉（mg/L）	0.1
18	总铬（mg/L）	1.5
19	六价铬（mg/L）	0.5
20	总砷（mg/L）	0.5
21	总铅（mg/L）	1.0
22	总银（mg/L）	0.5
23	总α（Bq/L）	1
24	总β（Bq/L）	10
25	总余氯[1][2]（mg/L） （直接排入水体的要求）	0.5

①采用含氯消毒剂消毒的工艺控制要求为：消毒接触池的接触时间≥1.5 小时，接触池出口总余氯 6.5～10mg/L。②采用其他消毒剂对总余氯不做要求。

表 17-13　综合医疗机构和其他医疗机构水污染物排放限值（日均值）

序号	控制项目	排放标准	预处理标准
1	粪大肠菌群数（MPN/L）	500	5000
2	肠道致病菌	不得检出	—
3	肠道病毒	不得检出	—
4	pH	6～9	6～9
5	化学需氧量（COD）浓度（mg/L）	60	250
	最高允许排放负荷（g/床位）	60	250
6	生化需氧量（BOD）浓度（mg/L）	20	100
	最高允许排放负荷（g/床位）	20	100
7	悬浮物（SS）浓度（mg/L）	20	60
	最高允许排放负荷（g/床位）	20	60
8	氨氮（mg/L）	15	—
9	动植物油（mg/L）	5	20
10	石油类（mg/L）	5	20
11	阴离子表面活性剂（mg/L）	5	10
12	色度（稀释倍数）	30	—
13	挥发酚（mg/L）	0.5	1.0
14	总氰化物（mg/L）	0.5	0.5
15	总汞（mg/L）	0.05	0.05
16	总镉（mg/L）	0.1	0.1
17	总铬（mg/L）	1.5	1.5
18	六价铬（mg/L）	0.5	0.5
19	总砷（mg/L）	0.5	0.5
20	总铅（mg/L）	1.0	1.0
21	总银（mg/L）	0.5	0.5
22	总 α（Bq/L）	1	1
23	总 β（Bq/L）	10	10
24	总余氯[1][2]（mg/L）	0.5	—

①采用含氯消毒剂消毒的工艺控制要求为：一级标准，消毒接触池接触时间≥1 小时，接触池出口总余氯 3～10mg/L；二级标准，消毒接触池接触时间≥1 小时，接触池出口总余氯 2～8mg/L。②采用其他消毒剂对总余氯不做要求。

（2）废气排放要求：污水处理站排出的废气应进行除臭除味处理，保证污水处理站周边空气中污染物达到表 17-14 的要求。传染病和结核病医疗机构应对污水处理站排出的废气进行消毒处理。

表 17-14 污水处理站周边大气污染物最高允许浓度

序号	控制项目	标准值
1	氨（mg/m³）	1.0
2	硫化氢（mg/m³）	0.03
3	臭气浓度（无量纲）	10
4	氯气（mg/m³）	0.1
5	甲烷（指处理站内最高体积百分数/%）	1%

（3）污泥控制与处置：栅渣、化粪池和污水处理站污泥属危险废物，应按危险废物进行处理和处置。污泥清掏前应进行监测，达到表 17-15 的要求。

表 17-15 医疗机构污泥控制标准

医疗机构类别	粪大肠菌群数（MPN/g）	肠道致病菌	肠道病毒	结核杆菌	蛔虫卵死亡率（%）
传染病医疗机构	≤100	不得检出	不得检出	—	>95
结核病医疗机构	≤100	—	—	不得检出	>95
综合医疗机构和其他医疗机构	≤100	—	—	—	>95

4. 污水监测与监督管理

（1）医院污水水质监测：医院污水水质理化监测指标主要有温度、pH、悬浮物、氨氮、溶解氧、生化需氧量、化学需氧量和余氯等。医院污水的生物性污染主要包括细菌、病毒和寄生虫污染。生物学指标主要指大肠菌群，也有其他生物体的指示生物（如大肠埃希菌、粪便链球菌等）。水质取样应在污水处理工艺末端排放口或处理设施排出口取样。

生物学指标：总余氯每日至少 2 次，粪大肠菌每月不得少于 1 次。肠道致病菌主要监测沙门杆菌、志贺杆菌。沙门杆菌的监测，每季度不少于 1 次；志贺杆菌的监测，每年不少于 2 次。收治了传染病病人的医院应加强对肠道致病菌和肠道病毒的监测。同时收治的感染上同一种肠道致病菌或肠道病毒的甲类传染病病人数超过 5 人、或乙类传染病病人数超过 10 人、或丙类传染病病人数超过 20 人时，应及时监测该种传染病病原体。

理化指标：pH 每日监测不少于 2 次，COD 和 SS 每周监测 1 次，其他污染物每季度监测不少于 1 次。取样频率为至少每 2 小时一次，取 24 小时混合样，以日均值计，总 α、总 β 在衰变池排放前取样监测。每月监测不得少于 2 次。

（2）医院污水的监督管理：为防止污水中各种病原微生物和有毒有害物质对环境的污染和社会公害，必须做好污水的监督管理。建筑物应防腐蚀、防渗、防臭、防蚊蝇，并保证消毒系统处理效果安全可靠、经济耐用、操作方便。同时要保证一旦设备发生故障时，污水仍能得到有效消毒。采用液氯消毒时，必须有相应安全措施，并严禁直接向污水中投加氯气。医院污泥或粪便处理的构筑物应做到密闭化、防腐、防漏、防止蚊蝇，未经无害化处理，不得任意清掏和使用。

医院污水管理应纳入评定医院管理指标之一。医院污水处理设施，必须有专职人员管理。管理人员和检验人员必须经过培训持证上岗，并要求严格按操作管理规程进行工作。

从事医院感染管理人员应掌握医院污水排放标准，并予监督检查。

（3）医院污水处理站建设要求及运行管理：医院污水处理构筑物的位置宜设在医院当地夏季主导风向的下风向。应与病房、居民区等建筑物保持一定的距离，并应设绿化防护带或隔离带。污水处理站周围应设围墙，其高度不宜小于 2.5m。污水处理站应留有扩建的可能，方便施工、运行、维护。应有方便的交通、运输和水电条件；便于污水排放和污泥储运。传染病医院及含有传染病房的综合医院的污水处理站，其生产管理建筑物和生活设施宜集中布置，位置和朝向应力求合理，并应与处理构、建筑物严格隔离。

医院污水处理设施的运行率应大于 95%（以运行天数计）；达标率应大于 95%（以运行天数和主要水质指标计）。污水处理设施因故需减少污水处理量或停止运转时，应事先向环保部门报告，批准后方可进行。由于紧急事故造成停止运行时，应立即报告当地环保部门。监测分析数据应按规定对水质进行监测、记录、保存和上报。

医院污水处理过程中处理设备的操作、设备的维修以及污泥、废气的处理处置过程等环节都易对环境及人体产生危害，因此应对医院污水处理站对环境产生的影响及工作人员的职业卫生和劳动保护予以重视。传染病医院（含带传染病房综合医院）位于室内的污水处理系统必须设有强制通风设备，并为工作人员配备全套工作服、手套、面罩、护目镜和防毒面具。

（索继江　邢玉斌　王建荣　刘运喜）

参 考 文 献

巴志强，巴芳，郭锡斌，等.2006.从医院安全管理和感染控制角度审视医院建筑规划与设计.中国医院，10（6）：69-72.

樊玲，钱东彬，汤辉，等.2004.病房使用前后空气细菌含量对比研究.中华医院感染学杂志，14（3）：288-289.

国家环境保护总局.2005.医疗机构水污染物排放标准 GB18466—2005.

何耀，姜勇，邢玉斌，等.2003.北京市某医院传染性非典型肺炎医院内感染传播途径的初步调查.中华流行病学杂志，24（7）：554-556.

美国医疗机构评审国际联合委员会.2008.医院评审标准（第三版）.陈同鉴，王羽，周简，等译.北京：中国协和医科大学出版社.

世界卫生组织.2005.医院获得性感染预防控制实用指南.

涂光备.2005.医院建筑空调净化与设备.北京：中国建筑工业出版社.

王晓钟，陈世平，吕增春.2002.现代医院卫生学.北京：人民军医出版社.

王晓钟，陈世平，吕增春.2002.现代医院卫生学.北京：人民军医出版社.

吴安华，任南，文细毛，等.2005.159所医院医院感染现患率调查结果与分析.中国感染控制杂志，4（1）：12-17.

邢玉斌，魏华，索继江，等.2006.空气消毒器现场消毒效果评估.中华医院感染学杂志，16（7）：774-775.

杨华明，易滨.2002.现代医院消毒学.北京：人民军医出版社.

于玺华.2002.现代空气微生物学.北京：人民军医出版社，245-248.

于玺华.2002.现代空气微生物学.北京：人民军医出版社.

中国标准出版社.2012.医院空气净化管理规范.北京：中国标准出版社.

中华人民共和国.2012.公共场所集中空调通风系统清洗消毒规范.

中华人民共和国国家质量监督检验检疫总局，中国国家标准管理委员会.2012.《医院消毒卫生标准》.

中华人民共和国建设部，中华人民共和国国家质量监督检验检疫总局.2002.医院洁净手术部建筑技术规范.

中华人民共和国卫生部，中国国家标准化管理委员会.2006.生活饮用水卫生标准.

中华人民共和国卫生部.2006.医院感染管理办法.

中华人民共和国卫生部. 2009. 新生儿病室建设与管理指南（试行）.

中华人民共和国卫生部. 2009. 医院隔离技术规范.

中华人民共和国卫生部. 2012. 公共场所集中空调通风系统卫生规范.

中华人民共和国卫生部. 2012. 公共场所集中空调通风系统卫生学评价规范.

中华人民共和国卫生部. 2012. 医疗机构消毒技术规范. 北京：中国标准出版社.

住房和城乡建设部，国家发展和改革委员会. 2008. 综合医院建设标准.

Richard P. Wenzel. 2005. 医院内感染的预防与控制. 4 版. 李德淳，汤乃军，李云译. 天津：天津科技翻译出版公司，562-567.

思 考 题

1. 什么是微生物气溶胶？其特性是什么？
2. 简述医院空气消毒净化方法。
3. 医院建筑预防医院感染的原则与相关因素是什么？
4. 医院建筑设计中对总平面的要求是什么？
5. 什么是细菌性食物中毒？
6. 细菌性食物中毒发生的基本条件是什么？
7. 最常见水源性环境微生物病的种类有哪些？
8. 综合医院的污水处理站建设应注意什么？

第十八章　医疗废物管理

为了加强医疗废物的安全管理，防止疾病传播，保护环境，保障人体健康，根据《中华人民共和国传染病防治法》和《中华人民共和国固体废物污染环境防治法》，中华人民共和国国务院 2003 年 6 月 4 日第十次常务会议通过，颁布并施行《医疗废物管理条例》；相继卫生部发布了《医疗卫生机构医疗废物管理办法》；原卫生部和原国家环境保护总局制定了《医疗废物分类目录》；原国家环境保护总局制定了《医疗废物包装物、容器标准和标识》；继而原国家环境保护总局出台了《医疗废物管理行政处罚办法》等一系列文件，建立健全医疗废物集中无害化处置制度，至此标志着我国医疗废物的管理步入法制化管理轨道。医疗废物是医院内产生的几大类废弃物之一，可能携带感染性病原体，或具有毒性或其他危害性，属于危险物品，如任意丢弃或管理疏忽而扩散到环境中，就会污染环境，危害人体健康。因此，必须加强医疗废物监督管理工作，消除污染和疾病传播隐患，杜绝医疗废物外流渠道，避免造成社会危害。

第一节　医疗废物管理

一、医疗废物的概念

医疗废物是指医疗卫生机构在医疗、预防、保健以及其他相关活动中产生的具有直接或者间接感染性、毒性及其他危害性的废物，如废弃的医疗用品、敷料、检验标本、病理标本、化验器材和培养基、诊断用品、实验动物尸体、组织器官和排泄物以及患者生活中产生带有血液、体液、分泌排泄物的垃圾等。预防和控制医源性感染、血源性感染、实验室感染和致病微生物扩散，必须对医疗废物进行消毒处理。落实并加强医疗废物的安全管理，防止医疗废物污染环境，危害人体健康，制定医疗废物的分类、收集、运送、储存、处置的管理制度。

我国根据《医疗废物管理条例》，按照原卫生部和原国家环境保护总局制定的《医疗废物分类目录》要求将医疗废物分成五大类，见表 18-1。

表 18-1　医疗废物分类目录

类别	特征	常见组分或者废物名称	包装	是否处理
感染性废物	携带病原微生物、具有引发感染性疾病传播危险的医疗废物	1. 被病人血液、体液、排泄物污染的物品，包括： —棉球、棉签、引流棉条，纱布及其他各种敷料 — 一次性使用卫生用品，一次性使用医疗用品及一次性医疗器械 —废弃的被服 —其他被病人血液、体液、排泄物污染的物品	黄色专用袋	否
		2. 医疗机构收治的隔离传染病病人或者疑似传染病病人产生的生活垃圾	双层黄色专用袋	否
		3. 病原体的培养基、标本和菌种、毒种保存液	黄色专用袋	是
		4. 各种废弃的医学标本		否
		5. 废弃的血液、血清		是
		6. 使用后的一次性使用医疗用品及一次性医疗器械视为感染性废物		否
病理性废物	诊疗过程中产生的人体废物和医学实验动物尸体等	1. 手术及其他诊疗过程中产生的废弃的人体组织、器官等	黄色专用袋	否
		2. 医学实验动物的组织、尸体		
		3. 病理切片后废弃的人体组织、病理蜡块等		
损伤性废物	能够刺伤或者割伤人体的废弃的医用锐器	1. 医用针头、缝合针	锐器盒	否
		2. 各类医用锐器，包括：解剖刀、手术刀、备皮刀、手术锯等		
		3. 载玻片、玻璃试管、玻璃安瓿等		
药物性废物	过期、淘汰、变质或者被污染的废弃的药物	1. 废弃的一般性药品，如抗生素、非处方类药品等		
		2. 废弃的细胞毒性药物和遗传毒性药物，包括： —致癌性药物，如硫唑嘌呤、苯唑酸氮芥、萘氮芥、环孢霉素、环磷酰胺、苯丙氨酸氮芥、司莫司汀、他莫昔芬、硫替派等 —可疑致癌性药物，如顺铂、丝裂霉素、多柔比星、苯巴比妥等 —免疫抑制剂		
		3. 废弃的疫苗、血液制品等		
化学性废物	具有毒性、腐蚀性、易燃易爆性的废弃的化学物品	1. 医学影像室、实验室废弃的化学试剂		
		2. 废弃的过氧乙酸、戊二醛等化学消毒剂		
		3. 废弃的汞血压计、汞温度计		

注：一次性使用卫生用品是指使用一次后即丢弃的，与人体直接或者间接接触的，并为达到人体生理卫生或者卫生保健目的而使用的各种日常生活用品。一次性使用医疗用品是指临床用于病人检查、诊断、治疗、护理的指套、手套、吸痰管、阴道窥镜、肛镜、印模托盘、治疗巾、皮肤清洁巾、擦手巾、压舌板、臀垫等接触完整黏膜、皮肤的各类一次性使用医疗、护理用品。一次性医疗器械是指《医疗器械管理条例》及相关配套文件所规定的用于人体的一次性仪器、设备、器具、材料等物品。

医疗卫生机构废弃的麻醉、精神、放射性、毒性等药品及其相关的废物的管理，依照有关法律、行政法规和国家有关规定、标准执行。

二、医疗废物的管理

1. 医疗废物管理的基本原则

（1）全程化管理：医疗废物从产生、分类收集、密闭包装到收集、运转、储存、处置的整个流程应当处于严格的监控之下。

（2）实施集中处置：为推进实现医疗废物集中处置的进程，《医疗废物管理条例》中明确要求：各地区应当利用和改造现有固体废物处置设施和其他设施，对医疗废物集中处置室能达到基本的环境保护和卫生要求，尚无集中处置设施或者处置能力不足的城市，自条例施行之日起，市级以上城市应当在1年内建成医疗废物集中处置设施；县级市应当在2年内建成医疗废物集中处置设施，在尚未建成医疗废物集中处置设施期间，有关地方人民政府应当组织制订符合环境保护和卫生要求的医疗废物过渡性处置方案，确定医疗废物收集、运送、处置方式和处置单位。

（3）分工负责：《医疗废物管理条例》中明确要求：医疗卫生机构作为医疗废物的产生单位，负责医疗废物产生后的分类收集、包装、转运、暂存的管理；医疗废物集中处置单位负责从医疗废物产生单位收集转运到医疗废物集中处置地的存储和处置的管理，其他任何单位和个人不得从事上述活动，这样能够减少中间管理环节和医疗废物流失的机会，有利于监控和管理，责任明确。

2. 医疗废物管理的具体原则 医疗卫生机构应当根据《医疗废物分类目录》对医疗废物实施分类管理。

（1）根据医疗废物的类别，将医疗废物分置于符合《医疗废物专用包装物、容器的标准和警示标识的规定》要求的包装物或者容器内。

（2）在盛装医疗废物前，应当对医疗废物包装物或者容器进行认真检查，确保无破损、渗漏和其他缺陷。

（3）感染性废物、病理性废物、损伤性废物、药物性废物及化学性废物不能与生活废物混合收集，少量的药物性废物可以混入感染性废物，但应当在标签上注明。

（4）废弃的麻醉药、精神病药、放射药、毒性等药品及其相关的废物的管理，依照有关法律、行政法规和国家有关规定的标准执行。

（5）化学性废物中批量的废弃化学试剂，废弃消毒剂应交由专门机构处置，批量的含有汞的体温计，血压计等医疗器具报废时，应当交由专门机构处置。

（6）医疗废物中含有病原体的培养基、标本和菌种、毒种保存液等高危险废物，应当首先在产生场所进行压力蒸汽灭菌或者化学消毒剂浸泡处理，然后按感染性废物收集处置。

（7）隔离的传染病病人或者疑似传染病病人产生的具有传染性的排泄物，应当按照国家规定严格消毒，达到排放标准后排入污水处理系统。

（8）隔离的传染病病人或者疑似传染病病人产生的医疗废物应当使用双层包装物，并及时密封。

（9）放入包装物或者容器内的感染性废物、病理性废物、损伤性废物不得取出。

（10）盛装的医疗废物达到包装物或者容器的 3/4 时，应当使用有效的封口方式，使包装物或者容器的封口紧实、严密。

（11）盛装医疗废物的每个包装物或者容器外表面应当有警示标识，在每个包装物或者容器上应当系中文标签，中文标签的内容应当包括：医疗废物产生单位，产生日期，类别及需要的特别说明等。

（12）医院应当将医疗废物交由取得县级以上人民政府环境保护行政部门许可证的医疗废物处置单位处置，依照危险废物转移联单制度填写和保存转移联单 3 年。

（13）不具备集中处置医疗废物条件的农村，医疗卫生机构应当按照县级人民政府卫生行政主管部门、环境保护行政主管部门的要求，自行就地处置其产生的医疗废物。自行处置医疗废物的，应当符合《医疗废物管理条例》中第二十一条规定的基本要求。

第二节 医疗废物处理原则

一、将医疗废物存放于专用容器（袋）中

感染性医疗废物置于黄色医疗废物专用包装袋。损伤性医疗废物（如针头、刀片、缝合针等）放入专用防刺伤的锐器盒中，运送时不得放入收集袋中，以防运送时造成锐器伤。

在收集医疗废物时，收集人员要做好自身防护措施。

每件医疗废物出科室时需在专用包装袋或容器上标明产生科室、类别、产生日期及需要特别说明的内容。

盛装医疗废物时，不得超过包装袋或者容器的 3/4，应当使用有效的封口方式。

包装袋或者容器的外表面被感染性废物污染时，应对被污染处进行消毒处理或增加一层包装。

所有存放感染性医疗废物的容器必须有盖，便于随时关启。每日用 2000mg/L 有效氯消毒液消毒、清洁容器，并有记录。

二、对医疗废物运送、专用运输工具（车）的清洗消毒和防止物品流失

（1）运送人员要做好自身防护措施，每天从医疗废物产生地点将分类包装的医疗废物按照规定的时间和路线运送至内部指定的暂时储存地点。

（2）运送时使用专用污物电梯和专用时段运送，运送后对污物电梯进行清洁消毒。

（3）运送人员在运送医疗废物前，应当检查包装物或者容器的标识、标签及封口是否符合要求，不得将不符合要求的医疗废物运送至暂时储存地点。

（4）运送人员在运送医疗废物时，应当防止造成包装物或容器破损和医疗废物的流失、泄漏和扩散，并防止医疗废物直接接触身体。

（5）运送医疗废物应当使用防渗漏、防遗散、无锐利边角、易于装卸和清洁的专用运

送工具。每天运送工作结束后，应当对运送工具及时进行清洁和消毒。

一旦发生医疗废物流失、泄漏、扩散等意外事故，及时采取紧急措施，并启动意外事故紧急方案，对致病人员提供医疗救护和现场救援工作，同时向科室内医疗废物管理兼职人员或科室负责人报告，由其向分管科室上报。处理结束后写明事情经过与今后的预防措施，交防保科备案。

第三节　医疗废物交接、登记、转运制度

医疗废物具有感染性、毒性及其他危害性，必须强化医疗废物交接、登记和转运环节。

一、医疗废物必须交给取得县级以上人民政府环境保护行政主管部门许可的医疗废物集中处置单位处置

（1）禁止医疗卫生机构工作人员转让、买卖医疗废物。

（2）各科室建立医疗废物分类处置、收集运送、交接、登记责任人。

（3）建立医疗废物交接登记本。登记内容：科室、日期、时间、废物来源与种类、重量和数量、交付者与接受者（院内收集运送人员）签名。

（4）收集运送人员到各临床科室或部门按规定收取已分类放置的医疗废物，并予以检查，防止生活垃圾中有医疗废物现象。

（5）收集运送人员与临床科室或部门做好双向交接登记。

（6）收集运送人员与临床科室或部门做收集时做到人不离车。

（7）收集运送人员每天从医疗废物产生地点将分类包装的医疗废物按照规定时间和路线，送至暂时储存地。

（8）收集运送人员在运送医疗废物时，应当防止造成包装物或容器破损和医疗废物的流失、泄露和扩散，并防止医疗废物直接接触身体。

（9）登记资料至少保存3年。

（10）收集运送医疗废物的工具是：防止渗漏、散落的无锐角，易于装卸、清洁和消毒的封闭式专用车。

（11）每天运送工作结束后，应当对运送工具（车）及时进行2000mg/L含氯消毒剂擦拭消毒并做好登记。

（12）每月对消毒后运送工具和操作人员手、围裙做微生物监测。

二、医疗废弃物分类收集与暂时储存要求

（1）医疗废物必须与医院废物（生活垃圾）严格分开：临床各科室必须将医疗废物进行分类处理。医疗废物和医院废物（生活垃圾）必须分开，不得混装。医院废物（生活垃圾）内不能混有医疗废物。医疗废物禁止倒入生活垃圾内，不得随意在露天场所堆放。医疗废物必须装入有黄色警示标志及科室、年、月、日标识的包装袋和锐器盒内，在确保包

装安全、密封无泄露的情况下，待医院专职人员统一上门收集，运送。科室未按照以上要求做，专职人员有权拒收。

（2）有严密的封闭措施，设专（兼）职人员管理，防止非工作人员接触医疗废物；有防鼠、防蚊蝇、防蟑螂的安全措施；防止渗漏和雨水冲刷；易于清洁和消毒；避免阳光直射。

（3）设有明显的医疗废物警示标识和"禁止吸烟、饮食"的警示标识。

（4）医疗废物暂时储存的时间不得超过2天。

（5）医疗卫生机构应当将医疗废物交由取得县级以上人民政府环境保护行政主管部门许可的医疗废物集中处置单位处置，依照危险废物转移联单制度填写和保存转移联单。

（6）医疗卫生机构应当对医疗废物进行登记，登记内容应当包括医疗废物的来源、种类、重量或者数量、交接时间、最终去向以及经办人签名等项目。登记资料至少保存3年。

（7）医疗废物转交出去后，应当对暂时储存地点、设施及时进行清洁和消毒处理。

（8）禁止医疗卫生机构及其工作人员转让、买卖医疗废物。禁止在非收集、非暂时储存地点倾倒、堆放医疗废物，禁止将医疗废物混入其他废物和生活垃圾中。

第四节　医疗废物意外事故的紧急处理预案管理

发生医疗废物流失、泄露、扩散等意外事故时，应当采取医疗废物意外事故紧急处理管理措施。

（1）立即向后勤保障科、医院感染管理科、预防保健科、保卫科及主管院长汇报，并遵循医疗废物管理制度，限制暴露者，限制环境影响。

（2）由后勤保障科、医院感染管理科、预防保健科、保卫科及相关科室组成调查小组，必要时请求上级主管部门协助。

（3）确定流失、泄露、扩散的医疗废物的类别、数量、发生时间、影响范围及严重程度。

（4）组织相关人员尽快对发生医疗废物流失、泄露、扩散的现场进行处理（按照国家原卫生部颁布的《消毒技术规范》、《中华人民共和国传染病防治法》的相关要求进行消毒处理）。

（5）对被医疗废物污染的区域进行处理时，尽可能封锁污染区域，疏散在场人员、应当尽可能减少对病人、工作人员、其他现场人员及环境的影响。

（6）采取适当的安全处置措施，对泄漏物及受污染的区域、物品进行消毒或者其他无害化处理，采取适当措施，制止其继续溢出，必要时封锁污染区域，以防扩大污染；按需要对场地进行净化、消毒、通风等无害化处理。

（7）对感染性废物污染区域进行消毒时，消毒工作从污染最轻区域向污染最重区域进行，对可能被污染的所有使用过的工具也应当进行消毒处理。

（8）工作人员应当做好自身防护并提供必要的医护措施。

（9）医疗卫生机构在48小时内向上级主管部门和卫生行政部门报告。

（10）发生事故的部门协助做好调查，查清事故原因，总结教训，妥善处理事故，处理结束后由发生事故的部门写明事情经过，采取有效的防范措施预防类似事件发生。

第五节 医疗废物管理行政处罚

（1）医疗卫生机构、医疗废物集中处置单位违反本条例规定，有下列情形之一的，由县级以上地方人民政府卫生行政主管部门或者环境保护行政主管部门按照各自的职责责令限期改正，给予警告；逾期不改正的，处 2000 元以上 5000 元以下的罚款：

1）未建立、健全医疗废物管理制度，或者未设置监控部门或者专（兼）职人员的。

2）未对有关人员进行相关法律和专业技术、安全防护以及紧急处理等知识的培训的。

3）未对从事医疗废物收集、运送、储存、处置 等工作的人员和管理人员采取职业卫生防护措施的。

4）未对医疗废物进行登记或者未保存登记资料的。

5）对使用后的医疗废物运送工具或者运送车辆未在指定地点及时进行消毒和清洁的。

6）未及时收集、运送医疗废物的。

7）未定期对医疗废物处置设施的环境污染防治和卫生学效果进行检测、评价，或者未将检测、评价效果存档、报告的。

（2）医疗卫生机构、医疗废物集中处置单位违反本条例规定，有下列情形之一的，由县级以上地方人民政府卫生行政主管部门或者环境保护行政主管部门按照各自的职责责令限期改正，给予警告，可以并处 5000 元以下的罚款；逾期不改正的，处 5000 元以上 3 万元以下的罚款：

1）储存设施或者设备不符合环境保护、卫生要求的。

2）未将医疗废物按照类别分置于专用包装物或者容器的。

3）未使用符合标准的专用车辆运送医疗废物或者使用运送医疗废物的车辆运送其他物品的。

4）未安装污染物排放在线监控装置或者监控装置未经常处于正常运行状态的。

（3）医疗卫生机构、医疗废物集中处置单位有下列情形之一的，由县级以上地方人民政府卫生行政主管部门或者环境保护行政主管部门按照各自的职责责令限期改正，给予警告，并处 5000 元以上 1 万元以下的罚款；逾期不改正的，处 1 万元以上 3 万元以下的罚款；造成传染病传播或者环境污染事故的，由原发证部门暂扣或者吊销执业许可证件或者经营许可证件；构成犯罪的，依法追究刑事责任。

1）在运送过程中丢弃医疗废物，在非储存地点倾倒、堆放医疗废物或者将医疗废物混入其他废物和生活垃圾的。

2）未执行危险废物转移联单管理制度的。

3）将医疗废物交给未取得经营许可证的单位或者个人收集、运送、储存、处置的。

4）对医疗废物的处置不符合国家规定的环境保护、卫生标准、规范的。

5）未按照本条例的规定对污水、传染病病人或者疑似传染病病人的排泄物，进行严格消毒，或者未达到国家规定的排放标准排入污水处理系统的。

6）对收治的传染病病人或者疑似传染病病人产生的生活垃圾，未按照医疗废物进行管理和处置的。

（4）医疗卫生机构违反本条例规定，将未达到国家规定标准的污水、传染病病人或者疑似传染病病人的排泄物排入城市排水管网的，由县级以上地方人民政府建设行政主管部门责令限期改正，给予警告，并处 5000 元以上 1 万元以下的罚款；逾期不改正的，处 1 万元以上 3 万元以下的罚款；造成传染病传播或者环境污染事故的，由原发证部门暂扣或者吊销执业许可证件；构成犯罪的，依法追究刑事责任。

（5）医疗卫生机构、医疗废物集中处置单位发生医疗废物流失、泄漏、扩散时，未采取紧急处理措施，或者未及时向卫生行政主管部门和环境保护行政主管部门报告的，由县级以上地方人民政府卫生行政主管部门或者环境保护行政主管部门按照各自的职责责令改正，给予警告，并处 1 万元以上 3 万元以下的罚款；造成传染病传播或者环境污染事故的，由原发证部门暂扣或者吊销执业许可证件或者经营许可证件；构成犯罪的，依法追究刑事责任。

（6）医疗卫生机构、医疗废物集中处置单位，无正当理由阻碍卫生行政主管部门或者环境保护行政主管部门执法人员执行职务，拒绝执法人员进入现场，或者不配合执法部门的检查、监测、调查取证的，由县级以上地方人民政府卫生行政主管部门或者环境保护行政主管部门按照各自的职责责令改正，给予警告；拒不改正的，由原发证部门暂扣或者吊销执业许可证件或者经营许可证件；触犯《中华人民共和国治安管理处罚条例》，构成违反治安管理行为的，由公安机关依法予以处罚；构成犯罪的，依法追究刑事责任。

（徐桂婷　张丽君）

参 考 文 献

国家环保总局. 2003. 医疗废物集中处置技术规范（试行）.

国家环保总局. 2003. 医疗废物专用包装物、容器标准和警示标识规定.

刘振声. 2000. 医院感染管理学. 北京：军事医学科学出版社，798-806.

上海市政府. 2006. 医疗废物处理环境污染防治规定.

中华人民共和国国务院. 2003. 医疗废物管理条例.

中华人民共和国卫生部，国家环保总局. 2003. 医疗废物分类目录.

中华人民共和国卫生部. 2003. 医疗机构医疗废物管理办法.

思 考 题

1. 医疗废物分几大类？
2. 感染性废物和损伤性废物的包装方法有哪些要求？
3. 如何做好医疗废物管理工作？
4. 医疗废物意外事故的紧急处理预案是什么？

第十九章　医院感染管理专业知识的培训与评价

医院感染的预防和控制贯穿于医疗活动的整个过程，加强医院感染管理知识培训，可以提升医院感染管理专业人员和临床医务人员的感染控制理念，增强临床医务人员的医院感染防控意识和法律意识，使其掌握医院感染管理知识和基本技能，具备良好的职业道德和扎实的专业知识，只有这样才能提高医疗质量，保障医疗安全。因此，开展医院感染管理知识的培训和评价，对医院感染的预防和控制具有不可忽视的重要作用。

第一节　医院感染管理专业知识的培训

原卫生部颁布的《医院感染管理办法》第二十三条明确指出，"各级卫生行政部门和医疗机构应当重视医院感染管理的学科建设，建立专业人才培养制度，充分发挥医院感染专业技术人才在预防和控制医院感染工作中的作用"。由此可见医院感染管理知识培训的重要意义。

医院感染管理知识的培训对于医院开展医院感染的预防与控制工作十分重要，因为医院感染管理学是近年来发展起来的一门综合性交叉学科，目前绝大多数医学院校尚未开设这门课程，更谈不上设立这个专业，医院感染专职人员和医务人员获得医院感染预防与控制知识的来源主要是在职的继续教育，医院感染专业人才的培养主要靠短期的医院感染知识培训班和高年资专职人员的传帮带，因此医疗机构内的医院感染管理知识的培训就显得尤为重要。

医院感染管理知识的培训可以分为三个层面，一是医院感染专业人员的培训；二是广大医务人员的医院感染管理知识培训；三是患者和探视、陪护人员预防医院感染知识的培训。为了做好医院感染管理知识的培训，医疗机构应制订全院医务人员与医院感染管理专职人员的分类培训计划和考核措施并具体落实。对全院医务人员应进行有针对性的医院感染管理知识的教育与培训。

一、医院感染管理专业人员医院感染管理知识的培训

医院感染管理学是一门新兴的综合性交叉学科，目前多数医学院校尚未开设这个专业或设立这门课程，从事医院感染管理的专业人员多来自于其他医学领域，包括临床医学、预防医学、微生物学、护理学、医院管理学等，绝大多数专业人员可以说是从不同专业转行而来，因此培训工作尤其重要。专职人员的培训内容不仅要有一定的广度，而且要有一

定的深度，只有这样才能满足医院感染管理工作的需要。同时由于医院感染管理学发展迅速，因此医院感染的专职人员除上岗前需要进行专门的培训外，还要定期进行培训，不断地学习新理论、新知识和新技术，才能更好地开展医院感染的预防与控制工作。专职人员的继续教育课时每年不少于 15 学时。

医院感染管理专职人员的培训，应根据专职人员的专业知识结构和工作分工，确定培训内容，医师、护士、检验人员应根据自身的职责和工作需要，有所侧重。

专职人员的培训内容主要包括：

（1）医院感染管理的新进展包括新理论、新知识和新技术等。

（2）《中华人民共和国传染病防治法》、《医院感染管理办法》、《医务人员手卫生规范》、《医院感染监测规范》、医院消毒供应中心有关的 3 个标准和《医疗机构消毒技术规范》等国家有关法律、法规与技术标准。

（3）医院感染的发病机制、临床表现、诊断与鉴别诊断、治疗与预防措施。

（4）感染高风险部门和主要部位医院感染的特点、管理要点及控制措施。

（5）消毒学基本原理与消毒灭菌新进展。

（6）医院感染暴发的预防与控制，医院感染监测方法包括目标性监测方法。

（7）抗菌药物与感染病学的相关内容，临床微生物学、分子生物学、临床疾病学、医院流行病学、统计学的有关内容。

（8）一次性使用物品的管理、消毒药械的管理等知识。

（9）医院管理的有关内容。

（10）生物安全、医疗废物的管理、锐器伤的预防、医务人员自身防护等方面的知识。

（11）传染病医院感染的防控知识。

（12）医院感染管理的科研设计与方法。

二、医务人员医院感染管理知识的培训

医务人员是直接接触患者的群体，医院感染可能发生于诊疗活动的任一环节，因此加强对医务人员的培训具有重要的意义。为有效控制医院感染，医院应将医院感染管理知识的培训纳入医务人员的继续教育内容中，医院继续教育主管部门应对广大医务人员进行预防、控制医院感染知识的常规培训。

医院各类人员接受医院感染管理知识培训的时间要求应有所不同，对新上岗人员、进修生、实习生医院感染管理知识岗前培训的时间应大于 3 学时，考核合格后方可上岗；医务人员参加预防、控制医院感染相关知识的继续教育课程和学术交流活动，每年应大于 6 学时。

要求所有医务人员均能掌握医院感染预防、控制与管理的基本知识，但由于各类人员的知识结构和职责不同，培训内容应有所侧重。

1. 培训的基本知识 鉴于目前的现状，广大医务人员缺乏医院感染预防、控制与管理的基础知识，加之现代医学科学发展迅速、引起医院感染发生的因素越来越多，也越来越复杂，如抗菌药物的广泛应用甚至滥用，造成耐药菌株的大量产生，目前在我国临床上耐甲氧西林的金黄色葡萄球菌、耐万古霉素肠球菌的感染率均比国外高出很多，这些因素一方面加重临床治疗的困难，同时也易导致患者发生内源性感染，甚至引起这些耐药菌在医院内的流行或暴发。同时近年来大量的新技术、新疗法在临床的广泛应用，各种监护仪、导管、插管、内镜等侵入性操作的应用，大大增加了患者感染的风险。化疗、放疗和免疫抑制剂的使用、人口的老龄化、环境污染等因素均使患者的感染概率增加，这就要求医务人员能有更高的责任心、更精湛的预防和控制医院感染的技术，才能提高医疗质量，保障患者和医务人员自身的安全，因此需要加强对医务人员预防和控制医院感染的意识和知识的培训，使他们充分意识到医院感染管理工作的重要性，具有主动掌握医院感染预防知识的迫切性，把预防和控制医院感染贯穿于整个医疗活动中，变成其自觉的行动。以下是医院感染预防、控制与管理的基本知识，要求所有的医务人员包括医师、护士、医技、管理、后勤人员掌握，主要包括：

（1）职业道德规范，国家有关医院感染管理的法律、法规、规章、制度和标准等。

（2）医疗机构内根据国家法规制定的医院感染管理的各项规章制度。

（3）预防和控制医院感染的目的、意义。

（4）预防和控制医院感染的基本措施，如标准预防、手卫生、清洁与消毒等。

（5）医务人员在诊疗活动中的自我防护技术。

（6）医疗废物管理、锐器伤及其所致血液、体液传播疾病的预防。

2. 各类人员培训的重点内容

（1）医师：对于临床医师，除了上述基本知识的培训外，还需重点培训以下内容。

1）医院感染概论，包括医院感染的定义，医院感染暴发、外源性/内源性感染、微生态失衡等概念，如何早期发现、诊断与治疗，如何预防与控制医院感染等知识。

2）医院感染的监测，包括医院感染病例的报告、病原学的送检和常见的医院感染病原体及其对抗菌药物的耐药性；医院感染的流行病学；如何分析、利用监测资料等知识。

3）细菌的耐药机制、抗菌药物合理应用、抗感染治疗新进展等知识。

4）侵入性操作相关医院感染的预防知识，如呼吸机相关性肺炎、导管相关血流感染、导尿管相关尿路感染等的预防。

5）主要医院感染的预防与控制措施的知识培训，如无菌技术操作、消毒隔离、手卫生等。

6）本/专科常见医院感染的预防与控制，如外科病房手术部位感染、ICU 呼吸机相关性肺炎等的知识。

7）掌握医院感染的有关法律法规、规章制度、工作规范和技术要求，并在医院感染的预防与控制中实际应用。

（2）护士：除了上述共同需要培训的内容外，还需重点培训以下内容。

1）医院感染管理的概念。

2）消毒、灭菌、隔离知识与进展，以及各措施在医院感染预防和控制中的应用；消毒、灭菌药械的合理使用与消毒剂浓度的监测。

3）所在科室常见医院感染的预防与控制知识。

4）医院感染的流行病学包括医院感染的监测知识。

5）侵入性操作相关医院感染的预防。

6）一次性使用无菌医疗用品的医院感染管理。

7）如何配合临床医师开展抗菌药物的合理应用、合理给药与毒副反应的降低等知识。病原学标本的正确采集与送检。

8）各级卫生行政部门下发的医院感染管理相关的法律法规规章制度等知识。

9）职业卫生安全防护。

（3）医技人员：除了基础知识的培训外，还需重点培训以下内容。

1）生物安全知识及感染的预防。

2）本科室医院感染的特点、预防与控制。

3）消毒药械的合理应用与消毒剂浓度的监测。

4）侵入性操作相关医院感染的预防。

5）检验科临床微生物人员还需要培训临床微生物学与医院感染管理的知识。

6）药剂科人员还需重点培训抗菌药物的合理应用与管理、作用机制与降低毒副反应的措施等知识。

7）各级卫生行政部门下发的医院感染管理相关的法律法规规章制度。

（4）行政管理人员：除基础知识的培训内容外，还需重点培训以下内容。

1）医院感染管理工作及其理论的进展，本院、本管辖领域医院感染管理的特点、相关管理知识与管理方法。

2）医院感染管理工作主管院长、医务处（科）长、护理部主任应参加各级卫生行政部门组织的有关培训，包括医院感染管理相关法律、法规、规章、制度等。

（5）后勤人员：总体的医学常识和卫生知识相对缺乏，而工作范围广，接触面大、接触污物的机会多，如果他们控制医院感染的措施不落实，很容易导致医院感染的发生甚至暴发。同时这支队伍流动性大，很容易出现培训的空缺，因此此类人员的培训十分必要。后勤人员除需了解基础知识的内容外，还需重点培训以下内容。

各分组人员应掌握的共性知识：

1）基础的卫生知识、基本的传染病传播途径、预防知识，洗手的意义与方法等。

2）消毒、灭菌、隔离的基本知识，消毒药械的选用与正确使用等。

3）医院各类物体表面、地面的清洁与消毒，普通废物和医疗废物的分类、转运、储存与处理。

4）医疗废物的分类管理。

各分组人员应分别掌握的知识：

1）污水站人员：《医疗机构消毒技术规范》和《医院消毒卫生标准》有关医院污水处理的规定。

2）垃圾站工作人员：《医疗机构消毒技术规范》、《医院消毒卫生标准》和《医疗机构医疗废物分类目录》有关医院污物处理的规定。

3）太平间工作人员：《医疗机构消毒技术规范》、《医院消毒卫生标准》有关太平间消毒的规定。

4）食堂工作人员：《中华人民共和国食品卫生法》、《医疗机构消毒技术规范》与《医院消毒卫生标准》有关餐具和卫生洁具的消毒、餐饮人员个人卫生习惯等有关规定。

5）洗衣房工作人员：《医疗机构消毒技术规范》、《医院消毒卫生标准》有关洗衣房管理与消毒的规定。

6）设备科工作人员：一次性使用无菌医疗用品的医院感染管理。

7）卫生员、保洁员：消毒、隔离基本知识，相关消毒药械的正确使用，清洁程序（如由洁到污）及清洁方法、个人防护（接触患者后洗手，保持工作服整洁与自身防护等）等。

三、患者、陪护与探视者的医院感染管理知识培训

医院感染的预防与控制离不开患者、陪护人员和探视者的大力支持。提及培训，多数人想到的是对医务人员的培训，很少考虑在医院范围内活动的主体——广大患者预防与控制医院感染的常见知识的培训。然而对他们的培训非常重要，其重要程度不亚于对医务人员的培训，因为医务人员的培训较多且较稳定，而患者接受医院感染相关培训的机会少，卫生知识也相对缺乏，加之流动性大，文化水平、卫生知识水平及生活习惯的差异较大，患者在过去的医院感染管理工作中其培训常被忽视。在国外不仅非常重视对患者、探视者、陪护人员的医院感染预防知识的宣传教育，同时为其提供必要的和基本的预防医院感染设施，如在医疗机构不仅做好患者入院时的健康教育，同时通过宣传栏、科普书、标语与板报等多种形式，用通俗易懂的语言、形象生动的图画告知和教会患者如何配合医院做好医院感染的预防工作；如手卫生对于预防医院感染的散发及暴发和多重耐药性细菌的传播都起着非常重要的作用，医疗机构不仅加强对医务人员的培训与监督，同时加强对患者的宣传与培训，在入院大厅、病房走廊、患者房间、探视人员等候室等都有手卫生的宣传画，并提供手卫生的用品，方便患者和探视者的使用，以提高手卫生的依从性和整个环境的洁净度，保障所有人员的安全。

对患者、陪护和探视者等的培训方式可多种多样，如入院时的教育、宣传画、手册、健康教育读物等，具体采取什么形式或哪几种方法，应结合医院的具体情况而定，不能千篇一律。培训的目的是增强他们的清洁、卫生观念和提高其卫生知识水平，掌握基本的预防医院感染的措施；培训的主要内容可包括清洁、干净的概念，如何把住病从口入这一关口，如何做好手的清洁与消毒，基本的消毒概念与消毒措施等知识与方法，以配合医院更好地做好患者的管理，落实消毒、隔离制度和探视与陪护制度，规范他们在医院的行为，共同做好医院感染的预防与控制工作。

第二节　医院感染控制宣传周在教育培训中的应用

医院感染的预防与控制工作已经成为全球公共卫生领域的热点问题，涉及医院多个部门，贯穿于诊疗活动的全过程，每一位医务人员的积极参与，是预防与控制医院感染的关键。因此，广泛深入的宣传教育，对规范医务人员的医疗行为和操作方式具有重要的意义。开展"医院感染控制宣传周"活动是教育培训的重要方式之一，通过长达一周的宣传与培训，以专题学术讲座、主题展板、现场互动等多种形式，能够有针对性地对全院医务人员

进行医院感染知识和技能的培训，深入普及医院感染预防控制的知识，宣传感染控制的新理念，进一步促进医院感染管理相关法律、法规、规范和标准的落实。

在我国尚未有政府机构倡导举办的"感控周"活动，但北京大学第一医院和上海瑞金医院已经在医院的层面上，率先在全国开展了"医院感染控制周"活动，并且取得了非常好的效果。如2007年10月23～25日北京大学第一医院举办的以"预防医院感染，你我共同参与"为主题的"第一届感染控制宣传周"活动，活动前期，感染管理部门人员采取了多种宣传和组织方式，包括在全院显眼位置张贴"感控周"海报、挂"感控周"横幅、给全院每一位医务人员发"邀请函"、在医务人员经过的主要通道/医院流动车辆上悬挂"感控周"道旗、在全院科主任会议上宣传等方式，动员院领导、相关职能部门以及临床医务人员的积极参与。活动紧紧围绕"预防医院感染，你我共同参与"的主题，开展了包括"控制医院感染，掌握在你我手中"、"合理用药，从送检开始"和"做好标准预防，医患安全有保障"等专题，以专题学术讲座、图文并茂的主题展板、知识小折页、医院感染防控知识抢答互动、感染控制实践体验与现场演练（如洗手、辨认血培养瓶、戴口罩）、讲座前后医院感染防控知识的问卷调查等多种生动有趣的互动形式，向广大医务人员普及了医院感染预防与控制的基础知识和技能，包括医院感染预防控制基本措施、医院感染常见病原体及其耐药情况、标本采集送检方法、安全注射等。此次活动的内容贴近临床，具有很强的实用性，吸引了广大医务人员，覆盖全院近2000人次的医务人员包括临床医师、护士、技术人员、研究人员、药师和工人等。同时本次活动取得了很好的效果，原卫生部领导、医院领导以及各界媒体的广泛关注与重视，原卫生部主管医院感染管理工作的周军副司长、郭燕红副司长以及北京大学第一医院院长刘玉村等出席了活动，北京电视台、北京市健康报、中国妇女报、医疗信息网和医疗信息报都对本次活动进行了报道，并高度赞扬。通过此次活动，不仅对医院及其感染管理部门起到了很好的宣传作用，引起卫生行政部门、感染防控相关部门及社会各界的关注与重视，而且使广大医务人员加深了对感染管理部门工作的了解，加强了对医院感染预防和控制工作重要性的认识，强化了预防和控制医院感染的基本知识与基本技能，如手卫生、标准预防和合理使用抗菌药物等，认识到医院感染控制工作任重道远，需要大家共同努力。

本次"医院感染控制宣传周"活动在很大程度上带动了兄弟单位加强医院感染管理和教育培训工作。随后，国内的医院感染控制宣传周活动如雨后春笋般发展起来，厦门市第一医院、江苏省人民医院、眉山市人民医院、北京天坛医院等全国各省市医疗机构均开展了"医院感染控制宣传周"活动，并取得了很好的效果。某机构举办"医院感染控制宣传周"活动，并进行了活动前后的对比，发现医务人员对医院感染知识的得分率相比活动前提升明显，尤其是对"手卫生指征"和"职业暴露预防措施"的认知率有大幅提升，说明感染控制宣传周对提高医务人员医院感染的认知率有积极的促进作用。

我国医院感染控制宣传周的兴起，是借鉴和学习国际感染控制周（international infection prevention week，IIPW）。国际感染控制周，前身为美国感染控制周，起源于1986年，由美国感染控制与流行病学专业协会（APIC）倡导并主办，由里根总统宣布每年10月的第三周为国家感染控制周，号召所有"联邦同盟盟员、州政府、当地政府机构、卫生组织、团体、媒体、公民"积极参加感染控制周安排的具有教育意义的活动和节目。通过举办医院感染控制周活动，可使参与者意识到预防与控制感染是每个人应尽的义务，提高参与者的感染防控知识。

我国的感染控制工作起步较晚，作为一门新兴的综合性交叉学科，医务工作者的感染控制相关知识贫乏，对感染控制工作不熟悉。"医院感染控制宣传周"活动，受到领导的重视与关注，具有活动形式多样、主题内容丰富、宣传重点突出、持续时间长、参与时间灵活、内容贴近临床等特点。举办医院感染控制周活动，不仅能够提高医务人员的感染控制专业知识水平，有助于将医院感染预防与控制措施落实到日常诊疗工作中，而且能够增强广大医务人员参与感染预防与控制的意识，使参与者意识到预防与控制医院感染是每个人应尽的义务。并且，如果能在国家层面举办全国性的"医院感染控制宣传周"活动，必将对医院感染的预防与控制，医疗质量的提高，患者安全的保障起到积极的作用。

第三节　医院感染管理工作的评价

医院感染预防与控制工作的成效及医疗机构医院感染管理的水平，需要不断地进行总结、分析与评价，通过分析与评价，总结医院感染监测、预防与控制的经验、规律，推广应用；同时通过分析与评价，发现存在的问题、隐患，及时改进，不断提高医院感染管理的水平。医院感染管理工作的评价分为医院内部的自我评价和医院外部的评价。

一、医院感染管理工作评价的目的

（1）通过对医院感染管理工作的评价，切实加强医疗机构的医院感染管理工作，提高医疗质量，保证患者和医务人员的安全。

（2）通过定期评价，了解医院感染管理的现状，总结医院感染预防与控制的经验与规律，指导医疗机构更科学、更有效地开展医院感染管理工作。

（3）通过定期评价，不断发现医院感染管理中存在的问题，不断总结经验，不断改进提高，达到持续质量改进。

（4）通过医院外部的评价、比较，有效地促进医院内部的医院感染管理水平的不断提高。

二、医院感染管理工作评价的基本原则

（1）医院感染管理工作的评价，应遵循国家医院感染管理相关法律、法规、规章、标准和规范等的要求。

（2）医院感染管理工作的评价应遵循科学性、先进性、可行性和客观性；突出重点；评价内容与评价指标要有一定的导向性和针对性，采用有效的预防与控制医院感染的方法，不能盲目。否则事倍功半。

（3）不论是医院内部的评价，还是医院间的评价，应统一标准，可制订"评价标准"或"评价指南"，体现客观性和公正性，起到真正的督导作用。

（4）医院感染管理工作的评价内容应包括：医院感染的组织管理、制度要实；医务人员医院感染管理知识的教育与培训；医院感染监测、报告与反馈；医院感染暴发的报告与控制；医院感染预防与控制措施，如手卫生、医院的清洁、消毒与隔离、一次性使用无菌医疗用品的管理、抗菌药物合理应用的管理；特殊部门、重点部位医院感染的控制与预防；医务人员医院感染的预防与控制；医疗废物的管理；医院建筑布局、流程与医院感染管理；医院感染管理工作的内部评价与持续质量改进等方面。

三、医院感染管理工作评价的具体内容

（一）组织管理、制度落实

医疗机构应认真贯彻落实国家相关法律、法规、部门规章制度，建立完善的预防与控制医院感染的三级组织，包括医院感染管理委员会、感染管理部门和临床科室感染控制小组，有效预防、及时控制医院感染的发生，不断提高医疗质量，保障患者和医务人员的安全。具体评价内容包括：

（1）有医院感染管理委员会：院长（业务副院长）担任主任委员；委员会成员组成合理。

（2）医院感染管理委员会有会议制度，至少每年召开两次工作会议，主任委员能参加会议，研究解决具体问题，有会议记录或会议简报。

（3）医院设立了独立的医院感染管理部门，由医务人员拥护的、并经过感染控制专业培训的医院感染管理学学科带头人直接领导。

（4）医院感染管理专职人员配备合理，职责到位。

（5）医院感染管理部门的职责明确，并能有效地开展医院感染监测、控制与管理工作。

（6）有临床医院感染管理小组，职责明确，并能开展相应的医院感染监测、控制与管理工作。

（7）有三级组织的工作制度及职责并落实，有定期绩效考核，对存在问题有反馈及持续改进。

（8）有全院的医院感染控制方案与各部门的医院感染制度落实、检查与改进措施。

（9）与全院相关委员分工协作，共同推进医院质量与安全管理及持续改进，效果明显。

（10）医务、护理等部门能配合医院感染管理部门开展医护人员的培训、流行暴发的调查及必要的控制措施的落实。

（11）有临床微生物学专家、有抗菌药物使用经验的临床医师、药剂部门参与医院感染管理工作，指导抗菌药物合理使用。

（12）检验部门能定期总结并发布医院感染病原体及其耐药性的信息，为临床合理使用抗菌药物提供科学依据；能配合医院感染管理部门开展必要的环境卫生学监测、流行暴发的病原学调查等。

（13）总务后勤部门能落实医疗废物的管理等医院感染管理的相关职责。

（14）有根据相关法律法规不断修订和完善医院感染的预防与控制制度。

（15）有保障制度落实的工作流程、具体措施。

（16）医院感染管理相关人员熟知相关制度、工作流程及所管辖部门医院感染的特点。

（17）全体员工熟知本部门、本岗位有关医院感染管理相关制度及要求，并执行。

（18）配备专职人员的数量与素质能够满足医院开展医院感染监测、控制与管理工作的需要，原则上应每250张开放床位配备1名专职人员。

（19）有年度工作总结与计划，工作计划有效落实。

（20）开展的工作内容符合《医院感染管理办法》的要求和医院工作的需要。

（21）专职人员具有医院感染岗位培训证书，每年参加医院感染管理及相关学科知识的培训。

（22）医院感染相关部门、科室的医院感染管理职责与落实。

（二）医院感染管理知识的教育与培训

医院制订了全院医务人员与医院感染管理专兼职人员的分类培训计划，具体评价内容包括：

（1）培训计划内容的完整性。其包括培训目的、对象、内容、形式、时间安排如年度时间安排表和各类人员的培训时间要求、师资、教材（讲义、课件）和考核测评记录等。

（2）有详细的专职与兼职医院感染管理人员的教育与培训实施方案。

（3）医院感染管理专职人员取得了省级或国家级医院感染管理岗位资格证书；每年应有不少于15学时的专业培训，其中应包含至少一次省级或省级以上的专业培训。

（4）医务人员岗前教育与培训时间不少于3学时；在职医务人员的医院感染管理知识培训，每人每年不少于6学时。

（5）针对特殊部门医务人员如医院感染率发生较高的临床科室医务人员、进行侵入性操作较多的医务人员、接触医院感染高危因素较频繁的医务人员，在常规医院感染管理知识培训内容的基础上，有开展与技术岗位相适应的医院感染监测、控制与管理知识的继续教育与培训，并进行考核。

（6）有针对进修与实习医务人员医院感染监测、控制与管理知识的教育与培训。

（三）医院感染监测、报告与反馈

医院感染监测是控制医院感染的重要环节之一，通过监测可以了解医院感染发病率、危险因素及其相对重要性和评价控制措施的效果等。报告和反馈是将监测信息发布给相关人员，为其决策和采取措施提供科学依据。各医院应当切实做好医院感染监测，充分利用监测资料，采取有效措施控制医院感染的发生。评价的主要内容包括：

（1）医院感染管理专职人员和监测设施配备符合要求。

（2）医院有切实可行的医院感染监测计划，包括全院综合性监测、目标性监测、医院感染预防与控制相关因素如消毒灭菌和环境卫生学等的监测。

（3）运用标准的医院感染定义。

（4）对监测资料有定期分析、总结与反馈，至少每季度一次，能体现持续质量改进。

（5）每两年开展现患率调查，调查方法规范。

（6）按照国家法规要求，开展消毒灭菌效果、透析用水和透析液等的监测。监测资料的收集应包括影响消毒和灭菌的因素，如操作人员的知识和技能。

（7）有针对医院感染高风险部门、主要部位、重点人群与高风险因素的监测计划与控制措施并落实。

（8）有专人负责上报医院感染监测信息，信息真实、准确，符合卫生行政部门的有关规定。

（四）医院感染暴发的报告与控制

医院感染暴发对医疗安全的影响较大，应给予足够的重视，医院应当建立发现医院感染暴发的有效机制，制定医院感染暴发的调查与控制预案。评价的内容主要包括：

（1）医院具有及时发现、确认和报告医院感染暴发的机制与措施，能够对具有潜在"暴发"可能的医院感染进行以病房和实验室为基础的常规监测，在医院感染达到流行水平时起到预警作用。发现医院感染暴发时及时进行调查与控制。

（2）有医院感染暴发报告的流程要求，以及医院感染暴发的处置预案。

（3）能有效开展医院感染暴发的控制，做到边调查边控制，同时采取有效措施，预防新的医院感染病例的发生。调查与控制工作完成后，进行分析与总结，并有书面材料，医院感染暴发调查控制记录完善并保存3年以上。

（4）有对存在问题所采取的改进措施和成效追踪。

（五）医院感染预防与控制措施

1. 手卫生 是控制医院感染最基本和最重要的措施，因此医务人员必须做好手卫生工作。具体评价内容主要包括：

（1）医院有手卫生制度，并有具体的落实措施。

（2）有定期对医务人员手卫生知识与技能的宣传与培训。

（3）医院各部门的手卫生设施符合要求，包括速干手消毒剂的配备。

（4）对手卫生工作有检查、总结与反馈，医务人员洗手与手消毒的现场考核达到《医疗机构手卫生规范》要求。

2. 医院的清洁、消毒与隔离 医院的消毒与隔离是预防和控制医院感染的重要措施，医院所有使用的医疗器具在使用前后，均应达到《医疗机构消毒技术规范》对消毒灭菌的相应要求，以保证患者的医疗安全；同时对于传染病患者、耐药菌感染患者和特殊感染患者应采取适宜的隔离措施，达到《医院隔离技术规范》的要求，从而预防疾病的传播。具体的评价内容如下：

（1）医院的清洁、消毒

1）根据国家法规制订了本院的医院清洁、消毒制度，并有具体的落实措施。

2）有清洁、消毒灭菌知识与技能的培训。

3）有合格的消毒药械管理制度，感染管理部门对医院选购消毒药械的审核意见，并开展卓有成效的管理评价。

4）有合格的消毒灭菌基本设备、设施及合格的消毒程序。

5）消毒灭菌产品符合国家的有关规定，证件齐全，质量和来源可追溯。

6）有定期清洁、消毒、灭菌产品及效果的监测与审核，发现问题有改进措施并有记录，灭菌效果合格水平达到国家规定的要求；消毒、灭菌效果有记录。

7）有合适的空气净化措施，有条件的医院应设有负压病房，用于隔离罹患经呼吸道传播的传染性疾病的患者，如传染性非典型肺炎、肺结核等。

8）对感染高风险部门清洁、消毒工作有定期的检查、总结分析与反馈，提出改进措施。

（2）隔离与预防

1）医院有隔离和预防的制度，有隔离各类感染性疾病患者的具体落实措施。

2）开展了隔离和预防知识与技能的培训，有培训记录，现场考核医务人员隔离的知识。

3）医院有符合"医院隔离技术规范"的基本隔离设施，包括对传染病病原体、多重耐药性病原体等的隔离设施与措施。

4）隔离标识清楚。

5）有隔离必备的用品，包括手套、口罩、帽子、隔离衣、防水围裙等，必要时配备眼罩、防护面罩等。

6）正确使用个人防护用品，使用后正确丢弃和处理。

7）有定期的监督、检查与反馈，记录完整，能体现持续质量改进。

8）针对非标准预防的感染性疾病感染或定植的患者，给予合适的专用设备。

9）对诊疗护理隔离中的特殊感染患者如水痘、麻疹、结核等的医务人员进行免疫接种。

3. 一次性使用无菌医疗用品的管理　随着医疗技术的发展，医疗机构使用的一次性用品越来越多，国家相继颁布了一系列管理的相关法律法规，如《一次性使用无菌医疗器械监督管理办法》（暂行），医疗机构应认真执行。一次性使用无菌医疗用品的管理评价内容主要包括：

（1）根据国家相关法规，制定了一次性使用无菌医疗用品的管理制度及审核程序。

（2）使用的一次性使用无菌医疗用品具有国家资质。

（3）一次性使用无菌医疗用品的存放及用后处理符合《医疗废物管理条例》及相关法律法规。

（4）有一次性使用无菌医疗用品不良事件监测与报告制度与程序，有改进措施并得到落实。

4. 抗菌药物合理应用的管理　医院应认真贯彻执行国家卫生计生委颁发的《抗菌药物临床应用指导原则（2015 年版）》，推动抗菌药物的合理使用、规范用药行为，提升感染性疾病的抗菌药物治疗水平，保障患者用药安全，减缓细菌耐药性的发展，降低医药费用。评价的主要内容包括：

（1）建立健全"促进、指导、监督抗菌药物临床合理应用"的管理制度，并落实。

（2）有主管部门与相关部门共同监管抗菌药物合理使用的协作机制，各部门职责分工明确。

（3）有按照规范制订的抗菌药物应用指南合理用药制度。根据感染部位、严重程度、致病菌种类及细菌耐药情况、患者病理生理特点、药物价格等因素来选用抗菌药物。

（4）对抗菌药物进行分级管理。有具体的分级使用的药物目录，并定期更新，避免不必要的抗菌药物预防性应用。

（5）各临床科室均按照本院的抗菌药物应用指南制订本科室的抗菌药物治疗和预防性应用的制度，包括抗菌药物选用品种。例如，外科手术预防使用抗菌药物在皮肤切开前30分钟或麻醉诱导期开始静脉滴注，手术时间较长可在术中追加，术后原则上不用，少数需要延长用药时间者，不应超过术后72小时。

（6）药剂科向临床提供本院抗菌药物供货品种信息，定期对医院抗菌药物应用情况进行调查、分析，并定期向医院管理部门和临床医师公布数据。

（7）药剂科、医院感染管理部门或医务部门，有定期抽查、分析抗菌药物的围术期预防性应用和临床各科治疗性应用，了解相关制度的实施情况，将存在的问题及时反馈给临床医师，并提出整改意见。

（8）制订并实施感染性疾病抗菌药物应用的会诊制度。二、三级医院有设置对感染性疾病诊治和抗菌药物临床应用有经验的临床医生或药学专家参与医院抗菌药物的应用管理和"特殊使用"抗菌药物的会诊。

（9）二、三级医院要积极开展感染性疾病的病原学检测，治疗性应用"限制使用"与"特殊使用"类抗菌药物前，应先采集微生物标本进行细菌或真菌培养和药敏试验，待检验结果回报后再调整抗菌药物治疗方案。

（10）临床微生物实验室有对常见感染部位病原谱及其耐药性的监测资料，并应定期总结、分析，向医院管理部门和医护人员公布数据。

（11）以医院感染管理委员会为主体，根据本院的用药和细菌耐药情况，定期调整抗菌药物用药目录。

（六）医院感染高风险部门、主要部位医院感染的预防与控制

评价通用原则如下。

（1）根据医院的特点和医院感染监测的结果，确定医院中医院感染的高风险部门和主要医院感染部位。

（2）应根据不同的医院感染高风险部门和主要感染部位制订相应的评价标准与内容。

（3）有根据重点感染的特点，制订合适的感染管理制度并落实。

（4）有落实"标准预防"的具体措施。

（5）配合医院感染管理部门开展医院感染的监测，并能将监测结果用于临床医院感染的预防与控制。评价内容举例：

重症监护病房（ICU）：

1）制订明确的ICU医院感染控制制度。

2）ICU布局合理，病房配置设施符合《重症医学科建设与管理指南（试行）》的基本设备要求：床位空间合理，每床使用面积不少于 9.5m^2；至少要有良好的自然通风条件，条件许可时，应配备具有空气净化作用的通风设备。

3）开展对各种留置管插管的目标性监测，监测与血流性感染相关的所有插管，尤其是外周和中心插管。外周插管时间不得超过72小时，监测结果应向临床医师反馈。

4）对多重耐药菌如 MRSA、泛耐药的鲍曼不动杆菌，或其他特殊病原体感染及其耐药情况，应有严格的消毒、隔离措施。

5）具有单独的隔离病房，制订严格的探视制度，限制探视人数。

下呼吸道医院感染的预防：

1）制订有危重患者操作规程及口腔护理的制度。

2）机械通气尽量采用无创通气的措施。

3）对建立人工气道患者，有严格的无菌操作规程。

4）重复使用的呼吸回路管道、雾化器，达到灭菌或高水平消毒要求，每周更换 1～2次，回路管道如有明显分泌物污染则及时更换。

5）连接呼吸机的管道上的冷凝水应及时引流、倾去，并有制度保证。

（七）医务人员医院感染的预防与控制

评价内容主要包括如下几方面。

（1）制订有医务人员医院感染预防与控制的制度，包括医务人员锐器伤的报告及处理制度、医务人员 HIV 职业暴露报告及处理制度、HBV/HCV 职业暴露报告及处理制度、医务人员不明原因肺炎的监测与报告制度、医务人员群体性发热的监测与报告制度、突发事件的报告与处理制度等。

（2）对感染高风险部门、重点人群有预防接种的制度，如乙型肝炎、甲型流感等。医院有对高危医务人员提供预防接种的措施。预防接种情况记录存档。

（3）对医务人员暴露后免疫预防效果和医务人员发病情况有追踪记录。

（4）有医务人员发生医院感染的监测、报告制度；有预防与控制医务人员医院感染的流程。

（5）对容易造成医务人员医院感染的传染病，根据相应的传播途径，能提供相应的诊疗场地（病房、诊室等）、防护与消毒措施、患者转运设施等条件。

（6）对经血液传播的传染病，制订并落实相应的标准预防措施，制订患者安全诊疗和医务人员安全保障的方案，并有记录。

（7）对经呼吸道传播的传染病，在制订并落实相应的标准预防措施基础上，还应采取保障患者安全诊疗和医务人员呼吸道安全防护的方案，并有记录。

（8）有充足的医务人员医院感染预防与控制的物资储备和畅通的供应渠道，包括个人防护用品、消毒灭菌用品等，并有记录。

（9）有用于暴露后预防的药物（包括 HIV 暴露后基本方案用药、HBV 暴露后所需的乙肝高效免疫球蛋白）。

（10）有针对医务人员医院感染预防与控制的定期总结、分析与反馈记录。

（八）医疗废物的管理

评价主要包括以下内容。

（1）有医疗废物的管理制度。针对医疗废物管理的评价标准和相关具体环节，分别制订相应的管理或工作制度、人员岗位职责。

（2）根据医疗废物管理过程各环节相关人员的工作特点，开展了有岗位针对性的法规学习、医疗废物处理方法、安全防护、紧急事件处理等知识的培训。

（3）医疗废物处理流程的设计应符合对人员安全、对医疗环境安全和方便处置的原则。

（4）有医疗废物管理的具体措施。

（5）医疗废物的分类正确。

（6）医疗废物在院内运送的时间和路径合理，全过程单向处理。

（7）损伤性废物的处理，使用符合要求的锐器盒。

（8）医疗废物暂存管理合格。

（9）有针对医疗废物流失、泄漏、扩散和意外事故的应急处理方案。

（九）医院建筑布局、流程与医院感染管理

评价主要包括以下内容。

（1）评价改建、扩建与新建设施的情况，查看医院感染管理委员会对建筑布局等的会议记录及审核内容。

（2）现场查看建筑的布局与流程。

（3）对不符合医院感染的流程与设施进行有必要的整改。

（十）医院感染管理工作的自我评价与持续质量改进

评价主要包括以下内容。

（1）医院有医院感染管理工作的自我评价制度。

（2）医院感染管理委员会能定期对医院感染部门的工作进行客观评估。

（3）医院感染部门能定期对履职情况进行自我评估。

（4）能针对医院感染监测、预防、控制与管理工作中存在的问题进行持续的质量改进。

（李六亿　陈美恋）

参 考 文 献

李六亿，刘玉村.2010.医院感染管理学.北京：北京大学出版社，231-235.

李六亿.2007.我院开展感染控制宣传周活动的实践.中国护理管理，7（12）：71-72.

张苏明，许平，张翔.2009.医院感染控制宣传周对医务人员医院感染认知的影响.中国感染控制杂志，8（6）：409-412.

中华人民共和国国家卫生和计划生育委员会.2015.关于印发抗菌药物临床应用指导原则（2015年版）的通知[EB/α].[2015-08-27].www.nhfpc.gov.cn

中华人民共和国卫生部.2006.医院感染管理办法.

钟巧，候庆中，李晖，等.2010.医院感染专业培训在医院感染管理中的应用研究.中华医院感染学杂志，20（6）：831-833.

思　考　题

1. 医院感染管理知识的培训对象应包括哪三个层面?
2. 对医院感染管理专职人员的培训内容主要包括哪些?
3. 医务人员应掌握医院感染预防、控制与管理的基础知识包括哪些?
4. 医院感染管理工作评价中的内容包括哪些?
5. 试述医院感染监控宣传周在教育培训中的作用。

第二十章 细菌耐药性与抗菌药物的
合理使用

　　抗菌药物（antibacterial agents）按其来源分抗生素、半合成抗生素、合成抗菌药物三类。抗生素（antibiotics）：由微生物在生长繁殖过程中天然产生的抑制或杀灭其他微生物的化学物质，如青霉素、红霉素、四环素、庆大霉素等。半合成抗生素（semisynthetic antibiotics）：以天然抗生素为基础，对其结构改造获得的新的半合成物，如氨苄西林、头孢唑啉、二甲氨四环素、利福平等。化学合成抗菌药物（synthetic antibacterial drug）：完全由人工合成，如磺胺类药物、喹诺酮类药物等。

　　抗菌药物的应用与医院感染密切相关，一方面，抗菌药物是控制各种感染性疾病的必需武器；另一方面，抗菌药物应用不当，导致细菌耐药性增加从而增加耐药细菌医院感染的危险性。阻止耐药菌在医院内传播，合理应用抗菌药物，对于防治医院感染至关重要，为此，有必要掌握常用抗菌药物的种类和作用机制，并了解细菌的耐药机制，以做好抗菌药物的合理应用和科学管理。

第一节　抗菌药物分类及作用机制

　　依据抗菌药物的作用靶位或抗菌药物在靶位上发生的生理过程，抗菌药物可分为4类：①作用于细菌细胞壁的抗菌药物：主要包括β-内酰胺类、糖肽类等；②作用于细菌细胞膜的抗菌药物：主要包括多黏菌素等；③作用于蛋白质合成及其他细胞质代谢过程的抗菌药物：主要包括氨基糖苷类、四环素类、大环内酯类、林可酰胺类、酮内酯类及磺胺类等；④作用于DNA复制的抗菌药物：主要包括氟喹诺酮类、呋喃类等；⑤用于辅助增强抗菌药物的化学物质：如β-内酰胺酶抑制剂、磺胺增效剂等。以下简述各种常见抗菌药物的作用机制。

一、β-内酰胺类

（一）青霉素类

　　青霉素类抗菌药物（penicillins）与其靶位青霉素结合蛋白（PBP）结合，抑制细菌细胞壁转肽酶的活性，阻止细胞壁糖肽合成中的交联桥形成，使细菌的细胞壁合成障碍，导致菌体细胞壁损坏，从而使细胞因渗透压等原因发生溶解死亡。其主要包括天然青霉素、耐青霉素酶青霉素、广谱青霉素、青霉素+β-内酰胺酶抑制剂。天然青霉素有青霉素G、青霉素 V，作用于不产青霉素酶的革兰氏阳性、革兰氏阴性球菌、厌氧菌。耐青霉素酶青霉素有甲氧西林、萘夫西林、苯唑西林、氯唑西林、双氯西林、氟氯西林，作用于产青霉素酶的葡萄球菌。广谱青霉素又分为氨基组青霉素、羧基组青霉素、脲基组青霉素。氨基组青霉素有氨苄西林、阿莫西林，作用于青霉素敏感的细菌、大部分大肠埃希菌、奇异变形杆菌、流感嗜血杆菌等革兰氏阴性杆菌；羧基组青霉素有羧苄西林、替卡西林，作用于产β-内酰胺酶肠杆菌科细菌和假单胞菌，对克雷伯菌和肠球菌无效，可协同氨基糖苷类抗菌药物作用肠球菌；脲基组青霉素有美洛西林、阿洛西林、哌拉西林，作用于产β-内酰胺酶肠杆菌科细菌和假单胞菌。

（二）头孢菌素类

头孢菌素（cephalosporins）作用机制为和青霉素结合蛋白结合，发挥抑菌和杀菌效果，不同的头孢菌素与不同的青霉素结合蛋白结合。头孢菌素分类方法是根据发现的先后和抗菌作用将其命名为第一代、第二代、第三代、第四代头孢菌素。第一代头孢菌素有头孢噻啶、头孢噻吩、头孢氨苄、头孢唑啉、头孢拉定、头孢吡硫、头孢羟氨苄。第二代头孢菌素有头孢孟多、头孢呋辛、头孢尼西、头孢雷特、头孢克洛、头孢丙烯。第三代头孢菌素有头孢噻肟、头孢曲松、头孢他啶、头孢唑肟、头孢哌酮、头孢克肟、头孢布烯、头孢地尼、头孢泊肟。第四代头孢菌素有头孢匹罗、头孢吡肟。

抗菌效果：对于革兰氏阳性球菌：一代头孢菌素>二代头孢菌素>三代头孢菌素；对于革兰氏阴性杆菌：一代头孢菌素<二代头孢菌素<三代头孢菌素；四代头孢菌素对于革兰氏阳性球菌和革兰阴性杆菌几乎相同，并具有抗假单胞菌作用。

（三）其他β-内酰胺类

1. 单环类单环β-内酰胺类（monobactams）　抗菌药物作用机制为主要与革兰氏阴性杆菌 PBP3 结合，破坏细菌细胞壁合成，不被质粒和染色体介导的β-内酰胺酶水解。主要有氨曲南和卡芦莫南。对革兰氏阴性菌作用强，如脑膜炎奈瑟菌、淋病奈瑟菌、流感嗜血杆菌、铜绿假单胞菌。对革兰氏阳性菌和厌氧菌几乎无作用。但大多不动杆菌属细菌、洋葱伯克霍克菌、嗜麦芽窄食单胞菌对该药不敏感。

2. 拉氧头孢类

（1）头霉烯类（cephamycins）：有头孢西丁、头孢替坦、头孢美唑。对革兰氏阳性菌有较好的抗菌活性，对包括脆弱类杆菌的厌氧菌有高度抗菌活性，但对铜绿假单胞菌耐药。

（2）氧头孢烯类（oxacephems）：具有第三代头孢菌素的特点，抗菌谱广，杀菌作用强，对产β-内酰胺酶的革兰氏阴性菌有很强的抗菌作用，对产酶的金黄色葡萄球菌也具有一定的抗菌活性。

3. 碳青霉烯类（carbapenems）　其作用特点和机制是：①具有良好的穿透性；②与 PBP1、PBP2 结合，导致细菌细胞的溶解；③对质粒和染色体介导的β-内酰胺酶稳定。除了嗜麦芽窄食单胞菌、耐甲氧西林葡萄球菌（MRS）、屎肠球菌和某些脆弱类杆菌耐药外，对几乎所有的由质粒或染色体介导的β-内酰胺酶稳定，因而是目前抗菌谱最广的抗菌药物，具有快速杀菌作用。其包括亚胺培南、美罗培南、比阿培南、帕尼培南。

4. β-内酰胺酶抑制剂的复合制剂 与β-内酰胺类抗菌药物联用能增强后者的抗菌活性，有克拉维酸（clavulanic acid）、舒巴坦（sulbactam）和他唑巴坦（tazobactam）。

（1）克拉维酸与青霉素类的复合制剂对产β-内酰胺酶（2a、2b、2c、2d、2e型）的肠杆菌科细菌、肺炎链球菌流感嗜血杆菌、淋病奈瑟菌、卡他莫拉菌、军团菌、类杆菌等有抑菌活性。

（2）舒巴坦常与氨苄西林或头孢哌酮联合制成复方制剂，可抑制由质粒或染色体介导β-内酰胺酶的金黄色葡萄球菌、肠杆菌科、流感嗜血杆菌、卡他莫拉菌、奈瑟菌属、军团菌属、脆弱类杆菌属、普氏菌属、卟啉单胞菌属和某些分枝杆菌。其对不动杆菌属作用强。

（3）他唑巴坦：抑酶作用范围广，几乎包括所有β-内酰胺酶，除可抑制链球菌、流感嗜血杆菌、淋病奈瑟菌、大肠埃希菌、脆弱类杆菌、普氏菌属、卟啉单胞菌属外，还可抑制枸橼酸菌属、变形杆菌属、普鲁威登菌属、摩根菌属的Ⅰ型酶。酶抑制作用优于克拉维酸和舒巴坦。三者对β-内酰胺酶作用情况：诱导 AmpC 酶能力：克拉维酸>舒巴坦、他唑巴坦；ESBLs 抑制能力：他唑巴坦>克拉维酸、舒巴坦。

（4）复合制剂种类：加酶抑制剂的复合制剂用于产β-内酰胺酶的革兰氏阴性和阳性细菌。主要包括：①氨苄西林-舒巴坦；②替卡西林-克拉维酸；③阿莫西林-克拉维酸；④哌拉西林-他唑巴坦；⑤头孢哌酮-舒巴坦。

二、氨基糖苷类

氨基糖苷类抗菌药物作用机制为：①依靠离子的吸附作用，吸附在菌体表面，造成膜的损伤；②和细菌核糖体 30S 小亚基发生不可逆结合，抑制 mRNA 的转录和蛋白质的合成，造成遗传密码的错读，产生无意义的蛋白质。氨基糖苷类抗菌药物按其来源分为：①由链霉菌属发酵滤液提取获得，有链霉素、卡那霉素、妥布霉素、核糖霉素、巴龙霉素、新霉素；②由小单胞菌属发酵滤液中提取，有庆大霉素、阿司米星；③半合成氨基糖苷类，有阿米卡星、奈替米星、地贝卡星等。氨基糖苷类抗菌药物对需氧革兰氏阴性杆菌有强大的抗菌活性，如大肠埃希菌、克雷伯菌属、肠杆菌属、变形杆菌属、志贺菌属；对沙雷菌属、气单胞菌属、产碱杆菌属、卡他莫拉菌、不动杆菌属、沙门菌属、分枝杆菌属也有一定的活性。但对革兰氏阴性球菌如淋病奈瑟菌等效果差。对阳性球菌有一定的活性，对肠球菌单独用药无作用。庆大霉素、妥布霉素、奈替米星及阿米卡星是目前常用的四种氨基糖苷类抗菌药物。

三、喹诺酮类

喹诺酮类作用机制是：①通过外膜孔蛋白和磷脂渗透进入细菌细胞；②作用于 DNA 旋转酶，干扰细菌 DNA 复制、修复和重组。

第一代喹诺酮类为窄谱抗菌药物，对革兰氏阳性球菌无作用，主要作用于大肠埃希菌，且迅速出现耐药，已较少应用于临床，有奈啶酸和恶喹酸。

第二代喹诺酮类对革兰氏阴性和阳性细菌均有作用，比较这类药的抗菌活性强度依次为环丙沙星、氧氟沙星、诺氟沙星。

第三代喹诺酮类为超广谱类抗菌药物，对革兰氏阳性菌作用高于第二代的 4~8 倍，对耐甲氧西林葡萄球菌（MRS）、多重耐药肺炎链球菌（PRSP）和肠球菌优于第二代，对厌氧菌均有作用，有左氧氟沙星、莫西沙星等。

四、大环内酯类

作用特点和机制是：①可逆结合细菌核糖体 50S 大亚基的 23S 单位，抑制肽酰基转移酶，影响核蛋白位移，抑制细菌蛋白质合成和肽链延伸；②肺部浓度较血清浓度高；③新一代大环内酯类具有免疫调节功能，能增强单核-吞噬细胞吞噬功能。目前国内常用的有红霉素、麦迪霉素、乙酰螺旋霉素。抗菌谱和青霉素相仿，主要是革兰氏阳性菌，对流感嗜血杆菌、脑膜炎球菌、淋病奈瑟菌等也敏感，对除脆弱类杆菌、梭杆菌属外的各类厌氧菌也具有强大的抗菌活性，对某些螺旋体、肺炎支原体、非结核分枝杆菌、立克次体、衣原体等有抑制作用。新一代大环内酯类有克拉霉素、罗红霉素、阿奇霉素，和红霉素相比，抗菌谱扩大，抗菌活性增强。对流感嗜血杆菌、军团菌、支原体、衣原体等具有强大抗菌作用。

五、糖 肽 类

糖肽类（glycopeptides）作用机制是能与一个多个肽聚糖合成中间产物 D-丙氨酰-D-丙氨酸末端形成复合物，阻断肽聚糖合成的转糖基酶、转肽基酶和 D-D 羧肽酶作用，从而阻止细胞壁合成。目前有多黏菌素、杆菌肽、万古霉素、替考拉宁。万古霉素和替卡拉宁对革兰氏阳性球菌具有强大的活性，对 MRS 非常敏感，多黏菌素 B 和多黏菌素 E 为对革兰氏阴性菌有强大的抗菌作用，对各类阳性菌均无作用。

六、磺 胺 类

磺胺类（sulfonamides）作用机制为竞争性地与二氢叶酸合成酶结合，阻止氨基苯甲酸与二氢叶酸合成酶的结合，使细菌体内核酸合成的重要物质辅酶 F 钝化而导致细菌生长受到抑制。其分成三类：①口服吸收好，可用于全身感染的药物，按清除速度又分为短效、中效、长效三类，如磺胺甲基异噁唑（SMZ）、磺胺嘧啶（SD）、磺胺甲氧吡嗪（SMPZ）；②口服吸收差，主要在肠道起作用的药物，如柳氮磺嘧啶银（SD-Ag）、磺胺二甲氧嘧啶；③主要用作局部应用的药物，如磺胺米隆（SML）、磺胺醋酰钠（SA-Na）。它们对革兰氏阳性菌和革兰氏阴性菌有抗菌作用，对肺孢子虫、弓形虫滋养体有作用，局部用药用于创面和眼科。其和甲氧苄啶组成复合制剂抗菌活性增加数十倍，抗菌范围也扩大，由抑菌作用变为杀菌作用。

七、四环素、氯霉素、林可霉素类

（一）四环素类

四环素类作用机制主要是与细菌的 30S 核糖体亚单位结合，阻止氨酰基转移 RNA 与 mRNA 核糖体的受体位点结合，阻止肽链延伸，抑制蛋白质合成。四环素分为短效、中效和长效，短效四环素有：土霉素、四环素；中效四环素有：地美环素、美他环素；长效四环素有：多西环素、米诺环素。四环素为广谱抗菌药物，包括对革兰氏阳性菌和阴性菌，如部分葡萄球菌、链球菌、肺炎链球菌、大肠埃希菌等有一定的抗菌作用，对立克次体、支原体、螺旋体、阿米巴等敏感。四环素类抗菌药物抗菌活性的顺序为：米诺环素>多西环素>美他环素>地美环素。临床上其常作为衣原体、立克次体感染的首选药物。

（二）氯霉素类

氯霉素类（chloramphenicol）抗菌药物作用机制为作用于细菌 70S 核糖体的 50S 亚基，使肽链延长受阻而抑制蛋白合成，包括氯霉素、甲砜霉素。该类抗菌药物脂溶性强，易进入脑脊液和脑组织。由于人和哺乳动物线粒体也含有 70S 核糖体，因而氯霉素可抑制宿主线粒体蛋白合成，可引起与剂量相关的骨髓抑制和灰婴综合征。

（三）林可酰胺类

林可酰胺类（lincosamides）作用机制是与细菌 50S 核糖体亚基结合，抑制蛋白合成，并可干扰肽酰基的转移，阻止肽链的延长。其包括盐酸林可霉素、克林霉素。主要作用于革兰氏阳性球菌和白喉棒状杆菌、破伤风梭菌等革兰氏阳性杆菌。各种厌氧菌，特别是对红霉素耐药的脆弱类杆菌对该药敏感。沙眼衣原体对本类抗菌药物敏感。克林霉素是治疗肺部厌氧菌感染、衣原体性传播性疾病的首选药物。

八、甘酰胺环素类

替加环素为甘氨酰环素类抗菌药物，通过抑制细菌蛋白质合成发挥抗菌作用。替加环素对葡萄球菌属（甲氧西林敏感及耐药株）、糖肽类中介金黄色葡萄球菌（GISA）、异质性 GISA（hGISA）、粪肠球菌、屎肠球菌和链球菌属具有高度抗菌活性。棒状杆菌、乳酸杆菌、明串珠菌属、单核细胞增生李斯特菌等其他革兰氏阳性菌也对替加环素敏感。对大肠埃希菌、肺炎克雷伯菌等肠杆菌科细菌具有良好的抗菌作用，对鲍曼不动杆菌属、嗜麦芽窄食单胞菌体外具抗菌活性，但铜绿假单胞菌对其耐药。对于拟杆菌属、产气荚膜梭菌以及微小消化链球菌等厌氧菌有较好作用。对支原体属、快速生长分枝杆菌亦具良好抗菌活性。

九、环酯肽类

达托霉素为环脂肽类抗菌药物，通过与细菌细胞膜结合、引起细胞膜电位的快速去极化，最终导致细菌细胞死亡。达托霉素对葡萄球菌属（包括耐甲氧西林菌株）、肠球菌属（包括万古霉素耐药菌株）、链球菌属（包括青霉素敏感和耐药肺炎链球菌、化脓性链球菌、无乳链球菌和草绿色链球菌）、JK 棒状杆菌、艰难梭菌和痤疮丙酸杆菌等革兰氏阳性菌具有良好抗菌活性；对革兰氏阴性菌无抗菌活性。

十、噁唑烷酮类

利奈唑胺为噁唑烷酮类抗菌药物，通过抑制细菌蛋白质合成发挥抗菌作用。利奈唑胺对金黄色葡萄球菌（包括 MRSA）、凝固酶阴性葡萄球菌（包括 MRCNS）、肠球菌属（包括 VRE）、肺炎链球菌（包括青霉素耐药株）、无乳链球菌、化脓性链球菌、草绿色链球菌均具有良好的抗菌作用。其对卡他莫拉菌、流感嗜血杆菌、淋病奈瑟球菌、艰难梭菌均具有抗菌作用。对支原体属、衣原体属、结核分枝杆菌、鸟分枝杆菌、巴斯德菌属和脑膜败血黄杆菌亦有一定抑制作用。肠杆菌科细菌、假单胞菌属和不动杆菌属等非发酵菌对该药耐药。

十一、合成的抗菌药物

（一）硝基呋喃类

硝基呋喃类（nitroifurantoin）药物有呋喃妥因和呋喃唑酮。对革兰氏阳性球菌和部分革兰氏阴性杆菌具有较强抑菌和杀菌作用，其作用机制是干扰细菌体内氧化还原酶系统，阻断细菌代谢，产生抑菌、杀菌作用。但由于本类药品口服吸收后在体内很快被代谢灭活，不适于治疗全身感染而用于肠道、泌尿道感染和外用消毒。

（二）硝基咪唑类

硝基咪唑类（nitroimidazole）药物对革兰氏阳性、阴性厌氧菌，包括脆弱类杆菌有好的抗菌作用，对需氧菌无效。其作用机制是硝基环被厌氧菌还原而阻断细菌 DNA 合成，阻止 DNA 的转录、复制，导致细菌死亡。替硝唑还能够穿透细胞膜，快速进入细菌体内。临床上使用的有甲硝唑和替硝唑。

第二节　细菌耐药性

细菌耐药性是指致病微生物对于抗菌药物作用的耐受性或对抗性。它是抗菌药物、细菌及环境共同作用的结果。分为天然耐药和获得性耐药，前者因染色体突变所致，后者大多由质粒、噬菌体及其他遗传物质携带外来 DNA 片段所致。细菌耐药现象还分为交叉耐药与多重耐药。前者是指细菌对同一作用机制药物中不同种类的药物同时耐药，如对环丙沙星、氧氟沙星、加替沙星等同时耐药。

临床常见多重耐药菌有耐甲氧西林金黄色葡萄球菌（MRSA）、耐万古霉素肠球菌（VRE）、产超广谱β-内酰胺酶（ESBLs）肠杆菌科细菌（如大肠埃希菌、肺炎克雷伯菌、阴沟肠杆菌等）、耐碳青霉烯类抗菌药物肠杆菌科细菌（CRE）、多重耐药/泛耐药铜绿假单胞菌（MDR/XDR/PDR-PA）、多重耐药/泛耐药鲍曼不动杆菌（MDR/XDR/PDR-AB）、多重耐药结核分枝杆菌（MDR-TB）等。

细菌耐药机制主要有四种：①产生一种或多种水解酶、钝化酶和修饰酶；②抗菌药物作用的靶位改变，包括青霉素结合蛋白位点和 DNA 解旋酶的改变；③细菌膜的通透性下降，包括细菌生物被膜的形成和通道蛋白丢失；④细菌主动外排系统的过度表达。在上述耐药机制中，第一、二种耐药机制具有专一性，第三、四种耐药机制不具有专一性。

一、产生药物灭活酶

细菌可产生许多能引起药物灭活的酶，包括水解酶、钝化酶和修饰酶。

1. 水解酶　细菌产生水解酶引起药物灭活是一种重要的耐药机制，主要指 β-内酰胺酶，包括广谱酶、超广谱酶、金属酶等。β-内酰胺酶是以 β-内酰胺类抗菌药物为水解底物的多种不同类型的降解酶。细菌在胞周间隙分泌 β-内酰胺酶，在抗菌药物与细菌细胞膜上的青霉素结合蛋白结合前使其失活。

β-内酰胺酶有 170 多种，且不断有新的 β-内酰胺酶被发现。目前常用的 β-内酰胺酶分类方法有 Ambler 的结构分类和 Bush 的功能分类。分子结构分类分为丝氨酸酶（A、C、D）和金属酶（B）。A、C、D 类酶的活性基团为丝氨酸，B 类酶的活性基团为锌离子。功能分类则是综合酶的分子结构、抑制性及水解底物特征将 β-内酰胺酶分为 4 组：第 1 组是不被 β-内酰胺酶抑制剂克拉维酸和乙二胺四乙酸（EDTA）抑制的头孢菌素酶。第 2 组是数量最多的一组 β-内酰胺酶，可被克拉维酸抑制但不被 EDTA 抑制，根据作用的抗菌药物底物不同又分为 6 个亚组。第 3 组酶不被克拉维酸抑制，但可被 EDTA 抑制，其作用需要金属离子的参与，故称为金属酶，在结构分类中属于 B 类。第 4 组酶不受克拉维酸和 EDTA 的抑制，包括少量的青霉素酶。

无论是革兰氏阳性菌还是革兰氏阴性菌均能产生 β-内酰胺酶，在革兰氏阳性菌中，以葡萄球菌产生的青霉素酶最为重要，而且在很长时间内很少发生突变。革兰氏阴性菌中，其产生的超广谱 β-内酰胺酶（ESBLs）和 AmpC 酶最受重视。超广谱 β-内酰胺酶是随着三代头孢菌素的临床应用，革兰氏阴性杆菌中的大肠埃希菌、肺炎克雷伯菌等产生的广谱酶如 TEM-1、SHV-1 很快发生突变形成的。从而使细菌的耐药谱从青霉素、窄谱头孢菌素扩大到青霉素、窄谱和广谱头孢菌素以及单环类，但对头霉素、碳青霉烯类及酶抑制剂敏感。

肠杆菌科主要产生超广谱 β-内酰胺酶（ESBLs），一旦 ESBLs 阳性，不管体外药敏试验如何，均应视为对青霉素类和所有头孢菌素类耐药，应改用其他抗菌药物。

AmpC 酶是另一类常见的由染色体介导的头孢菌素酶。几乎所有的肠杆菌科细菌和铜绿假单胞菌都会产生 AmpC 酶。但是在自然状态下大部分细菌产生的 AmpC 酶的量很少，某些细菌特别是阴沟肠杆菌、弗劳地枸橼酸杆菌等在第三代头孢菌素等作用下选择出持续高产 AmpC 酶的去阻遏突变株，导致细菌对除第四代头孢菌素、头霉素、碳青霉烯类之外的所有 β-内酰胺类抗菌药物耐药。

革兰氏阴性菌对碳青霉烯类的耐药机制主要是因为产生碳青霉烯酶，常见的有 KPC 酶和金属酶（IMP-1、4、8、9，VIM-1、2、3，GIM-1、NDM-1 等），也可能是高产 ESBLs 或 AmpC 酶加上细胞膜通透障碍所致。

2. 钝化酶　氨基糖苷类钝化酶是细菌对氨基糖苷类产生耐药性的最重要原因，也属一种灭活酶，可修饰氨基糖苷类分子中某些保持抗菌活性所必需的基团，使其与作用靶位核糖体的亲和力大为下降。除氨基糖苷类钝化酶外，还有氯霉素乙酰转移酶、红霉素酯化酶等。

3. 修饰酶　氨基糖苷类药物修饰酶催化氨基糖苷药物氨基或羟基的共价修饰，使得氨基糖苷类药物与核糖体的结合减少，促进药物摄取 EDP-II 也被阻断，因而导致耐药。根据反应类型，氨基糖苷类药物修饰酶包括氨基糖苷磷酸转移酶（APH）、氨基糖苷乙酰转移酶（AAC）和氨基糖苷核苷转移酶（ANT）三大类，常见编码基因有 aac（3）- I 、aac（3）- II 、aac（3）- III 、aac（3）-IV 、aac（6）- I 、ant（2"）- I 、aphA6 等。

二、药物作用靶位的改变

β-内酰胺类抗菌药物必须与细菌菌体膜蛋白——青霉素结合蛋白（penicillin binding protein，PBP）结合，才能发挥杀菌作用。根据细菌分子质量的递减或泳动速度递增，将 PBP 分为 PBP1、PBP2、PBP3、PBP4、PBP5、PBP6 等。不同的抗菌药物和其相应的 PBP 结合，抑制细菌细胞壁生物合成，引起菌体的死亡，从而达到杀菌作用。如果某种抗菌药物作用的 PBP 发生改变，影响其结合的亲和力，就会造成耐药。近年来，对耐甲氧西林金黄色葡萄球菌（MRSA）耐药机制的研究表明，低亲和力的 PBP2a 的产生是其对所有 β-内酰胺类抗菌药物耐药的原因。

肠球菌对万古霉素的耐药机制主要是其作用靶位细胞壁五肽末端的 D-丙氨酰-D-丙氨酸突变为 D-丙氨酰-D-乳酸或 D-丙氨酸所致。此外，细菌核糖体靶位亲和力的下降，导致细菌对氨基糖苷类、磺胺类、红霉素类、四环素类、氟喹诺酮类的耐药；II 拓扑异构酶的改变，导致金黄色葡萄球菌、表皮葡萄球菌、肠杆菌科细菌和假单胞菌等对氟喹诺酮类的耐药等，均由抗菌药物作用靶位改变所造成。

三、抗菌药物渗透障碍

细菌细胞膜是一种具有高度选择性的渗透性屏障，它控制着细胞内外的物质交流，大多数膜的渗透性屏障具有脂质双层结构，允许亲脂性的药物通过；在脂双层中镶嵌有通道蛋白，它是一种非特异性的、跨越细胞膜的水溶性扩散通道，一些 β 内酰胺类抗菌药物很容易通过通道蛋白进入菌体内而发挥作用。而某些细菌由于膜孔蛋白通道关闭或降低外膜渗透性而耐药。如已知亚胺培南通过 OprD2 通道蛋白进入菌体内，如果 OprD2 通道蛋白丢失或减少，就会造成细菌对亚胺培南耐药；许多细菌可形成生物被膜，细菌吸附于生物材料或机体腔道表面，分泌多糖基质、纤维蛋白、脂蛋白等，将其包绕而形成的膜样物。生物膜可以通过物理阻挡作用保护细菌逃逸宿主免疫和抗菌药物的杀伤作用，同时在较低抗菌药物的浓度下，容易开启耐药基因，是形成耐药的原因之一。

四、主动转运系统

主动转运又称外排泵系统，是造成细菌耐药的又一机制。在某些细菌的外膜上存在特殊的能量依赖性的药物泵系统，能将进入菌体内的药物不断泵出，使菌体内的药物浓度不足而难以发挥抗菌作用，如 RND 家族，MexAB-OprM、MexXY-OprM、MexEF-OprN、MexCD-OprJ、MexJK-OprM、MexVW-OprM、MexGHI-OpmD 等。

第三节　抗菌药物合理使用

一、细菌耐药性与抗菌药物

细菌在自然界已经存在了几百万年，抗菌药物是一群能抑制细菌生长或杀死细菌的一类化学物质，绝大多数由微生物合成，其中 2/3 经链霉菌产生。细菌产生的抗菌药物虽然可以杀死或抑制其他的细菌，但也可能会杀死生产菌自己，所以生产菌自身必须具有耐药性，也就是细菌的天然耐药性。但是抗菌药物进入临床后伴随而来的细菌耐药，既可能与细菌的天然耐药性有关，也可能是正常敏感菌种通过变异或者基因转移而获得，即获得性耐药性。耐药基因决定了各种不同的耐药机制，使细菌具有抵抗特定抗菌药物的作用。当今抗菌药物的广泛应用扩大和加速了细菌耐药性的产生，日益严重的细菌耐药性已成为临床抗感染治疗中一个非常棘手的问题。

病原体对抗菌药物耐药率的上升，不仅使许多本来已经有药可治的感染性疾病重新面临治疗的困难，也给健康人群增加交叉感染的机会，同时耐药细菌的交叉传播又大大加快了耐药菌增长的速度，增加了治疗疾病及预防和隔离感染患者的医疗成本，新的抗菌药物的开发又远远跟不上耐药出现的速度，遏制耐药已经成为需要紧急采取行动的全球性问题。

我国是抗菌药物使用大国，在医院用药量排名前十位的药品中，抗菌药物占 2~6 个。由于抗菌药物种类繁多、特征各异，合理用药指导、监管力度较弱，临床抗菌药物使用存在较多问题，在抗菌药物的使用量和使用方式（剂量、给药方式）等方面不合理使用的现象较为普遍，导致细菌耐药性增长，耐药菌种类及其感染日渐增多，造成治疗费用增加以及医药资源的不合理利用。因此必须遵循抗菌药物合理使用的原则，使其真正做到"安全、有效、经济"，并阻止耐药细菌的增长。

二、合理使用抗菌药物

1998 年世界保健总会（World Health Assembly Resolution，WHA）决议提出了控制抗菌药物耐药的四点主张：①监测不同地区和不同病原体的耐药率，并依此调整治疗策略和国家药物方针评估干预政策的成功率；②教育政策制订者、处方医生、卫生保健人员和公众减少滥用与误用抗菌药物；③最大限度地保证抗菌药物在市场的质量，鼓励专利保护，打击伪劣、不合格药物的生产和销售，控制不正当的促销方式；④鼓励开发新的抗菌药物和新作用机制的药物，研究和评估快速的药物耐药监测方式并能对治疗提供帮助的实验室技术。

在 1998 年世界保健总会决议的基础上，WHO 在 2000 年制订了全球遏制抗菌药物耐药策略的框架文件。其策略涉及病人和公众、处方医生和药剂、医院、食用动物抗菌药物的使用、国家的策略和保健系统、药物和疫苗的开发、药物促销、控制耐药的国际合作八个方面。其核心内容为教育公众和医药工作者规范使用抗菌药物，减少抗菌药物的误用和滥用，同时呼吁政府有义务制订抗菌药物开发、生产、销售、促销、食用动物的使用等一系列规范，开展细菌耐药性监测，提高临床微生物实验室的水平。

除了已知的抗菌药物在食用动物上的滥用外，病人自身不合理的应用抗菌药物在中国也是一个严重的问题，在国内病人很容易地从医院或药房得到抗菌药物，普通感冒和急性单纯性支气管炎是最常见滥用抗菌药物的疾病，因此，教育病人和公众合理应用抗菌药物是控制细菌耐药的措施之一。WHO 提出的加强病人和公众的教育包括五个方面：①教育病人和公众合理使用抗菌药物；②教育病人了解预防感染的措施，如免疫、带菌者控制、寝具的使用等；③教育病人学习掌握减少感染传播的简单措施，如洗手、食物卫生等；④鼓励遵循卫生保健的行为；⑤教育病人改变依据症状自行使用抗菌药物的习惯。

国内临床医生对感染性疾病的诊断和治疗指南、临床微生物知识、抗菌药物抗菌谱等感染控制知识的缺乏，是抗菌药物滥用的重要原因之一，调查显示对细菌感染的抗菌药物处方中有 63%是不合理的，这与我们国家抗菌药物的审批没有规定临床适应证、临床医生缺乏好的毕业后教育、各级医院临床微生物实验室没有办法提供有效的信息等有关。WHO 对处方医生、药剂师也有具体的要求和建议，具体如下：①教育所有的医生和药剂师（包括药品销售人员）使之了解合理使用抗菌药物和遏制抗菌药物耐药的重要性；②教育所有的医生掌握感染性疾病预防（包括免疫）和控制原则；③增进医学生和毕业后的教育计划，加强所有医疗卫生的工作人员、兽医、医生、药剂师的正确诊断和处理感染病的知识；④医生和药剂师应教育病人坚持按处方使用抗菌药物的重要性；⑤教育所有的医生和药剂师注意制药公司的经济刺激、促销活动对其处方习惯的影响；⑥药品委员会通过监督和提供临床经验，特别是诊断和治疗策略，改进抗菌药物的使用；⑦通过督查、比较和反馈抗菌药物处方的临床效果，提供合适的抗菌药物处方；⑧鼓励利用指南和其他循证医学的证据选择合适的抗菌药物；⑨授权抗菌药物管理者，限制抗菌药物特定的处方范围；⑩根据医师和药剂师的注册要求，给予足够的训练和继续教育。

医院是培养医生正确应用抗菌药物处方的实践场所，遗憾的是在世界范围的 10 个教育医院的处方调查表明，41%~91%的抗菌药物处方是不合理的。处方不是以指南为准则，而以盲目围堵为目的，许多医生对抗菌药物的信息不是来源于文献，而是来源于医药代表，在外科术后不合理地预防应用抗菌药物都是造成细菌耐药的重要原因。控制医院内抗菌药物的误用和滥用，必须成立有效的感染控制委员会和药品管理委员会，监控和反馈医院内细菌耐药的状况、药品使用的情况，并根据医院的耐药情况和药物使用情况，宏观调节药房的药品，限制或停用高耐药的品种，制订适合本地区本医院的感染性疾病治疗指南及入院和出院治疗的处方集，教育和培养医生认识不合理应用抗菌药物的危害，要求医生严格按照感染性疾病的治疗指南和抗菌药物的适应证用药。在感染难以控制的监护病房，需教育医生了解更多的临床微生物和抗菌药物知识，严格的感染控制程序也有助于防止耐药菌的播散，减少抗菌药物的使用，必要的时候需要感染控制委员会成员、药品委员会成员和监护病房的医生协商解决药物的使用问题，出现某种耐药菌流行时，可考虑停用某种药物，或采用抗菌药物的轮换策略以减少耐药的发生。具体的建议如下：

（1）根据最新的控制耐药措施，建立感染预防控制程序，并保证其在医院内实施。

（2）建立有效的药品管理委员会，监督和控制医院内抗菌药物的使用。

（3）有规则地定期更新抗菌药物治疗和预防的指南及医院抗菌药物处方集。

（4）监测抗菌药物的使用，包括使用的数量和方式，并及时把结果反馈给处方医生。

（5）确保建立与医院级别相配的微生物学实验室：①为临床提供及时准确的病原学诊断，包括对病原体的分离、培养、鉴定，以及药敏结果的报告，并确保试验和报告的质量；②将常见病原体和耐药性记录在案，定期总结分析，形成有用的临床和流行病学监测报告，并及时反馈到处方医生和感染预防控制委员会，在监管和促进抗菌药物合理使用，以及院内感染的预防与控制中起着越来越重要的作用；③临床微生物专家参与感染性疾病的临床诊断和治疗，在标本正确采集和运送、结果解释等方面为临床提供咨询服务，必要时直接参加对高危和特殊病例的会诊，结合病人的临床指征，提出检测和治疗方案，并跟进治疗过程。

控制细菌耐药和合理应用抗菌药物，不仅仅是病人和医生的问题，更需要政府和政策制定部门、制药公司的担当、承诺和努力，如对监督抗菌药物的生产和销售、规范食用动物抗菌药物的使用、建立良好的药物耐药监测系统都需要政府的干预和投入。合理应用抗菌药物，控制细菌耐药和耐药菌的传播，任重而道远。

（倪语星　韩立中）

第四节　抗菌药物临床应用管理

一、抗菌药物临床应用分级管理

抗菌药物临床应用分级管理是抗菌药物管理的核心策略，有助于减少抗菌药物过度使用，降低抗菌药物选择性压力，延缓细菌耐药性上升趋势。医疗机构应当建立健全抗菌药物临床应用分级管理制度，按照"非限制使用级"、"限制使用级"和"特殊使用级"的分级原则，明确各级抗菌药物临床应用的指征，落实各级医师使用抗菌药物的处方权限。

（一）抗菌药物分级原则

根据安全性、疗效、细菌耐药性、价格等因素，将抗菌药物分为三级。

1. 非限制使用级　经长期临床应用证明安全、有效，对病原菌耐药性影响较小，价格相对较低的抗菌药物。其应是已列入基本药物目录，《国家处方集》和《国家基本医疗保险、工伤保险和生育保险药品目录》收录的抗菌药物品种。

2. 限制使用级　经长期临床应用证明安全、有效，对病原菌耐药性影响较大，或者价格相对较高的抗菌药物。

3. 特殊使用级　具有明显或者严重不良反应，不宜随意使用；抗菌作用较强、抗菌谱广，经常或过度使用会使病原菌过快产生耐药的；疗效、安全性方面的临床资料较少，不优于现用药物的；新上市的，在适应证、疗效或安全性方面尚需进一步考证的、价格昂贵的抗菌药物。

（二）抗菌药物分级管理目录的制订

由于不同地区社会经济状况、疾病谱、细菌耐药性的差异，各省级卫生行政主管部门制订抗菌药物分级管理目录时，应结合本地区实际状况，在三级医院和二级医院的抗菌药物分级管理上有所区别。各类、各级医疗机构应结合本机构的情况，根据省级卫生行政主管部门制订的抗菌药物分级管理目录，制订本机构抗菌药物供应目录，并向核发其《医疗机构执业许可证》的卫生行政主管部门备案。

（三）处方权限与临床应用

（1）根据《抗菌药物临床应用管理办法》规定，二级以上医院按年度对医师和药师进行抗菌药物临床应用知识和规范化管理的培训，按专业技术职称授予医师相应处方权和药师抗菌药物处方调剂资格。

（2）临床应用抗菌药物应遵循《抗菌药物指导原则》，根据感染部位、严重程度、致病菌种类以及细菌耐药情况、患者病理生理特点、药物价格等因素综合考虑，参照"各类细菌性感染的治疗原则及病原治疗"，对轻度与局部感染患者应首先选用非限制使用级抗菌药物进行治疗；对严重感染、免疫功能低下者合并感染或病原菌只对限制使用级或特殊使用级抗菌药物敏感时，可选用限制使用级或特殊使用级抗菌药物治疗。

（3）特殊使用级抗菌药物的选用应从严控制。临床应用特殊使用级抗菌药物应当严格掌握用药指征，经抗菌药物管理工作机构指定的专业技术人员会诊同意后，按程序由具有相应处方权医师开具处方。

1）特殊使用级抗菌药物会诊人员应由医疗机构内部授权，具有抗菌药物临床应用经验的感染性疾病科、呼吸科、重症医学科、微生物检验科、药学部门等具有高级专业技术职务任职资格的医师和抗菌药物等相关专业临床药师担任。

2）特殊使用级抗菌药物不得在门诊使用。

3）有下列情况之一可考虑越级应用特殊使用级抗菌药物：①感染病情严重者；②免疫功能低下患者发生感染时；③已有证据表明病原菌只对特殊使用级抗菌药物敏感的感染。使用时间限定在 24 小时之内，其后需要补办审办手续并由具有处方权限的医师完善处方手续。

二、围术期抗菌药物的预防性应用

（一）预防用药目的

预防用药目的主要是预防手术部位感染，包括浅表切口感染、深部切口感染和手术所涉及的器官/腔隙感染，但不包括与手术无直接关系、术后可能发生的其他部位感染。

（二）预防用药原则

围术期抗菌药物预防用药，应根据手术切口类别、手术创伤程度、可能的污染细菌种类、手术持续时间、感染发生机会和后果严重程度、抗菌药物预防效果的循证医学证据、对细菌耐药性的影响和经济学评估等因素，综合考虑决定是否预防应用抗菌药物。但抗菌药物的预防性应用并不能代替严格的消毒、灭菌技术和精细的无菌操作，也不能代替术中保温和血糖控制等其他预防措施。

1. 清洁手术（Ⅰ类切口）　手术脏器为人体无菌部位，局部无炎症、无损伤，也不涉及呼吸道、消化道、泌尿生殖道等人体与外界相通的器官。手术部位无污染，通常不需预防应用抗菌药物。但在下列情况时可考虑预防用药：①手术范围大、手术时间长、污染机会增加；②手术涉及重要脏器，一旦发生感染将造成严重后果者，如头颅手术、心脏手术等；③异物植入手术，如人工心瓣膜植入、永久性心脏起搏器放置、人工关节置换等；④有感染高危因素如高龄、糖尿病、免疫功能低下（尤其是接受器官移植者）、营养不良等患者。

2. 清洁-污染手术（Ⅱ类切口）　手术部位存在大量人体寄殖菌群，手术时可能污染手术部位引致感染，故此类手术通常需预防应用抗菌药物。

（三）抗菌药物品种选择

（1）根据手术切口类别、可能的污染菌种类及其对抗菌药物敏感性、药物能否在手术部位达到有效浓度等综合考虑。

（2）选用对可能的污染菌针对性强、有充分的预防有效的循证医学证据、安全、使用方便及价格适当的品种。

（3）应尽量选择单一抗菌药物预防用药，避免不必要的联合使用。预防用药应针对手术路径中可能存在的污染菌。如心血管、头颈、胸腹壁、四肢软组织手术和骨科手术等经皮肤的手术，通常选择针对金黄色葡萄球菌的抗菌药物。结肠、直肠和盆腔手术，应选用针对肠道革兰氏阴性菌和脆弱拟杆菌等厌氧菌的抗菌药物。

（4）头孢菌素过敏者，针对革兰氏阳性菌可用万古霉素、去甲万古霉素、克林霉素；

针对革兰氏阴性杆菌可用氨曲南、磷霉素或氨基糖苷类。

（5）对某些手术部位感染会引起严重后果者，如心脏人工瓣膜置换术、人工关节置换术等，若术前发现有耐甲氧西林金黄色葡萄球菌（MRSA）定植的可能或者该机构 MRSA 发生率高，可选用万古霉素、去甲万古霉素预防感染，但应严格控制用药持续时间。

（6）不应随意选用广谱抗菌药物作为围术期预防用药。鉴于国内大肠埃希菌对氟喹诺酮类药物耐药率高，应严格控制氟喹诺酮类药物作为外科围术期的预防用药。

（四）给药方案

1. 给药方法　给药途径大部分为静脉滴注，仅有少数为肌肉或口服给药。

静脉滴注类抗菌药物应根据抗菌药物的药动学特点在术前使用。可以在病房滴注，也可以在手术室术前滴注。在手术室滴注时，需注意抗菌药物与麻醉药物的协同拮抗作用，严密观察病人生命体征，出现意外时及时处置。在输注完毕后开始手术，保证手术部位暴露时局部组织中抗菌药物已达到足以杀灭手术过程中沾染细菌的药物浓度。万古霉素或氟喹诺酮类等由于需滴注较长时间，应在手术开始前 1～2 小时给药。

2. 预防用药维持时间　抗菌药物的有效覆盖时间应包括整个手术过程。手术时间较短（<2 小时）的清洁手术术前给药一次即可。如手术时间超过 3 小时或超过所用药物半衰期的 2 倍以上，或成人出血量超过 1500ml，术中应追加一次。清洁手术的预防用药时间不超过 24 小时，心脏手术可视情况延长至 48 小时。清洁-污染手术和污染手术的预防用药时间亦为 24 小时，污染手术必要时延长至 48 小时。过度延长用药时间并不能进一步提高预防效果，且预防用药时间超过 48 小时，耐药菌感染机会增加。

（倪语星　方　洁）

参 考 文 献

倪语星，尚红. 2012. 临床微生物学检验. 5 版. 北京：人民卫生出版社.

张秀珍，朱德妹. 2014. 临床微生物检验问与答. 2 版. 北京：人民卫生出版社.

中华人民共和国国家卫生和计划生育委员会. 2015. 抗菌药物临床应用指导原则（2015 年版）.

思　考　题

1. 常用抗菌药物分类及常用的抗菌药物是什么？
2. 常见细菌的耐药机制是什么？
3. 细菌耐药性产生与抗菌药物的关系是什么？

第二十一章　医院感染监控中的质量控制

我国系统地开展医院感染管理工作经历了近三十年的历程，三十年来我们经历了初级阶段、学习阶段、模仿阶段及目前正经历的快速发展阶段，在此期间关于医院感染监控中的质量评价工作一直备受关注，但尚未形成体系，近几年伴随着卫生行政部门启动第二阶段医院评审，在原卫生部三级医院评审标准 2011 版的内容中涉及医院感染的预防与控制的内容不少，且贯穿了各个临床科室，由于医院评审评价工作的推进，医院感染管理中质量评价工作，特别是医院感染监控中的质控管理，也逐渐进入医院管理者的视角，人们开始将医院感染的质控管理作为医院质控管理大系统中的一个子系统单独提出，对于医院感染防控工作的开展有积极的促进作用。

第一节　医院感染管理中的质控意义

一、医院感染管理的范畴

在阐述医院感染管理的范畴之前首先应明确什么是医院感染管理学，医院感染管理学是研究医院诊疗活动中医院感染的发生发展规律的科学，医院感染管理是运用相关的理论与方法为预防医院感染的发生而进行的组织、计划、决策、指导、实施、控制的过程。医院感染管理的主要范畴包括医院感染的风险预测、医院感染管理体系的建设、医院感染基础知识的培训、医院感染方案的制订与实施、医院感染技术的指导、医院感染监测与控制活动等，其中的核心价值就是以感染预防与监控活动为中心的各部门的协调工作。

二、医院感染质量评价的内涵

人们在研究医院感染管理学时通常会涉及医院感染管理质量，然而面对医院感染管理质量的定义和概念，不同专家有不同的理解和解释，通俗地理解，医疗质量是医疗机构在诊疗活动中满足患者需求的能力，患者的需求是多方面的，概括起来是既要能治病，又要治好病。所谓的好即定义为服务优良、疗效良好、过程安全、花费不高，医院在这些方面达到目标的能力强，说明医疗质量高；反之，医疗质量低。而医院感染管理质量也可理解为在医院感染的防控活动中满足需求的能力。这个满足需求是两方面的，一方面是医院管理的需求，如流程再造、建筑布局、环境清洁、诊疗规范、器械消毒等；另一方面是患者安全诊疗的需求，即患者诊疗过程中全流程的感染防控措施，包括就诊过程、诊断过程、手术过程与结果等。医院感染质量评价可以理解为从医院感染预防控制的角度，根据一定的评价标准与方法在一定范围内，对医院感染的防控效果通过客观与科学的分析所做出定量或定性的评定与预测。

开展医院感染管理质量评价的目的是协助医院系统发现医院感染管理中与标准和规范中的差距，与最佳管理水平的差距，找出存在问题的领域和原因，从而寻找最佳的解决方案，进而使医院感染管理质量得到持续改进和有效的提升。

想要实现上述目标，客观评价医院感染管理质量的方法和标准是非常重要的。首先需要解决医院感染管理质量的定义、范畴、环节和指标。指标应能较好地反映医院感染的防控过程和效果，应能反映管理者的能力和水平，使各个医院间能进行比较，有利于找出管理的薄弱环节，为医院感染的早期干预及政策制订提供依据，通过多个循环的医院感染管理质量评价达到持续改进的目的。

三、医院感染质量评价的特点

（一）医院感染管理质量评价具有复杂性

众所周知，医院感染管理涉及了医院管理的各个环节，从患者的角度而言，患者从入院挂号开始到诊疗结束的全过程，如从就诊开始的视、触、扣、听到抽血化验、介入影像、打针吃药、手术康复等无不存在医院感染的预防和控制的问题；从医院管理角度而言，医院的功能定位到就诊流程设计，从设备器材采购到诊室与病房的设置，从洗手设施到手术室的建筑，从人流物流的引导到环境和被服的清洁与维持等也无不需要引入医院感染的防控理念。因此由于医院感染管理质量涉及医院多学科、多专业、多环节、多部门，一个环节出现漏洞就可能功亏一篑，发生医院感染，所以进行系统的评价是必要的，也是非常困难的。

（二）医院感染质量管理规范性

由于医院感染管理质量具有复杂性的特点，进行医院感染规范化管理也是非常重要的。近年来我国在医院感染的规范化管理方面做了大量工作，特别是卫生行政部门针对医院感染管理的法律、法规、规章及行业标准陆续出台，为医院感染管理质量的规范化管理奠定了坚实的基础。从2004年传染病防治法中将医院感染及医源性感染的管理纳入国家大法以来，国家卫生计生委发布与医院感染管理相关的部门规章，据不完全统计达50余个。其中，医院感染管理的技术标准近20个。这些规范与标准不仅涉及了医院感染的重点环节和重点部位的管理和要求，还涉及医院感染的组织建设和医院感染监测的方法与要求，这些规章与标准的发布与实施，彻底改变医院感染管理呈经验性管理的随意状态，对于医院感染质量的规范化管理奠定了良好的基础。

（三）医院感染管理质量的系统性

我们知道医院感染管理涉及医院的各个环节、各个部门、各个专业，各类人员的复杂性就决定了在研究其质量评价时必须考虑它的系统性问题，医院感染的预防与控制绝不仅是医院感染管理者的事情，或仅是医生和护士的事，它一定是医院管理大系统中的一部分，医院感染的预防和控制是全员的事情，例如，我们说洗手是预防感染最简单、最有效的措施之一，如果说医院中的医生、护士、技术员都具有较高的洗手依从性，而病区的保洁人员洗手依从性很差，也会抵消医、护、技人员的努力，这就需要和医院后勤管理部门沟通。再比如在医院多重耐药菌的防控中，从病区管理到环境控制，从患者隔离到医护人员防护，从操作流程到物品供给都能按规范进行，而只有实习学生不遵守操作规程，也会抵消该病区所有人的努力，这需要和医院的教育部门沟通。所以在评价医院感染管理质量时，需要重点评价医院各部门的协调性、合作度及医院感染防控系统中的优劣差异。

（四）医院感染管理质量的科学性

当医院感染管理质量所涉及的环节和领域过多时，其风险和成本必定上升，如果不能及时发现与纠正，其质量也会随之下降；如果管理者将管理关注度分散在所有的环节上，医院感染管理的成本依然上升，质量未必提高，反而会造成不必要的浪费。

因此，在医院感染管理质量的评价方面除了应考量医院感染管理的复杂性、规范性、系统性之外，还需考量医院感染防控中的人力成本和物资成本的投入，直接和间接成本的投入产出比，即要考量为获得较高的医院感染管理质量的成效，较低的医院感染发生的风险，又应考量将投入的人力与财力成本减少到最小，"现代医学科技表明，在某个医疗服务水平上达到可能的最高收益和可能的最低风险时，同时投入成本也最低时，意味着质量水平最高"。因此医院感染管理质量的评价中也应遵守科学性的原则，不应一味夸大感染的风险而忽略了医院感染发生发展的规律，过度强调投入而不注重结果的倾向。只有强调了医院感染防控中的过程与结果，强调了医院感染防控中的投入和产出才能不忽视医院感染管理质量评价的科学性。

四、医院感染质控管理的作用与意义

进行医院感染管理质量评价是在新的医疗改革形势下，促进医疗质量提高的重要手段和措施，是落实患者安全目标、缩短与发达国家医疗质量差距的重要步骤。

近十年是我国医院感染管理工作飞速发展的十年，无论城乡还是地市，无论大中型医院还是基层门诊部都活跃着一支医院感染管理的专兼职队伍，无论是医疗机构的新建还是扩建，无论是医疗机构的诊疗流程的再造还是优化，无论是医疗环境的清洁还是消毒，无论是医疗器械的使用还是管理，无论是医院感染的监测还是疫情防控，都活跃着他们的身影，他们为我国医疗质量的提高和促进做出了巨大的贡献。

由于我国开展感染管理工作晚于很多发达国家，我们医院感染管理质量评价体系尚未建立，人们对于开展医院感染管理工作的终极目标的认识仍有不小差距，被动开展感控工作的现象仍然存在，医院感染管理职业管理者匮乏，学科尚未建立，专家水平不一，缺乏对医院感染管理质量的系统研究，更谈不上建立科学的评价指标体系。

在这一大背景下，针对不同特点与级别的医疗机构，系统地探索医院感染管理质量评价方法与体系显得尤为重要，只有建立规范化的评价体系与方法，建立规范化的评价标准与指标，才能整体提高我国医院感染的管理质量，缩小与国际间的差距。因此在现阶段从战略的高度上应重视医院感染管理质量评价体系的建立，从战术的高度上应积极尝试医院感染管理质量评价指标筛选，从而逐渐在我国建立一套科学的、系统的医院感染管理质量评价体系，为我国医疗质量安全做出更多的贡献。

第二节 医院感染管理质量评价的原则

开展医院感染管理质量评价工作，为保证评价结果的客观、真实、有效、应遵守以下原则。

一、评价的内容是有依据的

医院感染管理质量的复杂性决定对其评价内容的广泛性，医院在制订评价方案时不可能面面俱到，不同的时期可能会用不同的重点评价内容，为此所选定的评价内容一定应该是有管理依据的，不能以管理者个人的好恶或某个单位的工作习惯作为评价的内容。例如，拟评价医院感染的目标性监测，评价的对象应选择《医院感染监测规范》的推荐内容或国家《综合医院等级评审标准》中要求的内容，而不应该将自己单位日常开展的一些监测工作，如治疗室的空气监测或外科医师使用不同外科手消毒剂的依从性作为目标性监测的内容。总之在选择评价内容时在有依据的基础上最好选择既具有特异性又具有敏感性的指标。

二、评价内容应是连续性的

医院感染管理质量的系统性决定了对其评价的连续性，医院感染管理者在制订工作计划与目标时首先应基于质量的持续改进，所以我们制订评价方案时也应有顶层设计，要避免碎片式管理，今天想起检查手卫生，明天又想进行紫外线强度监测，后天又去检查医疗废物。其结果是忙得不亦乐乎，但每个检查都流于形式，问题找不准，无法进行改进跟踪，效果可想而知。所以医院感染管理质量评价应针对管理中的关键点，如高风险科室的环境管理或某一临床科室的耐药控制，制订出某一个阶段或时期的评价方案，按计划根据不同的周期，连续进行检查，才能系统发现问题，从根本上解决问题。例如，我们想提高医务人员洗手的依从性，上半年进行基线调查，通过调查了解医务人员手卫生依从性的现状，分析手卫生依从性低的主要原因是知识不够，还是设施不够，针对存在的原因进行归因分析。有可能发现有些医务人员的手卫生知识欠缺，有些人习惯差，也有些部门与科室手消毒液的使用不便捷等。针对这些问题，可以增加医务人员手卫生知识的培训范围与频度，同时及时补充洗手液或在病区医务人员高频操作区域增加手消毒剂的放置点等改进措施，下半年再进行同样范围、同样人群的手卫生依从性的评价，看看改进后依从性的提高幅度，再对改进后措施进行评估，并确定改进措施的可及性和规范性，如果效果可靠，就可将其作为一项新的制度纳入医院的日常管理。当然旧的问题解决了又会产生新的问题，所以医院感染管理质量需要持续地进行改进。

三、医院感染管理评价应是可比较的

在医院感染管理质量评价中，通常我们评价的内容是可比较的，如果我们评价的对象和内容不可比较，其实也就失去了评价的意义。例如，我们将某所医院的重症医学科的中心静脉导管的千日感染率和血液透析中心的导管千日感染率进行比较，这两者之间显然是不具可比性的，因为人群特点不同、导管的类型不同，其感染的发病率不同，这种比较是无意义的。又如我们将医生的职业暴露风险和护士的职业暴露风险进行比较，显然也是不具可比性的。所以在制订评价方案时，一定要将评价的范围、人群等内容的可比性考虑进去，这是一个非常重要的原则。

四、医院感染质量评价应是可控制的

医院感染管理质量评价的内容首先应锁定可控性，由于医学是个发展中的学科，人类对疾病的认识有限，还有很多未知领域，在医院感染管理方面更是如此，所以我们在研究医院感染防控时，一定要清楚我们的目标是针对可控的感染，如果对不可控的感染即使采取多少措施也是徒劳的。例如，目前针对淋球菌感染的孕妇，我们可以选择剖宫产来避免新生儿感染淋球菌眼内炎，而针对 HIV 感染的孕妇通常建议终止妊娠，如果母亲坚持分娩，现在的医疗手段难以控制新生儿感染 HIV。因此在医院感染管理质量评价时我们也应充分考量评价内容的可控性，如果在评价医院手术部的感染控制流程时，硬性按照某些条款的标准的要求，如洁污分开，医患分开，如果不拆旧建筑，重新盖大楼就无法解决时，这已经超出了一般医院感染管理者的职能范围，也是不可取的。通常我们应强调硬件有缺陷，需通过管理手段来弥补。因此医院感染管理质量评价时除了可控性外，还应具有一定的灵活性。

五、医院感染管理质量评价的方法应是客观的

医院感染管理质量评价方法的客观性取决于评价对象是否可测量，也就是我们是否能对评价对象进行量化，在医院感染的防控中有不少指标是可测量的，如消毒剂的浓度、医院感染发病率、手术切口感染率等，但也有很多内容是不好测量的，如医院感染防控的能力、医护人员医院感染基础知识知晓率、监护病房隔离措施的合理性等，所以我们在制订医院感染管理质量评价方案时一定应尽可能采用客观的方法进行评价，而不宜采用专家认知的评价，例如，我们想了解某医院医务人员洗手的依从性，一种方法是由专家随机选择

X位医务人员，看其是否会洗手，且同时在适宜的时机进行洗手。这种方法看似已经比较客观了，但实际上，还有很多主观的成分在里面。因为检查者在院时间有限，所以不可能在很短的时间内看全洗手指征。这时为完成N位医务人员的指标，专家不可避免地将自己遇到的某种时机也作为衡量，如护士刚刚恰巧拿回一个物品，你在不确定是清洁的还是污染的时候就已经按自己的反应做出了判断，这个判断有可能是错误的。此外在甲医院遇到医务人员的洗手情景与乙医院肯定是不同的，所以这样检查很难做到客观性。如果我们采用另一种方法即将医护人员洗手依从性的观察人群（医生）、观察地点（某个科室的门诊）、观察内容（接触病人后是否洗手）、观察环节（不便洗手时是否使用快速手消液）全部统一和定义，并规定检查者将眼睛看到的单一因素通过有和无简单判断，这样的结果显然就比上一种评价方法客观。

六、医院感染管理质量评价的方法应是简单的

在综合阐述的医院感染管理质量评价的原则后，有一个更加重要的原则需要遵守，就是简单和可操作。如果说由于医院感染管理质量的复杂性，导致了医院感染管理质量评价方案的复杂性，那就大错特错了。正是由于前者的存在，我们在制订评价方案时一定应遵守简捷的方法，当然针对复杂的感染防控系统找出简捷的评价方案并不容易，这是对管理者智慧的考验。只有采用简单易行的方法，才能达到评价的同质化，例如，我们都知道清洁的医疗是安全的医疗，那么什么是清洁的医疗呢？现阶段我们认为清洁的医疗中最难的是医院环境的清洁，如果对最难控制的医院环境进行评价，有可能间接地反映出医院清洁医疗的品质，那么医院的环境控制中，病床又是和病人关系最密切、最相关的，以往我们检查病床的清洁仅是专家用肉眼观察，每个专家对清洁的理解又有差异，评价结果也不具可比性，现在有一种评价病床清洁度的简单方法，采用荧光笔，按照一定的规则，统一布点，模拟污染情况，通过保洁人员的常规流程来计算清除率，这种检测病床清洁度的方法，将过去描述性的检查内容变成了量化的检查结果，方法简单易行。不仅实现医院感染管理质量评价对医疗质量安全的促进作用。而且还大大促进了医院的基础管理水平。

第三节 医院感染管理质量评价的标准

在医院感染管理质量的评价中，标准是评价的核心，需要明确标准与指标的含意和差异。标准是为了在一定范围内获得最佳秩序，经协商一致制订并由公认机构批准，共同使用和重复使用的一种规范性文件，也可理解为衡量事物的准则。而指标是说明总体数量特征的概念。由指标名称和指标数据量组成，衡量目标的单位或方法。指标又分基础指标、过程指标和结果指标。简言之可理解为标准是尺子，指标是目的、结果。

在医院感染管理质量考核方案中评价标准的制订关系到评价工作的成败，评价中除了可直接使用现有的标准如综合医院评审标准，也可根据需要和本机构与地区的工作目的自己制订评价标准，在标准的制订中通常应遵守以下原则。

一、以卫生行政部门的法律法规为标准

国家各级卫生行政部门的法律法规均可作为评价的标准。例如，2003 年为规范医疗废物的管理，国务院颁布了《医疗废物管理条例》。这个条例的出台不仅促进了我国医疗废物的规范化管理，而且成为医疗机构的立项、审批及日常医院评价的重要标准，也是医院感染管理质量检查的重要标准之一。

2006 年原卫生部发布的《医院感染管理办法》中对医疗机构的医院感染的组织建设、应开展的医院感染的防控工作、各级人员的职责等都有要求。根据《医院感染管理办法》，可将医院是否建立医院感染管理组织，是否履行职责，是否开展了相关工作等作为评价的标准，其中办法中关于医院感染管理委员会、医院感染管理专职人员及临床医务人员的职责已经成为医院感染管理质量评价的基础标准。

二、以部门规章及行业规范为标准

行政部门的部门规章及行业规范也是制订评价标准的依据和主要内容。例如，为了加强医院感染流行暴发的管理 2009 年原卫生部发布了《医院感染暴发报告处置管理规范》，2010 年又发布了《外科手术部位感染预防与控制技术指南（试行）》《导管相关血流感染预防和控制技术指南（试行）》《导尿管相关尿路感染预防与控制技术指南（试行）》等部门规章，所以也可将医院感染暴发报告、手术部位的感染预防、导管相关血流感染的防控等工作作为评价标准。

三、以医院等级评审方案为标准

为全面推进深化医药卫生体制改革，积极稳妥推进公立医院改革，逐步建立我国医院评审评价体系，促进医疗机构加强自身建设和管理，不断提高医疗质量，保证医疗安全，改善医疗服务，更好地履行社会职责和义务，提高医疗行业整体服务水平与服务能力，满足人民群众多层次的医疗服务需求，在总结我国第一周期医院评审和医院管理年活动等工作经验的基础上，制订 2011 版三级综合医院评审标准，该标准中涉及医院感染管理有多条，不仅涵盖了医院感染管理部门的所有职责，而且还覆盖了其他职能部门和临床各科室与感染控制相关的内容。

在医院内部或地区间的医院感染管理质量评价可基于评价的目的、组织如专项检查、重点检查等形式，部分引用等级医院评审的标准，既可保证标准的权威性，又可保证标准的同质化。

四、以工作重点为标准

医院感染管理质量评价是个系统工作，无论评价标准以法规、部门规章还是医院等级评审标准作为参照，都很难做到面面俱到。为此在制订评价方案时，仍应以评价的目的出发，如是为了新医院的准入，标准宜以医院感染管理的相关法律法规的要求作为标准；如为了医院校验，则宜以行业规范为标准；如是为了专项治理，则可以综合法规、规范和行业标准作为标准；如为了日常的持续质量改进，则宜采用医院等级评审标准为纲要，按科目系统进行评价与改进。

五、评价方法决定了评价的结果

无论评价的标准依据是什么，标准制订的同时就应同时将评价方法进行确定，否则有标准无方法的评价是没有任何实际意义的。例如，评价医院专职人员的数量是否符合要求，标准是每250张床配备一个人，如果采用现场口头询问和以人事部门文件为准的两种方法其结果可能是截然不同的；又如评价某所医院导管血流感染的千日感染率，分母为重症医学科，与分母是全院住院感染的结果也是截然不同的。所以无论评价标准如何其评价方法同样重要。

第四节　医院感染质量评价的方法

医院质量评价大多是参照企业质量管理评价方法演变而来的，其中企业的质量评价工具与方法也有很多，有五大工具，其中 APQP 产品质量先期策划，是一种结构化的方法，用来确定某产品使顾客满意所需的步骤。好处是引导资源使顾客满意；促使对所需更改的早期识别；避免晚期更改；以最低的成本及时提供优质产品。

SPC 统计过程控制应用统计分析工具对产品生产过程进行适时监控，科学区分生产过程中产品质量的随机波动与异常波动，对异常趋势提出预警，使管理人员及时采取措施，消除异常，恢复过程稳定，从而达到提高和控制质量的目的。

结合近年来医院感染管理的实践概括起来有以下几种。

一、现场观察法

在医院感染管理质量评价中，现场观察法是最简单、最直观、最常用的方法之一，通常可将所谓评价简称为检查，即检查专家利用检查前拟定的标准，在工作现场根据检查标准，按照专家对标准的理解，观察工作的实践性和有效性。这种方法的优势在于此方法比较简单，只要有一定工作经历的人员，事先理解组织者对评价的主要工作目标和要求，即可胜任。所以对专家的要求不高，便于检查或评价工作的组织，适用于基层医院工作重点或阶段性的工作检查。例如，《医疗废物管理条例》的落实；针对埃博拉疫情的防控，开展某地区医务人员防控预案的准备与落实等。这种方法的劣势在于检查过程中容易受专家水平的限制，其结果仅凭专家的好恶或专家主观臆断所左右。如果检查标准缺少客观规定，检查的结论大多为描述性的，也不便于系统地总结分析与利用，无法进行地区间与医院间的比较，更谈不上持续改进。

二、专项调查法

专项调查法，顾名思义是以某个目标为主题，或以某项工作要求为目的的调查方法。例如，为了解某地区或医院感染目标监测的情况开展的医院感染目标监测的专项调查；为了了解手术中外来器械的管理现状进行的手术外来器械管理现状的专项调查；为了解医院感染专职人员的基本情况开展的不同级别医院感染专职人员的专项调查等。这种方法的特点是目标明确，多以调查表的形式进行。首先应明确目的范围与内容，如医院感染目标监测专项调查，就涉及目标监测的全部还是某个目标（SSI、VAP、CLBSI、UTI）；是了解监测方法还是监测结果？其中专项调查的时间点也需明确，是开展监测的所有时段还是某个固定的时段？目的确定后，关键就在于调查表设计的科学性与可操作性，调查表中所涉及的项目及变量，应该有清晰的思路，每个调查项之间的关联性与逻辑性也需要考虑，如想了解手术切口目标性监测的情况，需要明确你想了解手术切口目标性监测的方法还是结果？是想了解工作进度还是了解工作的质量？目的不同调查与评价的方法也不同，此外在设计评价问题时如想知道监测的方法是回顾性还是前瞻性的，如果直接问监测方法是回顾性还是前瞻性？答案有可能都具有趋同性，即选择前瞻性，但如果给几个选择项，可能答案会接近真实。例如，我们换个角度提问题，评价数据是如何采集的，给出几个选择项，如出院病例、运行病例等，就可判断出是回顾性监测还是前瞻性监测了。又如想了解手术时长，只要调查手术开始与结束时间，就可生成手术时长，如果直接让受访者填写手术时长，其准确性就大打折扣了。专项调查这种方法如果有了较好的调查设计，对调查者或专家的要求除工作经验与责任心外，其他技能要求不很高，只要经过统一培训，能正确理解并掌握调查方案的内容，真实完整地填写调查表的内容，其结果也相对客观并便于分析总结。

三、人物访谈法

人物访谈法的对象是人，不是事，即调查者与被访者面对面地了解其对某项工作的认识、态度。受访者可以是专业技术人员，也可以是某项工作的负责人，这种方法的好处在于调查者本身除了了解受访者对于某事物的认知外，调查者还可利用访谈的机会对受访者进行某些专业领域的培训和引导，访谈是一门与人沟通与交流的艺术，访谈前访谈提纲的编写是非常重要的，设计巧妙的访谈提纲是访谈成功的基础。

四、数据分析法

定量评价方法是通过数学计算得出评价结论的方法，是指按照数量分析方法，从客观量化角度对科学数据资源进行的优选与评价。定量方法为人们提供了一个系统、客观的数量分析方法，结果更加直观、具体，是评价科学数据资源的发展方向。

数据分析是指用适当的统计分析方法对收集来的大量数据进行分析，提取有用信息和形成结论而对数据加以详细研究和概括总结的过程。这一过程也是质量管理体系的支持过程。在实际运用中，数据分析可帮助人们做出判断，以便采取适当行动。

目前我们不仅早已进入互联网时代，而且已经进入了大数据时代。所谓大数据，又称巨量资料，指的是所涉及的数据资料量和规模巨大到无法通过人脑甚至主流软件工具，在合理时间内达到撷取、管理、处理并整理成为帮助管理者决策更积极目的的资讯。目前人们也热衷于大数据在医疗保健领域的应用，大数据也同样适用于医院感染管理质量控制领域。

实际上在我们医院感染管理的日常工作中每天都离不开数据，如每日我们需在众多的住院和门诊病人中发现医院感染的患者，也即我们所做的医院感染监测，为了防范因环境污染而导致的医院感染我们还需对重点部门和环节的清洁度进行监测，为掌握医疗器械操作相关感染我们需要在重症医学科开展导管血流感染的目标性监测，为了提高医务人员手卫生的依从性我们还需经常进行医务人员手卫生依从性的督查等，每开展一项工作，都会产生大量的数据，就看我们如何利用这些数据进行分析和应用。

以往人们常说的循证医学也是基于数据的理论，所以在医院感染管理的质控评价中应用数据分析得出结论，是最佳方法之一。

由于目前我国医院感染管理质量评价体系尚未形成，利用数据系统评价医院感染管理的过程和效果都有一定的难度，关键在于管理者对数据分析方法的认识。笔者认为一个质量体系的建立需要多学科、多领域专家的共同努力。仅凭政府发文，或专家共识都难以形成合力。在此方面北京市医院感染管理质量控制和改进中心依靠专家智慧利用近十年的时间进行了初步探索与尝试。

（一）数据积累

数据的积累是数据分析的基础，医院感染的数据可分为临床数据、环境卫生学数据、医务人员相关数据等，在此我们主要讨论的是临床数据。无论是一所医院还是一个地区，如果要采用数据分析方法都应首先根据一定的规则对医院感染的基础数据进行收集，在数据收集前应明确数据收集的目的；对各种变量进行定义；规范数据收集的格式；明确数据收集的来源、责任和方法，此外对于数据进行质控也是不能忽视的。在此基础上逐步建立一个可用的医院感染数据库。有了可用的数据库，日后的质量评价才有基础和可能。

（二）数据优化

医院感染的数据库建立后，并不意味着万事大吉，还需要管理者在分析的过程中对数据的提取、应用进行评估，因为数据库是人设计的，而人又不是万能的，会有考虑不周或出现差错的情况，也有些是发展中的问题，为此在数据完成积累阶段后，就需要对数据库的变量与结构进行优化，如我们都在开展导管血流感染的目标性监测，我们曾经认为我们已经做得足够好了，因为我们在监测前对临床医务人员进行了调研，并参照美国疾病预防控制中心的诊断标准，专门聘请临床专家为院感专职人员进行了培训，制订了较完善的监测流程，建立了统一的数据库，并与参加医院签订了承诺书。但是两年后我们发现，美国疾病预防控制中心的指南已经更新了，监测定义也进行了调整，曾经培训过的人员有的已经轮换了；承诺开展工作监测医院的热情不像开始了，临床医务人员也有了调整，数据的来源也有了变化，有些医院是人工收集，而有些医院是利用信息系统采集，在这之前是没有的，数据收集过程因为缺少岗位职责规定，不再有人认真地进行质控了。这些就导致我们数据可能不像我们想得那么可信了。为此我们认识到，在已有的基础上我们需要重新对数据库进行优化，并对整个数据收集系统和流程进行规范，首先参照美国疾病预防控制中心医疗保健相关感染的监测定义对监测标准重新进行了定义，明确了只监测中心导管血流感染（CLBSI），而不是监测与导管相关性血流感染（CRBSI）。后者定义更严格，需要特定的实验室来确定感染是来自导管的，不宜于掌握，美国疾病预防控制中心 2008 年已经废止了此标准。

此外我们还对不同医院数据的来源，如手工收集、部分信息化和全部信息化来源的三种情况数据质量的控制做了规定，在保持以往数据可用的基础上，对数据库中的 54 个变量进行优化，删除少部分无用变量，细化了监测流程，如谁负责采集数据？谁负责数据核查？谁负责数据录入等，对临床医务人员及微生物室的相关人员再次进行了新定义的专项调研与培训。同时对院感专职人员也再次进行系统的培训，改变以往培训一次就万事大吉的做法，而是将这种培训定为每年一次，以保证数据源的同质化、数据录入的同质化、数据分析的同质化。

（三）数据应用

经历了前面两个阶段后，无论是基层医院，还是二、三级医院，无论是某一单一指标还是若干指标的集合，监测的方法是统一的，数据采集的标准是统一的，数据的准确度有了较好的改进和保证，数据的质量更加准确真实，结果也就更具有代表性和说服力。

五、综合评价法

所谓综合评价的方法是采用上述多种方法，运用多个指标，对单一或多个单位的医院感染管理质量进行评价的方法，也可称之多变量综合评价法，其指导思想是从不同的维度出发，将多个指标综合进行评价，其结果更加客观真实。例如，医院有二级、三级之分，又有综合、专科之别，如果仅凭医院感染的重点环节一项进行院感评价，医院间的差异是较大的，专科医院感染风险在其专，其中妇儿医院、肿瘤医院又有所不同，而综合医院在其综，其中二级医院以老年慢性病人为主，三级医院又以急危重病人为主，所以评价时应将此特性综合考虑，

除了医院的整体功能、专业特点之外，还应考虑评价医院感染管理质量目标何在，是以综合管理质量为目的，还是预防医院感染的某一方面的技能为目的？是以评优评先为目的，还是以发现问题为目的？

综合评价方法的特点为，不是每个指标顺序完成的，而是多个指标同时完成，在评价中需要根据其重要性进行适当的加权处理，评价不是某一单一指标的数值表达，而是以指数或分值来体现被评单位的综合状况。

综合评价的要素包括：评价目的、评价标准、评价方法、评价工具、权重系数和综合

评价模型等，最终结果根据被评价医院的不同特点，医院感染不同的风险点、防控工作的不同差异，按照不同的权重进行加权调整与平衡，最终使结果的一致性能客观反映出不同医院在医院感染防控中的真实水平与差异，基本达到科学评价之目的。

（武迎宏）

参 考 文 献

国家卫生计生委医院管理研究所. 2015. 医院感染管理文件汇编（1986-2015）. 北京：人民卫生出版社.
中华人民共和国国家质量监督检验检疫总局，中国国家标准化管理委员会. 2009. 中华人民共和国国家标准：风险管理术语.

思 考 题

1. 医院感染质量评价的基本原则是什么？
2. 医院感染质量评价的基本方法是什么？

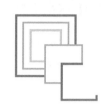

第二十二章 医院感染 PBL-情境-模拟 综合案例分析

第 一 幕

龚先生，男性，62岁，退休工人。平时不喝酒，不抽烟，不赌博，自称"三不"好男人。无肉不欢的饮食习惯，让他已是大腹便便，身高 1.73m，体重已有 88kg。大便不定时且有痔疮是他心中最大的痛。大便后，时常在擦拭的纸上看到鲜红色的血液，所以不以为然，总觉得是痔疮引起的。新年钟声敲响，新年家庭聚会中，侄女小张在闲聊时得知此事，劝龚先生有空去医院检查一下。医生让他做肠镜，他非常害怕，并且心中有种种顾虑。

讨论问题：

（1）不同便血性状的临床意义与发病机制是什么？

（2）肠道准备与肠镜检查中需要注意的问题是什么？

（3）肠镜消毒中需要注意的问题有哪些？

（4）生活中要避免哪些不良生活方式对消化系统的影响？

教师注意事项：

（1）患者为老年男性，已退休，有肥胖、痔疮史，无烟酒史，饮食以肉食为主。大便不规律伴鲜血，未做任何检查。这时应该根据患者大便性状、出血性质、出血量做消化系统检查。对于可能存在的不同的检查结果给予分析。

（2）针对病人可能产生的顾虑，医生与护士应该密切配合给予疏导，针对肠镜前的准备应解释清楚，取得病人的配合。

教师提示用问题：

（1）不同的便血性状分别提示哪些部位出血？

（2）影响肠镜消毒效果的因素有哪些？

（3）病人如何做肠道准备，肠镜检查中可能遇到哪些问题，对于病人可能存在的顾虑应当如何引导？

（4）患者目前哪些生活习惯与痔疮和肠道肿瘤的产生有关，生活中还应该注意避免哪些不良生活习惯？

第 二 幕

龚先生思想斗争了整整 3 个月，才下定决心做了肠镜。不查不知道，一查吓一跳，血常规示 RBC $3.40×10^{12}$/L，Hb 83g/L。粪常规示隐血（++）。肠镜的检查结果示：距肛门口 60cm 结肠肝曲见溃疡型肿块，环 1/2 肠壁向内生长，质地中等。活检病理示：（肝曲）高-中分化腺癌。龚先生看到报告后犹如五雷轰顶，自我诊断的"痔疮"竟是癌症。心中万分焦急，后悔万分，心想早该检查，不该大意，立即联系住院。住在医院里的那几天，是龚先生人生最难度过的日子。术前辗转反侧，难以入眠，种种设想在脑海中翻腾。术前谈话告知的可能存在的种种不良后果更让胆小的龚先生度日如年。终于在手术日医生为龚先生做了 L-半结肠切除术，手术顺利。术后肝肾隐窝留置单腔负吸引流一根，导尿管一根，深静脉导管一根。每日医生查房、换药，护士擦身、输液、观察病情。龚先生静静地躺在床上，望着窗外的柳树飘动，太阳升起又落下。

讨论问题：

（1）对于肠道肿瘤和痔疮的鉴别诊断。

（2）结合病人目前存在的侵入性操作，讨论需要预防的医院感染。

（3）手术、换药、导管置管与护理时需要注意的无菌原则有哪些？

教师注意事项：

（1）对于痔疮和肠道肿瘤的鉴别诊断与治疗及其发病机制是理解这两个疾病的重要点。

（2）侵入性操作是引起病人外源性医院感染很重要的原因，对于外科手术病人的围术期治疗与护理需要医护的密切合作，从每一个细节着手，预防医院感染的发生。从医生和护士不同的工作范围和职责讨论应当注意的问题。

教师提示用问题：

（1）对于肠道肿瘤和痔疮如何进行鉴别诊断？

（2）病人目前需要预防哪些部位的医院感染？

（3）手术、换药、导管置管与护理操作过程中应注意哪些无菌原则？

第 三 幕

龚先生顺利出院，但没想到龚先生出院后 20 天，手术部位裂开，并发现手术切口处有较多浑浊液体渗出，发热、寒战，体温达到 39.8℃。血常规示 WBC $16.99×10^9$/L，中性粒细胞 89.9%，Hb 87g/L。再次入院。医生立即给予物理降温，抽取高热血培养与棉拭子擦拭手术裂开部位送培养，同时予泰能静脉滴注。第二日，龚先生体温仍未下降，体温达到 39.3℃。数日后，微生物科电话传报，龚先生血培养和伤口拭子培养均为耐甲氧西林金黄色葡萄球菌，即 MRSA。医生根据药敏结果，调整用药万古霉素。

讨论问题：

（1）不同热型及其临床意义是什么？

（2）微生物标本的正确留取方法与注意事项是什么？

（3）医院感染诊断标准与耐药菌定义。

（4）常用抗菌药物的抗菌谱及选择原则。

教师注意事项：

（1）卫生部医院感染诊断标准中对手术部位感染的诊断分为浅表感染、深部感染和器官腔隙感染。不同部位感染的界定容易混淆，需要区分。

（2）标本的正确送检是抗菌药物正确使用的关键。采样的方法与送检的时间点是影响微生物标本结果的重要因素，需要医生护士密切配合。根据药敏结果及时调整用药是确保治疗有效的关键。

教师提示用问题：

（1）发热有哪些类型？有何不同的临床意义？

（2）手术部位医院感染的诊断标准是什么？龚先生是不是手术部位医院感染？

（3）MRSA是什么细菌，耐药菌还有哪些？

（4）何时抽取血培养为最佳时机？如何正确留取血培养标本？

（5）为什么病人使用泰能无效？使用万古霉素时需要注意什么？

第　四　幕

王先生是龚先生的同室病友，刚刚术后第一天。眼见龚先生第二次入院，倍感焦虑，心想自己是否也会第二次入院。想着想着，护士来量体温了。不量不知道，一量吓一跳，居然有38.4℃。心想：是不是给龚先生传染啦？立即找来床位医生询问。床位医生耐心地向他解释：术后三天发热属于正常情况，不必担心。医务人员已经对龚先生采取了相应的消毒隔离措施和治疗，过几天也会好的。正如床位医生所说，龚先生调整了用药后，体温逐渐恢复正常。经过精心的治疗和护理后，龚先生渐渐恢复了。

又值新年家庭聚会，新年钟声再次响起。龚先生见到侄女小张百感交集。龚先生终于度过了人生的一大劫难。这年的钟声不仅预示着终止了以往的不幸，终止了耐药菌的传播，更终止了龚先生的不良生活习惯。一切向美好的明天行进。

讨论问题：

（1）发现患者耐药菌感染，如何进行消毒隔离？

（2）术后吸收热和感染性发热的鉴别诊断。

（3）医院感染暴发的定义和处置流程。

（4）日常医疗工作中如何避免因医院感染暴发引起的医疗纠纷？

教师注意事项：

（1）预防耐药菌传播的消毒隔离措施落实会碰到许多实际问题。对于可能面对的问题，老师需要给予指导。

（2）医院感染暴发的定义与处置流程以及由于医院感染暴发而引起的医疗纠纷需要教师在教学中给予适当引导。

参考要点：

（1）如何区分术后吸收热和感染性发热？

（2）预防耐药菌传播的消毒隔离措施有哪些？在落实过程中可能会碰到哪些问题？

（3）什么是医院感染暴发，一旦发生如何处置？

（4）日常医疗工作中如何避免因医院感染暴发引起的医疗纠纷？

总结：

（1）总结课课前各组同学独立进行病历小结，明确诊断与处理原则。

1）患者疾病诊断及鉴别诊断要点。

2）疾病的病因与诱因。

3）疾病的处理原则及主要基础医学和临床医学依据。

4）手术过程中无菌原则。

5）抽取血培养的最佳时机。

6）抗菌药物使用原则。

7）术后感染的处理原则。

8）发生医院感染后的处理原则。

（2）教师综合小结：针对本次讨论课所学习的目的与要求进行相应概括与总结。

（糜琛蓉　石大可）